LES

GRANDS ÉCRIVAINS

DE LA FRANCE

NOUVELLES ÉDITIONS

PUBLIÉES SOUS LA DIRECTION

DE M. AD. REGNIER

Membre de l'Institut

CHARTRES — IMPRIMERIE DURAND
Rue Fulbert, 9

MÉMOIRES

DE

SAINT-SIMON

TOME XXVII

MÉMOIRES

DE

SAINT-SIMON

NOUVELLE ÉDITION

COLLATIONNÉE SUR LE MANUSCRIT AUTOGRAPHE

AUGMENTÉE

DES ADDITIONS DE SAINT-SIMON AU JOURNAL DE DANGEAU

et de notes et appendices

PAR A. DE BOISLISLE

Membre de l'Institut

AVEC LA COLLABORATION DE L. LECESTRE

ET DE J. DE BOISLISLE

TOME VINGT-SEPTIÈME

DEUXIÈME ÉDITION

PARIS

LIBRAIRIE HACHETTE

BOULEVARD SAINT-GERMAIN, 79

1929

MÉMOIRES

DE

SAINT-SIMON

(Suite de 1715.) Réflexions sur le gouvernement présent et sur celui à établir.

Il y avoit longtemps que je pensois à l'avenir, et que j'avois fait bien des réflexions sur un temps aussi important et aussi critique. Plus je discutois en moi-même tout ce qu'il y avoit à faire, plus je me trouvois saisi d'amertume[1] de la perte d'un prince qui étoit né pour le bonheur de la France et de toute l'Europe, et avec lequel tout ce qui[2] y pouvoit le plus contribuer étoit projeté, et pour la plupart résolu et arrangé avec un ordre, une justesse, une équité, non-seulement générale et en gros, mais en détail autant qu'il étoit possible, et avec la plus sage prévoyance[3]. C'étoit un bien dont nous n'étions pas dignes, qui ne[4] nous avoit été montré que pour nous faire voir la possibilité d'un gouvernement juste et judicieux, et que le bras de Dieu n'étoit pas raccourci pour rendre ce royaume

1. Les mots *d'amertume* corrigent *de l'amertume*.

2. Les quatre derniers mots, *lequel tout ce qui* sont en interligne, au-dessus d'un *qui*, biffé.

3. Voyez ce qu'il a dit des idées du duc de Bourgogne sur le gouvernement, dans le tome XXII, p. 13 et suivantes, et 319-329.

4. *Ne*, oublié, a été ajouté en interligne.

heureux et florissant[1], quand nous mériterions de sa bonté un roi véritablement selon son cœur. Il s'en falloit bien que le prince à qui la régence alloit échoir fût[2] dans cet état si heureux pour soi et pour toute la France ; il s'en falloit bien aussi que, quelque parfait que pût être un régent, il pût exécuter comme un roi. Je sentois l'un et l'autre dans toute son étendue, et j'avois bien de la peine à ne me pas abandonner au découragement.

J'avois affaire à un prince fort éclairé, fort instruit, qui avoit toute l'expérience que peut donner une vie de particulier fort éloigné du trône et du cas de la régence, fort au fait[3] de tant de grandes fautes qu'il avoit vues, et quelques-unes senties de si près, et des malheurs par lesquels lui-même avoit tant passé, mais prince en qui la paresse, la foiblesse, l'abandon à la plus dangereuse compagnie, mettoient des défauts et des obstacles aussi fâcheux que difficiles, pour ne pas dire impossibles, à corriger, même à diminuer[4]. Mille fois nous avions raisonné ensemble des défauts du gouvernement et des malheurs qui en résultoient. Chaque événement, jusqu'à ceux de la cour, nous en fournissoit[5] sans cesse la matière. Lui et moi n'étions pas d'avis différents sur leurs causes et sur les effets. Il ne s'agissoit donc que d'en faire une application juste et suivie pour gouverner d'une manière qui fût exempte de ces défauts, et en arranger la manière selon la possibilité qu'en peut avoir un régent, et dans la vue aussi d'élever le Roi dans de bonnes et raisonnables maximes, de les lui faire goûter quand l'âge lui permettroit, et de lui ouvrir les yeux et la volonté à perfection-

1. C'est-à-dire que le bras de Dieu pouvait encore, avait encore le pouvoir et la volonté de rendre le royaume de France heureux et florissant.

2. Avant *fust*, il y a un *ne*, biffé.

3. *Fort au fait* est en interligne.

4. Voyez le long portrait qu'il a fait du duc d'Orléans et la peinture de son caractère, dans le précédent volume, p. 266 et suivantes.

5. Il y a *fournissoient*, par mégarde, dans le manuscrit.

ner en roi, après sa majorité, ce que la régence n'auroit pu achever ni atteindre. Ce fut là mon objet et toute mon application, pour insinuer à M. le duc d'Orléans tout ce que je crus propre à l'y conduire, dès la vie même de M. le duc de Berry, dont il devoit tendre à être le vrai conseil, beaucoup plus encore lorsqu'il n'y eut plus personne entre M. le duc d'Orléans et la régence. À mesure que, par l'âge et la diminution de la santé du Roi, je la voyois s'approcher, j'entrois plus en détail, et c'est ce qu'il faut expliquer.

Ce que j'estimai le plus important à faire, et le plus pressé à exécuter, fut l'entier renversement du système de gouvernement intérieur dont le cardinal Mazarin a empoisonné le[1] Roi et le royaume. Un étranger de la lie du peuple, qui ne tient à rien et qui n'a d'autre[2] dieu que sa grandeur et sa puissance, ne songe à l'État qu'il gouverne que par rapport à soi. Il en méprise les lois, le génie, les avantages; il en ignore les règles et les formes; il ne pense qu'à tout subjuguer, à tout confondre, à faire que tout soit peuple, et, comme cela ne se peut exécuter que sous le nom du roi, il ne craint pas de rendre le prince odieux, ni de faire passer dans son esprit sa pernicieuse politique. On l'a vu insulter au plus proche sang royal, se faire redouter du Roi, maltraiter la Reine mère en la dominant toujours, abattre tous les ordres du royaume, en hasarder la perte à deux différentes reprises par ses divisions à son sujet[3], et perpétuer la guerre au dehors[4] pour sa sûreté et ses avantages, plutôt que de céder le timon qu'il avoit usurpé. Enfin on l'a vu régner en plein par lui-même par son extérieur et par son autorité, et ne laisser au Roi que la figure du monarque. C'est dans ce scandaleux éclat qu'il est mort avec les établisse-

1. Ce mot *Le*, ainsi écrit, corrige une autre lettre illisible.
2. *D'autre* est en interligne, au-dessus de *de*, biffé.
3. Allusion à l'époque des deux Frondes.
4. Les mots *au dehors* ont été ajoutés en interligne.

ments, les alliances, et l'immense succession qu'il a laissée, monstrueuse[1] jusqu'à pouvoir enrichir seule le plus puissant roi de l'Europe. Rien n'est bon ni utile qu'il ne soit en sa place[2]. Sans remonter inutilement plus haut, la Ligue, qui n'en vouloit pas moins qu'à la couronne, et le parti protestant avoient interverti, tout ordre sous les enfants d'Henri II. Tout ce que put Henri IV avec le secours de la noblesse fidèle fut, après mille travaux, de se faire reconnoître pour ce qu'il étoit de plein droit, en achetant, pour ainsi dire, la couronne de ses sujets par les traités et les millions qu'il lui en coûta avec eux, les établissements prodigieux et les places de sûreté aux chefs catholiques et huguenots. Des seigneurs ainsi établis, et qui se croyoient pourtant bien déchus après les chimères que chacun d'eux s'étoit faites[3], n'étoient pas faciles à mener. L'union subsistoit entre la plupart; la plupart avoit conservé ses intelligences étrangères; le Roi étoit obligé de les ménager, et même de compter avec eux. Rien de plus destructif du bon ordre, du droit du souverain, de l'état de sujet, quelque grand qu'il puisse être, de la sûreté, de la tranquillité du royaume. La régence de Marie de Médicis ne fit qu'augmenter ce mal, qui s'étoit affoibli depuis la mort du maréchal de Biron[4]. Le pouvoir et la grandeur du maréchal d'Ancre, de sa femme et de ce tas de misérables employés sous leurs ordres, révoltèrent les grands, les corps, les peuples. La mort de ce maire du palais étranger, l'anéantissement de ses créatures, l'éloignement d'une mère altière qui n'avoit point d'yeux par

1. Avant *monstrueuse,* il a biffé *assés.*

2. C'est le proverbe anglais : *Right man in right place.*

3. Palma Cayet, dans sa *Chronologie novennaire,* édition Petitot, tome III, p. 269, disait en 1591 à propos de la puissance des grands seigneurs : « Les gouverneurs de provinces sont tels aujourd'hui que le meilleur et le plus sage d'entre eux n'estime rien plus à lui que son gouvernement. »

4. Charles de Gontaut : tome II, p. 14.

elle-même, mais une[1] humeur, un caprice, une jalousie de domination, dont des confidents infimes profitoient pour régner sous son nom, rendirent le calme à la France pour quelque temps, mais en ménageant les grands, dont la puissance et les dangereux établissements rendoient l'obéissance arbitraire. Le cardinal de Richelieu sentit également les maux du dedans et du dehors, et avec les années y apporta les remèdes. Il abattit peu à peu cette puissance et cette autorité des grands, qui balançoit et qui obscurcissoit celle du Roi, et peu à peu les réduisit à leur juste mesure d'honneur, de distinction, de considération, et d'une autorité qui leur étoit due[2], mais qui ne pouvoit plus [se] soutenir à[3] remuer, ni parler haut au Roi, qui n'en avoit plus rien à craindre. Ce fut la suite d'une longue conduite sagement et sans interruption dirigée vers ce but[4], et de l'abattement entier du parti protestant par

1. Il y a *un humeur* dans le manuscrit.

2. Il y a dans le manuscrit *qui leur estoient dues*; mais nous croyons que c'est un lapsus de la plume de Saint-Simon. En effet, la virgule placée après *considération* et au contraire l'absence de virgule après *autorité* indiquent bien que l'incidente se rapporte seulement à ce dernier mot, ainsi que celle qui suit (*mais qui ne pouvoit*), laquelle est bien au singulier.

3. Les mots *soustenir à* sont en interligne; mais Saint-Simon a oublié le *se* nécessaire.

4. Le *Testament politique* du cardinal de Richelieu prouve que sa conduite fut le résultat d'un plan mûrement réfléchi et suivi avec persévérance. Il disait en effet au début du chapitre I de cet ouvrage : « Lorsque Votre Majesté se résolut de me donner en même temps et l'entrée de ses conseils et grande part en sa confiance pour la direction de ses affaires, je puis dire avec vérité que les huguenots partageoient l'État avec elle, que les grands se conduisoient comme s'ils n'eussent pas été ses sujets, et les plus puissants gouverneurs des provinces comme s'ils eussent été souverains en leurs charges... Les meilleurs esprits n'estimoient pas qu'on pût passer sans naufrage tous les écueils qui paroissoient en un temps si peu assuré; ... peu de gens se promettoient un bon événement du changement qu'on publioit que je voulois faire. ... Le succès qui a suivi les bonnes intentions qu'il a plu à Dieu me donner pour le règlement de cet État, justifiera aux siècles

la ruine de la Rochelle et de ses autres places, qui, faisant auparavant un État dans l'État, étoit d'une sûre et réciproque ressource aux ennemis du dehors et aux séditieux du dedans, même catholiques, si souvent excités par Marie de Médicis et par Gaston son fils bien-aimé, réduit enfin à la soumission comme les autres. Louis XIII ne vécut pas assez pour le bonheur de la France, pour la félicité des bons, pour l'exemple des meilleurs et des plus grands rois. La soumission et la tranquillité du dedans, la mesure, la règle, le bon ordre, la justice, qui l'avoit singulièrement adopté[1], ne durèrent que huit ou neuf ans.

La minorité, qui est un temps de foiblesse, excita les grands et les corps à se remettre en possession des usurpations qui leur avoient été arrachées, et que la vile et l'étrangère extraction du maître que la Régente leur avoit donné et à elle-même, et les fourbes[2], les bassesses, les pointes, les terreurs[3] et les *sproposito* de son gouvernement, également avare, craintif et tyrannique, sembloient[4] rendre, sinon nécessaires, au moins[5] supportables. Il n'en fallut pas tant que ce que Mazarin en éprouva pour lui faire jurer la perte de toute grandeur et de toute autorité autre que la sienne. Tous ses soins, toute son application se tourna à l'anéantissement des dignités et de la naissance par toutes sortes de voies, à dépouiller les personnes de qualité de toute sorte d'autorité, et pour cela de les éloigner, par état, des affaires; d'y faire entrer des gens aussi vils d'extraction que lui; d'accroître leurs places

à venir la fermeté avec laquelle j'ai constamment poursuivi ce dessein. »

1. Tel est bien le texte du manuscrit, et il n'y a pas lieu de conserver la correction faite par les précédents éditeurs. La phrase veut dire que la justice avait particulièrement adopté Louis XIII.

2. Au sens de tromperies; mot déjà relevé dans notre tome X, p. 367.

3. Ces deux mots ont été ajoutés en interligne.

4. Il y a *sembloit*, au singulier dans le manuscrit.

5. Avant *au moins*, Saint-Simon a biffé *mais*.

en pouvoir, en distinctions, en crédit, en richesses; de persuader au Roi que tout seigneur étoit naturellement ennemi de son autorité, et de préférer, pour manier ses affaires en tout genre[1], des gens de rien, qu'au moindre mécontentement on réduisoit au néant, en leur ôtant leur emploi avec la même facilité qu'on les en avoit tirés [en le] leur donnant[2]; au lieu que des seigneurs déjà grands par leur naissance, leurs alliances, souvent par leurs établissements[3], acquéroient une puissance redoutable par le ministère et les emplois qui y avoient rapport, et devenoient dangereux à cesser de s'en servir, par les mêmes raisons. De là l'élévation de la plume et de la robe, et l'anéantissement de la noblesse par les degrés qu'on pourra voir ailleurs, jusqu'au prodige qu'on voit et qu'on sent aujourd'hui, et que ces gens de plume et de robe ont bien su soutenir, et chaque jour aggraver leur joug, en sorte que les[4] choses sont arrivées au point que le plus grand seigneur ne peut être bon à personne, et qu'en mille façons différentes il dépend du plus vil roturier. C'est ainsi que les choses passent d'un comble d'extrémité à un autre tout opposé.

Je gémissois, depuis que j'avois pu penser, de[5] cet abîme de néant par état de toute noblesse. Je me souviens que, dès avant que d'être parvenu à la confiance des ducs de Beauvillier et de Chevreuse, mais déjà fort libre avec eux, je ne m'y contraignis pas un jour sur cette plainte. Ils me laissèrent dire quelque temps. A la fin, le rouge prit au

1. Il y a *tout* au singulier et *genres* au pluriel dans le manuscrit.

2. Saint-Simon avait d'abord écrit *avec la mesme facilité qu'on le leur avoit donné*; il a corrigé *le* en *les*, ajouté en interligne *en avoit tiré*, corrigé *donné* en *donnant*, mais laissé auparavant *leur avoit* sans le biffer et sans achever la correction.

3. Ce mot commence une ligne; à la fin de la ligne précédente, Saint-Simon a biffé le même mot, qu'il avait ainsi répété deux fois.

4. *Les* surcharge *ils*.

5. Ce mot *de* surcharge un *à*, et l'auteur a ajouté une virgule après *penser*, pour bien préciser ce qu'il voulait dire.

duc de Beauvillier, qui d'un ton sévère me demanda : « Mais que voudriez-vous donc pour être content ? — Je vais, Monsieur, vous le dire, lui répondis-je vivement : je voudrois être né de bonne et ancienne maison ; je voudrois aussi avoir quelques belles terres et en beaux droits, sans me soucier d'être fort riche ; j'aurois l'ambition d'être élevé[1] à la première dignité de mon pays, et je souhaiterois aussi un gouvernement de place ; jouir de cela, et je serois content[2]. » Les deux ducs m'entendirent, se regardèrent, sourirent, ne répondirent rien, et un moment après changèrent de propos. Eux-mêmes, comme je le vis dans les suites, pensoient absolument comme moi, et je n'en pus douter par le concert entre eux et moi uniquement et ce prince dont je ne puis me souvenir sans larmes. Quelque abattu que je fusse de sa perte, mes pensées et mes desirs n'avoient pu changer, et, quelque disproportion que je sentisse de ce prince unique à celui qui alloit gouverner, et des moyens d'un roi ou d'un régent, je ne pus renoncer à une partie de ce tout qui m'étoit échappé. Mon dessein fut donc de commencer à mettre la noblesse dans le ministère avec la dignité et l'autorité qui lui convenoit, aux dépens de la robe et de la plume, et de conduire sagement les choses par degrés et selon les occurrences, pour que peu à peu[3] cette roture perdît toutes les administrations qui ne sont pas de pure judicature, et que seigneurs et toute noblesse fût peu à peu substituée[4] à tous leurs emplois, et toujours supérieurement à ceux que leur

1. Après *élevé*, et à la fin d'une ligne, Saint-Simon avait écrit un *de*, qu'il n'a pas biffé.

2. Tout ce que Saint-Simon demande, il l'avait déjà, et sa réponse est tout ironique. On peut la rapprocher de la question que le président Rose faisait au prince de Condé, humble solliciteur des ministres : « Seroit-ce point que vous voudriez vous faire premier prince du sang ? » (notre tome VIII, p. 30).

3. Les mots *à peu*, oubliés, ont été ajoutés en interligne.

4. Écrit *substitüée*.

nature feroit exercer par d'autres mains, pour soumettre tout à la noblesse en toute espèce d'administration, mais avec les précautions nécessaires contre les abus. Son abattement, sa pauvreté, ses mésalliances, son peu d'union, plus[1] d'un siècle d'anéantissement, de cabales, de partis, d'intelligences au dehors, d'associations au dedans, rendoient ce changement sans danger, et les moyens ne manquoient pas d'empêcher sûrement qu'il n'en vînt dans la suite. L'embarras fut l'ignorance, la légèreté, l'inapplication de cette noblesse accoutumée à n'être bonne à rien qu'à se faire tuer, à n'arriver à la guerre que par ancienneté[2], et à croupir du reste dans la plus mortelle inutilité, qui l'avoit livrée à l'oisiveté et au dégoût de toute instruction hors de guerre, par l'incapacité d'état de s'en pouvoir servir à rien. Il étoit impossible de faire le premier pas vers ce but sans renverser le monstre qui avoit dévoré la noblesse, c'est-à-dire le contrôleur général et les secrétaires d'État, souvent désunis, mais toujours parfaitement réunis contre elle. C'est dans ce dessein que j'avois imaginé les conseils dont j'ai parlé, et qui longtemps après, au commencement de 1709, surprirent si fort le duc de Chevreuse, qui, m'entretenant chez moi pour la première fois de ce même dessein, qu'il me confia pour en avoir mon avis, le trouva sur-le-champ écrit de ma main tel qu'il l'avoit conçu, ainsi que cela se voit plus au long p. 793[3]. Mgr le duc de Bourgogne l'avoit adopté dans le même dessein, et ce sont ces conseils que M. le duc d'Orléans en appuya, lorsqu'il nous en proposa l'établissement au Parlement, en déclarant qu'ils avoient été trouvés dans la cassette de Mgr le duc de Bourgogne[4], sur quoi je remarquerai que ce n'étoit pas

1. *Plus* surcharge *un*.
2. Écrit *ancienné*.
3. Pages 154 et suivantes de notre tome XVII.
4. Ci-après, p. 109, et suite des *Mémoires*, tome XII de 1873, p. 213 et 224-225.

celle dont j'ai parlé, et qui me donna tant d'inquiétude[1].

Je propose à M. le duc d'Orléans les divers conseils et l'ordre* à y tenir.

La formation de ces conseils fut donc une des premières choses dont je parlai à M. le duc d'Orléans[2]. Il n'étoit pas moins blessé que moi de la tyrannie que ces cinq rois de France[3] exerçoient à leur gré sous le nom du roi véritable, et presque en tout à son insu, et l'insupportable hauteur où ils étoient montés. Je proposai donc d'éteindre deux charges de secrétaires d'État[4], celui de la guerre et celui des affaires étrangères, qui seroient gérées par les conseils, expédiées par les secrétaires de ces conseils; de diminuer autant qu'il seroit possible la multiplicité des signatures en commandement[5], poussées à l'infini par l'intérêt des secrétaires d'État de faire passer tout par

1. Tome XXII, p. 357 et suivantes.

2. Saint-Simon va résumer, avec quelques modifications, toute la théorie de gouvernement exposée dans ses *Projets de gouvernement du duc de Bourgogne*, publiés en 1860 par Paul Mesnard; on peut se reporter, pour ce qui va suivre, aux pages 16 et suivantes de cette publication; mais, les *Projets* supposant l'existence d'un roi majeur et exerçant le pouvoir, ce que Saint-Simon va exposer ci-après comporte les modifications nécessitées par l'existence d'un régent et d'un conseil de régence.

3. Les quatre secrétaires d'État et le contrôleur général des finances.

4. Dans les *Projets* (p. 72-75), il proposait au contraire d'en porter le nombre à cinq, mais en les réduisant au rôle de commis.

5. Dix-huit lignes plus loin, Saint-Simon va expliquer ce que c'était que les signatures en commandement. Comme il était impossible au Roi de signer toutes les pièces qui devaient être revêtues de son nom, il donnait aux secrétaires d'État le commandement de signer son nom, de leur main propre sur certaines catégories de pièces et d'authentiquer cette fausse signature par la leur, sous la formule : PAR LE ROI, UN TEL. Ce fut sous le règne de Charles IX que commença cette façon de faire. Par la suite, les secrétaires d'État trouvèrent plus simple de faire écrire cette fausse signature royale par le commis qui avait rédigé l'acte; ils n'avaient plus alors qu'à y apposer la leur. On comprend les abus qui pouvaient naître de cette pratique, d'autant plus que les secrétaires d'État, pour augmenter leur pouvoir, grossirent tant qu'ils purent le nombre des signatures en commandement.

* Le manuscrit porte *l'orde*.

leurs mains ; et que ce qu'il seroit indispensable d'être signé en commandement, le seroit par les deux secrétaires d'État restants, qui en auroient tout le loisir en toutes matières, parce qu'il ne leur en resteroit aucune à expédier ni à répondre, sinon les ordres secrets du Régent, qui n'appartiennent en particulier à nulle matière. Ainsi de la marine, ainsi de toutes les provinces du royaume qui font la matière du conseil des dépêches, que j'appelois conseil des affaires du dedans. Ce[1] n'étoit pas que j'eusse dessein de conserver un second secrétaire d'État à la longue ; un seul suffisoit à l'expédition des choses les plus secrètes, que je voulois rendre aussi les plus rares, et aux signatures en commandement absolument nécessaires, que j'avois dessein aussi d'éclaircir[2] beaucoup en substituant celle du chef du conseil, en la joignant pour lors à celle du secrétaire du même conseil. On n'ignore pas que la prétendue signature du Roi, mise au bas[3] de chaque expédition qui sort des bureaux par le sous-commis qui écrit l'expédition même, n'a de force et d'autorité que celle qu'elle reçoit de la signature du secrétaire d'État. Il n'étoit donc pas difficile de supprimer cette prétendue signature du Roi, dont personne n'étoit la dupe, et qui n'est[4] qu'une prostitution très indécente, et de transporter aux chefs des conseils, pour les matières de leurs conseils, le poids et l'autorité de celles des secrétaires d'État. Ce sont de ces choses que le temps amène comme de soi-même, en ne perdant pas les occasions de les établir sans entreprendre tout à la fois, mais se contenter d'abord du renversement de l'arbre pour en arracher après les racines à propos, et en empêcher radicale-

1. Avant *ce*, Saint-Simon a biffé : *Je proposay en mesme temps d'estre.*
2. Au sens de diminuer.
3. *Aux* a été corrigé en *au*, et le *b* de *bas* semble surcharger une *l* ; plus loin, *sortent* a été corrigé en *sort*.
4. *N'est* surcharge un autre mot illisible.

ment la funeste reproduction. Je proposai en même temps que les secrétaires d'État n'entrassent dans aucun des conseils, où l'ombre de ce qu'ils ne feroient que cesser d'être les rendroit dangereux, mais d'admettre sans voix ni délibérative ni consultative même, surtout sans faculté de rapporter quoi que ce fût, un des deux secrétaires d'État au conseil de régence pour en tenir le registre exactement, qui seroit vérifié exactement tous les mois par[1] celui des membres de ce conseil qui, à tour de rôle, se trouveroit en mois pour recevoir les placets, que le seul secrétaire d'État de la guerre étoit en usage de recevoir sur toutes matières, lesquels lui seroient rapportés chez lui par deux maîtres des requêtes qui l'auroient accompagné en les recevant derrière la table dressée pour cela dans l'antichambre du Roi, comme faisoit seul le secrétaire d'État de la guerre ; et les rapporter ensuite à M. le duc d'Orléans, accompagné de[s] mêmes deux maîtres des requêtes. C'étoit rendre à ces charges leur droit primitif[2], et se servir de leurs lumières pour mille choses en ce genre qui avoient souvent trait à des choses que des gens d'épée ne pouvoient savoir, surtout en ces commencements. On comprend bien que je proposai en même temps d'éteindre l'emploi de contrôleur général et d'en faire passer l'emploi et l'autorité au conseil des finances, et substituer la signature du chef de ce conseil à celle du contrôleur général.

A ce plan général il en falloit ajouter de particuliers. Je proposai donc celui de ces conseils que j'avois fait au-

1. Après *par*, il a biffé *un*.

2. D'où leur nom de maîtres des requêtes. Ils étaient en effet chargés primitivement de recevoir les plaintes et requêtes que l'on présentait au roi et de lui en rendre compte. Puis leurs attributions s'étendirent : on les chargea d'inspections dans les provinces ; ils furent rapporteurs des procès jugés au conseil privé ou des parties ; enfin ils formaient eux-mêmes un tribunal, appelé *requêtes de l'hôtel*, où étaient portées en première instance les causes des officiers de la couronne et de la maison du Roi.

trefois, et qu'on trouvera parmi les Pièces, tels que je les fis pour lors[1] ; mais j'en supprimai qui ne convenoient plus ni au moment présent ni au temps d'une régence. Ils furent, pour[2] leur matière et pour leur nom, tels que M. le duc d'Orléans les établit, mais avec une confusion, un nombre de membres, un désordre que je n'y aurois pas mis, et dont la cause se découvrira en son temps[3]. Je ne m'y arrêterai donc pas davantage à cette heure. Vint après la discussion des gens à admettre ou à exclure, puis celle de la destination de chacun de ceux qui seroient employés. Je représentai à M. le duc d'Orléans que cet établissement flatteroit extrêmement les seigneurs et toute la noblesse, éloignée des affaires depuis près d'un siècle, et qui ne voyoit point d'espérance de se relever de l'abattement où elle se trouvoit plongée ; que ce retour inespéré et subit du néant à l'être toucheroit également ceux qui en profiteroient par leurs nouveaux emplois, et ceux encore à qui il n'en seroit point donné, parce qu'ils en espéreroient dans la suite par l'ouverture de cette porte, et qu'en attendant ils s'applaudiroient d'un bien commun et de la jouissance de leurs pareils ; en même temps, que c'étoit à lui à balancer si bien l'inclusion, l'exclusion, la distribution des emplois, que son autorité, bien loin d'en souffrir, n'en fût que plus confirmée, et d'éviter aussi des mécontentements dangereux ; que, par cette raison, je ne croyois pas qu'il pût sagement exclure certaines gens qui, bien ou mal à propos, avoient acquis un certain poids dans le monde, dont l'estime et l'opinion avantageuse prise d'eux s'étoit tournée en mode, dont le choix le feroit applaudir et donneroit réputation au nouveau genre de gouvernement, dont l'exclusion produiroit un sentiment

1. C'est ceux dont il a été parlé dans le tome XVII, p. 154-157 ; voyez les *Projets de gouvernement*, p. 18 et suivantes.

2. Avant p^r, il y a *tels*, biffé, et le manuscrit porte *leurs* au pluriel et *matiere* au singulier.

3. Voyez la suite des *Mémoires*, tome XII de 1873, p. 225.

contraire, et capable d'enhardir ces gens-là, pour la plupart fort établis, à cabaler et à le traverser, au contraire de l'intérêt qu'ils prendroient en lui, et au succès de ce à quoi ils se trouveroient employés; et qu'il recevroit[1] un double gré du public et d'eux-mêmes d'un choix auquel ils ne devoient pas s'attendre par le peu, et souvent tout le contraire, de ce qu'ils avoient mérité de lui; qu'aussi, tant pour le bon ordre des affaires que pour ne pas tenter par la facilité des gens peu sûrs pour lui qui en pourroient abuser, il étoit très essentiel d'établir[2] et de maintenir dans chacun des conseils une égalité parfaite d'autorité et de fonctions entre tous les membres, et une balance exacte entre eux et le chef, pour que le chef n'y prenne pas une autorité qui non-seulement absorbe celle du conseil, mais même qui l'obscurcisse, et qu'il jouisse aussi de sa qualité sans une[3] dépendance qui l'y rende un fantôme. Pour arriver à ce tempérament, mon sentiment fut que le chef ne pût parler que le dernier ; qu'il partageât les différentes affaires à chacun, toujours en plein conseil; qu'il n'y en pût rapporter aucune ; qu'il n'eût que sa voix en quelque cas que ce pût être ; qu'y ayant partage, le[4] membre de la régence en mois y fût appelé pour départager, sans pouvoir y entendre parler d'aucune autre[5] affaire, et que le chef de chaque conseil, venant rapporter à la régence les affaires de son conseil, qui toutes, hors les bagatelles du courant, y devoient être[6] exactement portées et diffinitivement réglées, y fût accompagné de l'un des conseillers d'avis contraire au chef dans les choses

1. Avant *recevroit*, il y a biffé *en*.

2. Saint-Simon avait d'abord commencé à écrire *de m[aintenir]*; il a surchargé *m* par les premières lettres d'*establir* et ajouté une apostrophe; mais il a oublié de biffer l'*e* de *de*.

3. *Une* en interligne.

4. Ce *le* surcharge *un*.

5. *Autre* ajouté en interligne.

6. Avant *estre*, Saint-Simon a biffé *touttes*, et *exactem^t* est en interligne.

principales, choisi par la pluralité des conseillers du même avis que lui ; enfin que toutes les délibérations de chaque conseil, surtout de celui de régence, fussent écrites à mesure par le secrétaire séant au bas bout de la table, lu[1] par lui à la fin du conseil, signé de lui et du conseiller de semaine, qui seroit son modèle pour son registre plus étendu, qui, à la fin de chaque mois, seroit relu au conseil et y seroit signé du chef et du secrétaire. Avec ces précautions je crus la balance bien observée, et bien difficile de rien expédier à l'insu ou contre l'avis du conseil, et cela dans celui des affaires étrangères comme les autres, pour les instructions, les lettres, les réponses, les ordres, et toute autre matière, excepté les choses également secrètes, importantes et rares, qui demeureroient entre le Régent et le chef de ce conseil, mais qu'il seroit pernicieux et destructif d'étendre au delà d'une invincible nécessité.

Je voulois aussi des jours réglés pour tenir les différents conseils, tous dans la maison du Roi, et des jours marqués à la régence pour y entendre les affaires de chaque conseil ; et, s'il s'en trouvoit de nature à ne pouvoir y être vues au jour ordinaire, les y porter seules au commencement ou à la fin du conseil de régence, sans que le chef d'un autre conseil, étant en son jour ordinaire à la régence, pût être de l'affaire extraordinaire qui y seroit portée, non plus que celui qui l'y porteroit en entendre aucune[2] de celles qui y seroient naturellement traitées ce jour-là. J'insistai encore à séparer chaque département de conseil d'une manière si nette, si distincte et si précise, et à décider si promptement et si clairement les questions et les prétentions réciproques qui pourroient naître là-dessus dans les commencements, que chaque conseil ne

1. Il y a bien *lu*, et plus loin *signé*, au masculin singulier, dans le manuscrit, et aussi *qui seroit* à la ligne suivante, tout cela se rapportant à l'idée de *procès-verbal*, sous-entendue.

2. Avant *aucune*, Saint-Simon a biffé *auqu*.

pût empiéter ni lutter contre un autre, et que dans le public on n'eût aucun embarras pour savoir à qui s'adresser sur toute sorte d'affaire; pourvoir avec la même précision à séparer bien distinctement les fonctions particulières de chaque membre de chaque conseil, et pourvoir ainsi à l'union des membres, en retranchant toute cause de prétention et de jalousie, ainsi qu'aux conseils, même respectivement, et en même temps au mûr examen et à la prompte expédition des affaires. J'en fis sentir l'utilité et la facilité par l'exemple continuel de la cour de Vienne, où rien ne s'étrangle ni ne languit parmi tant de différents conseils qui y sont établis[1], et que, si le contraire a paru en Espagne, c'est que sous les derniers rois de la maison d'Autriche on n'y opinoit que par écrit, et ces votes, qui couroient des uns aux autres, portés au roi, renvoyés par lui à d'autres encore, devenoient des plaidoyers à longue distance[2] sur les moindres affaires, dont grand nombre de pareilles n'auroient tenu qu'une matinée en opinant de vive voix ensemble, au lieu que, une seule affaire ne finissant point, il se faisoit un engorgement qui arrêtoit et perdoit toutes les affaires par des lenteurs qui n'avoient point de fin. J'ajoutai que, à l'égard du règne de Philippe V, M. le duc d'Orléans savoit mieux que personne ce qui y avoit rendu les conseils inutiles et ridicules, qui n'avoient pu se soutenir contre l'adresse et le crédit de Mme des Ursins ayant Mme de Maintenon en croupe, qui vouloit tirer

1. Imhof dans sa *Noticia Sancti Romani Germanici Imperii*, p. 479 et suivantes, a donné une nomenclature de ces divers organes : conseil intime, conseil aulique, conseil de guerre, conseil des finances, et aussi de ceux qui dirigeaient les affaires de certaines provinces. Lorsque, dans les premiers mois de la Régence, les conseils furent en vigueur, Villars, chef du conseil de la guerre, demanda au comte du Luc, ambassadeur à Vienne, un mémoire sur le fonctionnement du conseil autrichien de guerre, que celui-ci lui envoya le 13 novembre (Affaires étrangères, vol. *Autriche* 108, le mémoire est à la suite de la lettre du 7 novembre 1715).

2. *Longues distance* dans le manuscrit.

à soi seule toute l'autorité du gouvernement, dont les deux monarchies ne s'étoient pas bien trouvées.

L'établissement des conseils résolu. Discussion de leurs chefs. Marine.

M. le duc d'Orléans goûta extrêmement ce projet, qui fut maintes fois rebattu et discuté entre lui et moi. Il sentit l'importance du secret et le garda, et sur la chose et sur toutes ses dépendances. La résolution prise, il fallut débattre les sujets. Je lui représentai qu'il n'avoit point à choisir pour les chefs des conseils des affaires ecclésiastiques, de la guerre, de la marine et des finances; qu'il n'y avoit aucune apparence de faire l'affront à M. le comte de Toulouse, amiral, qui avoit commandé des flottes, qui avoit gagné une bataille navale, qui tenoit tous les jours le conseil des prises, qui[1] les alloit juger diffinitivement au Conseil devant le Roi, et qui étoit admis à l'examen des promotions qui se faisoient dans la marine, de l'exclure de la place de chef de ce conseil; que le comte de Toulouse étoit à son égard très différent du duc du Maine, et d'un caractère sage et modéré, et aussi aimé et estimé en général que celui de son frère étoit méprisé et abhorré parmi la crainte et la servitude qui réduisoient là-dessus au silence. Je conclus donc qu'il étoit juste, sans péril, et[2] nécessaire de le faire chef de ce conseil, et très dommageable et même dangereux de ne le pas faire, mais que je croyois aussi qu'il n'étoit pas moins à propos de ne[3] lui pas tellement abandonner ce conseil qu'il en devînt une chimère, et que le Comte se rendît maître de la marine, qu'il n'y avoit pour cela qu'à y faire entrer le maréchal d'Estrées, homme droit, d'honneur, sachant[4] et connoissant bien la marine, qui en étoit estimé et considéré par sa valeur, ses actions, sa probité, ses talents d'homme de mer, qui, par son expérience, sa charge de vice-amiral, son office de maréchal de France, se rallieroit et étaye-

1. Avant ce *qui*, il y a un *et* biffé.
2. Cet *et* est en interligne.
3. *Ne*, oublié, ajouté en interligne.
4. Écrit *saachant*.

roit ce conseil; qu'il pouvoit compter sur lui, qu'en l'y mettant il ne feroit que le mettre à sa place, qu'il seroit extraordinaire même qu'il ne l'y mît pas; qu'il étoit bien avec le comte de Toulouse, et de longue main accoutumés l'un à l'autre pour avoir été souvent à la mer ensemble et dans les ports, et unis tous deux, et avec d'O, dans la même querelle et dans la même inimitié contre Pontchartrain. Tout cela fut encore approuvé, et M. le duc d'Orléans remit au temps où il pourroit parler, à voir avec le maréchal d'Estrées, et après avec le comte de Toulouse, les marins les plus convenables à composer ce conseil, avec quelque intendant de marine pour ce qui y demandoit nécessairement de la plume.

Finances et guerre.

Venant après au conseil des finances, je lui dis que je connoissois très bien le maréchal de Villeroy, et quel il étoit à son égard, mais qu'il étoit chef de ce conseil et ministre d'État; que ne lui pas laisser cette place, quoique autrement tournée, c'étoit le plus sanglant affront qu'il se pût faire, et à un homme tel que celui-là; que son incapacité et sa futilité le rendoit un personnage fort indifférent à la tête d'affaires qu'il n'entendoit ni n'entendroit jamais; qu'il ne s'agissoit, pour parer à tout, que d'y joindre un président comme à la marine, qui imposât tacitement à ses grands airs de supériorité, et qui en otât la peur à des gens de robe, dont d'ici à quelque temps on ne pourroit[1] s'y passer de gens de robe, comme intendants des finances, qui en avoient fait un grimoire[2] pour qu'il ne pût être connu que d'eux, jusqu'à ce que l'autorité et l'application l'eût fait mettre au net, et mis la matière à portée de gens d'épée; et, passant tout de suite à la guerre, je fis comprendre à M. le duc d'Orléans que, le premier

1. Les trois mots *on ne pourroit* surchargent d'autres mots illisibles.

2. « *Grimoire*, livre dont on dit que les magiciens se servent pour évoquer les démons. On appelle figurément *grimoire* des discours obscurs ou des écritures difficiles à lire » (*Académie*, 1718). Ce mot va revenir ci-après, p. 32.

maréchal de France étant placé ailleurs, la place de ce conseil ne pouvoit être remplie que par Villars, second maréchal de France, qui avoit commandé les armées jusqu'à la paix qu'il avoit faite depuis lui-même à Rastadt et à Baden, et qui ne lui étoit pas suspect. Villars m'avoit prié, il y avoit déjà quelque temps, d'assurer M. le duc d'Orléans de son attachement. Je l'avois fait, et j'en avois rapporté un remerciement et des compliments, dont le maréchal me parut fort content.

Affaires ecclésiastiques et feuille des bénéfices. Constitution.

Ces trois points arrêtés de la sorte, vint celui des affaires ecclésiastiques, qui fut plus longtemps à peser. Je dis à M. le duc d'Orléans qu'il n'avoit pas plus de liberté dans ce choix que pour les trois[1] autres qu'il avoit faits, avec cette différence que le cardinal de Noailles, que la place de chef de ce conseil regardoit uniquement, ne lui pouvoit être suspect, et que Villars, le moins[2] sans proportion des trois autres, avoit des coins de folie auxquels il falloit prendre garde ; que l'âge, les mœurs, la suite d'une vie apostolique et sans reproche du cardinal de Noailles, son ancienneté, qui le mettoit à la tête du clergé, indépendamment des autres droits, sa qualité d'archevêque de la capitale et de diocésain de la cour, celle du plus ancien de nos cardinaux, les[3] établissements et les alliances de sa famille la plus proche, le savoir et la modération qu'il avoit montrés en tant d'occasions particulières et publiques, formoient un groupe de raisons[4] transcendantes qui en emportoient la démonstration ; qu'à l'égard de l'affaire de la Constitution, c'étoit à lui-même à qui[5] j'aurois voulu demander ce qu'il en pensoit, ou plutôt que je n'en avois pas besoin, parce qu'il me l'avoit dit bien des fois[6],

1. *Trois* corrige *a[utres]*.
2. Le moins suspect.
3. *Les* corrige *ses*.
4. *Formoient* surcharge un mot illisible, et *de raisons* corrige *rare*.
5. Ce *qui* est en interligne.
6. Tome XXVI, p. 252-253.

avec l'indignation qu'en méritoient les artifices, les friponneries, les violences dont toute cette affaire n'étoit [qu']un tissu ; que ce n'étoit pas à un prince éclairé comme il l'étoit à se laisser imposer par une odieuse cabale détestée de tous les honnêtes gens, même de ceux que la foiblesse ou l'intérêt y avoit engagés ; que c'étoit la partie saine, savante, pieuse du royaume avec qui il avoit à compter sur les affaires ecclésiastiques, qui demandoient des mains pures et reconnues universellement pour telles, au péril de perdre toute réputation et toute confiance dès ce premier faux pas. J'ajoutai que je ne voyois point de prélat qui fût tout ensemble assez marqué, assez distingué par les lumières, assez porté par la vénération publique, pour entrer en aucune comparaison avec le cardinal de Noailles, et qu'à l'égard des cardinaux de Rohan et de Bissy, c'étoit à lui-même à voir si les affaires ecclésiastiques seroient sûrement en remettant leur direction principale et la feuille des bénéfices à deux ambitieux, esclaves de la cour de Rome, le premier qui ne respiroit que la grandeur de sa maison et de ses chimères, l'autre d'en faire une, tous deux de dominer le clergé et la cour, et d'être chefs de parti, tous deux liés et livrés à ce qui lui étoit le plus contraire autour du Roi et dans le public[1] ; sur quoi il devoit de plus savoir à quoi s'en tenir sur les Rohans. Passant de là aux partis que formoit la Constiution, je lui fis sentir toute la différençe de la réputation de tout temps et publique des prélats unis au cardinal de Noailles d'avec les autres, le poids de la Sorbonne, des autres écoles, des curés de Paris, si importants et si fort à ménager dans des temps jaloux, de la foule du second ordre, des corps réguliers, illustres par leur science et leur piété, enfin celui des parlements, surtout de celui de Paris, ouvertement déclarés pour la cause et pour la personne du cardinal de Noailles, qui avoit tous les cœurs, et vers lequel

1. *Plublic* corrigé en *public*.

tout courroit[1] en foule, dès que la terreur présente finiroit avec la vie du Roi; enfin, que ce seroit faire le plus signalé affront au premier prélat du royaume, au plus établi, au plus universellement chéri, et en vénération entière, et se livrer au cri et au ressentiment universel, et cela pour des gens qui, méprisés aujourd'hui qu'ils disposoient de toutes les foudres, et détestés par l'abus de leur pouvoir, [seroient] combien plus honnis quand la liberté s'en trouveroit rendue. M. le duc d'Orléans n'eut rien à répondre à un raisonnement qui ne tiroit sa force que des choses mêmes par leur évidence fondée sur la vérité. Il m'avoua qu'il n'y avoit que le cardinal de Noailles à qui il pût donner cette place; mais il étoit embarrassé de l'affaire de la Constitution, et pour Rome, et pour la France même. Le raisonnement là-dessus se reprit à plusieurs fois. Le mien ne varia point. Mon sentiment fut qu'il avoit pour en sortir, et bien, et promptement, le plus beau jeu du monde, s'il vouloit bien ne se point laisser éblouir; qu'il n'étoit point roi se piquant d'une autorité sans bornes, et qu'il n'avoit pris sur cette affaire aucun engagement avec Rome, avec personne, ni avec lui-même, par[2] l'engagement de son pouvoir déjà compromis; que le Roi se trouvoit dans tous ces termes, dont ceux qui l'y avoient su pousser savoient aussi bien profiter pour le conduire où jamais il n'avoit pu imaginer d'être mené; que lui, régent, devoit aussi en profiter en sa manière, et profiter de sa liberté et des limites de son autorité pour éviter ce même écueil, et ne se pas livrer à des gens vendus et engagés en toutes les façons du monde, dont les artifices, l'ambition, les manéges, les fourberies, les violences n'étoient ignorées désormais de personne, qui ne seroient jamais contents, voudroient toujours aller en avant, immoler tout à leurs vues, surtout entretenir cette guerre pour se rendre nécessaires et importants, pour se faire

1. Saint-Simon écrit *courreroit*.
2. *Par* surcharge *en*.

courtiser et redouter, et parce qu'il n'y a plus de parti, et dès lors plus de chefs, ni de principaux de parti, quand l'affaire qui l'avoit fait est finie ; qu'il comprît donc qu'en leur prêtant l'oreille, il ne la termineroit jamais, qu'il en seroit plus tourmenté que d'aucune autre du gouvernement, et qu'il se trouveroit peu à peu entraîné à plus de violences, et tout aussi peu utiles à la protection même qu'il voudroit donner, qu'il n'en avoit vu commettre au Roi, qui de sa part seroient bien plus odieuses ; qu'à mon avis, il n'avoit qu'un parti à prendre, mais à s'y tenir bien fermement : déclarer qu'il n'en prendroit aucun dans cette affaire, mander le cardinal de Noailles dès l'instant que le Roi ne seroit plus, le présenter au nouveau Roi lui-même, avec quelque propos gracieux mais sans affectation, lui faire valoir tête à tête ce premier pas et la place où il l'alloit mettre, et s'assurer ainsi de lui ; déclarer aussitôt après le conseil entier des affaires ecclésiastiques, pour éviter d'être obligé de refuser le Pape si on lui donnoit le temps de faire des démarches là-dessus ; traiter avec distinction Rohan et Bissy ; leur faire sentir que vous voulez[1] résolûment une[2] fin très prompte à cette affaire, que vous avez[3] toujours été ennemi de toute violence, surtout en matière qui a rapport à la religion ; qu'ils se doivent attendre qu'il n'en sera plus fait aucune ; que les prisons vont même être ouvertes à ceux que cette affaire y a conduits, et toutes les lettres de cachet à cette occasion révoquées, et l'exécuter en même temps ; les assurer que vous ne prenez aucun parti, et que c'est même en preuve de cette neutralité que vous rendez la liberté à ceux à[4] qui cette affaire l'a fait perdre ; que vous laissez

1. A noter ce changement du style indirect en discours direct. Saint-Simon a-t-il sous les yeux un mémoire adressé au duc d'Orléans, ou se laisse-t-il entraîner par le feu de la rédaction ?

2. Il y a *un fin* dans le manuscrit.

3. Avant *avez* Saint-Simon a biffé *voulés*.

4. Cet *à* est en interligne avant *qui*.

donc une égale liberté de part et d'autre, mais que vous ne souffrirez d'aucun côté la licence, ni pas plus les longueurs à terminer; couper court ensuite, et, s'ils abusent de votre politesse pour s'engager en longs discours, faire la révérence et les laisser, en les assurant que vous n'avez ni n'aurez jamais assez de loisir pour vous noyer en ces disputes; s'ils osoient s'échapper tant soit peu, leur dire poliment, mais avec une fermeté sèche, de songer à qui ils ont l'honneur de parler; et sur-le-champ la pirouette, et les laisser là. Rien n'est pis que de se laisser manquer ni entamer le moins du monde, et le moyen de l'éviter pour toujours est dès la première fois une pareille leçon. Tout de suite faire enlever les jésuites Lallemant, Doucin et Tournemine[1], et leurs papiers; mettre le dernier au donjon de Vincennes, sans papier, ni encre, ni plume, ni parler à personne, du reste bien logé et nourri à cause de sa condition personnelle; les deux autres au cachot, en des prisons différentes, avec le traitement du cachot; qu'on[2] ne sût où ils sont, et les y laisser mourir; ce sont les boute-feux de toute cette affaire, et de très dangereux scélérats. Mander en même temps le provincial et les trois supérieurs des maisons de Paris, leur témoigner estime, amitié, desir de les marquer à leur Compagnie, de l'obliger, de la distinguer, de la servir; que ce n'est que dans ce dessein que vous vous êtes cru obligé de les délivrer de trois brouillons très pernicieux, dont vous êtes bien instruit qu'ils ne l'ont pas été moins chez eux en choses domestiques (ce qui est très-vrai) qu'ils l'ont été très criminellement au dehors; que vous ne voulez[3] pas pousser à leur égard les choses plus loin; que, sans entrer en aucun détail avec ceux à qui vous parlez, vous vous contentez de

Jésuites.

1. Il a été parlé des Pères Doucin et Lallemant dans le tome XX, p. 333, et du P. de Tournemine dans le tome XXII, p. 145. — Le *D* de *Doucin* corrige une autre lettre.

2. L'élision *qu'* surcharge *et*.

3. *Voulés* surcharge l'abréviation *v^s*.

leur dire que vous aimez la paix, et, poussant un peu le ton, que vous la voulez, que vous comptez assez sur eux, par la manière dont vous avez parlé d'eux, et usé en toutes les occasions qui s'en sont présentées, pour leur demander d'y contribuer effectivement, et vous donner moyen par cette conduite de leur vouloir et faire tout le plaisir et le bien dont les occasions se pourront présenter, et dont le desir en vous se nourrira et s'augmentera à la mesure de ce que vous verrez qu'ils feront efficacement pour remplir en cela votre desir. Cela dit, interrompre leurs remontrances, supplications sur les prisonniers, protestations, etc., par des compliments et des persuasions qu'ils feront merveilles, pour leur couper la parole, et tout aussitôt vous retirer, et les laisser, et, s'ils hasardoient de vous suivre ou de vous faire demander à vous parler, leur faire dire civilement que l'accablement d'affaires ne vous le permet pas.

P. Tellier. Mander un moment après le P. Tellier, lui dire que vous n'oubliez point les services qu'il vous a rendus ; que vous desireriez avec ardeur que le bien des affaires se pût accorder avec tout ce que vous voudriez faire pour lui, mais que la place que vous tenez vous impose des mesures auxquelles vous ne pouvez manquer ; qu'ainsi vous êtes forcé à lui dire que le Roi veut qu'il soit conduit sur-le-champ à la Flèche[1], où il lui défend très expressément d'écrire ou de recevoir aucune lettre de personne que vues par celui qui en sera chargé, et qui les rendra ou enverra, ou non, comme il le jugera à propos ; que du reste le Roi lui donne six mille livres de pension, et que, s'il en desire davantage, il n'a qu'à parler, avec certitude de l'obtenir sur-le-champ ; que rien ne lui manque en bois, en meubles, en logement, en nourriture, en livres, en tout ce qui peut servir à sa santé, à sa commodité, à

1. Dans ce beau collège des Jésuites dont il a été parlé dans le tome IV, p. 328.

son amusement; qu'il ait deux valets et un Frère, que le Roi payera, à condition qu'il les choisira et changera comme il lui plaira, sans dépendance que de l'intendant de la province, qui aura ordre de tenir la main à ce que rien ne lui manque ; qu'il soit libre et indépendant des jésuites du collège, et qu'ils aient pour lui tous les égards, les attentions et les déférences possibles ; qu'il se puisse promener et dîner dans les environs, mais sans découcher; et que le Roi est disposé à lui accorder d'ailleurs tout ce qui pourra lui convenir, et même, en sa considération, des grâces quand elles ne seront point préjudiciables. Cela dit, le congédier sans écouter trop de discours, et avoir pourvu que, en l'absence des supérieurs de la maison professe étant chez vous, et du P. Tellier y venant, on prenne tout ce que lui et son secrétaire auront de papiers chez eux, et deux hommes sûrs, mais polis, qui paquetteront[1], au sortir de chez vous, le P. Tellier et son compagnon dans un carrosse, y monteront avec eux et les conduiront tout de suite[2] à la Flèche, où ils remettront six mille livres au P. Tellier, et le livreront à l'intendant de la province, qu'on aura pourvu d'y faire trouver avec les ordres du Roi pour lui et pour les jésuites de la Flèche concernant le P. Tellier. C'est ce qui se doit exécuter à Versailles, pour que l'aller et venir, tant des supérieurs que du P. Tellier, donne le temps nécessaire de saisir les papiers en leur absence, et faire la capture des trois prisonniers[3] en même temps. Je crus pouvoir sans témérité assurer[4] M. le duc d'Orléans d'une joie et des bénédictions publiques de cette conduite, et que, bien loin d'emporter aucun danger, elle accélèreroit la paix. Je l'avertis qu'il se falloit bien garder de rien dire sur tout cela, avant ni[5]

1. Verbe déjà annoté dans le tome XI, p. 103.
2. *Tout de suitte* est en interligne.
3. Les Pères Doucin, Lallemant et de Tournemine ; ci-dessus.
4. Avant *assurer*, il y a un second *pouvoir*, biffé.
5. Les mots *avant ny* sont en interligne.

après l'exécution, aux cardinaux de part ni d'autre, ni à personne des leurs : à l'un[1], parce que cela lui feroit prendre trop de force, et lui paroîtroit s'enrôler avec lui ; aux autres[2], parce que cela sentiroit l'excuse et la crainte. Si les uns ou les autres vouloient lui en parler en louange ou en plaintes, leur fermer la bouche poliment, mais leur dire tout court, d'un ton à se faire sentir, que vous voulez la paix, et que vous êtes résolu de l'avoir sans prendre aucun parti que celui de la paix. S'ils passent outre, la révérence, leur dire que vous êtes fâché de n'avoir pas le loisir d'être plus longtemps avec eux, et vous retirer[3]. « Assurez-vous, dis-je à M. le duc d'Orléans, qu'avec cette conduite, l'étourdissement de la mort du Roi, et les affaires ecclésiastiques, surtout la feuille des bénéfices, entre les mains du cardinal de Noailles, fera tomber les armes des mains à Rohan et Bissy, qui, étant ce qu'ils sont, n'ont plus de fortune personnelle à faire, qui hasarderoient[4] leur crédit pour leur famille et leur considération en se roidissant, et qui dès lors ne songeront qu'à vous gagner et à finir pour vous plaire, et c'est ce qu'il faudra saisir brusquement, et finir solidement à quelque prix que ce soit, ayant toujours les écoles, les corps ecclésiastiques et les parlements en croupe, pour finir convenablement. »

Rome et le nonce.

Tout cela longuement discuté et à bien des reprises, M. le duc d'Orléans me parla de Rome et du nonce Bentivoglio[5], qu'il gardoit pour la fin, et sur quoi il m'expliqua ses craintes. Je l'écoutai longuement ; puis je lui dis que cet objet, si principal dans la matière que nous traitions, ne m'étoit pas échappé ; que je trouvois fort aisé de couper

1. Le cardinal de Noailles.
2. Les cardinaux de Rohan et de Bissy.
3. Ici Saint-Simon a biffé un second *et vs retirer,* qu'il avait écrit une seconde fois par mégarde en interligne.
4. *Hazarderoit* au singulier, corrigé au pluriel.
5. Tome XXVI, p. 230-231.

court avec Rome, sans qu'elle pût s'en offenser, et d'éconduire son ministre, qui étoit un fou et un furieux par ambition, sans religion ni honneur, et qui entretenoit publiquement une fille de l'Opéra, dont il avoit déjà un enfant qui n'étoit pas ignoré[1]; que, jusqu'à ce que les conseils fussent entièrement formés et déclarés, les ministres du Roi subsisteroient; qu'ainsi il ne devoit jamais se commettre avec le nonce, lui[2] refuser toute audience sous prétexte de la multitude d'affaires et d'ordres à donner, « et[3], s'il vous attaque lorsqu'il vous rencontrera voyant tout le monde, l'interrompre, lui dire poliment que ce n'est pas le lieu de parler d'affaires, et le renvoyer à Torcy; s'il insiste, lui tourner le dos, et vous retirer; charger Torcy de se rendre peu visible au nonce et de battre la campagne, le lasser ainsi, et se moquer de lui. A l'égard du Pape, se bien garder que rien de[4] sa part, ni verbal et bien moins par écrit, vienne à vous sans que Torcy l'ait ouï ou lu auparavant, pour refuser de vous en rendre compte, comme il est souvent arrivé au Roi de refuser de recevoir des brefs, etc., ou pour vous en rendre compte si la chose le comporte »; ne rien répondre que des choses générales au nonce; au Pape force respects, desirs, soumissions, puis lui écrire ou faire dire pathétiquement que ce que le roi le plus craint, le plus absolu,

1. Saint-Simon reviendra avec plus de détail sur la conduite privée du nonce Bentivoglio dans la suite des *Mémoires*, tome XIII de 1873, p. 29-30, et XVI, p. 339. Il est étonnant que ni Buvat, ni Mathieu Marais, ni les chansons publiées par M. Raunié dans son *Chansonnier historique* n'y aient fait allusion. Seul le *Journal de Barbier*, édition de la Société de l'histoire de France, tome I, p. 351, raconte que Mlle Duval du Tillet l'aînée, actrice de l'Opéra, n'était connue que sous le nom de *la Constitution*, parce qu'on la prétendait fille du nonce Bentivoglio.

2. *Luy* surcharge l'abréviation d'*et*.

3. A remarquer encore cette reprise du discours direct.

4. *De* corrige *ne* et, au-dessus, Saint-Simon a biffé *recevoir* ajouté en interligne.

le plus obéi qui ait jamais régné en France, n'ayant pu[1] opérer ce que S. S. desire, et à quoi S. M. s'étoit engagée à elle, et y ayant vainement employé les soins, les grâces, les menaces[2] et jusqu'à la violence, pendant quatre ou cinq ans sans relâche, il ne faut pas espérer d'un temps de minorité, par conséquent de foiblesse, ni de l'autorité limitée et précaire d'un régent, ce que n'a pu le plus puissant et le plus redouté des rois de France ; qu'il est également de la sagesse de S. S.[3] de n'y pas compter, et de sa charité paternelle de ne pas exiger l'impossible ; que le Régent se croit de plus en droit d'espérer d'un si grand et si saint pape qu'il seroit le premier à chercher tous les moyens possibles d'arrêter les divisions et les troubles dans le royaume d'un enfant, fils aîné de l'Église, aux ancêtres de[4] qui l'Église universelle, celle de Rome en particulier, sont si particulièrement redevables, plutôt que de les augmenter en exigeant l'impossible ; étendre et paraphraser ce thème au mieux et avec les expressions les plus touchantes et les plus soumises, mais en montrant aussi une fermeté à s'y tenir qui ôte toute espérance de l'ébranler ; surtout ne se point lasser des recharges, et d'y répondre toujours sur ce même ton. En même temps, faire revenir au nonce que, s'il n'est sage, on ne sera pas retenu d'informer le Pape de sa conduite scandaleuse, de la répandre à Rome et de lui fermer le chemin au cardinalat par cela même qu'il emploie à le hâter ; avertir sous main les jésuites qu'on est attentif à leur conduite dans toutes les provinces, qu'on n'est pas moins instruit de celle de leur général et des principaux de leur Compagnie à Rome, qu'ils s'apercevront par un traitement attentif, suivi, proportionné, du mécontentement ou de la satisfac-

1. Il faudrait *n'a pu* pour que la phrase soit régulière.
2. *Menaces* est en interligne, au-dessus de *grâces*, biffé.
3. Les mots *de S. S.* semblent surcharger *du Pa[pe]*.
4. Saint-Simon a ajouté en interligne *aux ancestres* et surchargé *à* en *de*.

tion qu'on en recevra. Tout d'une main[1], séparer et finir l'assemblée actuelle des évêques qui n'est bonne ni occupée qu'à brouiller, n'accorder sur cela ni délai, ni audience, dire aux cardinaux de Rohan et de Bissy qu'on n'a affaire qu'à eux, et qu'on n'écoutera rien qu'après qu'on aura su par les intendants des provinces que tous les évêques sont arrivés chacun dans son diocèse. Empêcher après qu'aucun ne revienne à Paris, les renvoyer subitement, s'ils l'osent, par le ministère naturel du procureur général, et tenir la main, par les procureurs généraux des autres parlements, qu'ils ne se courent point les uns les autres, qu'ils se tiennent chacun chez eux ; les y faire avertir d'être sages, et, si quelqu'un de part ou d'autre ne l'étoit pas, le pincer tout aussitôt ou sourdement ou avec éclat, suivant sa faute en dessous ou publique, et le châtier aussi dans sa parenté, moyen très sensible et d'autant plus efficace que des parents d'évêques, et surtout tels qu'ils sont pour la plupart, n'ont pas les ressources des évêques, ni dans le public ni dans le particulier, et qui, vexés par rapport à eux, les réduisent bientôt à la raison pour leur délivrance.

Évêques ; leur assemblée.

Ce qui est de très principal et que j'appuyai bien à M. le duc d'Orléans, c'est la nouvelle licence de leur correspondance à Rome et de leurs liaisons avec le nonce. Jamais ni l'un ni l'autre ne s'étoit toléré avant l'affaire de la Constitution, témoin celle dont j'eus tant de peine à tirer Mailly, archevêque d'Arles, dont j'ai parlé en son temps[2], où il ne s'agissoit uniquement que d'un présent au Pape de quelques reliques de saint Trophime, qui lui en avoit attiré un bref de pur remerciement, sans qu'il y eût pour lors l'ombre[3] de rien autre chose, pas même dans aucun lointain. Il n'étoit permis à aucun évêque ni

Commerce du clergé de France à Rome et à Paris avec le nonce.

1. Locution qui signifie en même temps et que ne donnaient pas les lexiques du temps.
2. Tome XIII, p. 112-114.
3. Après *l'ombre*, il a biffé *mesme*.

à aucun ecclésiastique d'écrire à qui que ce fût de la cour de Rome, ni d'en recevoir de lettres, sans la permission expresse du Roi sur chaque chose, et sans que le secrétaire d'État des affaires étrangères ne[1] les vît et en pût répondre. Autrement c'étoit un crime, et ces lettres mêmes étoient infiniment rares, parce qu'elles se permettoient fort difficilement, et qu'elles laissoient toujours ombrage et démérite, tellement qu'elles étoient tombées tout à fait hors d'usage, parce que le commerce nécessaire des bulles, des dispenses, etc., se faisoit[2] uniquement par les banquiers[3]. A l'égard des nonces, ni commerce ni visites; un évêque, un ecclésiastique simple, un moine même eût été sévèrement tancé, et après longuement éclairé, qui auroit vu le nonce sans que le ministre des affaires étrangères eût su pourquoi, et en eût parlé au Roi, et même avec cela jamais au delà de l'étroit nécessaire. Le P. Tellier avoit le premier osé rompre cette barrière, et que n'osa-t-il pas? Aussitôt grand nombre et de prélats et de gens du second ordre s'empressèrent à se faire de fête[4], et se proposèrent des chimères. Rome et le nonce entretinrent soigneusement leur vanité et leur espérance, et peu à peu s'attachèrent ainsi une grande partie du clergé, pour se faire valoir des deux côtés, ce[5] qui, depuis la vue du cardinalat, qui en enivra beaucoup, jusqu'aux moindres objets, débaucha un clergé vain, oisif, avare, ambitieux, ignorant, et pour la plupart pris de la lie du peuple ou de la plus abjecte bourgeoisie. On sent aisément ce que deviennent alors ces précieuses libertés de l'Église gallicane, les droits du Roi, le lien à la patrie, et c'est ce qu'il étoit si important de redres-

1. Avant ce *ne*, il y a un *le* biffé.
2. Écrit *faisoient* au pluriel, par mégarde, dans le manuscrit.
3. Il a déjà été parlé des banquiers expéditionnaires en cour de Rome dans le tome XIII, p. 113.
4. Locution déjà relevée dans le tome XXII, p. 126.
5. Saint-Simon a écrit *et qui* pour *ce qui*, par inadvertance.

ser, en privant Rome de tant et de si dangereux transfuges, en remettant les anciennes règles en vigueur, dont Rome même n'eût osé se plaindre puisqu'elles y étoient encore, et sans interruption, lors des premiers progrès de l'affaire qui fit naître celle de la Constitution, c'est-à-dire, il y a cinq ou six ans, et de plus qui n'étoient violées que par simple et tacite tolérance, sans aucune sorte de révocation, ni même de consentement formel. C'étoit donc bien assez de laisser le commerce de Rome libre aux cardinaux de Noailles, Rohan et Bissy uniquement, et celui du nonce à cinq ou six prélats ou gens du second ordre, bien choisis et nommés pour cela par M. le duc d'Orléans, et châtier sévèrement et irrémissiblement tous prélats et gens du second ordre qui oseroient transgresser la défense le moins du monde, en quelque manière, et sous quelque prétexte et protection que ce pût être. Nous fûmes souvent[1] et longuement sur cette matière, M. le duc d'Orléans et moi, et à la fin je le laissai persuadé.

Affaires étrangères. Affaires du dedans du royaume.

Restoient les conseils des affaires étrangères et des dépêches ou du dedans du royaume. Je dis à M. le duc d'Orléans qu'il restoit aussi deux hommes sur qui il ne devoit pas compter, mais qui, outre leurs établissements, étoient dans le public, l'un bien moins à propos que l'autre, à ne pouvoir laisser : Harcourt et Huxelles ; que j'estimois qu'il falloit les mettre à la tête de ces deux conseils, mais que je ne voyois pas qu'il eût à contraindre son goût sur leurs places. La situation où M. le duc d'Orléans avoit été si longtemps avec l'Espagne, et les liaisons étroites d'Harcourt en ce pays-là, et avec Mmes de Maintenon et des Ursins, le déterminèrent aux affaires étrangères pour Huxelles, et à celles du dedans du royaume pour Harcourt. Cela fut bientôt décidé[2]. Mais avant que

1. Le commencement de *souvent* surcharge des lettres illisibles.
2. *Décidé* est en interligne, au-dessus de *déterminé*, biffé.

la résolution en fût prise : « Mais vous, me dit M. le duc d'Orléans, vous me proposez tout le monde, et ne me parlez point de vous ; à quoi donc voulez-vous être? » Je lui répondis que ce n'étoit à moi ni de me proposer ni moins encore de choisir[1], mais à lui-même à voir s'il vouloit m'employer, s'il m'en croyoit capable, et en ce cas de déterminer la place qu'il me voudroit faire occuper. C'étoit à Marly, dans sa chambre, et il m'en souviendra toujours. Après quelque petit débat, qu'entre pareils on appelleroit compliments, il me proposa la présidence du conseil des finances, c'est-à-dire de les diriger avec un imbécile en ce genre tel que le maréchal de Villeroy, et me dit que c'étoit ce qui convenoit le mieux à lui et à moi. Je le remerciai de l'honneur et de la confiance, et je le refusai respectueusement : c'étoit la place que je destinois au duc de Noailles. M. le duc d'Orléans fut fort étonné, et se mit sur son bien-dire pour me persuader. Je lui répondis que je n'avois nulle aptitude pour les finances, que c'étoit un détail devenu science et grimoire[2] qui me passoit; que le commerce, les monnoies, le change, la circulation, toutes choses essentielles à la gestion des finances, je n'en connoissois que les noms; que je ne savois pas les premières règles de l'arithmétique[3]; que je ne m'étois jamais mêlé de l'administration de mon bien, ni de ma dépense domestique, parce que je m'en sentois incapable, combien plus des finances de tout un royaume, et embarrassées comme elles l'étoient. Il me représenta l'instruction et le soulagement que je trouverois dans les divers membres du conseil des finances, et dans ceux d'ailleurs que je voudrois consulter. Il ajouta tout ce qui pouvoit me flatter; il appuya sur ma probité et sur mon désintéressement, chose si capitale au maniement des finan-

Je m'excuse de me choisir une place, et je refuse obstinément l'administration des finances.

1. *Choisir* est en interligne, au-dessus d'un premier *choisir*, biffé, qui corrigeait un autre mot.
2. Ci-dessus, p. 18.
3. Il écrit *aritméthique*.

ces. Sur quoi je lui répondis que peu importeroit à la chose publique que je volasse les finances, ou que mon incapacité les laissât voler; qu'à la vérité je croyois bien me pouvoir répondre à lui et à moi-même de ma fidélité là-dessus, mais que, avec la même sincérité, je ne sentois aucune des lumières nécessaires pour m'apercevoir même des friponneries grossières, combien moins des panneaux infinis dont cette matière est si susceptible. La fin de plus d'une heure de ce débat fut de se fâcher contre moi, puis de me prier de faire bien mes réflexions, et que nous en parlerions le lendemain.

Il y avoit longtemps qu'elles étoient toutes faites. Je n'étois pas, depuis la mort de cet admirable Dauphin, et plus encore depuis celle de M. le duc de Berry, à m'être occupé des diverses places du gouvernement à venir, avec ce projet des conseils, et à penser, je le dirai avec simplicité, non à celles qui me conviendroient, mais à celles à qui je conviendrois moi-même, qui est l'unique façon de bien placer les hommes[1], et pour la chose publique et pour eux-mêmes. Celle des finances s'étoit présentée à moi comme les autres; je n'aurai pas la grossièreté de dire que je ne crusse pas bien que M. le duc d'Orléans ne me laisseroit pas sans me donner part au gouvernement, et je ne pensai pas qu'il y eût de la présomption à m'en persuader, et à réfléchir en conséquence. La matière des finances me répugnoit par les raisons que je venois d'alléguer à M. le duc d'Orléans, et par bien d'autres encore, dont celle du travail étoit la moindre. Mais les injustices que les nécessités y attachent me faisoient peur; je ne pouvois m'accommoder d'être le marteau du peuple[2] et du public, d'essuyer les cris des malheureux, les discours faux, mais quelquefois vraisemblables, surtout en ce genre, des fripons, des malins, des

1. Voyez ci-dessus, p. 4, note 2.

2. Dans le tome XXII, p. 17, il a appelé les ministres les « marteaux de l'État » ; voyez ci-après, p. 120.

envieux, et ce qui me détermina plus que tout, la situation forcée où les guerres et les autres dépenses prodigieuses avoient réduit l'État, en sorte que je n'y voyois que le choix de l'un de ces deux partis : de continuer et d'augmenter même autant qu'il seroit possible toutes les impositions pour pouvoir acquitter les dettes immenses, et conséquemment achever de tout écraser, ou de faire banqueroute publique par voie d'autorité, en déclarant le Roi futur quitte de toutes dettes et non obligé à celles du Roi son aïeul et son prédécesseur, injustice énorme et qui ruineroit une infinité de familles et directement et par cascades. L'horreur que je conçus de l'une et de l'autre de ces iniquités ne me permit pas de m'en charger, et quant à un milieu[1] qui ne peut être qu'une liquidation des différentes sortes de dettes pour assurer l'acquittement des véritables, et rayer les fausses, et l'examen des preuves, et celui des parties payées, et jusqu'à quel point, cela me parut une mer sans fond où mes sondes ne parviendroient[2] jamais. Et d'ailleurs quel vaste champ à pièges et à friponneries! Oserois-je avouer une raison encore plus secrète? Me trouvant chargé des finances, j'aurois été trop fortement tenté de la banqueroute totale, et c'étoit un paquet dont je ne me voulois pas charger devant Dieu ni devant les hommes. Entre deux effroyables injustices, tant en elles-mêmes que par leurs suites, la banqueroute me paroissoit la moins cruelle des deux, parce qu'aux dépens de la ruine de cette foule de créanciers, dont le plus grand nombre l'étoit devenu volontairement par l'appât du gain, et dont beaucoup en avoient fait de grands[3], très difficiles à mettre au jour, encore plus en preuves, tout le reste du public étoit au moins sauvé, et le Roi au courant[4], par conséquent diminution d'impôt infinie, et

État forcé des finances ; banqueroute préférable à tout autre parti.

1. Au sens de moyen terme.
2. Le *v* de *parviendroient* surcharge une *f*.
3. De grands gains.
4. Cette expression, au sens de « n'avoir pas d'arriéré, soit dans

sur-le-champ. C'étoit un avantage extrême[1] pour le peuple tant des villes que de la campagne, qui est, sans proportion, le très grand nombre, et le nourricier[2] de l'État. C'en étoit un aussi extrêmement avantageux pour tout commerce au dehors et au dedans, totalement intercepté et tari par cette immensité de divers impôts. Ces raisons qui se peuvent alléguer m'entraînoient; mais j'étois touché plus fortement d'une autre que je n'explique ici qu'en tremblant. Nul frein possible pour arrêter le gouvernement sur le pied qu'il est enfin parvenu. Quelque disproportion que la découverte des trésors de l'Amérique ait mise[3] à la quantité de l'or et de l'argent en Europe depuis que la mer y en[4] apporte incessamment, elle ne répond en nulle sorte à la prodigieuse différence des revenus de nos derniers rois, ni des leurs à la moitié de ceux de Louis XIV. Nonobstant l'augmentation jusqu'à l'incroyable, j'avois bien présent la situation déplorable de la fin d'un règne si long, si abondant, si glorieux, si naïvement représentée par ce qui causa et se passa au voyage de Torcy à la Haye[5], et depuis à Gertruydenberg, dont il ne fallut pas moins que le coup du ciel le plus inattendu pour sauver la France par l'intrigue domestique de l'Angleterre ; ce qui se voit dans les Pièces par les dépêches originales et les récits qui les lient, que j'ai eus de M. de Torcy. Il résulte donc par cet exposé qu'il n'y a point de trésors qui suffisent à un gouvernement déréglé, que le salut d'un État n'est attaché qu'à la sagesse de le conduire, et pareillement sa prospérité, son bonheur, la

son travail, soit dans le payement de ses dettes », n'était pas donné par le *Dictionnaire de l'Académie* de 1718.

1. *Extresme* est en interligne, au-dessus d'*infini,* biffé.
2. Il écrit *nourrissier.*
3. Il y a *mis,* sans accord, dans le manuscrit.
4. Le pronom *en* a été ajouté en interligne.
5. Voyez notre tome XVII, p. 346, et note 4 ; il reviendra sur ce sujet ci-après, p. 44-45.

durée de sa gloire et de sa prépondérance sur les autres. Louvois, pour régner seul et culbuter Colbert, inspira au Roi l'esprit de conquête. Il forma des armées immenses; il envahit les Pays-Bas jusqu'à Amsterdam, et il effraya tellement toute l'Europe par la rapidité des succès, qu'il la ligua toute contre la France, et qu'il mit les autres puissances dans la nécessité d'avoir des armées aussi nombreuses que celles du Roi. De là toutes les guerres qui n'ont comme point cessé depuis; de là l'épuisement d'un royaume, quelque[1] vaste et abondant qu'il soit, quand il est seul sans cesse contre toute l'Europe ; de là cette situation désespérante où le Roi se vit enfin réduit[2] de ne pouvoir ni soutenir la guerre ni obtenir la paix à quelques cruelles conditions que ce pût être. Que ne pourroit-on pas ajouter en bâtiments immenses de ce règne[3], et plus qu'inutiles, de places ou de plaisir, et de tant d'autres sortes de dépenses prodigieuses et frivoles, toutes voies dans un autre[4] pour se retrouver au même point, ce qui n'est pas difficile après y avoir été une fois? On dépend donc pour cela[5], non seulement d'un roi, de ses maîtresses, de ses favoris, de ses goûts, mais de ses propres ministres, comme on le doit originairement à Louvois. On conviendra, je m'assure, qu'il n'est rien qui demande plus pressamment un remède, et que ce remède est dissous il y a longtemps. Que substituer[6] donc, pour garantir les rois et le royaume de cet abîme? L'incomparable Dauphin l'a bien senti et l'avoit bien résolu. Mais, pour l'exécuter, il falloit être roi, non régent, et plus que roi; car il falloit être roi de soi-même et divinement supérieur à

1. Avant *quelque,* il y a en interligne un *qui* inutile.
2. Le participe *réduit* a été ajouté en interligne.
3. Ces trois derniers mots sont en interligne.
4. Dans un autre ordre d'idées. — Ces cinq mots ont été ajoutés en interligne avec un signe de renvoi.
5. Les mots *donc pr cela* ont été ajoutés en interligne.
6. Écrit *subsituer*.

son propre trône. Qui peut espérer un roi de cette sorte, après s'en être vu enlever le modèle formé des mains de Dieu même, sur le point de parvenir à la couronne et d'exécuter les merveilles qui avoient été inspirées à son esprit et que le doigt de Dieu avoit gravées si profondément dans son cœur? C'est donc la forte considération de raisons si prégnantes[1] et si fort au-dessus de toutes autres considérations qui me persuada[2] que le plus grand service qui pût être rendu à l'État, pour lequel les rois sont faits, et non l'État pour les rois, comme ce Dauphin le sentoit si bien, et ne craignoit pas de le dire tout haut[3], et le plus grand service encore qui[4] pût être rendu aux rois mêmes étoit[5] de les mettre hors d'état de tomber dans l'abîme qui s'ouvrit de si près sous les pieds du Roi, ce qui ne se peut exécuter qu'[en] les mettant à l'abri des ambitieuses suggestions des futurs Louvois, et de la propre séduction des rois mêmes par l'entraînement de leurs goûts, de leurs passions, l'ivresse de leur puissance et de leur gloire, et l'imbécillité[6] des vues et des lumières dont la vaste étendue n'est pas toujours attachée à leur sceptre. C'est ce qui se trouvoit par la banqueroute et par les motifs de l'édit qui l'auroit déclarée, qui se réduisent à ceux-ci :

La[7] monarchie n'est point élective et n'est point héré-

1. Ce mot, au sens de violent, pressant, n'a été admis par l'Académie que dans la première édition du *Dictionnaire*, mais non dans les suivantes. Le *Littré* en cite un exemple du seizième siècle, et on le trouve aussi dans Brantôme (*Œuvres*, édition Lalanne, tome IV, p. 170). Notre auteur va l'employer encore ci-après, p. 269, et nous le retrouverons dans la suite des *Mémoires*, tome XV de 1873, p. 381.

2. Saint-Simon avait d'abord écrit *que je me persuaday* ; il a biffé *que je*, écrit *qui* en interligne, et corrigé *persuaday* en *persuada*.

3. Tome XXII, p. 326 et 329.

4. *Qui* est en interligne, au-dessus de *qu'il*, biffé.

5. Le verbe *estoit* a été ajouté en interligne, et Saint-Simon a écrit *au rois* par inadvertance.

6. Ce mot est pris ici au sens absolu de faiblesse.

7. Nous ne cherchons pas à justifier la théorie singulière que

ditaire ; c'est un fidéicommis, une substitution faite par la nation à une maison entière, pour en jouir et régner sur elle de mâle en mâle, né et à naître en légitime mariage, graduellement, perpétuellement, et à toujours, d'aîné en aîné, tant que durera cette maison, à l'exclusion de toute femelle, et dans quelque ligne et degré que ce puisse être. Suivant cette vérité, qui ne peut être contestée, un roi de France ne tient[1] rien de celui à qui il succède, même son père ; il n'en hérite rien ; car il n'est ici question que de la couronne, et de ce qui y est inhérent, non de joyaux et de mobilier. Il vient à son tour à la couronne, en vertu de ce fidéicommis, et du droit qu'il lui donne par sa naissance, et nullement par héritage ni représentation. Conséquemment tout engagement pris par le roi prédécesseur périt avec lui et n'a aucune force sur le successeur, et nos rois payent le comble du pouvoir qu'ils exercent pendant leur vie par l'impuissance entière qui les suit dans le tombeau. Mineurs, à quelque âge qu'ils se trouvent, pour revenir de ce qu'ils font eux-mêmes contre leurs intérêts, ou du préjudice qu'ils y reçoivent par le fait d'autrui qu'ils auront consenti et autorisé, auront-ils moins de privilége d'être libres et quittes de ce qui leur nuit, à quoi ils n'ont contribué ni par leur fait, ni par leur engagement, ni par leur autorisation? Et de condition tellement distinguée en mieux que leurs sujets par cette minorité qui les relève de tout ce qui leur préjudicie, à quelque âge qu'ils l'aient fait ou ratifié, peuvent-ils devenir de pire condition que tous leurs sujets, dont aucun n'est tenu que de son propre fait, ou du fait de celui

Saint-Simon va exposer, pas plus qu'à expliquer les déductions embrouillées par lesquelles il va tâcher d'établir la légitimité de la banqueroute de l'État. Il avait déjà montré ses préférences pour cette solution dans les *Projets de gouvernement du duc de Bourgogne*, p. 13 et 14, et Fénelon avait proposé la même chose dans ses « Plans de gouvernement » (voyez dans les *Projets*, p. 179-183, la longue dissertation de M. Paul Mesnard à ce sujet).

1. La première lettre de *tient* corrige un *d*.

dont il hérite ou qu'il représente, et qui ne le peut être du fait particulier[1] de celui dont le bien lui échoit à titre de substitution? Ces raisons prouvent donc avec évidence que le successeur à la couronne n'est tenu de rien de tout ce que son prédécesseur l'étoit; que tous les engagements que le prédécesseur a pris sont éteints avec lui, et que le successeur reçoit, non de lui, mais de la loi primordiale qui l'appelle à la couronne, le[2] fidéicommis et la substitution qu'elle lui a réservée à son tour, pure, nette, franche, libre et quitte de tout engagement précédent.

Un édit bien libellé, bien serré, bien ferme et bien établi sur ces maximes et sur les conséquences qui en résultent si naturellement, et dont l'évidence ne peut être obscurcie, non plus que la vérité et la solidité des principes dont elles se tirent, peut exciter des murmures, des plaintes, des cris, mais ne peut recevoir de réponse solide ni d'obscurcissement le plus léger. Il est vrai que bien des gens en souffriroient beaucoup; mais il n'est pas moins vrai, dans la plus étroite exactitude, que, si un tel édit manque à la miséricorde en une partie pour la faire entière au véritable public, c'est sans commettre d'injustice, parce qu'il n'y en eut jamais à s'en tenir à son droit, et à ne se pas charger de ce dont il est exactement vrai qu'on n'est pas tenu; et à ce raisonnement je ne vois aucune réponse vraie, solide, exacte, effective; conséquemment je ne vois que justice étroite et irrépréhensible dans cet édit. Or, l'équité mise à couvert, et du côté du roi successeur, un tel édit deviendra le supplément des[3] barrières qui ne se peuvent plus invoquer[4]. Plus il excitera de plaintes, de cris,

1. Avant ce mot, Saint-Simon a biffé *de celuy*.

2. Avant *le*, Saint-Simon a ajouté en interligne un *par* qui rend la phrase incomplète et incompréhensible.

3. Il avait d'abord écrit *de ce*; il a corrigé *de* en *des*, et surchargé *ce* par un *b*, qu'il a biffé ensuite.

4. Saint-Simon va expliquer son idée dans les pages qui vont suivre.

de désespoirs par la ruine de tant de gens et de tant de familles, tant directement que par cascade, conséquemment de désordres et d'embarras dans les affaires de tant de particuliers, plus il rendra sage chaque particulier pour l'avenir. On a beau courir aux charges, aux rentes, aux loteries, aux tontines[1] de nouvelle création, après y avoir été trompé tant de fois, et toujours excité par des appâts trompeurs, mais qui n'ont pu l'être pour tous, et qui en ont enrichi tant aux dépens des autres que chacun à part se flatte toujours d'avoir la fortune ou l'industrie de ces heureux, la banqueroute sans exception causée et fondée en principes et en droit par l'exposé de l'édit dessille tous les yeux et ne laisse à personne aucune espérance d'échapper à sa ruine, si, prenant des engagements avec le roi de quelque nature qu'ils puissent être, ils viennent à perdre ce roi avant d'en être remplis. Voilà donc une raison précise, juste, efficace, à la portée de tout le monde, des plus ignorants, des plus grossiers, qui resserre toutes les bourses, qui rend tout leurre, tout fantôme, toute séduction inutiles, qui guérit, par la crainte d'une perte certaine et au-dessus de ses forces, l'orgueil de s'élever par des charges de nouvelle érection ou de nouveau rétablissement, et de la soif du gain qu'on trouve dans les traités de longue durée, par l'avarice même, ou plutôt par la juste crainte qu'on vient d'exposer.

De là deux effets d'un merveilleux avantage : impossibilité au roi de tirer ces sommes immenses pour exécuter tout ce qui lui plaît, et beaucoup plus souvent ce qui plaît à d'autres de lui mettre dans la tête pour leur intérêt particulier ; impossibilité, qui le force à un gouvernement sage et modéré, qui ne fait pas de son règne un règne de sang et de brigandage et de guerres perpétuelles contre toute l'Europe bandée sans cesse contre lui, armée par la nécessité de se défendre, et à la longue, comme il est arrivé

1. Il a été parlé des tontines dans le tome XXII, p. 168.

à Louis XIV, pour l'humilier[1], le mettre à bout, le conquérir, le détruire, car ce ne fut pas à moins que ses ennemis visèrent à la fin ; impossibilité qui l'empêche de se livrer à des entreprises romaines[2] du côté des bâtiments militaires et civils, à une écurie qui auroit composé toute la cavalerie de ses prédécesseurs, à un luxe d'équipage de chasses, de fêtes, de profusions, de luxe de toute espèce, qui se voilent du nom d'amusements, dont la seule dépense excède de beaucoup les revenus d'Henri IV et des commencements de Louis XIII ; impossibilité enfin qui n'empêche pas un roi de France d'être et de se montrer le plus puissant roi de l'Europe, de fournir avec abondance à toutes les parties du gouvernement, qui le rendent non-seulement considérable mais redoutable à tous les potentats de l'Europe, dont aucun n'approche de ses revenus, ni de l'étendue suivie[3], ni de l'abondance des terres de sa domination, et qui ne lui ôte pas les moyens de tenir une cour splendide, digne d'un aussi grand monarque, et de prendre des divertissements et des amusements convenables à sa grandeur, enfin de pourvoir sa famille avec une abondance raisonnable et digne de leur commune majesté.

L'autre effet de cette impossibilité délivre la France d'un peuple ennemi, sans cesse appliqué à la dévorer par toutes les inventions que l'avarice peut imaginer et tourner en science fatale par cette foule de différents impôts, dont la régie, la perception et la diversité, plus funeste que le taux[4] des impôts même, forme ce[5] peuple nom-

1. L'abréviation *l'*, avant *humilier*, corrige *le*.

2. C'est-à-dire considérables et immenses à la manière des Romains.

3. L'adjectif *suivie* a été ajouté après coup sur la marge. — Saint-Simon veut dire l'étendue en un seul groupe, d'un seul tenant, par opposition sans doute aux États du roi d'Espagne disséminés dans diverses parties de l'Europe.

4. Il écrit *taut*.

5. *Ce* corrige *un*.

breux dérobé à toutes les fonctions utiles à la société, qui n'est occupé qu'à la détruire, à piller tous les particuliers, à intervertir commerce de toute espèce, régimes intérieurs de famille, et toute justice, par les entraves que le contrôle des actes et tant d'autres cruelles inventions y ont mises ; encourage le laboureur, le fermier, le marchand, l'artisan, qui désormais travaillera plus pour soi et pour sa famille que pour tant d'animaux voraces qui le sucent avant qu'il ait recueilli, qui le consomment en frais de propos délibéré, et avec qui il est toujours en reste ; cause une circulation aisée qui fait la richesse, parce qu'elle décuple l'argent effectif qui court de main en main sans cesse, inconnue depuis tant d'années ; facilite et donne lieu à toute espèce de marchés entre particuliers, les délivre du poids également accablant et insultant de ce nombre immense d'offices et d'officiers nouveaux et inutiles, multiplie infiniment les taillables et soulage chaque taillable du même coup, fait rentrer ce peuple immense, oisif, vorace, ennemi, dans l'ordre de la société, dont il multiplie tous les différents éclats ; ressuscite[1] la confiance, l'attachement au roi, l'amour de la patrie, éteint parce qu'on ne compte plus de patrie ; rend supportables les situations qui étoient forcées, et celles qui ne l'étoient pas, heureuses ; redonne[2] le courage et l'émulation détruits[3], parce qu'on ne profite de rien, et que plus vous avez et plus on vous prend ; enfin rend aux pères de famille ce soin domestique qui contribue si principalement, quoique si imperceptiblement, à l'harmonie générale et à l'ordre public presque universellement abandonné par le désespoir de rien conserver, et de pouvoir élever, moins encore pourvoir, chacun sa famille. Tels sont les effets de la banqueroute, qui ne sauroient être contestés, et qui ne sont préjudiciables (je ne parle pas des créanciers) qu'à

1. Avant *ressuscite*, il a biffé *enfin*.
2. *Redonne* est en interligne, au-dessus de *rend*, biffé.
3. Il y a *détruites*, au féminin pluriel, dans le manuscrit.

un très petit nombre de particuliers de bas lieu jusqu'à cette heure[1], qui abusent de la confiance de leur maître pour s'élever à tout sur les ruines de tous les ordres du royaume, et qui pour leur grandeur particulière comptent[2] pour rien d'exposer ce maître à qui ils doivent tout, au précipice qu'on vient de voir, et toute la France aux derniers et aux plus irrémédiables malheurs. Balancez, après cet exposé, les inconvénients et les fruits de la banqueroute avec ceux de continuer et de multiplier les impôts pour acquitter les dettes du Roi, ou ce milieu[3] de liquidation si ténébreux et si peu fructueux, même si peu praticable, voyez quelle suite d'années il faudra nourrir toute la France de larmes et de désespoir pour achever le remboursement de ces dettes, et j'ose m'assurer qu'il n'est point d'homme, sans intérêt personnel au maintien des impôts jusqu'à se préférer à tout, qui, dans la malheureuse nécessité d'une injustice, ne préfère de bien loin celle de la banqueroute. En un mot, c'est le cas d'un homme qui est dans le malheur d'avoir à choisir de passer douze ou quinze années dans son lit, dans les douleurs continuelles du fer et du caustique[4] et le régime qui y est attaché, ou de se faire couper la jambe, qu'il sauveroit par cet autre parti. Qui peut douter qu'il ne préférât l'opération plus douloureuse et la privation de sa jambe, pour se trouver deux mois après en pleine santé, exempt de douleur, et dans la jouissance de soi-même et des autres par la société, et le libre exercice de ce qui l'occupoit auparavant son mal.

Reste à finir par l'autorité du Roi. Un mot seul

1. Il veut dire que les traitants et financiers, qui seraient les plus atteints par la banqueroute, n'appartiennent, jusqu'à présent, qu'à la classe inférieure.

2. *Compte* corrigé en *comptent*.

3. Ce moyen terme, comme ci-dessus, p. 34.

4. « On dit *les caustiques* pour dire toutes les choses qui ont une espèce de vertu corrosive et consumante » (*Académie*, 1718).

suppléera à tout ce qui se pourroit dire, et à ce que les flatteurs et les empoisonneurs des rois se voudroient donner la licence de critiquer. Reportons-nous à ces temps malheureux où le plus absolu et le plus puissant de tous nos rois, le plus maître aussi de son maintien et de son visage, et dont le règne a été tel qu'on l'a vu, ne put retenir ses larmes en présence de ses ministres dans l'affreuse situation[1] où il se voyoit de ne pouvoir plus soutenir la guerre, ni d'obtenir la paix[2]. Remettons-nous devant les yeux l'éclat où il avoit porté ses ministres, et l'humiliation plus que servile où il avoit autrefois réduit les Hollandois. Entrons après dans l'esprit et dans le cœur de ce[3] monarque de bonheur, de gloire, de majesté; ne craignons pas d'ajouter d'apothéose après les monuments que nous en avons vus, et voyons ce prince ennemi implacable du prince d'Orange, pour avoir refusé d'épouser sa bâtarde[4], envoyer son principal ministre en ce genre courir en inconnu en Hollande avec pour tout passe-port celui d'un courrier[5], descendre chez un banquier de Rotterdam et se faire mener par lui à la Haye chez le pensionnaire Heinsius, créature et confident de ce même prince d'Orange et héritier de sa haine, implorer la paix

1. *Situation* est en interligne, ainsi que, plus loin, *ne pouvoir plus*.

2. C'est à la fin d'avril 1709, au moment où des revers successifs abattaient les armées françaises et où la disette, à la suite d'un hiver terrible, sévissait dans le royaume, que se passa la scène à laquelle Saint-Simon fait allusion et à la suite de laquelle fut décidé le voyage de Torcy en Hollande pour obtenir la paix à tout prix. Lorsque Saint-Simon avait parlé de ce voyage (notre tome XVII, p. 346), il n'avait rien dit de ces larmes de Louis XIV. Mais Torcy en confirme la réalité d'une façon voilée, dans ses *Mémoires* (édition Michaud et Poujoulat, p. 584), lorsqu'il termine le récit de ce conseil des ministres par cette phrase : « Une scène si triste seroit difficile à décrire, quand même il seroit permis de révéler le secret de ce qu'elle eut de plus touchant. »

3. *De* corrige *du* et *ce* est en interligne.

4. Tome IV, p. 242-245.

5. *Mémoires de Torcy*, édition Michaud et Poujoulat, p. 585.

comme à ses genoux[1]. Suivons par les Pièces[2] tout ce que Torcy y essuya ; poursuivons tous les sacrifices offerts et méprisés, qui, dans cette extrémité, ne rebutèrent pas le Roi[3] d'envoyer ses plénipotentiaires à Gertruydenberg ; continuons, par les Pièces, de repasser les traitements indignes et les propositions énormes dont on se joua d'eux et du Roi[4], et l'état de ce prince à la rupture d'une négociation où, en lui prescrivant jusqu'à l'inhumanité qu'il n'osa refuser en partie, on exigea encore qu'il se soumît à s'engager à ce qu'ils ne déclareroient que quand il leur plairoit, et aux augmentations vagues qu'ils pourroient ajouter[5]. Réfléchissons sur une situation si forcée et si cruelle, fruit déplorable de cette ancienne conquête de la Hollande, et de tant d'autres exploits. Qui après ne demeurera pas, je ne dis pas persuadé, mais convaincu que le Roi n'eût donné tout ce qu'on eût voulu, pour n'avoir jamais connu Louvois ni les flatteurs, moins encore les moyens de franchir ce qu'il avoit encore trouvé de barrières à un pouvoir illimité, dont toutefois il s'étoit montré si jaloux, et ne se pas trouver, et inutilement encore, aux genoux et à la merci de ceux dont il avoit triomphé,

1. Torcy raconte (*Mémoires*, p. 589) qu'arrivé sans encombre et incognito à Rotterdam, il alla descendre chez le sieur Sincerf, correspondant dans cette ville du banquier Tourton, qui lui avait remis des lettres de crédit sur cet homme ; que Sincerf le mena dans son carrosse à la Haye et l'introduisit chez Heinsius, dont la surprise fut à son comble. Dans les pages suivantes, il fait le détail des négociations humiliantes auxquelles il dut se soumettre.

2. C'est-à-dire dans la copie des *Mémoires de Torcy* que possédait Saint-Simon, écrite de sa main et intitulée « Relation des causes de la guerre commencée en l'année 1701 et de la paix signée à Utrecht en l'année 1713 » ; aujourd'hui au Dépôt des affaires étrangères, vol. *France* 430.

3. Les mots *le Roy* sont en interligne, et, avant *rebutèrent*, Saint-Simon a biffé *le*.

4. *Mémoires de Torcy*, p. 590-627.

5. Voyez les articles XXXI et XXXII des Articles préliminaires proposés par Heinsius (*Mémoires de Torcy*, p. 626).

et qu'il avoit insultés par tant de monuments et de médailles[1]? Tenons-nous-en donc à cette réflexion transcendante pour ne pas craindre la banqueroute par rapport à l'autorité des rois.

Tranchons une dernière objection possible. Que diront les étrangers sur un édit qui, sur des fondements aussi bien établis, rend le successeur à la couronne pleinement libre de tout engagement de son prédécesseur, et que deviendront leurs traités et les engagements réciproques? La réponse est aisée. Les rois ne traitent point par édits avec les puissances étrangères. Il y a des traités, et c'est le plus grand nombre, qui ont des temps limités, ou qui ne sont que pour le règne des princes qui les font[2]. S'il s'en trouve qui les outrepassent[3], alors ce n'est plus le roi seulement, mais sa couronne qui est engagée avec un autre État, ce qui n'a point d'application aux sujets de la couronne, et alors les traités subsistent dans leur vigueur. De plus, quand, ce qui ne peut tomber dans ce cas, le successeur ne seroit pas obligé de tenir les traités de son prédécesseur, le bien de l'État voudroit qu'il le fît peut-être pour le fruit du traité même, certainement pour le maintien de la confiance et de la sûreté des traités. Ainsi nulle comparaison des sujets avec les puissances étrangères, ni d'un traité avec elles et l'effet d'un édit qui, remontant à la source du droit de la maison régnante, le montre tel qu'il est, d'où suit ce qui vient d'être expliqué, qui n'a trait ni application quelconque aux puissances étrangères, ni aux traités subsistants, avec lesquels il ne s'agit ni d'héritage, ni de substitution, ni des différents effets de ces deux manières de succéder. Cette réponse

1. Les médailles frappées à l'occasion de la guerre de Hollande ont été reproduites dans l'*Histoire métallique*.

2. C'est ainsi que le traité d'alliance avec les cantons suisses devait expirer huit ans après la mort de Louis XIV : notre tome XXVI, p. 166, note 2.

3. C'est-à-dire, qui dépassent la fin du règne.

paroît péremptoire, sans s'arrêter plus longtemps à cette spécieuse mais frivole objection.

Je persiste* au refus des finances malgré le chagrin plus que marqué de M. le duc d'Orléans.

M. le duc d'Orléans ne me trouva donc pas plus disposé à me charger des finances après le loisir qu'il m'avoit donné pour y penser. Mêmes empressements[1], mêmes prières, mêmes raisonnements de sa part ; mêmes réponses, même fermeté de la mienne. Il se fâcha ; il n'y gagna rien. La fâcherie se tourna en mécontentement si marqué que je le vis moins assidûment, et beaucoup plus courtement, sans qu'il montrât sentir cette réserve, et sans que lui et moi nous parlassions plus que des choses courantes, publiques, indifférentes, en un mot, de ce qui s'appelle la pluie et le beau temps. Cette bouderie froide de sa part, tranquille de la mienne, dura bien trois semaines. Il[2] s'en lassa le premier. Au bout de ce temps, au milieu d'une conversation languissante, mais où je remarquai plus d'embarras de sa part qu'à l'ordinaire : « Hé bien ! donc, s'interrompit-il lui-même, voilà qui est donc fait? Vous demeurez déterminé à ne point vouloir des finances ? » me dit-il en me regardant. Je baissai respectueusement les yeux, et je répondis d'une voix assez basse que je comptois qu'il n'étoit plus question de cela. Il ne put retenir quelques plaintes, mais sans aigreur et sans se fâcher ; puis, se levant et se mettant à faire des tours de chambre, sans dire mot et la tête basse, comme il faisoit toujours quand il étoit embarrassé, il se tourna tout à coup brusquement à moi en s'écriant : « Mais qui donc y mettrons-nous? » Je le laissai un peu se débattre ; puis je lui dis qu'il en avoit un tout trouvé, s'il le vouloit tout au meilleur, et qui à mon avis ne refuseroit pas. Il chercha sans trouver ; je nommai le duc de Noailles. A ce nom il se fâcha et me répondit que cela seroit bon pour remplir

Je propose le duc de Noailles. Résistance et débat là-dessus. M. le duc d'Orléans y consent à la fin.

1. Ces deux mots ont été mis au pluriel après coup par l'adjonction d'une *s*.

2. Avant *il*, il a biffé *au bout desquelles*.

**Persiste* surcharge *resiste*.

les poches de la maréchale de Noailles, de la duchesse de Guiche, qui, de profession publique, vivoient des affaires qu'elles faisoient à toutes mains, et enrichir une famille la plus ardente et la plus nombreuse de la cour, et qui se pouvoit appeler une tribu. Je le laissai s'exhaler, après quoi je lui représentai que, pour le personnel, il ne me pouvoit nier que le duc de Noailles n'eût plus d'esprit qu'il n'en falloit pour se bien acquitter de cet emploi, ni toute la fortune la plus complète en biens, en charges, en gouvernements, en alliances, pour y être à l'abri de toute tentation, et donner à son administration tout le crédit et toute l'autorité nécessaire, en sorte que, dès que Son Altesse Royale convenoit qu'il y falloit mettre un seigneur, il n'y en avoit point qui y fût plus convenable. Quant à ses proches, parmi lesquels ses enfants ne se pouvoient compter par leur enfance, ni sa femme[1] par le peu qu'elle avoit su se faire considérer[2] dans la famille, et par sa tante même, qui avoit été la première à lui ôter toute considération, il n'y avoit rien à craindre de ses sœurs ni de ses beaux-frères, excepté l'aînée[3], car la façon d'être[4] de presque tous, et par la manière de vivre du duc de Noailles avec eux, en liaison et en familiarité, mais hors de portée de s'en laisser entamer. Quant à sa mère et à la duchesse de Guiche, il étoit vrai ce qu'il m'en disoit, mais qu'il falloit aussi lui apprendre à quel titre : que la maréchale chargée de ce grand nombre de filles[5] et de dots pour les marier toutes, et le duc de Guiche, qui n'avoit rien et à qui son père ne donnoit rien, hors d'état de soutenir la dépense des campagnes, avoient l'un et l'autre obtenu un ordre du Roi au contrôleur général, dès le temps que

1. Françoise d'Aubigné, nièce de Mme de Maintenon.
2. *Considérer* est en interligne, au-dessus de *compter*, biffé.
3. La duchesse de Guiche.
4. Il a écrit *de* à la fin d'une ligne, et *estre* au commencement de la suivante.
5. *De filles* corrige *d'e*, sans doute *d'enfants*.

Pontchartrain l'étoit, de faire pour la mère et pour la fille toutes les affaires qu'elles protégeroient, et de chercher à leur donner part dans le plus qu'il pourroit; que Chamillart avoit reçu le même ordre en succédant à Pontchartrain[1]; que je le savois de l'un et de l'autre, parce que tous deux me l'avoient dit, et qu'on m'avoit assuré que le même ordre avoit été renouvelé lorsque Desmaretz fut fait contrôleur général; que de cette sorte ce n'étoit plus avidité ni ténébreux manége à redouter d'elles auprès du duc de Noailles, mais des grâces pécuniaires que le Roi vouloit et comptoit leur faire sans bourse délier, et qu'il[2] ne dépendoit plus des[3] contrôleurs généraux de refuser; qu'au reste, il ne falloit pas croire que la maréchale de Noailles eût grand crédit sur son fils, ni que la duchesse de Guiche fît ce qu'elle vouloit de son frère; qu'il ne se trouvoit personne sans quelque inconvénient, et que celui-là sembloit trop peu fondé pour l'exclusion d'un homme qui, étant tout ce que celui-là étoit, ne pouvoit avoir d'autre ambition que de se faire une réputation par son administration[4], bien supérieure à toute foiblesse pour sa famille, à l'égard de laquelle il n'avoit pas témoigné jusqu'ici y avoir de disposition. Cette discussion souffrit bien des répliques en plus d'une conversation de part et d'autre, et finit enfin par laisser M. le duc d'Orléans déterminé à faire le duc de Noailles président du conseil des finances. J'étois en effet persuadé qu'[il] y feroit fort bien, surtout étudiant comme il faisoit assidûment sous Desmaretz, ainsi que je l'ai dit en son lieu[5], et j'étois bien aise

1. Il a déjà dit cela dans le tome IX, p. 21-22.
2. Il y a *qui*, au lieu de *qu'il*, dans le manuscrit.
3. *Du* corrigé en *des*.
4. Écrit par inadvertance *admistration*.
5. Lorsqu'il a parlé en 1711 du commencement de la liaison intime entre Desmaretz et le duc de Noailles (notre tome XXII, p. 191), il n'avait pas dit que le contrôleur général eût été le maître du duc en matière de finances; mais, dans la suite des *Mémoires* (tome XII de

aussi d'appuyer le cardinal de Noailles par cette place de son neveu, si propre à accroître le crédit réel et la considération extérieure.

Je suis destiné au conseil de régence.

Le moment d'après que cela fut résolu entre M. le duc d'Orléans et moi : « Et vous enfin, me dit-il, que voulez [-vous] donc être? » et me pressa tant de m'expliquer que je le fis enfin, et, dans l'esprit que[1] j'ai exposé plus haut[2], je lui dis que, s'il vouloit me mettre dans le conseil des affaires du dedans, qui[3] est celui des dépêches, je croyois y pouvoir faire mieux qu'ailleurs. « Chef[4] donc, répondit-il avec vivacité. — Non pas cela, répliquai-je, mais une des places de ce conseil. » Nous insistâmes tous deux, lui pour, moi contre. Je lui témoignai que ce travail en soi et celui de rapporter au conseil de régence toutes les affaires de celui du dedans m'effrayoit, et que, acceptant cette place[5], je n'en voyois plus pour Harcourt. « Une place dans le conseil du dedans, me dit-il, c'est se moquer et ne se peut entendre. Dès que vous n'en voulez pas absolument être chef[6], il n'y a plus qu'une place qui vous convienne et qui me convient fort aussi : c'est que vous soyez du conseil où je serai, qui sera le conseil suprême ou de régence. » Je l'acceptai et le remerciai. Depuis[7] ce moment cette destination demeura invariable, et il se détermina tout à fait à donner la place de chef[8] au maréchal d'Harcourt du conseil du dedans. Il n'y fut point question de président, parce que les affaires n'y étoient pas assez

1873, p. 251-252), il répétera que Noailles avait été le « disciple » et l' « élève » de Desmaretz, et ci-après, p. 168, il le dira aussi; comparez encore, plus loin, p. 321, l'Addition à Dangeau.

1. *Que* est répété deux fois. — 2. Ci-dessus, p. 33 et suivantes.

3. *Qui* surcharge un *et*.

4. *Chef* est en interligne, au-dessus de *President*, biffé.

5. *Place* est en interligne, au-dessus de *Presidence*, biffé, et, plus loin, *n'en voyois* surcharge un mot effacé du doigt.

6. *Chef* est ici encore en interligne, au-dessus de *President*, biffé.

7. Avant *depuis*, il y a un *et* biffé.

8. La première lettre de *Chef* surcharge un *P*.

jalouses pour donner ce contre-poids au chef. Il n'en fut point parlé pour celui des affaires étrangères, pour n'y pas multiplier le secret, ni dans celui de la guerre, qui en temps de paix n'étoit que de simple courant d'administration intérieure, ni dans celui des affaires ecclésiastiques, pour y relever davantage le chef, qui étoit le cardinal de Noailles. Cette invention de présidence ne dut alors avoir lieu que pour[1] les conseils de marine et de finance, pour contre-balancer la trop grande autorité des deux chefs, et suppléer à l'ineptie en finance du maréchal de Villeroy.

Précautions que je suggère à M. le duc d'Orléans.

Les conseils, leurs chefs, leurs présidents réglés, je représentai à M. le duc d'Orléans qu'il devoit profiter du reste de ce règne pour bien examiner les choix qu'il feroit pour les remplir. Je l'exhortai à se tenir au plus petit nombre que la nature de chaque conseil pourroit souffrir, de les remplir tous dès lors comme s'ils existoient, par une liste sous sa clef, dont les noms ne seroient connus que de lui. Que de ceux qu'il y auroit écrits, il rayât ceux qui mourroient avant le Roi et ceux qu'il reconnoîtroit avoir mal choisis, par l'examen qu'il feroit secrètement de leur conduite, et qu'à mesure qu'il en rayeroit un, il en mît un autre en sa place, comme si la chose existoit et qu'il remplît une vacance ; de régler ainsi tout ce qui pouvoit l'être d'avance, afin de n'avoir que les déclarations à en faire à la mort du Roi, parce que, lorsque cela arriveroit[2], il se trouveroit tout à coup accablé de tant et de diverses sortes de choses, affaires, ordres, cérémonial, disputes, demandes, réglements, décisions, inondation de monde, qu'il n'auroit le temps de rien, à peine même de penser, et qu'il pouvoit compter encore qu'il se verroit forcé de donner son temps aux bagatelles préférablement aux affaires, parce qu'en ces occasions les baga-

1. L'abréviation *p^r* surcharge *en*.

2. Ce verbe, répété deux fois, à la fin d'une ligne et au commencement de la suivante, a été biffé la première fois.

telles sont les affaires du lendemain, souvent du jour même et de l'instant, qu'il faut régler sur l'heure, et qui se succèdent sans cesse les unes aux autres, tellement qu'il pouvoit s'assurer[1] que, s'il n'avoit alors tous ces arrangements d'affaires et ses choix tous prêts sur son papier, sous sa clef, ils demeureroient noyés dans ce chaos, et en arrière à n'avoir plus le temps ni de les faire ni de les différer, tellement que ce seroit le hasard et les instances des demandeurs qui en disposeroient, et qui les lui arracheroient sans égard au mérite ni à l'utilité, beaucoup moins à lui et à ses intérêts ; qu'alors, outre l'embarras et le rompement de tête[2], l'affluence de tout ce qui lui tomberoit tout à la fois, il ne pourroit ni peser, ni comparer, ni discuter, ni raisonner sur rien, ni faire un choix par lui-même, emporté qu'il seroit par le temps, le torrent, la nécessité ; et que, de choses et de choix réglés dans ce tumulte de gens et d'affaires de toutes sortes, il éprouveroit un long et cuisant repentir, s'il n'éprouvoit pis encore. C'est ce que je lui répétai sans cesse tout le reste du temps que le Roi vécut ; c'est ce qu'il m'assura toujours qu'il feroit, et quelquefois à demi qu'il faisoit, et qu'il ne fit jamais, par paresse. Je ne voulois pas lui demander ni ses choix ni ses règlements, pour ménager sa défiance. Je m'étois contenté de lui indiquer les choses en gros, et les chefs et présidents des conseils comme le plus important. Pour les détails et les places des conseils, je ne crus pas devoir lui faire naître le soupçon que je cherchasse à disposer de tout en lui proposant choses en détail, et gens pour remplir ces places. C'étoit lui-même qui m'avoit mis en consultation la forme du futur gouvernement, et à por-

1. *S'assurer* est en interligne, au-dessus de *compter*, biffé.

2. « *Rompement* n'est en usage qu'en cette phrase : *rompement de tête*, pour exprimer la fatigue que cause un grand bruit, ou un discours importun, ou une forte application » (*Académie*, 1718). La dernière édition du *Dictionnaire de l'Académie* dit que cette locution est peu usitée.

tée de lui parler de tout[1] ce qui vient d'être exposé ; j'attendis[2] sagement qu'il me mît dans la nécessité de lui parler de tout le reste, comme on verra qu'il arriva quelquefois.

Résolution que je propose à M. le duc d'Orléans* sur l'éducation du roi futur**.

Toutes ces choses se passoient entre lui et moi, longtemps avant qu'il fût question du testament du Roi. Assez près de ce qui vient d'être rapporté, je lui parlai de l'éducation du Roi futur. Je lui dis qu'il me paroissoit difficile que le Roi n'y pourvût de quelque façon que ce pût être ; que, si cela arrivoit, quelque mal qu'il le fît, soit pour l'éducation même, soit par rapport à Son Altesse Royale, ce lui devoit être une chose à jamais sacrée par toutes sortes de considérations, mais surtout par celles des horreurs dont on avoit voulu l'accabler, et dont la noirceur se renouveloit sans cesse ; que, par cette même raison, si le Roi venoit à mourir sans y avoir pourvu, il devoit bien fermement exclure moi tout le premier, et tout homme qui lui étoit particulièrement attaché, éviter aussi d'en choisir de contraires et de dangereux, et que, pour peu qu'on différât à rien déclarer là-dessus, je croyois très important qu'il en usât là-dessus comme pour les conseils, par une liste à lui seul connue de toute cette éducation, pour avoir le loisir de la bien pourpenser[3], de rayer et de remplacer, enfin, lorsqu'il en seroit temps, de n'avoir qu'à la déclarer. Nous agitâmes le gouverneur, sur quoi il me dit force choses sur moi que je ne rapporterai pas[4]. Cette discussion finit par lui conseiller le duc de Charost. Ce n'étoit pas que lui ni moi l'en crussions

Je lui conseille le duc de

1. *Tout* surcharge *ce*.
2. Avant *j'attendis*, il y a un *et*, biffé.
3. Ce mot a déjà passé dans le tome XXVI, p. 59 et 357.
4. On a vu, dans nos tome XXII, p. 120, et XXV, p. 32-34, que le duc de Beauvillier avait songé à Saint-Simon lui-même pour se l'adjoindre d'abord comme gouverneur du duc de Bretagne, mort en 1711, et plus tard de son frère le futur Louis XV.

* Après *Orleans*, il a biffé *difference*.
** Après ce dernier mot, il a biffé *et sur le futur gouvernement*.

Charost pour gouverneur du roi futur, et Nesmond, archevêque d'Alby, pour précepteur.

capable. Tel est le malheur des princes et de la nécessité des combinaisons ; mais nous n'en trouvâmes guères qui le fussent, et ce très et très peu[1] d'ailleurs dangereux. Charost avoit la naissance, la dignité, le service militaire, l'habitude de la cour, de la guerre, du grand monde, où partout il étoit bien voulu[2]. Il étoit plein d'honneur, avoit de la valeur, de la vertu, une piété de toute sa vie, à sa mode à la vérité, mais vraie, qui n'avoit rien de ridicule ni d'empesé, qui n'avoit pas empêché la jeune et brillante compagnie de son temps de vivre avec lui, même de le rechercher ; nulle relation particulière avec M. le duc d'Orléans, ni avec rien de ce qui lui étoit contraire, intimement lié, aux affaires près, avec feu MM. de Chevreuse et de Beauvillier, mon ami particulier et ancien[3], enfin, ce qui faisoit beaucoup, capitaine des gardes par le choix et le desir du Dauphin père du Roi futur. Ces raisons déterminèrent M. le duc d'Orléans, qui se résolut à chercher soigneusement deux sous-gouverneurs qui pussent suppléer à ce qui manqueroit au gouverneur, dont la douceur et la facilité n'apporteroit ni obstacle ni ombrage à l'utilité de leurs fonctions. Je proposai pour précepteur Nesmond, archevêque d'Alby[4], avouant très franchement que je ne le connoissois point du tout, et ce qui me faisoit penser à lui, c'étoit la harangue qu'il fit au Roi pour la clôture de l'assemblée du clergé, et en même temps sur la mort de Monseigneur. Je ne répéterai rien de ce que j'en ai dit à son temps p. [1153][5]. La respectueuse mais généreuse liberté

1. Il y a bien *très et très peu* dans le manuscrit, par une répétition qui renforce l'expression.

2. Comparer ce portrait avec celui qu'il a déjà tracé du duc de Charost dans le tome XXI, p. 303-304.

3. Ces cinq derniers mots ont été ajoutés en interligne. — Dans le tome XXII, p. 104, il l'avait appelé « un de ses plus intimes amis ».

4. Henri de Nesmond : tome XXI, p. 339.

5. Le numéro de la page est resté en blanc dans le manuscrit, et un correcteur moderne a biffé le *p.* Ce numéro correspond aux pages 339 à 341 de notre tome XXI.

de cette harangue, d'ailleurs très belle et très touchante, à un roi tel que le nôtre, à qui ce langage étoit inconnu depuis tant d'années, me donna une grande idée de ce prélat pour une éducation dont les lettres et la science ne pouvoit[1] faire une grande partie. Il étoit en réputation d'honneur et de mœurs, et sa capacité en ce genre, je ne sais quelle elle étoit, se pouvoit aisément suppléer par les sous-précepteurs. Ce choix n'étoit guères plus aisé que celui du gouverneur, tant l'épiscopat alloit tombant de plus en plus, depuis que Monsieur de Chartres Godet l'avoit[2] rempli des ordures des séminaires[3], surtout depuis que le P. Tellier l'avoit si effrontément vendu à ses desseins. Il falloit donc un prélat de bonne réputation, qui ne fût ni de la lie du peuple ni de celle des séminaires, qui n'eût point d'attachement particulier à M. le duc d'Orléans, ni de liaison avec ce qui lui étoit contraire, et qui n'eût levé aucun étendard pour ni contre la Constitution. Tout cela se trouvoit en celui-ci. M. le duc d'Orléans, en fut fort ébranlé ; mais, comme je ne le connoissois point ni lui non plus, il se réserva en s'en informer[4] davantage.

Discussion entre M. le duc d'Orléans et moi sur le choix des membres du conseil de régence et l'exclusion des gens à écarter.

Il passa de là à raisonner avec moi sur le conseil de régence. Mon avis fut différent de celui que je viens d'expliquer sur l'éducation, au cas que le Roi disposât de la formation de ce conseil. S'il le régloit, il n'y avoit point à douter que, pour les choses et pour le choix des personnes, ce ne fût au pis pour M. le duc d'Orléans. Ce prince n'avoit point à cet égard les entraves qu'il avoit sur l'éducation, par les horreurs qu'on avoit répandues contre lui, et qu'on ne cessoit de renouveler. Il ne falloit

1. Il y a bien *pouvoit* au singulier dans le manuscrit, s'accordant seulement avec le dernier mot.

2. Saint-Simon a biffé une *y* à la fin d'une ligne, et ajouté *l'* avant *avoit* au commencement de la ligne suivante.

3. Déjà dit dans les tomes XVII, p. 49, et XVIII, p. 237.

4. Il y a bien *en s'en informer* dans le manuscrit, ce qui peut très bien s'admettre, malgré le manque d'euphonie de l'expression.

donc pas se laisser museler par les dispositions que le Roi feroit à cet égard, qui, par sa personne ni par leur valeur, ne pouvoient être plus vénérables que celles de Charles V, et en dernier lieu de Louis XIII, où la prudence et la sagesse avoient si essentiellement présidé, et dont l'autoritée mort-née fut abrogée aussitôt après la mort de ces deux grands et admirables rois[1], quoiqu'ils n'eussent[2] point de monstres à rendre formidables[3]. Je crus donc possible et indispensable d'aller tête levée aussitôt après la mort du Roi contre les dispositions de gouvernement qu'il auroit faites, soit secrètes jusqu'après ce moment, soit déclarées, soit même exécutées par la formation de ce conseil et de cette forme de gouvernement de son vivant, pendant lequel il ne falloit que soumission et silence, mais sans cesser de se préparer à le renverser. La discussion du choix des personnes pour composer le conseil de régence fut difficile[4]. Il fallut traiter le Conseil présent et les exclusions pour balayer la place, éclaircir, et rendre après le choix plus aisé[5]. De tous les ministres actuels, je ne voulus conserver que le maréchal de Villeroy, non par estime ni aucune amitié, mais par la considération de ses établissements, de ses emplois, de ses alliances. Le Chancelier étoit un homme de néant en tout genre, incapable, ignorant, intéressé, sans amis que de ceux de sa faveur et de ses places, haï à la cour et détesté des troupes par sa sécheresse, son orgueil, sa hauteur, méprisé par le tuf[6] qu'il montroit en toute affaire, enfin qu'il n'avoit de mérite que celui d'esclave de Mme de Maintenon et de M. du

Villeroy à conserver, Voysin à chasser et donner les sceaux au bonhomme Daguesseau.

1. Déjà dit dans le tome XXV, p. 255-256.

2. Saint-Simon avait d'abord écrit *et qui n'eurent*; il a biffé *et*, ajouté *quoy* en interligne, corrigé *qui* en *qu'ils*, et *n'eurent* en *n'eussent*.

3. C'est-à-dire, de bâtards à établir.

4. Voyez ci-après, p. 61 et suivantes.

5. *Aisé* est en interligne au-dessus de *difficile*, biffé.

6. Ce mot a été employé souvent au figuré par Saint-Simon, notamment dans le tome III, p. 190.

Maine, et[1] de valet du cardinal de Bissy et de Rome, du nonce et des furieux de la Constitution, pour lesquels tous sa prostitution ne trouvoit rien de difficile; ennemi de plus de M. le duc d'Orléans, à proportion qu'il étoit vendu au duc du Maine et à Mme de Maintenon. Ainsi je proposai[2] à M. le duc d'Orléans d'éteindre sa charge de secrétaire d'État, de le reléguer quelque part, comme à Moulins ou à[3] Bourges, et de donner les sceaux au bonhomme Daguesseau[4], magistrat de l'ancienne roche[5], qui ne tenoit à rien qu'à l'honneur, à la justice, à la vraie et solide piété, dont la réputation avoit toujours été sans tache, la capacité reconnue dans les premiers emplois de sa profession qu'il avoit exercés, qui touchoit au décanat du Conseil, qui étoit depuis longtemps l'ancien des deux conseillers au conseil royal des finances, doux, éclairé, d'un facile accès, avec de l'esprit et une grande expérience dans les affaires de son état, universellement aimé, estimé, considéré, d'une modestie fort approchante de l'humilité, et père du procureur général, qui avoit aussi une grande réputation et une grande considération dans le Parlement, où il avoit longtemps brillé avocat général. M. le duc d'Orléans sentit qu'il n'y avoit rien de meilleur à faire que de se délivrer d'un ennemi, à la chute duquel tout applaudiroit, et qui ne seroit regretté que de la cabale du duc du Maine et de celle de la Constitution, et de se faire en même temps tout l'honneur possible d'un choix qui d'ailleurs lui seroit avantageux, et qui enlèveroit l'applaudissement général, sans qu'aucun osât se montrer mécontent

1. Avant *et*, il y a *p^r qui* biffé, au manuscrit.

2. Après *proposay*, il y a *d'esteindre*, biffé pour être reporté plus loin.

3. Les mots *ou à* sont en interligne, au-dessus d'un premier *ou à* surchargeant un autre mot illisible.

4. Henri Daguesseau : tome VI, p. 259. C'est son fils et non lui-même qui arriva à succéder à Voysin.

5. Notre tome IV, p. 1.

ni compétiteur. Il y trouvoit encore l'avantage d'un âge qui laissoit l'espérance ouverte de succéder aux sceaux[1], qui tiendroit les principaux prétendants dans une dépendance qui lui faciliteroit beaucoup l'intérieur des affaires qui ont à passer par les mains des magistrats.

Torcy. Torcy étoit ami particulier des maréchaux de Villeroy, de Tallard[2] et de Tessé. Sa sœur[3], qui avoit grand crédit sur lui, étoit de tout temps à Madame la Duchesse ; il n'avoit point de liaison avec M. du Maine, et n'étoit pas bien avec Mme de Maintenon. Sa société étoit contraire à M. le duc d'Orléans, ainsi que ses amis particuliers. J'en concluois qu'il lui étoit aussi contraire qu'eux. Je n'avois pas oublié ce qu'il avoit dit au Roi de moi sur les Renonciations, que j'ai rapporté p. [1283][4]. Je n'avois jamais eu avec lui ni commerce, ni la plus légère relation. Les ducs de Chevreuse et de Beauvillier ne l'aimoient point du tout, quoique amis intimes de Pomponne, son beau-père, parce qu'ils le croyoient janséniste et qu'ils n'avoient jamais fait grand cas de Croissy, ni de sa femme, pensant à leur égard comme Seignelay, leur beau-frère, avec qui ils avoient été intimement liés jusqu'à sa mort. Je ne connoissois donc Torcy que par avoir pensé me perdre, et par un extérieur emprunté, embarrassé et timide, que je prenois pour gloire ; je voulois donc l'écarter comme les autres ministres, en supprimant sa charge de secrétaire d'État. Je lui donnai force attaques auprès de M. le duc d'Orléans, et je m'irritois en moi-même du peu de progrès que j'y faisois. Voilà, il faut l'avouer, comment la passion et l'ignorance séduisent, et conduisent en aveugles ; il n'est pas temps encore de dire com-

1. Daguesseau avait près de quatre-vingts ans et mourut en 1716.

2. Avant *de Tallart*, il y a *et* biffé, et les mots *et de Tessé* ont été ajoutés en interligne.

3. Mme de Bouzols : tome XXVI, p. 351.

4. Ce chiffre est resté en blanc dans le manuscrit ; il correspond aux pages 157 et 158 de notre tome XXIII.

bien j'ai été aise depuis de n'avoir pas réussi à l'exclure.

Desmaretz et Pontchartrain à chasser.

Pour Desmaretz, j'avois juré sa perte, et j'y travaillois il y avoit longtemps. C'étoit le prix de son ingratitude et de sa brutalité à mon égard, dont j'ai parlé p. [1422-1423][1]. Sa conservation étoit incompatible avec un conseil de finance tel que je l'avois proposé et qu'il avoit été[2] résolu, et c'étoit une délivrance publique que celle de son humeur, de l'avarice de sa femme[3], de la hauteur et du pillage de Bercy, leur gendre[4], qui avoit pris le montant[5] sur eux et sur les finances, et dont l'esprit et la capacité, dont il avoit beaucoup, étoient fort dangereux[6]. J'en vins à bout, et son exclusion ne varia point. A ce que l'on a vu en divers endroits de Pontchartrain, on jugera aisément qu'il y avoit longtemps que j'employois tout ce qui étoit en moi pour lui tenir la parole que j'avois donnée de le perdre[7]. Son caractère et sa conduite m'y donnoient beau jeu ; c'étoit faire une vengeance publique du plus détestable et du plus[8] méprisable sujet, et regardé comme tel, sans exception, par toute la France, et par tous les pays étrangers avec[9] qui sa place l'avoit mis en relation. On a vu comment et pourquoi, de propos délibéré, il avoit perdu la marine[10], et on verra en son temps combien il

1. Chiffres encore laissés en blanc par Saint-Simon : voyez tome XXV, p. 77-79.
2. Les mots *qu'il avoit esté* sont ajoutés en interligne.
3. Dans la suite des *Mémoires* (tome XII de 1873, p. 252-253), il parlera des affaires de finances dont s'occupait Mme Desmaretz, et nous étudierons alors cette question.
4. Charles-Henri de Malon de Bercy : tome XIII, p. 124.
5. Locution déjà rencontrée dans nos tomes XI, p. 54, et XVIII, p. 148.
6. Lors du renvoi de Desmaretz à la fin de 1715, notre auteur reviendra sur le rôle de M. de Bercy dans les finances.
7. Voyez en dernier lieu dans le tome XXIII, p. 307.
8. Ce *plus* a été ajouté en interligne.
9. *Avec* est en interligne, au-dessus *d'à*, biffé.
10. Nos tomes XII, p. 323-327, et XIII, p. 301, 360 et 395.

l'avoit pillée[1]. Il étoit trop misérable pour ne pas chercher à se distinguer, auprès de Mme de Maintenon, de M. du Maine, du torrent à la mode et du bel air, contre M. le duc d'Orléans ; en un mot, c'étoit, tout vil qu'il fût, un ennemi public, dont le sacrifice étoit dû au public, et fort agréable, un homme sans nul ami, et sans aucune qualité regrettable parmi toutes celles qui font abhorrer. Sa perte étoit résolue dès longtemps, et je m'applaudissois secrètement de l'avoir faite.

Je sauve la Vrillière à grand peine et lui procure une place principale et unique.

La Vrillière, son cousin, qui ne l'en aimoit pas mieux, avoit mérité des sentiments tous contraires. C'étoit un homme dont la taille différoit peu d'un nain[2], grosset[3], monté sur de hauts talons, d'une figure assez ridicule. Il avoit de l'esprit, trop de vivacité, des expédients, de la vanité beaucoup trop poussée, entendant bien sa besogne. qui n'étoit pourtant que la matière du conseil des dépêches sans aucun département, mais bon ami, très obligeant, et capable de rendre des services avec adresse, même avec hasard[4], mais sans préjudice de l'honneur et de la probité ; à l'égard du public, obligeant, honnête, d'un accès aisé et ouvert, cherchant à plaire et à se faire des amis. Son grand-père et son père[5], secrétaires d'État comme lui, ayant Blaye et la Guyenne dans leur département, avoient été amis particuliers de mon père[6], et l'avoient servi en tout ce qu'ils avoient pu. J'ai rapporté en leur lieu des services essentiels que j'ai reçus de la Vrillière[7]. Je m'étois donc fait un point capital de le sauver et de le mettre, de plus, seul en place et en fonction de secrétaire d'État. M. le duc d'Orléans,

1. Dans la suite des *Mémoires*, tome XII de 1873, p. 432, Saint-Simon ne fera qu'une allusion aux poursuites projetées contre lui.

2. Saint-Simon refera le portrait de la Vrillière, dans la suite des *Mémoires*, tome XII, p. 249.

3. Adjectif déjà rencontré dans le tome VI, p. 60.

4. Même quand il y avait des risques à courir.

5. Louis Ier Phélypeaux, seigneur de la Vrillière (tome VI, p. 269), et Balthazar Phélypeaux, marquis de Châteauneuf (tome I, p. 52).

6. Déjà dit tome XIII, p. 211. — 7. Tome XIII, p. 206-207.

qui se prenoit assez aux figures, quoique la mienne ne fût pas avantageuse, mais il y étoit accoutumé d'enfance, me répondoit sans cesse : « Mais on se moquera de nous avec ce bilboquet[1] », en sorte que je fus plus d'un an à mettre[2] tout ce que j'eus de force et d'industrie à le poulier[3]. J'en vins enfin à bout, à force de bras, et cette destination ne varia plus.

Discussion de la mécanique et de la composition du conseil de régence.

Il fut question après de la composition du conseil de régence et de sa mécanique. Cette mécanique étoit bien plus aisée que le choix de ses membres. C'étoit là où toutes les affaires de toute espèce avoient à être portées et décidées en dernier ressort à la pluralité des voix, et où celle du Régent ne devoit être qu'une comme les autres, excepté au cas de partage égal, où, à l'exemple du chancelier au conseil des parties, elle seroit prépondérante. Établis comme l'étoient les bâtards, comment pouvoir les en exclure ? et qu'étoit-ce qu'y avoir le duc du Maine, qui même y tiendroit le comte de Toulouse de tort près et de fort court ? L'âge d'aucun prince du sang ne leur en permettoit l'entrée, et, quand on auroit franchi toute règle en faveur de Monsieur le Duc, le plus âgé de tous, qu'attendre d'un prince né le 28 août 1692, encore sous l'aile de Madame la Duchesse et sous la tutelle de d'Antin, qui n'avoit ni instruction ni lumière, et qui ne montroit que de l'opiniâtreté et de la brutalité, sans la moindre étincelle d'esprit ? Un tour de force étoit un début dangereux parmi tant de sortes d'affaires, et qui n'étoit pas dans le caractère de foiblesse de M. le duc d'Orléans. L'abus énorme de leur grandeur par-dessus

1. Outre le jeu bien connu qu'affectionnait Henri III, le *Dictionnaire de l'Académie* de 1718 disait qu'on appelle aussi *bilboquet* « une petite figure qui a deux plombs aux deux jambes et qui est posée de manière que, de quelque façon qu'on la tourne, elle se trouve toujours debout. » Dans le présent passage, le duc d'Orléans ne veut-il pas plutôt faire allusion à la grosseur et à la petitesse de M. de la Vrillière ?

2. Avant *mettre*, il y a un *y* biffé.

3. Tome XIV, p. 168.

toute mesure, et au mépris de toutes les lois divines et humaines, étoit bien un crime, et leur attentat au rang, aux droits, à l'état[1] des princes du sang, et à la succession à la couronne, en étoit bien un de lèse-majesté, et qui en emportoit toute la punition sur le duc du Maine, qui seul l'avoit commis, et de notoriété publique, à l'insu du comte de Toulouse, qui depuis[2] ne l'avoit jamais approuvé. Mais quelle corde à remuer dans ces premiers moments de régence, sans l'appui et la juridique réquisition des princes du sang, tous enfants ! C'étoit donc une chose à laquelle il ne falloit pas penser pour lors, et qu'il falloit réserver aux temps et aux occasions qu'on feroit naître, selon que le duc du Maine se conduiroit, trop grand pour l'attaquer sans avoir bien pris les plus justes mesures, trop établi pour l'attaquer sans être en certitude et en volonté bien déterminée de le pousser par delà les dernières extrémités, et ses enfants à ne pouvoir se relever, ni avoir jamais[3] aucune existence, châtiment trop juste et mille fois trop mérité de ce Titan[4] de nos jours, et leçon si nécessaire à la foiblesse et à la séduction des rois, et à l'ambition effrénée de leurs bâtards pour toute la suite de la durée de la monarchie. Je ne pus donc conseiller l'exclusion du duc du Maine, dont M. le duc d'Orléans sentit bien toute la difficulté. Lui et le maréchal de Villeroy dans le conseil de régence, c'étoit y mettre deux ennemis certains, et encore deux ennemis d'un parfait concert, qui mettoient dans la nécessité de les contrebalancer d'autant plus grande, qu'il étoit presque également difficile de n'y pas mettre le comte de Toulouse et de pouvoir compter sur lui. On le pouvoit sur Daguesseau[5] ;

1. Les mots *à l'estat* ont été ajoutés en interligne.
2. *Depuis* est en interligne.
3. *Jamais* a été ajouté en interligne.
4. Comparaison déjà employée pour Vendôme (tome XVIII, p. 12) et pour les mêmes bâtards du Roi (tome XXIV, p. 359).
5. Celui qu'il voulait nommer garde des sceaux : ci-dessus, p. 57.

mais son naturel étoit foible et timide, et il étoit d'ailleurs tout neuf en tout ce qui n'étoit pas de son métier, et en la plus légère connoissance des choses de la cour et du monde. Nous parlâmes de l'archevêque de Cambray[1], et la discussion ne fut pas longue. Toute l'inclination de M. le duc d'Orléans l'y portoit, comme je l'ai déjà remarqué ailleurs[2], et, comme je l'ai aussi raconté en son temps[3], j'avois travaillé à entretenir ce goût et cette estime. Nous cherchâmes après à bien des reprises. L'un n'étoit pas sûr, un autre pas assez distingué, celui-ci manquoit de poids, celui-là ne seroit pas approuvé du public, sans compter l'embarras de trouver sûreté, fermeté et capacité dans un même sujet. A chaque discussion, cet embarras nous fit quitter prise et remettre à plus de réflexions et d'examen, et, pour le dire tout de suite, ces remises, devant et depuis le testament, nous conduisirent jusqu'à[4] la mort du Roi, tant sur le choix que sur la mécanique, ce qui me fait remettre d'expliquer l'un et l'autre au temps où M. le duc d'Orléans les décida, ainsi que les membres de tous les conseils.

Je propose à M. le duc d'Orléans de convoquer aussitôt après la mort du Roi les États généraux, qui sont sans danger et*

Il y avoit longtemps que je pensois à une assemblée d'États généraux, et que je repassois dans mon esprit le pour et le contre d'une aussi importante résolution[5]. J'en repassai dans ma mémoire les occasions, les inconvénients, les fruits de leurs diverses tenues; je les combinai; je les rapprochai des mœurs et de la situation présente. Plus j'y sentis de différence, plus je me déterminai à leur

1. Cette conversation eut donc lieu avant la mort de Fénelon, que nous avons vu arriver au commencement de 1715 : tome XXVI, p. 70 et suivantes.

2. Tome XXII, p. 378.

3. Tome XXVI, p. 81.

4. *Jusqu'* a été ajouté en interligne.

5. Voyez la *Notice sur la maison de Saint-Simon* dans le tome XXI et supplémentaire de l'édition des *Mémoires* de 1873, p. 159.

* Saint-Simon avait commencé à écrire d'abord *sans a[vantage]*; puis il a écrit *danger* après *sans* et surchargé l'*a* par un *et*.

utiles sur les finances, avantageux à M. le duc d'Orléans.

convocation. Plus de partis dans l'État; car celui du duc du Maine n'étoit qu'une cabale odieuse qui n'avoit d'appui que l'ignorance, la faveur présente et l'artifice, dont le méprisable et timide chef, ni les bouillons[1] insensés d'une épouse qui n'avoit de respectable que sa naissance[2], qu'elle-même tournoit contre soi, ne pouvoient effrayer qu'à la faveur des ténèbres, leurs utiles protectrices; plus de restes de ces anciennes factions d'Orléans et de Bourgogne; personne dans la maison de Lorraine dont le mérite, l'acquit[3], les talents, le crédit, la suite ni la puissance fît souvenir de la Ligue; plus d'huguenots[4], et point de vrais personnages en aucun genre ni état, tant ce long règne de vile bourgeoisie, adroite à gouverner pour soi et à prendre le Roi par ses foibles, avoit su tout anéantir, et empêcher tout homme d'être des hommes, en exterminant toute émulation, toute capacité, tout fruit d'instruction, et en éloignant et perdant avec soin tout homme qui montroit quelque application et quelque sentiment. Cette triste vérité, qui avoit arrêté M. le duc d'Orléans et moi sur la désignation de gens propres à entrer dans le conseil de régence[5], tant elle avoit anéanti les sujets, devenoit une sécurité contre le danger d'une assemblée d'États généraux. Il est vrai aussi que les personnes les plus séduites par ce grand nom auroient peine à montrer aucun fruit de leurs diverses tenues; mais il n'est pas moins vrai que la situation présente n'avoit aucun trait de ressemblance avec toutes celles où on[6] les avoit convoqués, et qu'il ne s'étoit encore jamais présenté aucune

1. Tome XIX, p. 143.

2. La duchesse du Maine, petite-fille du grand Condé.

3. On avait imprimé jusqu'ici l'*acquêt*. Il y a clairement *acquit* dans le manuscrit; mais le point sur l'*i* est peu visible, d'où l'erreur des précédents éditeurs; d'ailleurs Saint-Simon aurait écrit *acquest*.

4. On a déjà vu dans le tome XII, p. 256, que Saint-Simon n'aspire pas l'*h* de ce mot.

5. Ci-dessus, p. 63.

6. *On* est en interligne.

conjoncture où ils pussent l'être avec plus de sûreté, et où le fruit qu'on s'en devoit proposer fût plus réel et plus solide. C'est ce que me persuadèrent les[1] longues et fréquentes délibérations que j'avois faites là-dessus en moi-même, et qui me déterminèrent à en faire la proposition à M. le duc d'Orléans. Je le priai de ne[2] prendre point d'alarme avant d'avoir ouï les raisons qui m'avoient convaincu, et, après lui avoir exposé celles qui viennent d'être expliquées, je lui mis au meilleur jour que je pus les avantages qu'il en pourroit tirer. Je lui dis que, jetant[3] à part les dangers que je venois de lui mettre devant les yeux, mais qui n'ont plus d'existence, le seul péril d'une assemblée d'États généraux ne regardoit que ceux qui avoient eu l'administration des affaires, et, si l'on veut, par contre-coup, ceux qui les y ont employés; que ce péril ne regardoit point Son Altesse Royale, puisqu'il étoit de notoriété publique qu'il n'y avoit jamais eu la moindre part, et qu'il n'en pouvoit prendre aucune en pas un des ministres du Roi, ni en qui que ce soit qui les ait choisis ni placés; que cette raison, si les suivantes le touchoient, lui devoit[4] persuader de ne pas laisser écouler une heure après la mort du Roi sans commander aux secrétaires d'État les expéditions nécessaires à la convocation, à exiger d'eux qu'elles fussent toutes faites et parties avant vingt-quatre heures, à les tenir de près là-dessus, et, du moment qu'elles seroient parties, déclarer publiquement la convocation; qu'elle devoit être fixée au terme le plus court, tant pour les élections des députés par bailliages que pour l'assemblée de ces députés pour former

1. *Les* est répété deux fois, à la fin de la page 1583 et au commencement de la page 1584 du manuscrit.

2. Le mot *ne* est en interligne, et, plus loin, le *d'* est répété deux fois avant *alarme*, à la fin d'une ligne et au commencement de la suivante.

3. Le *j* de *jettant* surcharge une *m*, Saint-Simon ayant d'abord écrit *mettant*.

4. Il y a *devoient* au pluriel dans le manuscrit.

les États généraux[1], pour qu'on vît qu'il n'y avoit point de leurre, et que c'est tout de bon et tout présentement que vous les voulez[2], et pour n'avoir à toucher à rien en attendant leur prompte ouverture, et n'avoir, par conséquent, à répondre de rien; que le[s] François, léger[s], amoureux du changement, abattu[s][3] sous un joug dont la

1. Pour expliquer le mode d'élection des députés aux États généraux, tel qu'il s'était pratiqué pour ceux de 1614, et auquel Saint-Simon fait une si brève allusion, nous ne pouvons mieux faire que de reproduire la note préparée par M. Chéruel pour le commentaire du présent passage. « Le Roi ou le Régent adressait des lettres patentes aux gouverneurs des provinces, ainsi qu'aux baillis et sénéchaux qui, sous leur autorité, étaient chargés de l'administration provinciale. Elles indiquaient l'époque et le lieu où devaient se réunir les députés. En vertu des ordres du roi, les ecclésiastiques et les nobles étaient nominativement convoqués pour l'élection de leurs députés. Les gouverneurs et baillis envoyaient copie des lettres patentes aux maires et échevins des villes ainsi qu'aux juges et curés de villages. Les bourgeois et vilains étaient avertis au prône, à son de trompe, par affiches apposées au pilori et à la porte des églises. Les nobles et les ecclésiastiques nommaient directement les députés qui devaient les représenter aux États généraux. Il n'en était pas de même pour les bourgeois et les paysans : réunis dans les villes et dans les villages, sous la présidence des baillis, sénéchaux, vicomtes, viguiers, prévôts, lieutenants des baillis, etc., ils nommaient les électeurs. Ceux-ci se réunissaient au chef-lieu du bailliage, et procédaient à l'élection des députés aux États généraux. Ils rédigeaient aussi des cahiers de doléances pour exprimer leurs besoins et leurs vœux. Le nombre des députés qui devaient être élus dans chaque bailliage n'était pas déterminé ; cette question avait alors très peu d'importance, puisque, dans l'assemblée des États généraux, on votait par ordre et non par tête. Tout en cherchant à ramener à des règles uniformes la nomination des députés, l'administration royale avait dû tolérer des usages qui variaient souvent de province en province. Les paysans ne prenaient pas toujours part aux élections. En Auvergne, par exemple, le clergé, la noblesse et la bourgeoisie nommaient seuls les députés aux États généraux. Dans plusieurs circonstances, des corps, comme la commune de Paris en 1356, l'Université en 1412, le Parlement en 1557, obtinrent une représentation spéciale. »

2. A remarquer cette reprise involontaire du style direct.

3. Saint-Simon a écrit tous ces mots au singulier; mais nous les

pesanteur et les pointes étoient sans cesse montées jusqu'au comble pendant ce règne, après la fin duquel tout soupiroit, seroient saisis de ravissement à ce rayon d'espérance et de liberté proscrit depuis plus d'un siècle, vers lequel personne n'osoit plus lever les yeux, et qui les combleroit d'autant plus de joie, de reconnoissance, d'amour, d'attachement pour celui dont ils tiendroient ce bienfait, qu'il partiroit du pur mouvement de sa bonté, du premier instant de l'exercice de son autorité, sans que personne eût eu le moment d'y songer, beaucoup moins le temps ni la hardiesse de le[1] lui demander; qu'un tel début de régence, qui lui dévouoit tous les cœurs sans aucun risque, ne pouvoit avoir que de grandes suites pour lui, et désarçonner entièrement ses ennemis, matière sur laquelle je reviendrai tout à l'heure; que l'état des finances étant tel qu'il étoit, n'étant[2] ignoré en gros de personne, et les remèdes aussi cruels à choisir, parce qu'il n'y en pouvoit avoir d'autres que l'un des trois que j'avois exposés à Son Altesse Royale lorsqu'elle me pressa d'accepter l'administration des finances[3], ce lui étoit une chose capitale de montrer effectivement et nettement à quoi elle[4] en est là-dessus, avant qu'elle-même[5] y eût touché le moins du monde, et qu'elle[6] en tirât d'elle[7] un aveu public par écrit, qui seroit pour Son Altesse Royale[8] une sûreté pour tous les temps plus que juridique, et la plus authentique décharge, sans tenir rien du bas[9] des déchar-

rétablissons au pluriel, les verbes dont ils sont le sujet étant au pluriel.

1. *Le* est en interligne.

2. Avant *n'estant*, il y a un *et*, biffé.

3. Ci-dessus, p. 34, il n'a pas dit qu'il en eût parlé au duc d'Orléans.

4. Cet *elle* se rapporte sans doute à l'administration des finances; toute la phrase est d'une obscurité très difficile à éclaircir.

5. *Elle mesme* corrige *luy mesme* par surcharge.

6. Cet *elle* corrige *il*, et se rapporte à S. A. R. le duc d'Orléans.

7. Encore sans doute l'administration des finances.

8. Les lettres *S. A. R.* surchargent *luy*.

9. Il veut dire de la bassesse.

ges ordinaires, ni rien de commun avec l'état des ordonnateurs[1] ordinaires, ni avec le besoin qu'ils ont d'en prendre, et le titre le plus sans réplique et le plus assuré pour canoniser[2] à jamais les améliorations et les soulagements que les finances pourront recevoir pendant la Régence, peu perceptibles et peu crus sans cela, ou de pleine justification de l'impossible[3], si elles n'étoient pas soulagées dans l'état où il constoit[4] d'une manière si solennelle que le Roi les avoit mises, et laissées en mourant; avantage essentiel pour Son Altesse Royale dans tous les temps, et d'autant plus pur qu'il ne s'agit que de montrer ce qui est, sans charger ni accuser personne, et avec la grâce encore de ne souffrir nulle inquisition là-dessus, mais uniquement de chercher[5] le remède à un si grand mal; déclarer aux États que, ce mal étant extrême, et les remèdes extrêmes aussi, Son Altesse Royale croit devoir à la nation de lui remettre le soin de le traiter elle-même; se contenter de lui en découvrir toute la profondeur, lui proposer les trois uniques moyens qui[6] ont pu être aperçus d'opérer dans cette maladie, de lui en laisser faire en toute liberté la discussion et le choix, et de ne se réserver qu'à lui fournir tous les éclaircissements qui seront en son pouvoir, et qu'elle pourra desirer pour se guider dans un choix si difficile, ou à trouver quelque autre solution,

1. En matière de finances, « *ordonnateur* signifie celui qui ordonne les payements » (*Académie*, 1718).

2. Au sens d'établir une chose définitivement, comme la canonisation d'un saint l'inscrit pour toujours dans le catalogue des saints; nous avons eu *canoniser une doctrine*, dans un sens analogue, au tome XXIII, p. 291. On va encore trouver ci-après, p. 76, « canoniser une volonté ».

3. Il veut dire que cet aveu écrit de l'état des finances sera le titre le plus assuré pour justifier l'impossibilité où le Régent se sera trouvé de les améliorer.

4. Tome XX, p. 18.

5. Les mots *de chercher* ont été ajoutés en interligne.

6. Ce *qui* corrige l'abréviation de *que*.

et, après qu'elle aura décidé seule et en pleine et franche liberté, se réserver l'exécution fidèle et littérale de ce qu'elle aura statué par forme d'avis sur cette grande affaire ; l'exhorter à n'y pas perdre un moment, parce qu'elle n'est pas de nature à pouvoir demeurer en suspens sans que toute la machine du gouvernement soit aussi arrêtée ; finir par dire un mot, non pour rendre un compte qui n'est pas dû et dont il se faut bien garder de faire le premier exemple, mais légèrement, avec un air de bonté et de confiance, leur parler, dis-je, en deux mots, de l'établissement des conseils, déclarés et en fonction entre la convocation et la première séance des États généraux, et sous prétexte de les avertir que le conseil établi pour les finances n'a fait et ne fera que continuer la forme du gouvernement précédent, sans innover ni toucher à rien jusqu'à la décision de l'avis des États [1], qui est remise à leur sagesse, pour se conformer après à celle qu'on en attend.

« Je ne crois pas, ajoutai-je, qu'il faille recourir à l'éloquence pour vous persuader du prodigieux effet que ce discours produira en votre faveur. La multitude ignorante, qui croit les États généraux revêtus d'un grand pouvoir, nagera dans la joie, et vous bénira comme le restaurateur des droits anéantis de la nation. Le moindre nombre, qui est instruit que les États généraux sont sans aucun pouvoir par leur nature, et que ce n'est que les députés de leurs commettants pour exposer leurs griefs, leurs plaintes, la justice et les grâces qu'ils demandent, en un mot, de simples plaignants et suppliants, verront votre complaisance comme les arrhes du gouvernement le plus juste et le plus doux, et ceux qui auront l'œil plus perçant que les autres apercevront bien que vous ne faites essentiellement rien de plus que ce qu'ont pratiqué tous nos rois en toutes les assemblées tant d'États généraux que

1. Les mots *de l'avis des Estats* ont été ajoutés en interligne.

de notables, qu'ils ont toujours consultés, principalement sur la matière des finances, et que vous ne faites que vous décharger sur eux du choix de remèdes qui ne peuvent être que cruels et odieux, desquels, après leur décision, personne n'aura plus à se plaindre, tout au moins à se prendre à vous de sa ruine et des malheurs publics[1]. »

Grand parti à tirer délicatement des États généraux sur les Renonciations.

Je vins ensuite à ce qui touchoit M. le duc d'Orléans d'une[2] façon encore plus particulière : je lui parlai des Renonciations. Je lui remis devant les yeux combien elles étoient informes et radicalement destituées de tout ce qui pouvoit opérer la force et le droit d'un tel acte[3], le premier qu'on eût vu sous les trois races de nos rois pour intervertir l'ordre, jusque-là si sacré à l'aînesse masculine, légitime, de mâle en mâle, à la succession nécessaire à la couronne. Cette importante matière avoit tant été discutée en son temps entre M. le duc de Berry, lui surtout[4], et moi[5], qu'il l'avoit encore bien présente. Je partis donc de là pour lui faire entendre de quelle importance il lui étoit de profiter de la tenue des États généraux[6] pour les capter, comme il étoit sûr qu'il se les dévoueroit par tout ce qui vient d'être exposé, et d'en saisir les premiers élans d'amour et de reconnoissance pour se faire acclamer en conséquence des Renonciations, et en tirer brusquement[7] un acte solennel en forme de certificat du vœu unanime. Je lui fis sentir la nécessité de suppléer au juridique par un populaire[8] de ce poids, et de profiter de l'erreur

1. *Des* corrige *du*, et *malheur public* a été mis au pluriel.
2. Avant *d'une*, Saint Simon a biffé *de ce qui le touchoit*, répété par mégarde.
3. Tome XXIII, p. 145 et suivantes.
4. C'est-à-dire, surtout le duc d'Orléans.
5. Tome XXIII, p. 131-132.
6. Les mots *profiter de la tenue* sont en interligne, au-dessus de *capter*, biffé, et *des* corrige *les*.
7. *Brusquemt* a été écrit ici en interligne, après avoir été biffé plus loin après *solemnel*.
8. Suppléer au fondement juridique par un fondement populaire.

si répandue du prétendu pouvoir des États généraux, qui après ce qu'ils auroient fait en sa faveur, la nation se croiroit engagée à le soutenir à jamais, par cette chimère même de ce droit qui lui étoit si précieuse, ce qui lui donnoit toute la plus grande sûreté et la plus complète de succéder, le cas arrivant, en quelque temps que ce pût être, à l'exclusion[1] de la branche d'Espagne, par l'intérêt essentiel que la nation commise[2] se croiroit dans tous les temps y avoir. En même temps je lui fis remarquer qu'en tirant pour soi le plus grand parti qu'il étoit possible, et l'assurance la plus certaine d'avoir à jamais la nation pour soi et pour sa branche contre celle d'Espagne, ce qui faisoit également pour tous les princes du sang, et qui en augmentoit la force par le nombre et le poids des intéressés, il n'acquéroit ce suprême avantage que par[3] un simple leurre auquel la nation se prendroit, et qui ne donnoit rien aux États généraux. Alors je lui fis sentir l'adresse et la délicatesse, à laquelle sur toutes choses il falloit bien prendre garde à s'attacher à coup sûr[4] ; que les États ne prononceroient rien, ne statueroient rien, ne confirmeroient rien ; que leur acclamation ne[5] seroit jamais que ce qu'on appelle *verba et voces*, laquelle pourtant engageroit la nation à toujours par des liens d'autant moins dissolubles, qu'elle se tiendroit intéressée pour son droit le plus cher qu'elle croiroit avoir exercé, et qu'elle soutiendroit, le cas avenant, en quelque temps que ce pût être, par ce motif le plus puissant sur une nation, pour légère qu'elle puisse être, qui est de se croire en pouvoir de se donner un maître, et de régler la succession à la couronne, tandis qu'elle n'aura fait qu'une acclamation. Je fis prendre garde aussi à M. le duc d'Orléans à la même

1. Les mots *lexclusion* (sic) surchargent *la b[ranche]*.
2. Au sens d'engagée par cet acte.
3. *Par* est en interligne au-dessus d'un *à* biffé.
4. *Seur* surcharge un autre mot illisible.
5. Avant *ne*, Saint-Simon a biffé *n'esto[it]*.

adresse et délicatesse pour l'acte par écrit en forme de simple certificat de l'acclamation, parce que le certificat pur et simple qu'une chose a été faite n'est qu'une preuve qu'elle a été faite, n'en peut changer l'être et la nature, ni avoir plus de force et d'autorité que la chose qu'il ne fait que certifier. Or, cette chose n'étant ni loi, ni ordonnance, ni simple confirmation même, l'acte qui la certifie avoir été faite ne lui donne rien de plus qu'elle n'a. Ainsi le leurre est entier ; tout y est vuide ; les États généraux n'en acquièrent aucun droit, et néanmoins M. le duc d'Orléans en a tout l'essentiel par cette erreur spécieuse et si intéressante toute la nation[1], qui, pour son plus cher intérêt à elle-même, la lie à lui pour jamais et à tous les autres princes du sang, pour l'exclusion de la branche d'Espagne de succéder à la couronne. Le moyen après de contenir les États, après les avoir si puissamment excités, me parut bien aisé : protester avec confiance et modestie qu'on ne veut que leurs cœurs, qu'on compte leur parole donnée par cette acclamation pour si sacrée et si certaine, qu'on ne croiroit pas la mériter si on souffroit qu'ils donnassent plus ; qu'on le déchireroit même, et qu'on regarderoit recevoir plus comme un crime ; qu'on acceptoit cette parole uniquement pour l'extrême plaisir de recevoir une telle marque de l'affection publique, et pour la considération éloignée du repos de la France, mais dans le desir passionné et la ferme espérance que le cas prévu n'arrivera jamais, par la longue vie du Roi et la grande bénédiction de Dieu sur sa postérité ; qu'aller plus loin que cette parole si flatteuse, et le très simple certificat qui en fait foi, ne peut convenir au respect des circonstances, qui sont un régent qui, pour le présent, ne peut encore rien voir de longtemps entre le Roi et lui ; se tenir à ces termes de confiance, de reconnoissance, de modestie, de respect,

1. Exemple déjà rencontré d'un adjectif verbal s'accordant avec le substantif auquel il se rapporte, et ayant cependant un complément direct.

de raisons, inébranlablement, avec la plus extrême attention à n'en pas laisser soupçonner davantage; paraphraser ces choses et les compliments; surtout brusquer l'affaire, couper court, finir, et ne manquer pas après de bien imposer silence sur l'acclamation et le certificat et toute cette matière, et y bien tenir la main, sous prétexte que sous un roi hors d'état de régner par lui-même, et de se marier de longtemps, c'est une matière qui, passé la nécessité remplie[1], est odieuse, et n'est propre qu'à des soupçons, à donner lieu aux méchants, et à qui aime le désordre, de troubler l'harmonie, le concert, la bonté et la confiance du Roi pour le Régent; mais ne dire cela, et avec fermeté, qu'après la chose entièrement faite, de peur d'y jeter des réflexions et de l'embarras. Outre le fruit infini de rejeter sur les États les suites douloureuses du remède auquel ils auront donné la préférence pour les finances, d'avoir acquis, par leur tenue et cette marque de déférence, l'amour et la confiance de la nation, et de l'avoir liée par son acclamation à l'exclusion de la branche d'Espagne de la succession à la couronne, par les liens les plus sûrs, les[2] plus forts et les plus durables, quelle force d'autorité et de puissance cette union si éclatante et si prompte du corps de la nation avec M. le duc d'Orléans, à l'entrée de sa régence, ne lui donne-t-elle pas au dedans, pour contenir princes du sang, grands, corps, et quelle utile réputation au dehors pour arrêter les puissances qui pourroient être tentées de profiter de la foiblesse d'une longue minorité, et quel contre-coup sur ses ennemis domestiques, et sur l'Espagne même, dont l'appui et les liaisons n'auroient plus d'objet pour elle, ni de prétexte et d'assurance pour eux!

Une réflexion naturelle découvre que les États généraux sont presque tous composés de gens de province des

1. Avant *remplie,* Saint-Simon a biffé *est.*
2. Il y a un *et* biffé avant *les plus forts.*

trois ordres, surtout du premier et du dernier[1]; que presque tous ceux, corps et particuliers, sur qui porte cet immense faix de dettes du Roi sont de Paris; que la noblesse des provinces, quoique tombée par sa pauvreté dans les mésalliances, n'en a[2] point ou presque point faites[3] hors de son pays, et ne tient point aux créanciers du Roi, qui sont tous des financiers établis à Paris, et des corps de roturiers richards[4] de la même ville, comme secrétaires du Roi[5], trésoriers de France[6], et toute espèce de trésoriers, fermiers généraux, etc., gens à n'être point députés pour le tiers état; par conséquent, que la grande pluralité des députés des trois ordres aura un intérêt personnel, et pour leurs commettants, à préférer la banqueroute à la durée et à toute augmentation possible des impositions, et comptera pour peu les ruines et les cris que causera la banqueroute, en comparaison de la délivrance de tant de sortes d'impôts qui révèlent le secret des familles, en troublent[7] l'économie et les dispositions domestiques, livrent chacun à la malice et à l'avidité des financiers de toute

1. De ceux du clergé et du tiers état.

2. *A* est en interligne au-dessus d'*ont* biffé, et, plus loin, *son* est aussi en interligne au-dessus de *leur*, et *tient* corrige *tiennent*.

3. Il y a bien *faites*, au manuscrit, se rapportant à *mésalliances*. Saint-Simon, qui habituellement ne fait pas accorder avec son complément direct, lorsque celui-ci le précède, le participe conjugué avec l'auxiliaire *avoir*, est ici dans une nouvelle contradiction avec la règle ordinaire.

4. Ci-après, p. 121.

5. Les secrétaires du Roi étaient des officiers de la grande chancellerie qui étaient chargés d'expédier les actes que le chancelier devait sceller et d'y apposer leur signature. Les secrétaires d'État devaient toujours posséder une charge de secrétaire du Roi. Comme ces charges étaient vénales, la raison financière les avait fait multiplier, et un édit de 1704 en avait porté le nombre à trois cent quarante. Ils jouissaient de certains privilèges, par exemple de la noblesse personnelle au bout de vingt ans d'exercice, et leurs procès étaient renvoyés aux requêtes de l'hôtel.

6. Il a été parlé des trésoriers de France dans le tome VII, p. 130.

7. *Troublent* corrige *trouble*, et, plus loin, *ostent* corrige *oste*.

espèce, ôtent toute liberté au commerce intérieur et extérieur, et le ruinent avec tous les particuliers. Cette vue de liberté, d'impôts médiocres, et encore au choix des États, en connoissance de cause par l'expérience de leurs effets, l'aise de se voir au courant, leur feront[1] voir une nouvelle terre et de nouveaux cieux, et ne les laisseront pas balancer entre leur propre bonheur et le malheur des créanciers. Les rentes sur l'hôtel de ville[2], où beaucoup de députés se pourront trouver intéressés, auront peut-être quelque exception par cet intérêt ; peut-être encore, le comparant avec celui d'abroger un plus grand nombre d'impôts, la modification seroit-elle légère, ou même n'y en auroit-il point, et c'est à la banqueroute, si flatteuse par elle-même pour le gros, qu'il faudroit tourner les États avec adresse. J'ajoutai que ce seroit perdre presque tout le fruit que M. le duc d'Orléans recueilleroit de tout ce qui vient d'être dit, s'il ne se faisoit pas une loi, qu'aucune considération ne pût entamer dans la suite, de se conformer inviolablement au choix du remède porté par l'avis formé par les États. Y manquer[3], ce seroit se déshonorer par la plus publique et la plus solennelle de[4] toutes les tromperies, tourner l'amour et la confiance de la nation en haine et en desir de vengeance, je ne craignis pas d'ajouter, s'exposer à une révolution, sans être plaint ni secouru de personne, et donner beau jeu aux étrangers d'en profiter, et à l'Espagne de le perdre.

A l'égard du jeune Roi, je priai M. le duc d'Orléans de considérer[5] qu'il n'y avoit rien dans toute cette conduite qui, en aucun temps, lui pût être rendu suspect avec la plus légère apparence, et dont il ne fût en état de lui

Rien de répréhensible par rapport au Roi dans

1. Le manuscrit porte ici *fera;* mais il y a bien *laisseront* à la ligne suivante.
2. Voyez nos tomes V, p. 126, et XVII, p. 205.
3. Ces deux mots ont été ajoutés sur la marge à la fin d'une ligne.
4. Ce *de* surcharge une *s* mise par mégarde à la fin de *solemnelle.*
5. Les mots *de considerer* sont en interligne.

la conduite proposée à M. le duc d'Orléans par rapport à la tenue des États généraux.

rendre le compte le plus exact. Son Altesse Royale[1] trouve, en arrivant à la Régence, les finances dans un désordre et dans un état désespéré, les peuples au delà des derniers abois, le commerce ruiné, toute confiance perdue, nul remède que les plus cruels. Il n'accuse personne; personne aussi n'est accusé; mais lui, qui n'a jamais eu la moindre part aux affaires, a raison de n'y vouloir pas toucher du bout du doigt sans avoir exposé leur situation au public, et ne présume pas assez de soi pour, de son chef, y apporter des remèdes. Il n'en aperçoit que de cruels, c'est le public qui en portera tout le poids et toute la souffrance, soit d'une manière ou de l'autre; n'est-il pas de la sagesse et de l'équité de lui en laisser le choix? C'est aux États généraux qu'il le défère. Il ne fait en[2] cela qu'imiter les rois prédécesseurs, et Louis XIII[3] lui-même, qui les assembla et les consulta à Paris, en 1614. Il a suivi l'avis des États généraux. On ne peut donc lui imputer de présomption dans une affaire si générale et si principale; on ne peut aussi l'accuser de foiblesse, ni d'avoir fait la plus petite brèche à l'autorité royale, puisqu'il n'a fait qu'imiter à la lettre ce que les rois prédécesseurs, jusqu'au pénultième[4], ont tous fait, majeurs et mineurs, et pour des cas bien moins importants. Si les États, touchés de cette confiance, lui en ont marqué leur reconnoissance par cette acclamation sur les Renonciations, outre qu'il ne la leur a jamais demandée, ils n'ont rien fait que montrer des vœux et une disposition de leurs cœurs conformes à celle du feu Roi et de toute l'Europe, et pour ainsi dire, canoniser ses volontés[5], les fondements de la paix, et ceux[6] du repos de la France en quelque cas que ce puisse

1. *S. A. R.* surcharge *il.*
2. Avant *en,* il a biffé l'abréviation de *que.*
3. Le chiffre *XIII* corrige *XIV.*
4. *Penultiesme* est en interligne au-dessus de *dr inclusivemt* biffé.
5. Ci-dessus, p. 68.
6. *Ceux* est en interligne.

être, dont lui et eux espèrent, et ont en même temps montré leurs plus sincères desirs et espérance qu'il puisse n'arriver jamais, en quoi il n'a paru que de la bonne et franche volonté, et rien qui puisse toucher, le plus légèrement même, ni aux droits sacrés de l'autorité royale, ni à ceux d'aucun ordre, corps, ni particulier, pas même, ce qui est tout dire, de la branche d'Espagne, puisqu'elle-même a solennellement et volontairement fait, en pleins cortès assemblés à Madrid, ses renonciations[1], avant même que M. le duc de Berry et Son Altesse Royale[2] eussent fait les leurs en plein Parlement, dans l'assemblée et en présence des pairs, tous mandés par le Roi pour s'y trouver[3]. Où y a-t-il[4] dans tout cela quoi que ce soit de tant soit peu répréhensible, en quelque sens qu'il puisse être pris, et de quelque côté qu'on le puisse tourner?

Usage possible à faire des États généraux à l'égard du duc de Maine.

Outre tant de grands et de si avantageux partis qu'on vient de voir que M. le duc d'Orléans pouvoit si aisément tirer de la tenue des États généraux, je ne crus pas dangereux d'y en tenter encore un autre, ni fort difficile d'y réussir, en profitant de leur premier enthousiasme de se revoir assemblés et déférer l'important choix du remède aux finances, et de leur acclamation sur les Renonciations. Il[5] falloit qu'elle fût faite avant de remuer ce qui va être exposé, mais le leur présenter aussitôt après avec la même délicatesse, afin de profiter, pour les y engager, des idées flatteuses dont ces actes leur auroient rempli la tête, et ne pas perdre le temps jusqu'à ce qu'ils eussent réglé leur avis sur les finances, ce qui auroit trop long trait[6], et don-

1. Tome XXIII, p. 180.
2. Les mots *et S. A. R.* sont en interligne.
3. Tome XXIII, p. 322-342.
4. Saint-Simon avait d'abord écrit *Ou y il*; il a ajouté *t* devant *il* et écrit *a* en interligne.
5. *Il* est en interligne, à la suite d'un premier *il*, biffé, et au-dessus d'un *qui* également biffé; plus loin, *qu'elle* corrige un mot illisible.
6. Ce qui aurait trop tiré en longueur; *trait* est ici le participe très peu usité du verbe archaïque *traire*, au sens de tirer.

neroit le temps d'intriguer et de les manier à celui qu'il s'agiroit d'attaquer. Dans quelque servitude que tout fût réduit en France, il restoit des points sur lesquels la terreur pouvoit retenir les discours, mais n'avoit pas atteint à corrompre les esprits. Un de ces points étoit celui des bâtards, de leurs établissements, surtout de leur apothéose. Tout frémissoit[1] en secret, jusqu'au milieu de la cour, de leur existence, de leur grandeur, de leur[2] habileté de succéder à la couronne. Elle étoit regardée comme le renversement de toutes les lois divines et humaines, comme le[3] sceau de tout joug, comme un attentat contre Dieu même, et le tout ensemble comme le danger le plus imminent de l'État et de tous les particuliers. C'étoit alors le sentiment intime et général des princes du sang et des grands, par indignation et par intérêt, je dis de ceux même qui devoient le plus au Roi, à la faveur de Mme de Maintenon, et qui paroissoient le plus en mesures étroites avec le duc du Maine. Je[4] le sais par ce que m'en ont dit à moi-même, et en divers temps et toujours, les maréchaux d'Harcourt, de Villars et de Tessé, et cela du fond du cœur, de dépit, de colère, de raisonnement, point pour me sonder et me faire parler; car ils savoient de reste ce que j'en pensois et sentois; et je cite ceux-là comme étant avec[5] eux en quelque commerce, beaucoup moins pourtant avec Tessé, qui ne s'en expliquoit pas moins librement devant moi, mais lesquels[6], surtout en ce temps-là, n'étoient avec moi en aucune liaison particulière. Jusqu'au maréchal de Villeroy ne s'en est pas tu avec moi depuis la mort du Roi, et fut[7] un des plus vifs lorsqu'il fut ques-

1. *Fremissoit* corrige *fremissoient.*
2. Il y a *de le leur* dans le manuscrit.
3. Ce *le* surcharge *un*.
4. Avant *je*, il a biffé *et*.
5. Saint-Simon avait d'abord écrit *estant bien avec eux en commerce*; il a biffé *bien* et ajouté *quelque* en interligne.
6. *Lesquels* est en interligne au-dessus de *qui*, biffé.
7. *Fut* en interligne, remplaçant *a esté*, biffé.

tion d'agir contre leur rang en toutes les occasions qui s'en sont présentées, ainsi que les deux autres que j'ai cités; car Tessé, n'étant pas duc, ne put qu'applaudir. Les gens de qualité n'étoient pas alors moins irrités, et j'en étois informé de plusieurs immédiatement, et, par cette bricole[1], de bien d'autres. Le Parlement, si attaché aux règles anciennes, si hardi en usurpations, comme on l'a vu à propos du bonnet[2], jusque sur la Reine régente, si tenace à les soutenir, n'avoit pas caché son indignation de la violence faite à tout ce qu'il y a de plus fort, de plus fixe, de plus ancien, de plus vénérable parmi les lois, en faveur des bâtards, ni le[3] dépit des honneurs qu'ils avoient forcé cette Compagnie de leur rendre[4]. Le gros du monde de tous états étoit irrité d'une grandeur inouïe en tout genre, et jusqu'au peuple ne s'en cachoit pas en les voyant passer, ou en entendant parler. Cette disposition universelle n'avoit point cessé. Les artifices et la cabale ne l'avoient[5] point attaquée, et, par ce qui en sera expliqué en son temps, on verra que ces ruses n'auroient pu avoir le moindre succès s'il y avoit eu des États généraux. Je crus donc que l'objet des bâtards leur pouvoit être présenté comme le plus dangereux colosse, et le plus digne de toute leur attention.

Outre ce qui vient d'être dit de l'impression que cette monstrueuse élévation avoit faite sur les esprits, leur montrer le groupe de leurs richesses, de leurs gouvernements, de leurs charges, de cette multitude de gens de guerre et de soldats sous leurs ordres et d'importantes provinces sous leur commandement, avec cette différence que tous autres gouverneurs et chefs de troupes ne l'étoient que de nom, impuissants avec des titres qui n'étoient que de

1. Par ce détour, ce ricochet, comme dans le tome V, p. 296.
2. Dans nos tomes XXV et XXVI.
3. *Leur* corrigé en *le*, en biffant les deux dernières lettres.
4. Tome XXVI, p. 218-219.
5. Il y a *l'avoit* au singulier dans le manuscrit.

vains noms, eux-mêmes inconnus aux lieux et aux troupes que leurs patentes sembloient leur soumettre, tandis que la marine, l'artillerie, les carabiniers, tous les Suisses et Grisons[1], sept ou huit régiments sous leur nom[2] outre toutes ces troupes, étoient dans leur très effective dépendance de tout temps, parce que le Roi l'avoit ainsi voulu, et qu'encore que leur assiduité près de lui les eût empêchés d'aller en Guyenne, en Languedoc, en Bretagne[3], ils ne laissoient pas d'y être très puissants, par l'autorité et les dispositions des grâces que le Roi leur y avoit soigneusement données. Faire sentir aux États généraux de quel danger étoit une si formidable puissance entre les mains de deux frères, surtout quand elle étoit jointe au nom, rang, droits, état de princes du sang, capables de succéder à la couronne, vis-à-vis des princes du sang tous enfants, et sans établissement entre eux tous que le gouvernement de Bourgogne[4], une belle charge mais uniquement domestique[5], et sept ou huit régiments[6], sur lesquels ils n'avoient jamais eu l'autorité que les bâtards avoient sur les leurs, et sans contre-poids encore d'aucun seigneur, dont les gouvernements et les charges n'étoient que des noms vuides de choses, et qui n'opéroient que des appoin-

1. Le comte de Toulouse était amiral de France, le duc du Maine grand maître de l'artillerie, commandant des cinq brigades de carabiniers, colonel général des Suisses et Grisons, et ses fils avaient les survivances de ces charges.

2. Il y a là quelque exagération : le duc du Maine avait un régiment d'infanterie et un de cavalerie de son nom, et le comte de Toulouse un régiment d'infanterie et un de dragons.

3. Le duc du Maine était gouverneur de Languedoc, et son fils le comte d'Eu gouverneur de Guyenne ; le comte de Toulouse avait la Bretagne comme amiral.

4. Charge héréditaire dans la maison de Condé.

5. Celle de grand maître de France.

6. Le jeune duc de Bourbon avait les deux régiments d'infanterie et les deux de cavalerie qui portaient les noms de Condé et de Bourbon ; son cousin le prince de Conti avait un régiment d'infanterie et un de cavalerie de son nom.

tements. Faire envisager aux États la facilité qu'avoient les bâtards de tout entreprendre, et les horreurs de leur joug et des guerres civiles pour l'établir et pour s'en défendre. Enfin leur faire toucher l'évidence du crime de lèse-majesté dans l'attentat d'oser prétendre à la couronne, et d'avoir abusé de la foiblesse d'un père qui n'auroit jamais dû reconnoître de doubles adultérins, et qui est le premier qui l'ait osé par la surprise qu'on a vue ailleurs[1], pour escalader tous les degrés par lesquels ils sont parvenus à une si effrayante grandeur, et ne s'en faire encore qu'un échelon pour s'assimiler en tout aux princes du sang, jusqu'au monstre incroyable de se rendre comme eux habiles à succéder à la couronne. Exciter les uns par le renversement des familles et la tentation de devenir mères de semblables géants, les autres par les motifs de la religion, ceux-ci par le mépris et l'anéantissement de toutes les lois, ceux-là par celui de tout ordre, tous par l'exemple qui seroit suivi des rois successeurs, dont naîtroit une postérité qui envahiroit tout, et ne laisseroit rien aux vrais princes du sang, dont ils craindroient et haïroient la naissance, et au-dessous d'eux tout ordre légitime et légal. Surtout leur exposer bien clairement jusqu'où entraîne l'ambition de régner avec un droit tel qu'il puisse être ; que tout ce que ces bâtards ont obtenu, surtout les rangs et droits de princes du sang et d'habileté à la couronne, est l'ouvrage du seul duc du Maine ; les propos de la duchesse du Maine aux ducs de la Force et d'Aumont à Sceaux[2] ; la facilité à tout que leur donnent leurs établissements ; enfin combien moins de distance entre eux et la couronne aujourd'hui qu'à être parvenus à y être déclarés habiles ; et que le motif exprimé et enregistré de ces derniers degrés de rang, d'état de princes du sang, d'habileté à succéder à la couronne, est l'honneur qu'ils

1. Tome II, p. 55-56.
2. Tome XXVI, p. 50.

ont d'être fils et petit-fils du Roi. Conduire les États à en conclure que, l'adultère étant par là tacitement mis au niveau du mariage par cette énorme expression de l'honneur qu'ils ont d'être fils et petit-fils du Roi, il n'y a plus qu'un pas à faire, et dont tout le chemin se trouve frayé, pour les déclarer fils de France, ce qu'on auroit peut-être vu si le Roi eût vécu quelque peu davantage, et à quoi même il y a toute apparence, au degré de puissance où le Roi s'étoit mis, à l'état de disgrâce où l'art préparatoire avoit réduit M. le duc d'Orléans, à l'enfance de tous les princes du sang, à l'anéantissement et à l'impuissance de tous les ordres du royaume, à l'ambition démesurée du duc du Maine, et à son pouvoir sans borne sur la foiblesse du Roi à son égard.

Mécanique à observer.

Tels sont les motifs à remuer les États généraux sans que M. le duc d'Orléans y parût en aucune sorte. Exciter tristement, timidement, plaintivement la fermentation des esprits, s'assurer de leur volonté, exciter leur courage en leur montrant péril, justice, religion, patrie; leur faire sentir que ces grandes choses se trouvoient naturellement en leurs mains, les piquer d'honneur d'immortaliser leur tenue et leurs personnes par se rendre les libérateurs de tout ce qui est le plus sacré et le plus cher aux hommes; conduire de l'œil l'effet résultant de ce souffle; inculquer le secret sur l'impression et la résolution, non qu'il se pût espérer tel qu'il seroit nécessaire, mais pour contenir au moins et procéder par chefs accrédités, qui mènent le gros sur parole, sans trop s'expliquer avec eux. Si la mollesse, les délais, les embarras font craindre nul succès, ou un succès équivoque, s'arrêter doucement, laisser évaporer le projet en fumée, où personne n'auroit paru directement. Discours, propos, réflexions en l'air, rien de M. le duc d'Orléans ni d'aucun personnage; tous, occupés de l'accablement d'affaires, ont ignoré ces raisonnements, ou n'en ont ouï parler qu'à bâtons rompus et foiblement, et n'ont seulement pas pris la peine de les ramasser. Que fera M. du Maine ? A qui s'en prendra-t-il ? Que peut-il de pis que ce qu'il a fait ? Au contraire, timide comme il est, il sera souple, tremblant, et, pourvu qu'il échappe, prendra tout pour bon, et sera le premier à se moquer de propos chimériques, à les dire tels dans la frayeur qu'ils ne se réalisent, et que le cas qu'il en feroit par ses plaintes ne l'engageât plus loin qu'il n'oseroit. Si, au contraire, on voyoit bien distinctement les États prendre résolument le mors aux dents[1], les induire à ne donner pas aux bâtards cet avantage, par l'entreprise de se rendre leurs juges, de revenir dans la suite en inspirant au Roi majeur de défaire un[2] ouvrage entrepris sur son autorité, et dont l'exemple toléré et laissé en son entier la menace des plus dangereuses entreprises, mais à suivre leur objet par les moyens les plus respectueux, qui ne donnent que plus de force aux plus fermes, et se garder de la honte de donner dans un piége tendu pour leur faire manquer le principal en haine de l'accessoire. Les porter à s'adresser au Roi par une requête en leur nom, où tout ce qui vient d'être exposé soit expliqué d'une manière concise, forte, pressante, où il soit bien exprimé que le Roi, même à la tête de toute la nation, n'a pas droit de donner à qui que ce soit, ni en aucun cas, le droit de succéder à la couronne acquis aux mâles, de mâles en mâles, d'aîné en aîné, à la maison régnante, à laquelle personne, tant qu'il en peut exister un, ne peut être subrogé. Montrer que ce pas une fois franchi ne reçoit plus de bornes ; que tous les bâtards futurs remueront tout pour atteindre ceux d'aujourd'hui : qu'un favori peut devenir assez puissant, plus aisément encore un premier ministre, pour se proposer et pour arriver au même but, et qui auront encore pour eux une naissance illustre, du moins honnête et légitime, non

1. « On dit qu'*un cheval prend le mors aux dents* pour dire qu'il se rend maître du mors avec ses dents, de manière qu'on ne peut plus le retenir » (*Académie*, 1718). — Saint-Simon écrit *mords*.

2. Il y a *un* en interligne, au-dessus d'une *l'*, biffée.

adultérine, réprouvée de Dieu et des hommes, et qui, jusqu'à ces doubles adultérins appelés à la couronne, ne l'avoient pas seulement pu être aux droits les plus communs de la société, et n'avoient jamais été tirés du néant et des ténèbres : enfin qu'il n'y a pas plus loin, et peut-être beaucoup moins, dès que tout pouvoir est reconnu en ce genre par l'admission de son exercice, à intervertir l'ordre de la succession entre ceux qui sont reconnus habiles à succéder à la couronne, qu'à donner cette habilité[1] à ceux que leur naissance n'y appelle pas, encore plus à ceux dont le vice infamant de la naissance les enterre nécessairement dans la plus épaisse obscurité du non-être, sans état et sans droit à nulle succession, ni donation même la plus ordinaire, pas même de faire passer la leur à leurs enfants légitimes s'ils ont acquis quelque bien. S'arrêter à[2] la réflexion de ce qui seroit arrivé de la France et de toute la maison régnante, si ce droit de disposer de la couronne avoit été par l'usage reconnu dans les rois, si les fils de Philippe le Bel avoient préféré leur sœur[3] à un parent aussi éloigné que Philippe de Valois, et si les fils d'Henri II[4], gouvernés par Catherine de Médicis, par sa haine pour Henri IV, par sa prédilection pour sa fille de Lorraine[5], par un[6] prétexte de religion qui avoit les plus grands appuis, eussent préféré cette sœur à un parent aussi éloigné qu'Henri IV, qui sans cela eut tant de peines et de travaux à essuyer pour se mettre à coups d'épée en possession du royaume qui lui appartenoit, et qu'il acheta encore par tant de traités, de millions et d'établissements de la Ligue, qui lui avoit pensé

1. Ici il y a bien *habilité*, et plus haut toujours *habileté*.
2. Avant *à*, il y a *enfin*, biffé.
3. Isabelle, femme d'Édouard II, roi d'Angleterre : tome XXIII, p. 153, note 5.
4. *H. III* corrigé en *H. II*.
5. Claude de France : tome XV, p. 24.
6. *Une* corrigé en *un*.

arracher la couronne tant de fois pour la porter dans une maison étrangère ; enfin ce qui seroit arrivé de l'État et de la maison de France, si ce droit reconnu de disposer de la couronne eût eu la force des exemples, du temps[1] de Charles VI et d'Isabeau de Bavière, qui déshéritèrent le Dauphin et toute leur maison[2], et firent couronner dans Paris le roi d'Angleterre leur gendre[3] et reconnoître roi régnant de France, sans droit aucun, ni même idée de ce droit. On sait les suites d'une telle entreprise, qui fit verser tant de sang, qui épuisa tant de trésors, qui mit si longtemps la France à deux doigts de sa perte et de son entier renversement. La richesse, l'importance, la réalité effective d'une[4] matière qui, pour ainsi dire, comprend tout, ne doit rien perdre par le lâche et le diffus d'une vaine éloquence. Tout y doit faire voûte[5] et se contretenir[6] par toute la force dont elle est[7] si grandement susceptible ; rien d'inutile, tout concis, tout serré, tout en preuve et en chaîne sans interruption.

Il est donc important d'avoir cette requête toute prête pour ne la pas laisser au différent génie de tant de gens qui ne s'accorderoient qu'en des longueurs très périlleuses, mais en forme de canevas, pour ménager leur vanité, et s'avantager de leur paresse et des jalousies en leur proposant ce canevas à mettre en forme à leur gré, ce qu'ils retoucheront sans peine et en peu de temps, assez pour compter qu'entre leurs mains il est devenu leur ouvrage,

1. Ce qui serait arrivé... à l'époque de Charles VI.

2. Par le traité de Troyes, signé le 21 mai 1421.

3. Henri V, roi d'Angleterre, monté sur le trône en 1413 et mort en 1422, avait épousé le 2 juin 1420 Catherine de France, fille de Charles VI et d'Isabeau de Bavière.

4. D'*une* corrige *de*.

5. C'est-à-dire, se soutenir et se renforcer comme les divers voussoirs d'une voûte.

6. Ce verbe n'était pas donné par le *Dictionnaire de l'Académie* de 1718.

7. Ce mot, oublié, a été ajouté en interligne.

ce qu'il est très important qu'ils se persuadent bien. Il y a toujours dans ces nombreuses assemblées des chefs effectifs à divers étages qui, sans en avoir le nom ni le caractère, en ont la confiance et l'autorité par l'estime, par l'adresse, par une mode que le hasard établit, et que la conduite soutient jusqu'à les rendre presque maîtres de tourner les esprits et les délibérations où ils veulent. C'est ceux-là qu'il faut de bonne heure reconnoître et persuader, pour avoir par eux toute l'assemblée, et certes on n'eut jamais plus beau jeu qu'à mettre de telles vérités en évidence, et à toucher les hommes par ce qui est tout à la fois le plus intéressant par toutes les parties les plus sensibles, le plus important et le plus raisonnable par tout ce qu'il s'y peut[1] faire de sages réflexions, de plus odieux et de plus périlleux en soi et par ses suites, enfin de plus juste, de plus nécessaire, de plus instant, de plus essentiel à arrêter pour jamais par une punition qui, proportionnée aux attentats, mette pour jamais à l'abri de Titans et d'usurpateurs possibles la nation, la couronne, et l'unique maison qui, tant qu'elle dure, y a un droit unique et exclusif acquis, qui assure à jamais le repos et la tranquillité publique à cet égard, et la prééminence[2] si distinctive de cette maison sur toutes les autres maisons du monde. On ne peut donc donner trop d'adresse, de délicatesse et de soins pour dignement et nerveusement[3] dresser ce canevas, le faire promptement tourner[4] et adopter par les États en requête, la leur rendre leur et comme le chef-d'œuvre de leur sagesse et de leur poids, surtout la leur montrer sans danger, par l'impuissance de ceux qu'elle regarde contre une multitude qui représente le corps de la nation. Ne point laisser d'intervalle entre

1. Avant *peut*, il a biffé *fa[it]*.
2. Avant *preeminence*, il a biffé *distinction*.
3. D'un style nerveux, plein de force et de solidité. Le *Dictionnaire de l'Académie* de 1718 ne donnait pas cet adverbe.
4. Le *t* de *tourner* surcharge l'abréviation d' *et*.

l'adoption de la requête et sa présentation, pour éviter les mouvements et les artifices du duc du Maine, en quoi il s'est montré si grand maître, et, par les mêmes moyens qu'on sera parvenu à l'adoption de la requête, et à la résolution de la présenter, n'y pas perdre un seul instant, et, s'il est possible, sans mettre une seule nuit entre-deux. Cette présentation est l'engagement, par conséquent le premier coup de partie et celui qui entraîne le reste. Arrivés à ce point, la mécanique est aisée. Je comptois que Meudon seroit prêté à la reine d'Angleterre pour s'y tenir avec sa cour et sa suite, et laisser Saint-Germain libre aux États généraux, où, à tous égards, ils auroient été fort bien, ni trop loin ni trop près de Paris, et M. le duc d'Orléans en liberté de tenir le Roi à Paris, à Versailles, à Marly, comme il l'auroit voulu, pour en différents temps s'approcher ou s'éloigner davantage de Saint-Germain. C'est dans le salon de Marly où il auroit fallu destiner les audiences à donner par le Roi aux États, comme un lieu vaste, commode, dégagé de quatre côtés, joignant l'appartement du Roi et celui du Régent, un corps de maison isolé, et toutefois enfermé et gardé, et à une lieue de Saint-Germain.

Aussitôt donc que la requête par le vœu des États seroit prête à être présentée, partir tous en corps, et ne prendre que le temps, toujours assez long, d'un pareil embarquement dans les carosses qu'on auroit pris partout où on auroit pu, mais dont sous main on auroit fait rencontrer sous divers prétextes[1] le plus qu'on auroit pu sans rien marquer ; prendre, dis-je, ce temps pour envoyer devant quelques députés au Régent, l'avertir de la résolution prise de venir en corps trouver le Roi, desquels[2] ils sont chargés[3] de supplier Son Altesse Royale de les conduire à

1. Il y a *prétexte*, au singulier, dans le manuscrit, sans doute par inadvertance.

2. *Desquels* corrige *auquel*, et, avant *sont*, il y a *estoient*, biffé.

3. Parlesquels États ils sont chargés.

Sa Majesté[1] pour lui demander audience, et lui dire qu'ils sont en chemin et qu'ils vont arriver. Il ne sera pas inutile qu'il y ait quelque dispute entre le Régent et eux sur l'affaire qui les amène, dont les députés éviteront de s'expliquer clairement, et même devant le Roi. C'est à l'adresse du Régent à s'y conduire avec délicatesse, entre trop d'inquiétude et trop de froideur, sur une explication plus précise qu'il se faut bien garder de causer pour éviter l'embarras qu'elle feroit naître, et qu'il faudroit pourtant surmonter, et pour ne pas émousser l'effet de la surprise et de tout ce qui l'accompagne, qui ne pourra qu'être grand, quelque chose qu'il est impossible qu'il n'en ait transpiré alors. Les États, arrivant vers la chapelle, où on met pied à terre, seront conduits au Roi, rencontrés en chemin dans le petit salon par le Régent, non par cérémonial, mais voulant savoir plus clairement ce qui les amène, ne laissant pas de s'avancer[2] toujours, et d'arriver avec eux jusqu'au Roi, sans avoir été plus satisfait. Une très courte et très respectueuse harangue annoncera l'excès de l'importance de ce qui les amène ainsi aux pieds du Roi, et finira par lui demander la permission de lui présenter leur très humble requête, et de leur permettre d'attendre à Marly qu'il lui ait plu de la faire examiner par son Conseil[3], persuadés quelle y sera trouvée si simple, si importante, si juste, que l'examen n'en pourra être long et qu'il leur sera favorable. La recevoir et la faire examiner n'est pas chose qui se puisse refuser. Le Roi se retirera dans son appartement et le Régent dans le sien, avec les députés à la suite de l'affaire[4], qui alors s'en expliqueront nettement. Débat entre eux et le Régent, qui ne trouvera pas

1. Les mots *à S. M.* sont en interligne.

2. L'élision *s'* surcharge une *m*.

3. Le conseil de régence, et non le conseil d'État, comme on va le voir clairement plus loin.

4. Les députés commis à la suite de l'affaire, comme il va être dit plus clairement dans les lignes suivantes.

que ce soit chose à répondre ainsi sur-le-champ, et eux qui ne se laisseront point persuader de quitter prise, et qui protesteront que les États sont résolus de ne pas sortir du salon, aux portes duquel il sera bon qu'il y ait plus que les Suisses ordinaires, pour empêcher l'entrée aux gens suspects. Les députés ne manqueront pas de récuser ceux du Conseil que leur requête regarde ; et finalement le Conseil sera mandé et assemblé sur-le-champ. M. le duc d'Orléans y marquera sa surprise sans s'engager en grand discours, et plus encore son étonnement et son embarras de l'opiniâtre résolution des États à demeurer dans le salon jusqu'à la réponse à leur requête, pour communiquer au Conseil le même embarras et le même étonnement. Ce sera après à son adresse, à sa délicatesse, à son esprit, à son poids, à ne s'ouvrir sur rien que sur l'importance de la requête, l'état violent et plus qu'embarrassant qui naît de cette attente opiniâtre des États généraux dans le salon, la nécessité extrême de les ménager, profiter de l'absence de ceux que la requête regarde, nécessairement abstenus du Conseil, et de l'intérêt et de la bonne volonté qu'il peut trouver dans les autres membres, et faire conclure que la requête sera renvoyée par le Roi au Parlement pour y être jugée, les pairs mandés de s'y trouver par le Roi, comme étant cause très majeure. Laisser les portes fermées, passer par le petit salon avec le Conseil dans le cabinet du Roi, lui rendre compte de la résolulution, repasser chez lui[1] avec le Conseil, mander dans le salon les députés commis à la suite de l'affaire, leur remettre le résultat[2] du Conseil signé de lui, de tout le Conseil et du secrétaire d'État qui en tient le registre, et en leur présence lui ordonner d'aller expédier sur-le-champ

1. Les mots *chez luy* sont en interligne au-dessus d'un premier *chez luy*, biffé.

2. Avant *resultat*, il a biffé *resulat*, mal écrit. — On a vu dans nos tomes IV, p. 371, note 2, et VII, p. 287, que ce nom de *résultat* s'appliquait aux décisions du conseil d'État prises après délibération.

le renvoi de leur requête et de la leur envoyer à Saint-Germain. Les députés demanderont que le Roi veuille bien recevoir le très humble remerciement des États, ajouteront que cependant[1] le renvoi pourra être expédié, et déclareront que les États ne partiront point de Marly qu'ils n'aient toutes les lettres et expéditions nécessaires. Altercation encore là-dessus, fermeté d'une part, complaisance enfin de l'autre sur une chose qui n'emporte rien de plus que ce qui est accordé. Les députés retourneront dans le salon rendre compte du succès de leur requête, tandis que le Régent, suivi du Conseil, passera chez le Roi pour le suivre à l'audience de remerciement qu'il ira donner aux États. Ce remerciement sera pathétique sur l'importance de l'affaire, énergique sur la fidélité et l'attachement. Le Roi, le Régent et le Conseil à sa suite retirés[2], les États iront par leurs députés remercier le Régent et le Conseil retournés chez lui, attendront leurs expéditions, les examineront bien en les recevant des mains du secrétaire d'État, et s'en retourneront avec à Saint-Germain.

Le premier président, le doyen du Parlement et les gens du Roi seront mandés le lendemain pour recevoir du Roi, en présence et par la bouche du Régent, les ordres conformes au renvoi, et pour leur recommander l'importance de l'affaire, tant en elle-même que par la dignité des États et la considération de ceux qu'elle regarde. C'est après à M. le duc d'Orléans à se savoir lestement tirer d'intrigue dans sa famille : surprise, force, embarras de pareille démarche, et si opiniâtre, et de savoir adroitement profiter de la gravité des raisons, des dispositions des juges, du poids de ce grand nom d'États généraux, et de la nature d'une affaire qui n'est embarrassée ni de lois diverses[3], ni

1. Pendant ce temps-là.
2. Le mot *retirés* a été ajouté en interligne.
3. *Diverses* est en interligne au-dessus de *p*r *et contre*, biffé, et, par une première correction, Saint-Simon avait remplacé *et* par un *ou* en interligne, qu'il a aussi biffé.

d'ordonnances, ni de coutumes, ni d'arrêts, ni de procédures, et qui s'offre toute entière de première vue, pour accélérer et terminer au gré de pleine et entière justice et de barrière inaltérable à l'avenir ; enfin, dans le jugement et après le jugement, de distinguer entre les deux frères l'innocent d'avec le coupable, suivant leur mérite à chacun. La suite a bien fait voir combien j'avois eu raison de concevoir ce dessein, et combien celui à qui il étoit si nécessaire et à qui il devoit être si doux, en étoit peu capable en effet, quoique il eût paru le goûter et le sentir.

Une idée sans exécution est un songe, et son développement dans tout ce détail un roman. Je l'ai compris avant de l'écrire ; mais j'ai cru me devoir à moi-même de montrer que je n'enfante pas des chimères ; la nécessité, l'importance, l'équité de la chose par la foule des plus fortes et des plus évidentes[1] raisons ; la possibilité et peut-être la facilité en présentant la disposition des esprits générale alors, et une suite de mécanique qu'il faut en tous projets se rendre à soi-même claire et faisable par un mûr examen des obstacles et des difficultés d'une part, et de l'autre des moyens de réussir. Un roman seroit un nom bien impropre à donner au rétablissement d'un gouvernement sage et mesuré, au relèvement de la noblesse anéantie, ruinée, méprisée, foulée aux pieds, à celui du calme dans l'Église, à l'allègement du joug, sans attenter quoi que ce soit à l'autorité royale, joug qu'on sent assez sans qu'il soit besoin de l'expliquer, et qui a conduit Louis XIV aux derniers bords du précipice ; à laisser au moins à la nation le choix du genre de ses[2] souffrances, puisqu'il n'est plus possible de l'en délivrer, enfin de préserver la couronne des attentats ambitieux, de conserver à la maison régnante l'éclat de sa prérogative si uniquement distinctive, et la tranquillité intérieure de l'État du

1. *Evidentes* corrige *evidendes*, et, plus loin, *possibilité* corrige *possibilé*.

3. *Ses* corrige *ces*.

péril du[1] titanisme[2], et des dangereuses secousses qu'il ne peut manquer d'en recevoir, puisque, pour des choses si monstrueusement nouvelles, on est contraint de les exprimer par des mots faits pour les pouvoir exprimer[3]. Si des projets de cette qualité, et dont l'exécution est rendue sensible, n'ont pas réussi, c'est qu'ils n'ont pas trouvé dans le temps le plus favorable un régent assez ferme et qui eût en soi assez de suite. On en verra d'autres, dans le cours de cette année et des[4] suivantes, qui ont eu le même sort. Dois-je me repentir pour cela de les avoir pensés et proposés ? J'ai toujours cru que ce n'étoit pas le succès qui décidoit de la valeur des choses qui se proposent, beaucoup moins quand il dépend d'un autre qui néglige de les suivre ou qui ne veut pas même les entreprendre. Ce qui va suivre est de ce dernier genre.

Discussion entre M. le duc d'Orléans et moi sur la manière d'établir et de déclarer sa régence.

Après de longs et de fréquents tête-à-tête sur toutes ces différentes matières entre M. le duc d'Orléans et moi, nous vînmes à celle de la régence. Je l'avois fort examinée, et voici comme je lui en parlai et ce que je lui proposai. Je lui dis qu'il ne s'agissoit point ici de ces régences réglées par les rois pendant l'absence qu'ils vont faire hors[5] de leur royaume et qui finissent par leur retour, mais de celles uniquement que la mort d'un roi et la minorité de son successeur rendent nécessaires. Je n'eus pas peine à montrer que celles-là tombent de droit tellement au plus proche du Roi mineur, que les mères et les sœurs y sont admises, quoique les femelles soient exclues[6] de la cou-

1. Les mots *péril du* ont été ajoutés sur la marge.

2. Mot forgé par Saint-Simon, comme il va le dire trois lignes plus loin. Le *Dictionnaire de l'Académie* a admis seulement de nos jours l'adjectif *titanique*.

3. Ces trois mots sont en interligne au-dessus d'*elles*, biffé.

4. Après *des* et à la fin de la page 1590 du manuscrit, Saint-Simon a biffé *sui*, le mot *suivantes* étant écrit en entier au commencement de la page 1591.

5. *Hors* est en interligne, et, plus loin, *finissent* corrige *finit*.

6. Ainsi dans le manuscrit : voyez tome XXVI, p. 190, note 4.

ronne, et que par conséquent ni les cabales ni quelque disposition que le Roi pût faire, il n'étoit pas dans le possible de la lui ôter. Qu'à l'égard de la brider, ce qui ne se pouvoit tenter que par des dispositions du Roi odieuses, il savoit ce[1] que les plus sages et les plus solennelles étoient devenues aussitôt après la mort de Charles V et de Louis XIII[2], qui les avoient faites, sur lesquelles il n'y avoit point à craindre que celles du Roi eussent de l'avantage par toutes sortes de raisons ; que néanmoins il falloit penser à s'en garantir en ne se commettant pas avec imprudence ; que, si le Roi faisoit des dispositions là-dessus, il n'y avoit point à douter qu'elles ne tendissent à le diminuer pour accroître le duc du Maine ; que, sans me départir de ce que je lui avois dit de la disposition des esprits, et en particulier du Parlement sur la[3] grandeur des bâtards, surtout sur leur apothéose, il falloit songer que le premier président étoit l'âme damnée de M. et de Mme du Maine, qui, pour leur intérêt, l'avoient mis à la tête du Parlement, dont il épouseroit aveuglément toutes les volontés, parce que[4], brouillé par cet attachement avec Madame la Duchesse et les princes du sang, ne pouvant par cela même s'assurer de Son Altesse Royale, et mal au dernier point par l'affaire du bonnet avec tant de gens considérables, il n'avoit de ressource que la protection du duc du Maine, et par conséquent le plus vif intérêt à toute sa grandeur et son pouvoir ; que, tel que fût le premier président, il avoit acquis à force de manéges du crédit dans sa Compagnie, éblouie de son jargon, de sa politesse, de l'attachement qu'il leur avoit persuadé avoir pour tous les avantages de la Compagnie et de ses magis-

1. *Ce* est répété deux fois, à la fin d'une ligne et au commencement de la suivante.
2. Déjà dit dans le tome XXV, p. 256, et ci-dessus, p. 56.
3. *La* corrige *leur* et *des bastards* a été ajouté en interligne.
4. L'abréviation de *que* a été écrite après coup entre *parce* et *brouillé*.

trats, enfin par ses grands airs, sa table, sa dépense, et l'union que l'affaire du bonnet avoit si bien rétablie entre lui et les présidents à mortier, dont quelques-uns auparavant le tenoient en brassière ; que les cabales et les bassesses qui ne coûtoient rien à M. ni à Mme du Maine, qui avoient tant fait leurs preuves en artifices et en noires inventions, étoient indignes de tout homme et impraticables pour[1] Son Altesse Royale, dans le degré surtout où elle se trouvoit; qu'autre chose étoit de présenter un colosse dangereux à abattre et les plus saintes lois à préserver d'une ambition démesurée et toute-puissante, autre chose d'entrer en concurrence avec ce colosse sur des dispositions du Roi en sa faveur à la diminution de l'autorité d'un régent; qu'indépendamment d'équité, le Parlement est toujours porté à se croire et à faire, autant qu'il en trouve les occasions, le modérateur de la puissance, puisqu'il a si souvent tenté de le faire sentir même aux rois, à plus forte raison dans une entrée de régence, temps de foiblesse dont[2] ce corps a toujours su se prévaloir ; que le même amour-propre qui le flatteroit d'avoir à prononcer sur le renversement du colosse, si la cause lui en étoit déférée, et lui feroit goûter la justice et les raisons d'user du pouvoir de le renverser, ce même amour-propre trouvera sa satisfaction à prononcer entre le régent et ce colosse ; et, comme il ne s'agira pas alors de le détruire, le même amour-propre le portera à le favoriser sous différents prétextes pour faire naître une suite de divisions dont il espérera se mêler et en profiter, et pour avoir un puissant soutien de sa considération et de son autorité, qui en minorité a si souvent entrepris sur l'autorité royale, qui est celle dont le régent est revêtu et qu'il ne doit pas laisser entamer. De ce raisonnement, qui n'a rien de contraire à la disposition du Parle-

1. L'abréviation p^r est répétée deux fois, par mégarde.
2. *Dont* est en interligne, au-dessus d'*où*, biffé, et, plus loin, les mots *sceu se prevaloir* sont en interligne, au-dessus de *de profiter*, biffé.

ment contre les bâtards et leurs grandeurs, où il ne s'agit pas ici de remettre dans les bornes, il sera aisé aux manéges du duc du Maine et de Mesmes de le tourner favorablement aux prétentions du duc du Maine. Ainsi lutte indécente et inégale et publique, et, si elle bâte mal suivant ces apparences, quel embarras et peut-être quels désordres! certainement, quel lustre et quel degré de continuelles entreprises du Parlement, qui se voudra mêler de tout avec autorité! quel triomphe et quelle dangereuse victoire du duc du Maine! quelle honte pour le Régent, et quelle situation pendant tout le cours de la Régence! On tremble donc avec raison en pensant jusqu'où tout cela peut porter.

Aveu célèbre du Parlement, par la bouche du premier président de la Vacquerie y séant, de l'entière incompétence de cette compagnie de toute matière d'État et de gouvernement.

Je proposai donc à M. le duc d'Orléans de ne s'y pas commettre, et de prendre un autre tour. Je lui fis observer qu'il ne s'étoit fait au Parlement que les deux dernières régences. On n'y avoit jamais songé auparavant. Le duc d'Orléans[1], dépité de voir la régence entre les mains de Mme de Beaujeu, femme du frère du duc de Bourbon connétable de France[2], et sœur fort aînée de Charles VIII, pendant sa minorité, tenta la voie de se plaindre, et de demander au Parlement justice du tort qu'il prétendoit être fait à son droit sur la régence. La réponse célèbre que le premier président de la Vacquerie lui fit en plein Parlement n'est ignorée de personne, et se trouve la même dans toutes les Histoires : « La cour, lui dit ce magistrat, n'est établie que pour juger, au nom et à la décharge du Roi, les procès entre ses sujets, et nullement pour se mêler d'aucune affaire d'État ni du gouvernement, où elle n'a pas droit d'entrer, sinon par un commandement exprès de Sa Majesté. » Le duc d'Orléans, lors héritier présomptif

1. Louis, duc d'Orléans, plus tard Louis XII. Saint-Simon a déjà raconté l'anecdote qui va suivre, dans le tome XXV, p. 249-250.

2. Anne de France, fille de Louis XI, avait épousé Pierre de Bourbon, seigneur de Beaujeu, frère du connétable Jean II, duc de Bourbon : tome IV, p. 42.

de la couronne, et qui y succéda à Charles VIII sous le nom de Louis XII, ne put tirer autre chose du Parlement. Il prit les armes[1] ; il n'y fut pas heureux ; Mme de Beaujeu demeura régente sans question ni difficulté, et son administration fut bonne et heureuse jusqu'à la majorité de Charles VIII. Je passe Mme d'Angoulême[2], qui n'a été régente que pendant deux absences du roi François Ier, son fils, qui l'établit en partant, et la reine Marie-Thérèse, que le Roi établit deux fois régente en partant pour ses conquêtes[3]. Ainsi, jusqu'à la mort d'Henri IV, nulle mention du Parlement à cet égard.

Deux uniques et modernes exemples de régences faites au Parlement. Causes de cette nouveauté.

Personne n'ignore de quelle manière le parricide[4] fut commis, ni les ténèbres qui ont couvert un si grand crime. Il est difficile aussi de se refuser d'en deviner la cause que ces ténèbres même indiquent, et que les Histoires et les Mémoires de ces temps-là font sentir, et[5] même quelque chose de plus. Cette remarque étoit nécessaire ; on s'en contentera. Le cas étoit unique. Le Roi mort à l'instant, au milieu des seigneurs qui étoient dans son carrosse, qu'ils firent retourner au Louvre avec le corps du Roi, peu de grands à Paris, le prince de Condé hors du Royaume, le comte de Soissons chez lui[6], mécontent de ce qui s'étoit passé sur la duchesse de Vendôme[7] au couronnement de la Reine[8], l'intérieur intime du Louvre

1. Le mot *armes*, sans doute oublié, a été ajouté sur la marge à la fin d'une ligne.

2. Louise de Savoie, duchesse d'Angoulême : tome IV, p. 43.

3. En 1668 et 1672.

4. C'est-à-dire l'assassinat de Henri IV.

5. Les mots *font sentir et* sont en interligne, au-dessus d'*indiquent*, biffé.

6. Henri II de Bourbon, prince de Condé, et Charles de Bourbon, comte de Soissons.

7. Françoise de Lorraine-Mercœur, qui avait épousé en juillet 1609 César, duc de Vendôme, bâtard de Henri IV ; elle mourut le 8 septembre 1669.

8. Le dissentiment venait de ce que le comte de Soissons, prince du sang de la branche de Condé, s'était offusqué de ce que Henri IV

peu étonné et gardant[1] moins que médiocrement les bienséances, tout occupé d'assurer toute l'autorité à la Reine pour établir la leur et leur fortune, cette princesse élevée au-dessus de toute foiblesse, et sans distraction sur tout ce qui pouvoit établir[2] sa pleine et entière régence, on courut au Parlement pour avoir un lieu public et solennel et un corps intéressé à soutenir ce qui se feroit dans son sein, un corps encore qu'on avoit à ménager par d'autres raisons plus ténébreuses et qui n'étoient pas moins importantes. Le duc d'Épernon[3] environna de son infanterie le dehors et le dedans des Grands-Augustins, où le Parlement tenoit ses séances depuis que le Palais étoit occupé des préparatifs qui s'y faisoient pour les fêtes qui devoient suivre le couronnement de la Reine. Tout cela se fit sur-le-champ. M. de Guise[4] et lui entrèrent en séance, et la Reine y fut aussitôt déclarée régente[5], en présence de trois ou quatre autres pairs ou officiers de la couronne, qui y arrivèrent l'un après l'autre. Le murmure fut grand d'une nouveauté si subite et si précipitée ; force mouvements ranimés par la prompte arrivée et les plaintes de M. le comte de Soissons, et depuis encore par le retour du prince de Condé et ses prétentions. Mais la chose étoit faite, et la déprédation des trésors d'Henri IV, déposés à la Bastille pour l'exécution de ses grands desseins, et la guerre de Clèves[6], achevèrent

avait décidé que la duchesse de Vendôme porterait, au couronnement de Marie de Médicis, une robe semée de fleurs de lys comme les princesses du sang (*Mémoires du cardinal de Richelieu*, édition de la Société de l'histoire de France, tome I, p. 60).

1. Ce mot surcharge un autre mot illisible.
2. Avant *establir*, il y a *asseurer*, biffé.
3. Jean-Louis de Nogaret de la Valette.
4. Charles de Lorraine.
5. *Mémoires de Richelieu*, tome I, p. 55-60.
6. Saint-Simon veut parler de l'expédition faite en Allemagne en 1610 par l'armée française commandée par le maréchal de la Châtre, pour régler la succession du duché de Clèves.

d'affermir l'autorité de la Régente, ou plutôt des gens qui la gouvernoient. C'est le premier exemple d'une régence faite au Parlement. On laisse à juger et des causes, et de la manière, et du droit qu'il peut avoir acquis au Parlement.

Le second exemple est tout de suite, lorsque la mort la plus sainte et la plus héroïque couronna la vie la plus illustre et la plus juste, et en fit à tous les rois la plus sublime leçon. La valeur de Louis XIII, si utilement brillante lors du malheur de Corbie, aux îles de la Rochelle, au siège de cette ville et à tant d'autres exploits, au célèbre Pas-de-Suse, en Roussillon et partout[1], où sa conduite ne fut pas moins admirable ; la sagesse de son gouvernement, le discernement de ses choix, l'équité de son règne, la piété de sa belle vie[2], tant de vertus enfin si relevées[3] par sa rare modestie, et le peu qu'il comptoit tout ce qui n'est point Dieu ; ses[4] victoires, ses succès, qui arrêtèrent ceux de la maison d'Autriche, et qui anéantirent le parti protestant, qui faisoit un État dans l'État, au point[5] que le Roi son fils n'a plus eu besoin que de la simple révocation d'un édit pour le proscrire ; l'utile[6] protection donnée à ses alliés, et sa fidélité de ses traités, tant de grandes choses n'avoient pu le préserver des malheurs domestiques, augmentés sans cesse par vingt ans de stérilité[7] de la Reine. Arrivé lentement à sa fin, pour le malheur de la France et de l'Europe entière, à un âge qui n'est souvent que la moitié de celui des hommes, il

1. Les mots *en Roussillon et partout* ont été ajoutés en interligne.

2. *Belle vie* est en interligne, à la suite de *vie,* biffé, et au-dessus de *conduitte,* également biffé.

3. *Relevés* corrigé en *relevées.*

4. Avant *ses victoires*, il y a *enfin,* biffé.

5. Les neuf derniers mots, depuis *qui faisoit,* ont été ajoutés en interligne.

6. *L'utile* surcharge *la,* et, plus loin, *donnée à* est en interligne au-dessus de *de,* biffé.

7. Saint-Simon a biffé une *s* mise par mégarde à la fin de ce mot.

ne la regarda que comme sa délivrance pour s'envoler à son Dieu, et il profita de la tranquillité, de[1] la paix, de la liberté de l'esprit que lui conserva si parfaitement ce Dieu de justice et de miséricorde, pour se rendre plus digne d'aller à lui par les ordres si judicieux[2] que la sagesse, l'expérience[3] et la connoissance des choses et des personnes lui firent dicter au milieu des douleurs de la mort sur tout ce qu'il crut possible et[4] nécessaire de régler pour l'administration de l'État après lui, et balancer au moins avec prudence et harmonie ce qui ne pouvoit être remis en d'autres mains. Tout donné ce qui étoit vacant, tout réglé ce qui étoit à faire après lui, il le voulut rendre public, et le consacrer, pour ainsi dire, par le consentement des personnes les plus proches comme les plus intéressées, et par l'approbation[5] de tout ce qu'il put assembler de grands et de personnes considérables de sa cour, et de gens graves tels que son Conseil et les principaux magistrats. Tous admirèrent tant de présence d'esprit, de sages combinaisons, de sagacité et de prudence ; tous en furent pénétrés. La Reine promit solennellement de s'y conformer. Monsieur ensuite et Monsieur le Prince, et tous ceux qui étoient nommés pour former le Conseil. La Reine et ceux qui la gouvernoient n'en furent[6] pas moins effrayés des contre-poids établis à l'autorité de sa régence. Monsieur, foible, facile[7], de tout temps lié avec la Reine,

1. Avant ce *de*, il y a un *et* biffé.
2. Le manuscrit porte *les odre si judicieux*.
3. Il y a un *et* biffé encore avant ce mot.
4. Cet *et* a été répété en interligne par Saint-Simon, quoiqu'il existât déjà dans la ligne.
5. *L'approbation* corrige par surcharge *le consentem*[t].
6. Il y a *fut* dans le manuscrit ; mais, trois mots plus loin, Saint-Simon a corrigé *effrayée* en *effrayés*.
7. Le cardinal de Retz, dans ses *Memoires* (édition des Grands écrivains, tome II, p. 175), a caractérisé avec vigueur cette faiblesse de Gaston d'Orléans : « Comme elle régnoit dans son cœur par la frayeur et dans son esprit par l'irrésolution, elle salit tout le cours de sa vie.

jusque dans tous ses écarts, pris sur-le-champ au dépourvu sans le secours de ceux qui le conduisoient, se laissa enchanter aux flatteries de la Reine, et crut n'être que plus puissant en serrant son union avec elle par le sacrifice de sa part de l'autorité que lui avoit donnée la disposition dont on vient de parler. Lui gagné, Monsieur le Prince, attaqué tout de suite par la Reine et par Monsieur, n'osa résister et céda ; à ces si principaux exemples, tout le Conseil renonça tout de suite, chacun à sa voix nécessaire, délibérative, inamissible[1], et, une heure après la mort du Roi tout au plus, tout ce qu'il avoit si sagement prévu et fait se trouva renversé, et l'autorité entière et absolue dévolue à la Reine privativement à tous[2]. C'est là un grand pas de fait ; mais l'embarras fut que la disposition avoit été rendue publique, et lue tout haut en présence du Roi et de tous ceux qui ont été nommés, et approuvée et ratifiée de tous. Cette publicité ne se pouvoit détruire que par une autre. Le Parlement, qui y avoit été mandé, y avoit eu la même part par ses principaux magistrats. On craignit les mouvements de cette Compagnie, et, à son appui, le repentir de Monsieur et de Monsieur le Prince. On voulut donc ménager et flatter le Parlement[3] pour lever tout obstacle. Le dernier exemple autorisoit l'imitation et frayoit le chemin. Dès l'après-dînée, car le Roi mourut dans la fin de la matinée, on pra-

Il entra dans toutes les affaires, parce qu'il n'avoit pas la force de résister à ceux qui l'y entraînoient pour leurs intérêts ; il n'en sortit jamais qu'avec honte, parce qu'il n'avoit pas le courage de les soutenir. »

1. Ce mot était déjà admis par le *Dictionnaire de l'Académie* de 1718, qui ajoute cependant qu'il n'avait d'usage que dans la locution *grâce inamissible*.

2. Il est certain que, dans le lit de justice dont Saint-Simon va parler ci-après, le duc d'Orléans et le prince de Condé renoncèrent aux droits que leur conférait le testament de Louis XIII ; mais la scène particulière dans laquelle Anne d'Autriche aurait décidé ces deux princes à cette renonciation, n'a été racontée par aucun contemporain.

3. L'abréviation *Plt* surcharge *par*.

tiqua le Parlement ; on le brigua toute la nuit, et, le lendemain matin, la Reine, accompagnée de Monsieur et de Monsieur le Prince, des pairs et des officiers de la couronne[1], vint de Saint-Germain droit au Parlement. Ils y déclarèrent la cession qu'ils faisoient à la Reine de l'autorité qu'ils avoient reçue de la disposition du feu Roi, pour la lui laisser à elle seule toute entière, que le Conseil nommé par feu le Roi en faisoit de même, et la régence fut ainsi faite et déclarée au Parlement[2] à ces conditions, dont la France ne s'est pas mieux trouvée, et qui se sentira peut-être encore longues et cruelles années des pestifères[3] maximes et de l'odieux gouvernement du cardinal Mazarin.

Raisons de se passer du Parlement pour la régence, comme toujours avant ces deux derniers exemples.

Deux reines étrangères d'inclination, et de principes fort éloignés des maximes[4] françoises pour le gouvernement de l'État et des vues si saines des rois leurs maris, dont elles ne regardèrent la perte que par le seul objet de leur grandeur personnelle[5], dont elles étoient de longue main toutes occupées, que la dernière à la vérité n'a dû au moins qu'à la nature[6], Marie dominée par Conchine et sa femme[7], Anne par Mazarin, Italiens de la dernière bassesse, et qui ignoroient jusqu'à notre langue, qui ne soupiroient qu'après le timon de l'État, dont ils se saisi-

1. Les mots *des Pairs et des Off. de la couronne* ont été ajoutés en interligne, ainsi que *de S. Germain droit.*

2. Mme de Motteville (*Mémoires,* tome I, p. 100-107) a raconté cette scène ; voyez aussi l'ouvrage de Chéruel, *Histoire de France pendant la minorité de Louis XIV,* tome I, p. 57-66, où est donné un récit complet d'après tous les Mémoires du temps.

3. Le *Dictionnaire de l'Académie* de 1718 dit que cet adjectif était un « terme dogmatique » et n'en indique pas l'emploi au figuré.

4. *Maximes* corrige *pr[incipes].*

5. L'adjectif *personelle* a été ajouté en interligne.

6. Saint-Simon veut dire qu'Anne d'Autriche n'a dû sa régence qu'à la mort naturelle de Louis XIII, tandis qu'un crime avait procuré celle de Marie de Médicis.

7. Concino Concini, maréchal d'Ancre, et sa femme Léonora Galigaï (tomes II, p. 30, et XXIII, p. 211, et ci-dessus, p. 4).

rent tout aussitôt, et à qui il n'importoit comment ni à quel titre, il n'est pas surprenant que, méprisant ce qu'ils ignoroient, c'est-à-dire toutes les formes, les usages, les règles, les droits, ils se soient jetés à corps perdu avec leurs reines à ce qui leur sembla assurer davantage l'autorité qui alloit faire le[1] fondement certain de la toute-puissance qu'ils[2] s'étoient bien promis de saisir, surtout avec les raisons qu'on a vues dans la première de s'assurer du Parlement, et dans l'autre de le ménager[3].

M.[4] le duc d'Orléans ne se trouvoit pas en ces termes. Rien à couvrir par les ténèbres, ni fils de France ni prince du sang avec qui lutter, point d'indignes et de vils étrangers à faire régner, point de foiblesse de sexe à étayer, nul usage utile à faire de l'appui du Parlement, et tout au contraire à en craindre par les noirs artifices du duc du Maine et les manéges de son premier président, appuyés des dispositions du Roi et de l'intérêt du Parlement à s'arroger la fonction de modérateur[5] et de juge, de nourrir la division, de semer les occasions de s'y faire valoir, et d'usurper cette autorité de tuteurs des rois si destituée de tout fondement, et, tant qu'ils ont pu, si hardiment tentée, sur laquelle on verra dans la suite jusqu'à quel point ils osèrent la porter, faire repentir le Régent de sa mollesse, et le forcer à briser périlleusement sur leur tête le joug que peu à peu il s'étoit laissé imposer. Je le fis souvenir de ce que tous nos Rois, jusqu'à Louis XIV inclusivement, avoient montré de fermeté toutes les fois que le Parlement avoit osé vouloir passer ses bornes du jugement des procès et des enregistrements d'édits et d'ordonnan-

1. Avant *le*, il a biffé *leur puissance*.
2. Il y a *qui*, et non *qu'ils*, dans le manuscrit.
3. Phrase embrouillée et incorrecte.
4. Ici l'écriture change, indiquant un arrêt dans le travail.
5. Dans le tome XXV, p. 323-324, il avait dit que le Parlement s'attribuait le rôle de « tuteur des rois mineurs et de modérateur des rois majeurs ».

ces, et leur avoient déclaré que la connoissance de rien de ce qui étoit au delà n'étoit de leur compétence. Je lui remis cette vérité, dont jusqu'à présent le Parlement n'a osé disconvenir, que, s'il est arrivé quelquefois que des matières plus hautes que les procès des particuliers, ou des enregistrements qui avoient quelque chose de plus que l'*ut notum sit* pour y conformer les jugements, avoient été traitées au Parlement par la volonté ou la permission du Roi, c'étoit sa présence et des grands qui l'accompagnoient, ou, en son absence, celle des pairs qui y étoient mandés par le Roi, qui donnoit toute la force, à l'ombre desquels les magistrats du Parlement y opinoient; chose tellement certaine, que leur présence a toujours été[1] nécessairement énoncée dans l'arrêt qui s'y rendoit, par ces termes consacrés : la cour *suffisamment garnie de pairs,* si essentielle au jugement même du Parlement, que toutes les fois qu'il y a[2] eu des troubles où le Parlement s'étoit laissé entraîner, comme sous la dernière régence, il ne s'étoit point fait de délibération au Parlement, concernant ces affaires, que le Parlement lui-même n'envoyât prier les pairs, et quelquefois mêmeles officiers de la couronne qui se trouvoient à Paris, d'y venir assister. Il résulte de cette vérité que ceux qui ne peuvent connoître d'aucune matière d'État, et[3] de leur propre aveu, sans la présence des pairs qui leur en communique la faculté (on parle ici de l'usage reçu, non du droit que les magistrats auroient peine à prouver), ne sont pas nécessaires à aucune sorte de délibération ni de sanction d'État, et que ceux-là seuls de la présence desquels ils tirent cette faculté, qu'ils conviennent n'avoir point en leur absence, peuvent en tout droit délibérer sans eux, et faire toute

1. Les mots *a toujours* ont été ajoutés à la fin d'une ligne, et *esté* est en interligne au commencement de la suivante, au-dessus d'*estoit,* biffé.

2. *Avoit* corrigé en *a.*

3. L'abréviation d'*et* surcharge une *s.*

sanction d'État. L'unique objection qui se pourroit faire pour éblouir, mais sans aucune solidité, c'est que, les matières et les sanctions d'État s'étant souvent trouvées mêlées de jurisprudence et de matières légales, comme les confiscations des grands fiefs, leur réunion à la couronne par forfaiture, comme il est arrivé des anciennes pairies possédées par les rois d'Angleterre et par l'empereur Charles V[1], ces matières avoient été traitées au Parlement pour en éclairer les pairs, le Roi même, et les officiers de la couronne qui l'y accompagnoient, ce qui ayant ouvert la bouche aux magistrats du Parlement pour opiner sur ces matières, leur en avoit donné l'usage en d'autres moins mêlées des lois, lorsque le Roi y avoit fait assembler les pairs pour les y traiter comme en lieu naturellement[2] public ; mais cette réponse, telle qu'elle puisse être, ne répond pas au principe dont le Parlement convient, et ne lui donne pas un caractère qu'il n'a pas par lui-même ; il reste toujours vrai qu'il n'est admis à délibérer sur ces matières que par la présence des pairs, que leur absence l'en rend incompétent. Donc il en est par soi-même incapable, et les pairs seuls et les officiers de la couronne uniquement capables et compétents par eux-mêmes, d'où il se conclut qu'il n'est nul besoin du Parlement pour faire ou déclarer une régence, comme il n'a pas été question de cette Compagnie pour aucune des régences qui depuis tous les temps ont précédé celle de la minorité de Louis XIII, et qu'elles ne se doivent faire et déclarer que par tous les pairs nés, [les] autres pairs et les

1. Les duchés de Normandie et de Guyenne avaient été possédés longtemps par les rois d'Angleterre ; la Normandie leur fut enlevée par Philippe Auguste, et ils ne furent chassés définitivement de Guyenne qu'en 1453. Quant à Charles-Quint, il possédait le comté de Flandre et une partie du duché de Bourgogne (la Franche-Comté) comme petit-fils de Marie de Bourgogne, fille et héritière de Charles-le-Téméraire.

2. Avant cet adverbe, Saint-Simon a biffé un premier *public*.

officiers de la couronne, privativement à qui que ce soit.

Que, si les rois ont été au Parlement déclarer leur majorité, ou, étant majeurs, aussitôt après leur avénement à la couronne, cet ancien usage n'a rien de commun avec ce qui vient d'être dit sur les régences. Une longue prescription, fondée sur la sagesse et le bien de l'État à prévenir les troubles qui, dans l'étourdissement que cause toujours la mort d'un roi, naîtroient[1] aisément des prétentions à la régence, en a établi le droit au plus proche du sang du Roi mineur, mâle ou femelle, encore que celles-ci soient exclues[2] de la couronne ; mais cela même rend témoignage que la régence n'est pas comme la couronne, et qu'elle étoit déférée par l'avis des grands qui renfermeroit un jugement ; au lieu que la séance du Roi au Parlement, dès qu'il est parvenu majeur à la couronne, ou pour y déclarer sa majorité, s'il étoit mineur, n'a pour objet aucun jugement à rendre ni réel, ni fictif, comme est l'objet de faire et de déclarer une régence, parce que la faire étoit un jugement réel autrefois, dont on retient l'image, et la déclaration, déclarer le jugement rendu de[3] l'adjudication de la régence. Cette première séance du Roi au Parlement, soit majeur en succédant à la couronne, soit mineur qui y vient déclarer sa majorité, n'est donc autre chose que de venir au lieu public, et le plus solennellement destiné à rendre à ses sujets la justice en son nom, pour y faire publiquement et solennellement sa fonction de juge unique et suprême de tous ses sujets, de qui émane le pouvoir de juger à tous les divers degrés de jurisdictions et de juges de son suprême fief, qui est son royaume, à cause de sa couronne et de son caractère royal, qui est unique en sa personne. Cette séance, où assistent les pairs, et où le Roi est suivi des officiers de la couronne, n'est donc en

1. *Naistroit* corrigé en *naistroient*.

2. Ici le manuscrit porte encore *exclues*, comme ci-dessus, p. 92 : voyez la note 4 de la page 190 de notre tome XXVI.

3. Le mot *de* est en interligne au-dessus de *sur*, biffé.

soi qu'une pure cérémonie sans délibération sur rien par elle-même, ni matière aucune de jugement. Le Roi y reçoit les hommages de la personne qui a exercé la régence, et qui lui remet toute l'autorité que sa minorité l'empêchoit d'exercer par lui-même, offre de lui rendre compte de l'administration[1] qu'elle a eue entre les mains quand il lui plaira de le recevoir, si c'est un roi mineur qui déclare sa majorité, puis les hommages collectifs de tous. Que si, à cette occasion, il se met quelque matière en délibération fictive ou effective, cela retombe dans les cas qui viennent d'être dissertés, et ne tient que par hasard à la cérémonie.

Observation à l'occasion de la majorité de Charles IX et de l'interprétation de l'âge de la majorité des rois.

Je fis observer à M. le duc d'Orléans la jalousie, l'attention toujours vigilante du Parlement à prétendre, à entreprendre, et à créer à son avantage quelque chose de rien, par ce qui arriva à la majorité de Charles IX[2]. Il ne s'y agissoit pas, comme dans les autres, d'une simple cérémonie telle qu'elle vient[3] d'être expliquée. La loi faite par Charles V pour la fixation de l'âge de la majorité des rois, et par les grands qui l'approuvèrent, avoit toujours été entendue et pratiquée suivant son sens naturel de quatorze ans accomplis, quoique le terme *accomplis* n'y fût pas exprimé[4]. Sans allonger ce récit de ce que[5] personne n'ignore de l'histoire de ces temps difficiles, Catherine de

1. Saint-Simon a écrit *l'admistration*, et, plus loin, le mot *a*, oublié, a été ajouté en interligne.

2. Il a déjà parlé, avec moins de détails, de la proclamation de la majorité de Charles IX dans le tome XXV, p. 251.

3. Le *v* de *vient* surcharge un *d*.

4. En effet les termes de l'ordonnance fameuse de Charles V, rendue au Bois-de-Vincennes en août 1374, étaient un peu ambigus. Le Roi décidait que les rois mineurs, *annum quartum decimum ætatis suæ attingentes*, devaient avoir le gouvernement et l'administration du royaume, et, plus loin il disait encore : *in dicto anno quarto decimo*, ce qui pouvait plutôt s'entendre de la quatorzième année, entre treize et quatorze ans.

5. Ce *que* est en interligne.

Médicis, bien assurée de gouverner toujours, avoit intérêt que la minorité de Charles IX finît, et il étoit encore éloigné de plusieurs mois des quatorze ans accomplis. Elle voulut donc faire interpréter la loi de Charles V à quatorze ans commencés[1]. La cour étoit en Normandie, et les affaires ne lui permettoient pas de la quitter. Elle mena donc Charles IX, suivi des pairs et des officiers de la couronne qui s'y trouvèrent, au parlement de Rouen, où la loi de Charles V fut interprétée comme elle le desiroit, et Charles IX déclaré majeur, ce qui pour l'âge[2] a été suivi en toutes les majorités depuis. Le parlement de Paris jeta les hauts cris, députa vers le Roi et la Reine, prétendit qu'un tel acte ne pouvoit être fait dans un autre parlement. On se moqua d'eux. La Reine leur répondit que la cour des pairs n'étoit aucun parlement, mais le lieu, tel qu'il fût, où le Roi[3] se trouvoit, et où il lui plaisoit d'assembler les[4] pairs. La maxime est si vraie que, sans la circonstance de ces temps si difficiles, où la Reine avoit besoin de tout, elle n'avoit que faire du parlement de Rouen pour une interprétation de la loi de Charles V, sur laquelle ce parlement ne put opiner que par la présence des pairs, comme il a été expliqué, lesquels seuls la pouvoient faire avec les officiers de la couronne; mais, comme il falloit en même temps déclarer le Roi majeur, qui est la simple cérémonie qui a été expliquée, qui ne se pouvoit faire qu'au parlement de Rouen, puisque le Roi étoit en cette ville, ce fut un véhicule pour y faire le tout ensem-

1. Elle y était autorisée d'ailleurs par le seul exemple qui se fût présenté depuis l'ordonnance de Charles V : Charles VIII, né le 30 juin 1470, régnant depuis le 30 août 1483 sous la régence de sa sœur Anne de Beaujeu, fut proclamé majeur dans l'assemblée des États généraux qui se tinrent à Tours du 15 janvier au 14 mars 1484, alors qu'il ne devait atteindre ses quatorze ans accomplis que le 30 juin suivant.

2. Les mots *p^r l'aage* ont été ajoutés en interligne.

3. *Le Roy* est en interligne, au-dessus d'*il*, biffé.

4. *Les* corrige *ses*.

ble. Le parlement de Paris se plaignit longtemps, sans pouvoir alléguer aucune raison, et il se tut enfin, quand il fut las de se plaindre, sans avoir reçu le moindre compliment.

Mesures et conduite à tenir pour prendre la régence.

Fondé sur des vérités si certaines et de si solides raisons, je proposai à M. le duc d'Orléans d'assembler tous les pairs et[1] les officiers de la couronne, aussitôt que le Roi sera mort, dans une des pièces de l'appartement de Sa Majesté, en rang et en séance, avec Monsieur le Duc, le seul des princes du sang en âge, le duc du Maine et le comte de Toulouse ; que là, tous assis et couverts, seuls dans la pièce, avec les trois secrétaires d'État au bas bout et derrière la séance vis-à-vis de lui[2], ayant une table garnie devant eux, car le Chancelier étoit le quatrième, Son Altesse Royale[3] fit un court discours de louange et de regrets du Roi, de la nécessité urgente d'une administration, de son droit à la régence, qui ne pouvoit être contesté, du soin qu'il auroit d'éclairer ses bonnes intentions par leurs lumières, et subitement les regarder tous en leur disant avec un air de confiance, mais d'autorité : « Je ne soupçonne pas qu'aucun de vous s'y oppose » ; se lever, gracieuser un chacun, les convier de se trouver l'après-dînée au Parlement, et, si le Roi mouroit le soir, ne faire cette assemblée que le lendemain matin, pour ne laisser pas la nuit au duc du Maine à cabaler le Parle-

1. Avant *et* Saint-Simon a biffé *les Ducs Vérifiés*.

2. Pour comprendre ce que Saint-Simon veut dire, il faut se rappeler que les séances des conseils formaient toujours un carré long ; au haut bout se tenait le Roi et à ses côtés en retour les princes, puis les autres membres par rang de dignité ou d'ancienneté, les derniers venus occupant le bas bout du carré. Il veut donc dire que les trois secrétaires seraient placés au bas bout, mais cependant derrière la partie de la séance qui ferait vis-à-vis au Régent.

3. Les mots *car le chancelier estoit le 4e S. A. R.* sont en interligne au-dessus d'*il* biffé. En effet le chancelier Voysin possédait la charge de secrétaire d'État de la guerre ; mais sa place, dans cette séance, aurait été avec les officiers de la couronne.

ment, et au premier président d'y haranguer. Arrivé droit au Parlement, lui dire qu'il vouloit, par l'estime qu'il avoit pour la Compagnie, sans rien de plus, leur venir faire part lui-même et se condouloir[1] avec eux de la perte que la France venoit de faire, et de la régence qui lui échéoit par le droit de sa naissance, et de les assurer du soin qu'il auroit de se faire éclairer de leurs lumières dans les besoins qu'il en auroit ; que, pour commencer à leur témoigner le desir qu'il en avoit, il leur communiquoit le plan qu'il estimoit le meilleur après M. le duc de Bourgogne, dans la cassette duquel il avoit été trouvé[2], et déclarer là les conseils sans nommer personne ; abréger matière, et finir la séance. Comme la régence étoit faite et déclarée avant que d'y entrer, les gens du Roi n'auroient point eu à parler, ni le Parlement à opiner ni rendre d'arrêt. Si M. du Maine s'étoit mis en devoir de parler, l'interrompre et lui dire que c'étoit à lui moins qu'à personne à vouloir contredire ce qui s'étoit[3] fait comme dans toutes les régences précédentes à celle[4] des deux dernières reines, dont le cas particulier de chacune d'elles demandoit la forme qu'elles avoient prise, qu'elle étoit trop nouvelle et trop différente de celle de tous les temps pour avoir la force de la changer par ces deux seuls exemples, et qu'après toutes les choses inouïes qu'il avoit obtenues, il devoit éviter avec soin de parler de ce qui étoit de règle, comme de ce qui n'y étoit pas, et sans attendre de réponse, lever la séance. Si le premier président avoit voulu parler sur la même chose, l'interrompre pareillement, lui dire qu'il marqueroit toujours au Parlement toute l'estime et

1. « *Se condouloir*, participer à la douleur de quelqu'un, témoigner qu'on prend part à son déplaisir. C'est le terme dont on se sert dans les visites qui se rendent pour les pertes que quelqu'un a faites. Il ne se met qu'à l'infinitif et est de peu d'usage » (*Académie*, 1718).

2. Tome XVII, p. 158, et ci-dessus, p. 9.

3. Il y a *c'estoit*, par mégarde, dans le manuscrit.

4. C'est-à-dire, ayant précédé celle.

la considération qu'il méritoit, mais qu'il ne croiroit jamais que l'équité et la sagesse de la Compagnie exigeât que ce fût aux dépens des droits[1] de sa naissance et de ceux à qui il s'étoit adressé[2], ni qu'elle pût prétendre que deux exemples uniques et modernes prescrivissent une règle ignorée jusque-là de toute l'antiquité ; et pareillement lever la séance. En se levant, passer les yeux sur tout le monde, et se faire suivre par tous les pairs, intéressés ainsi que les officiers de la couronne à soutenir ce qui s'étoit passé avec eux. Si le Roi avoit fait[3] des dispositions, ajouter qu'il auroit toujours tout le respect pour la mémoire du Roi, et tous les égards qu'il lui seroit possible pour ses volontés, mais que tous les siècles apprenoient que toute l'autorité personnelle des rois finissoit avec eux, qu'ils n'en ont aucune sur une régence dont personne ne peut prendre prétexte par sa naissance de partager l'autorité ; que ce seroit manquer à ce qu'il se doit à soi-même de souffrir que son honneur, sa fidélité pour la personne du Roi, son attachement au bien de l'État demeurassent soupçonnés, et par son propre aveu, en se soumettant à des dispositions inspirées par l'ambition de qui avoit voulu profiter de la foiblesse de l'âge et des approches de la mort ; que les dispositions si sages et si utiles de Charles V et de Louis XIII n'avoient eu aucun effet ; que celles de Louis XIV, qui étoit bien éloigné des circonstances qui avoient porté ces deux grands rois à les faire, ne[4] pouvoient donc être plus recommandables que les leurs, ni avoir un sort plus consistant ; qu'en un mot, celles de ces deux princes n'alloient qu'à maintenir le bon ordre et le repos de l'État ; que celles du Roi n'y pour-

1. *Des droits* surcharge *de sa*.

2. Et des droits de ceux à qui il s'étoit adressé, c'est-à-dire, des pairs et des officiers de la couronne.

3. *Fait*, oublié, a été ajouté en interligne.

4. Avant *ne*, Saint-Simon a biffé *qu'elles*, et, au-dessus d'*elles*, il avait d'abord écrit *les siennes*, qu'il a ensuite biffé.

roient mettre que du trouble, dont il n'est pas juste que l'État soit menacé ni travaillé pour l'ambition particulière de quelques-uns, et pour exécuter aveuglément les dernières volontés du Roi en matière d'État, quand celles de pas un de ses nombreux prédécesseurs qui en avoient[1] laissé n'avoient jamais été considérées un seul moment, et étoient tombées avec eux. Cela dit, lever la séance.

Je représentai[2] à M. le duc d'Orléans que, s'il avoit affaire à un duc de Guise pour l'ambition, le duc du Maine n'avoit ni le parti ni les soutiens étrangers, ni le personnel des Guises ; que c'étoit un homme timide, à qui il falloit imposer, et à son premier président tout d'abord ; que cela seul les feroit trembler, et que, dans le très peu de gens sur lesquels ce fantôme de Guise[3] se flattoit de pouvoir compter dans le décri[4] où étoit sa personne, et l'indignation publique de tout ce à quoi il étoit parvenu, il n'y en auroit aucun qui, sur un appui aussi odieux et aussi frêle, osât lever la tête contre un régent unique en sa naissance, dont la valeur étoit connue, et qui savoit montrer le courage d'esprit que je lui conseillois, et la fermeté qui seroit son salut, et qui fonderoit sa gloire et son autorité entière et paisible pour tout le cours de sa régence ; que le Parlement, adroit à se prévaloir de tout, mais n'ayant personne pour soi par l'intérêt des pairs et des officiers de la couronne, qui se trouveroient engagés d'honneur par ce qui se seroit passé le matin avec eux sur la régence à Versailles, sentiroit promptement son impuissance et l'embarras du fonds et de la forme : du fonds, d'ériger en loi, lui tout seul, deux exemples récents con-

1. Cet *avoient* est en interligne, au-dessus d'un premier *avoient*, biffé.

2. Saint-Simon avait écrit *reprentay*, qu'il a mal corrigé en ajoutant *sen* en interligne.

3. Les mots *ce fantosme de Guise* sont en interligne, au-dessus d'*il*, biffé.

4. « *Décri*, signifie figurément perte de réputation et de crédit » (*Académie*, 1718).

traires à tous ceux qui les avoient précédés, et deux exemples singuliers par leurs circonstances et les conjonctures, et de se roidir à faire passer en règle les dispositions de Louis XIV, odieuses par elles-mêmes, contre l'exemple constant de toutes les autres dispositions pareilles, dont pas une n'avoit eu le moindre effet, quoique si sages et si nécessaires ; de la forme, par leur incompétence, reconnue par eux-mêmes, de délibérer, encore moins de statuer rien en matière d'État qu'avec les pairs et par[1] leur présence et concours, et mandés pour ce par le Roi, ou en minorité par le Régent ; et si, dans des temps de troubles, le Parlement, entraîné dans la cour, avoit quelquefois voulu entreprendre de se mêler d'affaires d'État ou[2] de gouvernement, ce n'avoit jamais été qu'au moyen et à l'ombre de la présence des pairs, et quelquefois des officiers de la couronne, qu'il envoyoit convier d'y venir prendre leurs places, chose qui n'étoit pas à craindre en cette occasion, par l'intérêt des pairs et des officiers de la couronne de ne se prêter pas au dessein de détruire leur droit autant qu'il étoit en eux, et leur ouvrage, pour soumettre l'un et l'autre aux magistrats, qui n'en avoient aucun ; que[3], pour quelques-uns d'eux qui, en très-petit nombre, se trouveroient nommés dans les dispositions, la jalousie du grand nombre qui n'y auroit point de part l'empêcheroit de se prêter à soutenir cette disposition et les entreprises du Parlement contre eux-mêmes, encore moins que la déclaration des conseils, sans nommer personne, leur montreroit un bien plus grand nombre de places considérables à remplir, et à y succéder par vacance, que les dispositions du Roi n'en auroient établi, dont l'espérance encore les retiendroit tous, et le choix

1. *Par* est en interligne, au-dessus d'*en*, biffé, et, plus loin, les mots *et concours* ont été aussi ajoutés en interligne.

2. *Ou* en interligne, remplaçant *et* biffé, et, plus loin, *quelquefois* est aussi en interligne.

3. Après ce *que*, il y a un *de*, biffé.

achèveroit de les attacher à lui ; enfin que je m'attendois bien aux plaintes du Parlement, mais qu'elles seroient si semblables à celles qu'il fit sur la majorité de Charles IX et l'interprétation de la loi de Charles V faite au parlement de Rouen[1], que je comptois aussi que l'effet et la fin en seroit toute pareille[2], ce qui diminueroit d'autant le nom, le crédit, l'autorité du Parlement, à l'augmentation du pouvoir du Régent et rendroit cette ardente Compagnie d'autant plus retenue à entreprendre.

Conduite à tenir sur les dispositions du Roi indifférentes, et sur le traitement à faire à Mme de Maintenon.

J'ajoutai un détail des pairs et des officiers de la couronne qui le devoit bien rassurer, outre l'esprit qui régnoit alors si peu favorable aux bâtards, par conséquent aux dispositions que le Roi ne pourroit avoir faites qu'en leur faveur. Je fus d'avis que, sur tout ce qui ne toucheroit ni l'État ni le gouvernement en aucune sorte, M. le duc d'Orléans se fît honneur d'en faire un entier[3] à ces mêmes dispositions du Roi, non pas comme faisant loi et par nécessité de les suivre, mais par un respect volontaire et bienséant, par sa propre autorité à lui, et pour s'éloigner de la bassesse de porter des coups au lion[4] mort. Par la même raison, je fus d'avis que Mme de Maintenon jouît pleinement et son Saint-Cyr, de tout ce que ces dispositions auroient fait en leur faveur, et que s'il n'y en avoit point, que toute liberté lui fût laissée de se retirer où elle voudroit, et que rien de pécuniaire qu'elle desireroit ne lui fût refusé. Il n'y avoit plus rien à craindre de cette fée presque octogénaire ; sa puissante et pernicieuse baguette étoit brisée ; elle étoit redevenue la vieille Scarron. Mais je crus aussi qu'excepté liberté et le pécuniaire personnel, tout crédit et toute sorte de considéra-

1. Ci-dessus, p. 107.

2. Remarquer l'accord du verbe et de l'adjectif complément avec le dernier mot du sujet seulement; on en trouvera un autre exemple à la fin de la présente page.

3. C'est-à-dire de faire complètement honneur à ces dispositions, de les exécuter entièrement.

4. Écrit ici *lyon*, comme le nom de ville.

tion lui devoit être soigneusement ôtée et refusée[1]. Elle avoit mérité bien pis de l'État et de M. le duc d'Orléans.

Prévoyances à avoir.

Parmi ces mesures, je n'oubliai pas celles que, dispositions du Roi faites ou non, la prudence devoit inspirer. C'étoit de s'assurer du régiment des gardes, ce qui étoit fort aisé avec le duc de Guiche pour de l'argent[2]. Contades, qui le gouvernoit et qui de plus étoit fort accrédité dans le régiment, étoit honnête homme et bien intentionné, et depuis longtemps je m'étois attaché à gagner Villars qui n'étoit qu'un avec Contades, et qui avoit son crédit personnel sur le duc de Guiche. J'ai déjà parlé de ces deux hommes[3]. S'assurer de Reynold, colonel du régiment des gardes suisses[4], le premier et le plus accrédité de ce corps, et qui le menoit, fort homme d'honneur, et peu content en secret du joug du duc du Maine; s'attacher Saint-Hilaire[5], qui pour l'artillerie étoit au même point que Reynold dans les Suisses, et ne pas négliger d'Argenson (tout cela fut fait[6]), et avec cela rien à craindre dans Paris,

1. Ces deux participes sont bien au féminin dans le manuscrit.

2. Voyez ci-dessus, p. 48.

3. Tome XXVI, p. 350 et 360.

4. François de Reynold, d'une famille du canton de Fribourg, dont plusieurs membres avaient été au service de France, avait commencé par servir comme lieutenant dès 1653 dans la compagnie des gardes suisses que commandait son père; il eut une compagnie en 1657, après avoir fait campagne en Picardie. En janvier 1689, le Roi le nomma lieutenant-colonel de ce régiment. Devenu brigadier en mars 1690, il obtint un régiment suisse de son nom le 30 septembre de la même année. Il passa maréchal de camp dans la promotion du 3 janvier 1696, et lieutenant général en décembre 1702; dans le courant du mois de juin de la même année 1702, le Roi l'avait désigné comme colonel du régiment des gardes suisses. Il ne fit plus campagne après 1703; en septembre 1715, le Régent le choisit pour siéger au conseil de la guerre et le nomma grand croix de Saint-Louis le 10 mai 1718. Il mourut le 4 décembre 1722, âgé de plus de quatre-vingts ans.

5. Armand de Mormès de Saint-Hilaire, lieutenant général de l'artillerie : tome XVI, p. 298 et 679.

6. Nous plaçons entre parenthèses cette courte phrase qui indique

ni du Parlement, qui se trouveroit environné du régiment des gardes quand le Régent y[1] iroit. Rien à faire dans les provinces, où personne n'avoit d'autorité, qui[2] toutes étoient indignées de la grandeur des bâtards et qui n'oseroient branler. Pour les frontières, du Bourg, qui commandoit en Alsace, étoit honnête homme, sans liaisons de cour, qui vouloit le bâton de maréchal de France, qu'il avoit bien mérité et qui lui viendroit bien plus naturellement par le Régent que par des troubles ; ainsi des vues et de la situation des autres principaux des frontières. Il ne restoit donc qu'à avoir du courage, de la suite, du sens froid, un air de sécurité, de bonté, mais de fermeté, et de marcher tranquille et tête levée aussitôt que la mort du Roi ouvriroit cette grande scène.

Foiblesse de M. le Duc d'Orléans à l'égard du Parlement.

Je m'aperçus aisément que M. le duc d'Orléans étoit peiné de trouver tant d'évidence aux raisons dont j'appuyois la proposition que je lui faisois de se passer du Parlement pour sa[3] régence. Il m'interrompit souvent dans les diverses conversations qui roulèrent là-dessus ; il avouoit que j'avois raison; mais il ne pouvoit ni contester mon avis ni s'y rendre, quoiqu'il ne le rejetât pas. Il falloit, pour l'embrasser utilement, plus de nerf, de résolution et de suite que la nature n'en avoit mis en lui, plus savoir payer d'autorité, de droit, d'assurance par soi-même, et sur le pré[4], et vis-à-vis des gens, et sans secours d'autrui, qu'il n'étoit en lui de le faire. Je me contentai de lui inculquer ce que je pensois, et les raisons de se conduire comme je le pensois, à diverses reprises, sans le presser au delà de ce qu'il en pouvoit porter. Sa

que Saint-Simon écrit après les événements, quoiqu'elle soit seulement entre virgules dans le manuscrit.

1. Cet *y* a été ajouté en interligne.

2. Avant *qui*, il y a un *et*, biffé.

3. Les mots *p^r sa* surchargent *sur*.

4. On disait « *se trouver sur le pré* pour dire se trouver au lieu d'un combat singulier » (*Académie*, 1718). Saint-Simon compare à un duel les circonstances dans lesquelles se trouverait le Régent.

défiance, qui n'avoit point de bornes, m'arrêta dans celles-ci. Je crus voir qu'elle venoit au secours de sa foiblesse, et que, pour se la cacher à lui-même, il se persuada que je voulois me servir de lui en haine du Parlement, par rapport à l'affaire du bonnet, et revendiquer le droit des pairs par rapport à la régence sur l'usurpation moderne du Parlement. L'expérience de ce qui s'y passa sur sa régence le fit repentir de ses soupçons, et de s'être laissé entraîner à des gens peu fidèles, que sa foiblesse favorisa, et qui le jetèrent dans le dernier péril de se perdre avant de commencer d'être, comme on le verra en son lieu[1]. Ces gens étoient Maisons, Effiat, deux scélérats dévoués au duc du Maine et au Parlement; Canillac, gouverné par l'encens de Maisons, devenu par là son oracle[2]; peut-être Nocé[3], par ignorance, ébloui du nom du Parlement.

État et caractère de Nocé.

Nocé[4] étoit un grand homme, qui avoit été fort bien fait, qui avoit assez servi pour sa réputation, qui avoit de l'esprit et quelque ornement dans[5] l'esprit, et de la grâce quand il vouloit plaire[6]. Il avoit du bien assez considérablement, et n'étoit point marié[7], parce qu'il estimoit la liberté par-dessus toutes choses. Il étoit fort connu de M. le duc d'Orléans, parce qu'il étoit fils de Fontenay, qui

1. Lorsqu'il racontera la séance du Parlement après la mort de Louis XIV.

2. Tome XXVI, p. 365-367.

3. Charles de Nocé, seigneur de Fontenay : tome XIV, p. 302.

4. La fin de ce mot surcharge un *I* (*Il*), qui commençait le paragraphe.

5. *Dans* est en interligne, au-dessus de *de*, biffé.

6. Sur Nocé, l'un des roués du Régent, on peut voir *les Portefeuilles du président Bouhier*, par le prince Emm. de Broglie, p. 110-114, et *Lord Walpole à la cour de France*, par le comte de Baillon, p. 37-45.

7. C'est une erreur : il avait épousé, en février 1690, Marguerite de Rambouillet, fille d'Antoine de Rambouillet de la Sablière et de l'amie dévouée de la Fontaine; elle était veuve alors de Guillaume Scott de la Mésangère, conseiller au parlement de Rouen, et elle mourut le 30 novembre 1714, sans enfants.

avoit été son sous-gouverneur[1], et il lui avoit plu par la haine de toute contrainte, par sa philosophie toute épicurienne, par une brusquerie qui, quand elle n'alloit pas à la brutalité, ce qui arrivoit assez souvent, étoit quelquefois plaisante sous le masque de franchise et de liberté; d'ailleurs un assez honnête mondain, pourtant fort particulier. Il étoit fort éloigné de s'accommoder de tout le monde, fort paresseux, ne se gênoit pour rien, ne se refusoit rien. Le climat, les saisons, les morceaux rares qui ne se trouvoient qu'en certains temps et en certaines provinces, les sociétés qui lui plaisoient, quelquefois une maîtresse ou la salubrité de l'air, l'attiroient ici et là, et l'y retenoient des années, et quelquefois davantage; d'ailleurs poli, vouloit demeurer à sa place, ne se soucioit[2] de rien que de quelque argent, sans être trop avide, pour jeter librement à toutes ses fantaisies, dont il étoit plein en tout genre, et à pas une desquelles il ne résista jamais. Tout cela plaisoit à M. le duc d'Orléans, et lui en avoit acquis l'amitié et la considération. C'étoit un de ceux qu'il voyait toutes les fois qu'il alloit à Paris, quand Nocé y étoit lui-même, avec lesquels tous je n'avois ni liaison ni connoissance, parce que je ne voyois jamais M. le duc d'Orléans à Paris, et que ces personnes-là[3] ne venoient jamais à Versailles. Depuis la Régence, je n'eus guères plus de commerce avec eux. Leur partage étoit les soupers et les amusements du Régent, le mien les affaires, sans aucun mélange avec ses plaisirs.

Survivances, brevets de retenue et charges à rembourser, raisons et moyen

J'avois depuis fort longtemps une idée dans la tête que je voulus examiner, et voir si elle étoit possible, lorsque je commençai à m'apercevoir de la diminution de la santé du Roi. Je fis sur cela un travail à la Ferté, où je m'aidai de gens plus propres que moi au calcul, sans leur commu-

1. Tome XXVI, p. 277.

2. Les mots *se soucioit de* sont en interligne au-dessus de *vouloit*, biffé, et, plus loin, *de* a été ajouté avant *quelque*.

3. La première lettre de *personnes* corrige un *g* (gens).

de le faire, et multiplication de récompenses à procurer*.

niquer à quoi il tendoit, et je connus qu'il y avoit de l'étoffe[1]. Voici quelle elle étoit : je voulois rendre M. le duc d'Orléans maître de toutes les principales charges de la cour, à mesure qu'elles viendroient à vaquer, et d'autres dont je parlerai après, et lui donner auprès du Roi l'honneur de les lui faire trouver libres à sa majorité. Il n'y en avoit presque plus qui ne fussent en survivance ou chargées de gros brevets de retenue qui tendoient au même effet. Par ce moyen elles étoient rendues héréditaires. Qui n'en avoit point n'en pouvoit espérer ; le Roi n'avoit rien à disposer. Les fils succédant aux pères obtenoient[2] sûrement, ou sur-le-champ ou tôt après, le même brevet de retenue, et, si, par un hasard d'une fois en vingt ans, il s'en trouvoit une à disposer, c'étoit en payant le brevet de retenue par le successeur, qui alors en obtenoit sur-le-champ un pareil. Cette grâce lui faisoit bien trouver la somme entière du prix de la charge ; mais les arrérages de cet emprunt étoient au moins égaux aux appointements de la charge, en sorte qu'il la faisoit à ses dépens, et s'y ruinoit souvent. Je voulois donc payer tous ces brevets de retenue. C'eût été une grâce inespérée pour ceux qui en avoient, que cela eût libérés du fonds hypothéqué dessus, et leur eût laissé libre et en gain la jouissance de leurs appointements. Tout le gré de tant de gens considérables en eût été à M. le duc d'Orléans, qui, dans le cours de sa Régence, auroit eu le choix libre pour remplir les vacances, et l'auroit remis au Roi à sa majorité. Mais aussi la condition essentielle étoit de se faire une loi immuable de ne donner jamais ni survivances ni brevets de retenue pour quelque raison que ce pût être. Chacun alors

1. « On dit d'un jeune homme dont les dispositions sont heureuses et n'ont besoin que d'être cultivées, *on peut faire de lui quelque chose de bon, il y a de l'étoffe* » (*Académie*, 1718).

2. Saint-Simon avait d'abord écrit *Le fils succédant à son père obtenoit ;* il a mis ensuite toute la phrase au pluriel.

*Avant *procurer*, il a biffé *faire*.

auroit[1] espéré et se seroit conduit de façon à fortifier son espérance, et on auroit banni l'indécence de voir des enfants exercer les premières charges, et de[s] jeunes gens gorgés les déshonorer par leur conduite, fondée sur une situation brillante qui ne peut[2] leur manquer, et qui ne leur laisse ni crainte de perdre ni desir d'obtenir. Or les hommes se mènent presque tous beaucoup mieux par l'espérance et par la dépendance que par la reconnoissance et par d'autres égards, ce qui rendoit ce remboursement beaucoup plus utile encore à un régent, qui par là acquéroit[3] l'un et l'autre. J'en voulois faire autant et par mêmes raisons, pour les gouvernements de province dont l'objet n'étoit pas fort, non plus que leurs lieutenances générales[4] que j'avois encore plus à cœur. Voici ma raison d'affection particulière. Le nombre d'officiers généraux étoit devenu excessif dans ces guerres continuelles, par cette détestable méthode de faire de nombreuses promotions par l'ordre du tableau. En même temps presque point de récompenses; en sorte qu'en a vu des maréchaux de camp et force brigadiers demander, accepter avec joie, et n'obtenir pas toujours des emplois dont, avant cette foule, les commandants de bataillons des vieux corps se croyoient mal récompensés. Un gouvernement de place de quinze ou seize mille livres de rente à tout tirer[5], ordinairement à résidence, est tout ce qu'un bon et ancien lieutenant général peut espérer. Les gouvernements bons et médiocres ne sont pas en très grand nombre, de sorte que beaucoup de lieutenants généraux attendent longtemps, et que plusieurs n'en ont jamais, et c'est pourtant tout ce qu'ils peuvent espérer. Les grandes croix[6] de Saint-Louis sont en très petit nom-

1. Avant *auroit*, Saint-Simon a biffé un *en*, qui changeait complètement le sens de la phrase,
2. *Peut* est en interligne au-dessus de *pouvoit*, biffé.
3. Saint-Simon écrit *acquiéroit*.
4. Il a été parlé de ces charges dans notre tome XII, p. 152.
5. C'est-à-dire y compris tous les profits qu'on en peut tirer.
6. Avant *croix*, il y a un *de*, biffé.

bre, et, quelque prostitution qu'il se soit faite des colliers de l'ordre du Saint Esprit, ils sont rares pour ces récompenses, et ne donnent pas de subsistance. Je voulois donc affecter toutes les lieutenances générales des provinces à la récompense des lieutenants généraux, et les lieutenances de Roi des provinces aux maréchaux de camp, ce qui, avec les gouvernements de places qui leur en servent jusqu'à cette heure, fourniroit à tous, en observant que le même n'eût jamais l'un et l'autre. Rien de plus naturel, de plus convenable, ni de plus utile au vrai service du Roi et à celui des provinces, que cette sorte de récompense qui laisseroit les très petits gouvernements de places et de forts, et tous les états-majors des places, aux brigadiers et à ce grand nombre d'officiers si dignes de récompenses. Je voulois que ces lieutenants généraux et ces lieutenants de Roi des provinces en fissent les fonctions, et remettre ainsi l'épée en lustre et en autorité, en bridant et humiliant les intendants des provinces et cette foule de trésoriers de France, d'élus, de petits juges, de gens de rien, enrichis et enorgueillis, qui sous les intendants sont les tyrans des provinces, le marteau continuel[1] de la noblesse, et le fléau du peuple, qu'ils dévorent. Rien de si indécent que la manière dont ces lieutenances générales et de Roi des provinces se trouvoient remplies[2]. Les premières étoient devenues le patrimoine des possesseurs; c'étoient souvent des enfants, presque toujours des personnes aussi ineptes[3]. Les autres, héréditaires par l'édit assez nouveau de leur création, n'étoient presque remplies que de gens qui n'étoientt pas ou bien à peine gentilshommes, et qui pour leur argent avoient couru après ce petit titre pour se recrépir. Rembourser les uns et les autres, c'étoit ôter des images la plupart

1. Figure déjà employée dans le tome XXII, p. 17, et ci-dessus, p. 33.
2. Le participe *remplies*, oublié, a été ajouté sur la marge.
3. Au sens d'inapte, comme dans notre tome XVI, p. 204.

ridicules, pour leur substituer mérite, valeur, âge, maintien, usage de commander, en même temps se dévouer tout le militaire par une telle et si nombreuse destination de récompenses. Le moyen étoit par une taxe sourde[1] aux gens d'affaires. L'expérience doit avoir dégoûté des chambres de justice. L'argent et la protection y sauvent tous les gros richards[2] qui ne se sont pas rendus absolument odieux, et de ceux-là encore il s'en tire beaucoup d'affaires[3]; on les vexe pour enrichir le protecteur, Les alliances que la misère des gens de qualité leur a fait faire avec eux en délivrent encore un grand nombre. Les médiocres financiers ont aussi leurs ressources pour échapper : les taxes, faites pour la forme, obtiennent des remises et des modérations; en un mot beaucoup de bruit, qui perd le crédit dont [on] a besoin tant que la finance demeure sur le pied où elle est ; grands frais, que le Roi paye ; force grâces à droite et à gauche aux dépens des malheureux ; au bout, nul profit pour le Roi, ou si mince qu'on est honteux de l'avouer. Au lieu d'une si ruineuse méthode, parler à l'oreille à ces gens-là, leur dire qu'on ne veut ni les décréditer, ni les tourmenter, ni mettre leurs affaires au jour, mais qu'on n'est pas aveugle aussi sur leurs gains excessifs, qu'il est raisonnable qu'ils en aident le Roi, et qu'ils ne se commettent pas à un traitement rigoureux, au lieu du gré qu'ils acquerront[4] à faire les choses de bonne grâce[5], et se prépareront les voies à remplir une partie du vuide qu'ils s'imposeront ; les assurer que ce qu'on leur demande

1. La suite va expliquer ce que Saint-Simon veut dire par cette expression de « taxe sourde ».

2. « *Richard*, qui a beaucoup de bien ; il ne se dit ordinairement que des personnes de condition médiocre, et en style familier » (*Académie*, 1718) ; ci-dessus, p. 74.

3. Il veut dire que, même de ceux qui se sont rendus odieux, beaucoup se tirent d'affaire.

4. Écrit *acquerreront*.

5. Il y a *bonne* au singulier et *graces* au pluriel dans le manuscrit.

demeurera secret, pour ne pas intéresser leur crédit et leur réputation ; leur faire à chacun des propositions modérées et proportionnées à ce que l'on peut raisonnablement savoir de leurs profits ; leur répartir les brevets de retenue et les lieutenances générales des provinces par lots, suivant ce qu'on seroit convenu avec eux, et le temps court pour apporter les démissions et les quittances ; et, si quelques-uns d'eux faisoient les insolents, les traiter militairement, de Turc à More[1], et subitement sans merci, pour donner exemple aux[2] autres. A l'égard de ceux qui sont revêtus de ces emplois, dont il se trouveroit quelques-uns à conserver jusqu'à vacance, leur parler civilement, mais en leur montrant qu'on veut être obéi. Pour les lieutenances de Roi, où il y en auroit peut-être fort peu à conserver, mais en leur déclarant qu'il n'y a plus d'hérédité, la plupart se trouveroient de telle espèce qu'il n'y auroit pas grande différence entre eux et les charges municipales créées de même, et qui ont été supprimées aux dernières paix, et point ou très peu remboursées. Quelle comparaison entre le mécontentement des remboursés et des supprimés de ces charges, et l'acclamation de toutes les troupes que M. le duc d'Orléans se dévoueroit par la réalité et par l'espérance de cette multiplication de belles récompenses, depuis le premier lieutenant général jusqu'au dernier enseigne et cornette, parce que[3] ce grand nombre de différentes récompenses déboucheroit bien plus aisément les têtes des corps, et donneroit de justes espérances à la queue de monter plus tôt, et d'arriver ; et quelle sûreté et quelle facilité dans tout le cours de la Régence, et quelle considération après, recueilleroit ce prince de s'être ainsi atta-

1. « On dit proverbialement *traiter quelqu'un de Turc à More*, pour dire le traiter avec toute sorte de dureté et sans aucun égard » (*Académie*, 1718).

2. Avant *aux* il a biffé *à d'aut*[*res*].

3. *Que*, oublié, a été ajouté après coup.

ché toute la cour et tout le militaire de tout grade, et de les avoir[1] mis de plus dans sa dépendance par ces solides espérances! Je dis jusqu'au dernier cornette : en voici la raison. En proposant à M. le duc d'Orléans tout ce qui vient d'être expliqué dans cet article, je lui fis considérer que toutes les récompenses au-dessous des officiers généraux n'étoient que pour l'infanterie, qui est le nerf de l'État, et ne devoient aussi aller qu'à elle, parce que la cavalerie n'entend point les places[2]; qu'en même temps la cavalerie étoit aussi trop mal traitée depuis que les extrêmes besoins avoient engagé à retrancher les bons quartiers d'hiver et mille autres revenants-bons qui n'étoient pas de règle, mais sur lesquels M. de Louvois et son fils après lui, fermoient les yeux pour un bien-être nécessaire à entretenir de belle cavalerie, et à suppléer aux récompenses dont les officiers sont privés en se retirant presque tous, parce qu'elles ne consistent[3] qu'en pensions rares et modiques, et que ce moyen n'étoit pas onéreux, comme eût été d'en augmenter le pied[4]. Ainsi je proposai à M. le duc d'Orléans de se faire une règle inaltérable de borner les officiers d'infanterie aux états-majors, que les officiers

1. *Les avoir* corrige *l'avoir*.
2. Il veut dire que les officiers de cavalerie ne connaissent rien à l'administration, et peut-être à la défense, des places fortes.
3. Écrit *consitent* dans le manuscrit.
4. C'est-à-dire d'en augmenter la solde. C'est ici le sens de cet exemple donné par le *Dictionnaire de l'Académie* de 1718 : on dit qu'un régiment de cavalerie est entretenu sur le pied étranger pour dire qu'il jouit de la solde qu'on donne aux régiments étrangers. L'explication de la phrase passablement embrouillée de notre auteur est celle-ci : toutes les situations dans les états-majors des places doivent être réservées aux officiers d'infanterie, parce que ceux de cavalerie ne sont pas capables de les remplir ; d'autre part, la cavalerie est trop mal traitée depuis qu'on lui a supprimé des revenants-bon et autres avantages irréguliers sur lesquels Louvois et son fils fermaient les yeux, parce que ces avantages étaient nécessaires pour avoir une belle cavalerie et que ce moyen était moins onéreux que d'en augmenter la solde ; en conséquence il propose au Régent l'organisation suivante.

supérieurs ne leur embleroient[1] plus[2], et à la plus modique portion qu'il se pourroit de grâces sur l'ordre de Saint-Louis, d'en affecter toutes les autres à la cavalerie et aux dragons, et toutes les pensions de retraite que le Roi se trouveroit en état de donner, sans plus aucune à l'infanterie, au moyen de quoi il empêcheroit par cette étoffe et par cette espérance la tête de ces régiments de quitter par ennui, par dégoût, par craindre d'achever de se ruiner, inconvénient qui renouvelle sans cesse ces corps, et qui les dépouille d'officiers expérimentés et capables[3].

En même temps je le pressai de songer, autant que les finances le pourroient porter, au rétablissement de la marine, d'où dépend en un royaume flanqué des deux mers toute la sûreté et la prospérité de son commerce et de ses colonies, qui est la source de l'abondance[4]; objet dont la nécessité et l'importance augmente à mesure que la longue paix intérieure de l'Angleterre, paix inouïe jusqu'ici

1. Verbe déjà rencontré dans les tomes I, p. 137, et VI, p. 338.

2. Puisqu'ils auraient pour eux les lieutenances générales et les lieutenances de Roi des provinces.

3. Dans les *Projets de gouvernement* (p. 97), il avait exposé des idées analogues, mais sans faire de distinction entre la cavalerie et l'infanterie : « Il paroît encore plus pressé, disait-il, de travailler au remboursement des charges des lieutenants généraux et des lieutenants de Roi des provinces. Ce sont des charges caponnes, toujours en prétentions, jamais en fonctions. On manque de récompenses militaires : les prodigieuses armées dont M. de Louvois a été l'auteur ont tellement multiplié les officiers de tout grade, qu'il n'a pas été possible de multiplier les récompenses à proportion, surtout pour les officiers généraux, avec les promotions immenses qu'on en a faites. Il n'y en avoit point de plus convenables pour les mieux-méritants que d'affecter les lieutenances générales des provinces aux lieutenants généraux des armées qui s'y retireroient et y auroient subsistance, fonctions et considération, et les lieutenances de Roi des provinces aux maréchaux de camp qui s'y retireroient de même. Ce secours élargiroit pour les autres officiers généraux, à qui on auroit des gouvernements de places à donner en plus grand nombre ; des gouvernements de places moindres et tous les états-majors des places aux brigadiers, etc. »

4. Voyez les *Projets de gouvernement*, p. 98-99.

depuis la durée de cette monarchie, l'a mise en état de couvrir toutes les mers de ses vaisseaux, et d'y donner la loi à toutes les autres puissances, tandis qu'il a été un temps où le Roi[1] a disputé l'empire de la mer à l'Angleterre et à la Hollande unies contre lui, et y a eu des succès et des victoires. Par cette même raison, augmenter l'émulation, en ne souffrant plus à l'avenir que les vice-amiraux devenant maréchaux de France conservassent leur vice-amirauté, puisqu'ils se trouvoient revêtus du premier grade militaire qui commandoit à tous, par quoi ce dédoublement feroit monter tout le monde ; et destiner aussi des récompenses, dont la marine est presque totalement privée, en lui affectant le gouvernement de tous les ports et tous leurs états-majors, ce qui éviteroit de plus mille inconvénients pour le service et des tracasseries sans fin entre les officiers de terre et de mer.

Taxe proposée n'a rien de contraire à la convocation des États généraux qui lui est favorable. Autres remboursements peu à peu dans la suite.

Revenant après sur mes pas à la taxe, je dis à M. le duc d'Orléans que cette entreprise n'avoit rien de contraire à ma proposition d'assembler les États généraux, parce que leur convocation n'étoit faite que pour rendre publique la situation forcée où il trouvoit les finances, et leur donner le choix des remèdes et de l'ordre qu'ils seroient d'avis d'y apporter ; que, quelque taxe qu'on se pût proposer par une chambre de justice, ou par toute autre voie, elle[2] ne pouvoit remplir aucun de ces deux objets ; et que celle qu'il feroit ne touchoit aussi ni à l'un ni à l'autre, par quoi il seroit toujours vrai de dire aux États qu'il n'avoit fait, en[3] attendant leur assemblée et leur délibération, que continuer la forme de l'administration qu'il avoit trouvée dans les finances, sans innover en rien, pour leur laisser toutes choses entières. J'ajoutai que je ne voyois point d'occasion plus favorable de faire et de pres-

1. *Roy* surcharge *feu*.
2. *Elle* a été ajouté en interligne.
3. Avant ce mot, Saint-Simon a biffé *que continuer*, qui va se retrouver ci-après.

ser la taxe telle que je la proposois, qu'au moment de la première publicité de la convocation des États, pour faire peur aux financiers d'être abandonnés à leur merci, et les assurer qu'en payant avant leur première assemblée, ils seroient garantis de leur haine, de leur vengeance et de tout ce qu'ils avoient tant de lieu d'en appréhender, ce qui seroit le plus puissant et le plus pressant véhicule à céder et à payer promptement. Mon projet[1] pour les suites, dont je fis sentir l'importance et la convenance à M. le duc d'Orléans, étoit de trouver moyen de payer peu à peu tous les régiments de cavalerie, d'infanterie et de dragons, pour en ôter la vénalité à jamais, qui ferme la porte à tout grade militaire à qui n'y peut atteindre, et en laisseroit la libre disposition au Roi. La France est le seul pays du monde où les offices de la couronne, les charges de la cour et de la guerre, et les gouvernements soient vénaux ; les inconvénients de cet usage, aussi pernicieux qu'il est unique, sont infinis, et il n'est point immense de l'abolir. A l'égard des autres sortes de charges, il seroit chimérique de penser sérieusement à en ôter la vénalité, tant cette mer est vaste, mais bien important de ne perdre pas les occasions de rendre libres les charges des premiers présidents et des procureurs généraux des parlements, chambres des comptes et cours des aides, pour que le Roi en pût disposer librement.

Nulle grâce expectative ; remplir subitement les vacances.

Je n'oubliai pas encore de remontrer à M. le duc d'Orléans avec combien de raison le Roi s'étoit rendu si difficile avec les coadjutoreries d'évêchés et d'abbayes, qu'on n'en voyoit plus depuis longtemps, l'inconvénient[2] de l'ambition des parents, et si souvent celui[3] de la mésintelligence qui se mettoit entre les titulaires et les coadjuteurs. Je le fis souvenir du juste repentir qu'avoit eu le Roi de

1. Après *projet*, qui finit une ligne, Saint-Simon a ajouté sur la marge un *estoit* inutile, qui était déjà placé plus loin.

2. Je n'oubliai pas de remontrer l'inconvénient.

3. Le manuscrit porte *celles*, par inadvertance, au lieu de *celui*.

la complaisance qu'il avoit eue de permettre celle de Cluny[1], et combien il se devoit garder, et le Roi lorsqu'il seroit majeur, de prendre jamais d'engagement avec qui que ce fût pour rien qui ne fût pas vacant, et combien il étoit utile, tant pour les places de l'Église que pour toutes les autres, de se former un état de ceux qu'on croit devoir placer, par étages et par classes, afin de pouvoir choisir soi-même le successeur d'une place, dont le titulaire menace uue ruine prochaine, ou dont on apprend la[2] mort, pour n'être pas en proie aux demandeurs, à gens quelquefois qu'on ne veut pas refuser, et pouvoir disposer sur-le-champ de la vacance pour donner soi-même, en avoir le gré, et ne se les laisser pas arracher avec peu ou point de reconnoissance, et encore moins de choix. Je le[3] fis souvenir du très juste scrupule qui avoit obligé le Roi à délivrer de vénalité les charges de ses aumôniers[4], parce qu'elles étoient le chemin ouvert aux bénéfices et aux prélatures, et le soin qu'il devoit se prescrire de ne l'y pas laisser rentrer ; chose, s'il n'y étoit exact, qui seroit trouvée bien plus mauvaise de lui, par la licence de sa vie jusqu'alors, qui lui feroit mépriser les faubourgs de la simonie, que le Roi avoit si saintement anéantis.

Réparations des chemins par les troupes.

Je lui parlai aussi de l'affreux état où on avoit laissé tomber les chemins par tout le royaume, tandis que chaque généralité[5] payoit de si grosses sommes pour

1. Pour l'abbé d'Auvergne, neveu du cardinal de Bouillon : tomes IV, p. 108, VII, p. 82, et XI, p. 77-79.

2. *La* corrige *sa*.

3. *Le* est en interligne, au-dessus de *luy*, biffé.

4. Tome XX, p. 219.

5. On appelait *généralité* une circonscription administrative régie au point de vue financier par un bureau des trésoriers généraux de France. Comme ces trésoriers prenaient le titre de *généraux des finances*, on appela *généralité* la conscription territoriale sur laquelle s'étendait leur autorité. Lors de la création des intendants, qu'on appela d'abord « commissaires départis dans les généralités sur le fait de la juctice, police et finances », on en établit en principe un dans chaque

leurs[1] réparations et entretien, et que, si on [en] employoit quelque chose, il en demeuroit la moitié dans le poche des entrepreneurs, qui faisoient encore de très mauvais ouvrages, et qui ne duroient rien ; que cet article étoit de la dernière importance pour le commerce intérieur du royaume, qu'il interceptoit totalement en beaucoup d'endroits, faute de ponts et de chaussées qui manquoient sans nombre, et qui obligeoient à faire de longs détours, ce qui, joint au[2] nombre doublé et triplé de chevaux pour traîner les voitures dans les chemins rompus, où elles s'embourboient et se cassoient continuellement, causoit une triple dépense, qui, sans compter la peine et le travail, dégoûtoit[3] les moins mal aisés, et passoit les forces de tous les autres[4] ; que la Flandre espagnole ou conquise, l'Alsace, la Lorraine, la Franche-Comté, le Languedoc lui donnoient un exemple qu'il falloit suivre, et qui méritoit qu'il entrât dans la comparaison de l'aisance et du profit qu'y trouvoient ces provinces, pour leurs commerces de toutes les sortes, avec le dommage qu'éprouvoit tout le reste du royaume ; que, pour y parvenir, il étoit aisé de répandre en pleine paix les troupes par le royaume, et de se servir d'elles pour la réparation des chemins ; qu'elles y trouveroient un bien-être qui ne coûteroit pas[5] le demi-quart de ce qu'il s'y dépenseroit par tout autre moyen ; que les officiers y veilleroient à un travail assidu, continuel, et toutefois réparti de façon à ne pas trop fatiguer les

généralité, et ce mot s'entendit alors plus fréquemment du territoire administré par un intendant.

1. Il y a *leur* au singulier dans le manuscrit.

2. *Au* corrige *à l[a]*, et plus loin, *et triplé* est en interligne.

3. *Degoustoient* corrigé en *degoustoit*.

4. Saint-Simon a déjà parlé du mauvais état des chemins et des ponts, et des sommes énormes qui y étaient cependant affectées, dans le tome XVII, p. 207-209, et on a donné alors le commentaire nécessaire.

5. *Pas* est répété deux fois à la fin d'une ligne et au commencement de la suivante.

troupes; que les ingénieurs qu'on emploieroit à visiter ces travaux, et les officiers qui en seroient les témoins, tiendroient de court les entrepreneurs sur la bonté de l'ouvrage et la solidité, de même que sur les gains illicites des gens du métier qui y seroient employés, et sur les friponneries des secrétaires et des domestiques des intendants, et souvent des intendants eux-mêmes, leurs négligences, leurs préférences ; et qu'en quatre ans, et pour fort peu de chose, qui encore tourneroit au profit des troupes, les chemins se trouveroient beaux, bons et durables.

A l'égard des ponts, qu'il n'étoit pas difficile d'avoir un état de ceux qui étoient à refaire ou à réparer, destiner ce qu'on pourroit pour le faire peu à peu, commençant par les plus nécessaires, et choisir les ingénieurs le plus en réputation d'honneur et d'intelligence en ouvrages, pour se trouver présents avec autorité aux adjudications qui en seroient faites par les intendants, et tenir de près les entrepreneurs sur la bonté, la solidité et la diligence des ouvrages qu'ils auroient entrepris[1]; mais qu'à tout cela il falloit suite et fermeté, et se résoudre à des châtiments éclatants à quiconque les mériteroit, sans qu'aucune considération les en pût garantir ; que c'est à l'impunité, qui a porté l'audace au comble, qu'il se faut prendre des voleries immenses qui appauvrissent le Roi, ruinent le peuple, causent mille sortes de désordres partout, et enrichissent ceux qui les font, et beaucoup tête levée, assurés qu'ils sont qu'il n'en sera autre chose par la protection qu'ils ont, et souvent pécuniaire, ou même par leur propre considération, et de ce qu'ils sont eux-mêmes ; et, si, une fois en vingt ans, il arrive quelque excès si poussé qu'il ne soit pas possible de n'en pas faire quelque sorte de justesse, jamais elle n'a été plus loin que de déposséder le coupable de l'emploi dont il a abusé, qui peu

1. Les premières lettres de ce mot semblent surcharger *com[mencé]*.

après se raccroche à un autre, au pis aller demeure oisif, et jouit de ses larcins sans être recherché de rien de tout ce qu'il a commis.

Cette méthode à l'égard des chemins ôteroit de soi-même un autre abus, qui est multiplié à l'infini, qui est que, sur une somme destinée et touchée effectivement pour tel et tel chemin, l'homme de crédit qui s'en trouve à quelque distance, un intendant des finances, un fermier général, un trésorier de toute espèce, suprêmement les ministres, détournent ce fonds en partie, quelquefois en total, pour leur faire des chemins, des pavés [1], des chaussées, des ponts, qui ne conduisent qu'à leurs maisons de campagne et dans leurs terres, moyennant quoi il ne se parle plus de la première et utile destination pour le public, et l'intendant qui y a connivé[2] y trouve une protection sûre, qui le fait regarder avec distinction par les maîtres de son avancement. Je contai à ce propos à M. le duc d'Orléans que c'étoit ainsi que les puissants de ce temps-ci, c'est-à-dire de la plume et de la robe, car il n'y en [a] plus d'autres, avoient embelli leurs parcs et leurs jardins de pièces d'eau revêtues, de canaux, de conduites d'eaux, de terrasses, qui avoient coûté infiniment et dont ils n'avoient déboursé que quelques pistoles, et que, le Roi parlant à Mme de la Vrillière dans son carrosse, où étoit Mme la duchesse de Berry et Mme de Saint-Simon, allant à la chasse [3], de Châteauneuf [4], où elle avoit été de Fontainebleau, elle lui en avoit vanté la terrasse, qui est

1. « *Pavé* se prend aussi pour le chemin, le terrain, le lieu qui est pavé » (*Académie*, 1718). On disait « le pavé du Roi » pour désigner les grands chemins dont le pavé était entretenu par le Roi.

2. Verbe déjà rencontré dans le tome XXI, p. 169.

3. Ces quatre mots *allant à la chasse* ont été ajoutés en interligne, et il semble que Saint-Simon s'est trompé de ligne en les ajoutant, et qu'il aurait dû les mettre immédiatement après *le Roy*, qui se trouve justement au-dessus à la ligne précédente dans le manuscrit.

4. Le château de Châteauneuf-sur-Loire (tome VII, p. 143), qui appartenait aux la Vrillière.

en effet d'une rare beauté sur la Loire[1] : « Je le crois bien, répondit sèchement le Roi ; c'est à mes dépens qu'elle a été faite, et sur les fonds des ponts et chaussées de ces pays-là pendant bien des années. » J'ajoutai que, si l'image d'un secrétaire d'État, car cette charge n'est pas autre chose[2], avoit osé faire ce trait sans qu'il en ait rien été, que n'auront pas fait tous les autres secrétaires d'État, et gens en place considérables dans la robe, dans la plume, et, en sous-ordre, les financiers et les petits tyranneaux que j'ai nommés dans les provinces ? Tout cela fut fort goûté et approuvé, et il me parut que M. le duc d'Orléans étoit résolu à cette exécution.

Détails avec mesure, défiance, tracasseries*.

Je ne manquai pas de le prier de se souvenir combien de fois lui et moi, tête à tête, nous nous étions échappés à l'envi sur les détails dont le Roi se piquoit, qui le persuadoient, aidé de l'adresse, de l'intérêt, des artifices de ses ministres, qu'il voyoit, qu'il faisoit, qu'il gouvernoit tout par lui-même[3], tandis qu'amusé par des bagatelles, il laissoit échapper le grand, qui devenoit la proie de ses ministres, parce que[4] le jour n'a que vingt-quatre heures, et que le temps qu'on emploie au petit, on le perd pour le grand, sur lequel ils le faisoient tomber insensiblement du côté qu'ils vouloient, chacun dans son tripot[5]. Je lui dis que, malgré la force de cet exemple et de son propre sentiment, il devoit être en garde continuelle avec lui-même sur l'appât des détails, qui sont la curiosité, les découvertes, tenir les gens en bride, briller aisément à

1. Sur cette terrasse, voyez notre tome XVI, p. 150, note 7.

2. Il a dit à plusieurs reprises que la charge de secrétaire d'État de M. de la Vrillière était « la cinquième roue d'un chariot » ; voyez notamment tome XXVI, p. 352.

3. Le manuscrit porte *par luy, mesmes tandis,* Saint-Simon ayant mal placé la virgule.

4. Le *que,* oublié, a été ajouté en interligne.

5. Mot déjà rencontré en ce sens, dans le tome XXI, p. 318.

* Contrairement à l'habitude de Saint-Simon, cette manchette se trouve sur la marge intérieure du manuscrit.

ses propres yeux et à ceux des autres par une intelligence qui perce tant de différentes parties, le plaisir de paroître avec peu de peine, de sentir qu'on est maître et qu'on n'a qu'à commander, au lieu que le grand vous commande, oblige aux réflexions, aux combinaisons, à la recherche et à la conduite des moyens, occupe tout l'esprit sans l'amuser, et fait sentir l'impuissance de l'autorité qui humilie au lieu de flatter, et qui bande [1] l'application à la recherche et à la suite de ce qui peut amener le succès auquel on tend, et fait sentir les fautes qu'on y a faites et l'inquiétude de les réparer ; en sorte que rien de plus satisfaisant que les détails, qui sont tous sous la main du prince, mais qui ne lui rapportent que du vent, parce qu'ils sont le partage du subalterne sous ses ordres généraux, qui là-dessus en savent [2] plus que lui, et que rien n'est plus pénible et ne flatte moins que le travail en grand, du succès duquel dépend la prospérité des affaires, et la gloire et la réputation du prince qui s'y donne, parce qu'il ne peut être le partage d'un autre, et qui y réussit. Non qu'il faille abandonner tous les détails aux autres, mais s'y appliquer et s'en faire rendre compte, de manière à tenir tout en ordre et en haleine, sans pourtant s'imaginer que ce soit si parfaitement que rien n'échappe, parce qu'il ne faut pas se proposer l'impossible, mais y entrer de façon qu'on n'y donne que très peu d'un temps court, précieux, et qui s'enfuit sans cesse, qui doit de préférence être employé au plus important, et se contenter pour le reste d'une direction générale, surtout comprendre que, ne pouvant suffire à tout, force est de se fier à ceux qu'on a choisis pour le courant, et souvent bien davantage, que cette confiance excite et pique d'honneur et d'attachement, au contraire de la défiance, qui ne sert qu'à être trompé, à décourager, à dégoûter, et souvent à se

1. Au sens de tendre, de diriger.

2. Ce verbe est bien au pluriel dans le manuscrit, se rapportant à l'idée.

proposer de tromper, puisque le prince mérite de l'être par son injuste défiance.

Je le conjurai aussi de se défaire absolument de cet esprit de tracasserie puisé d'enfance dans la cour de Monsieur, entretenu depuis par l'habitude avec les femmes et par la fausse idée de découvrir et de croire être mieux servi en brouillant les uns avec les autres[1], parce que, pour une fois que cela réussit avec des étourdis, ou par une surprise de colère, [cela] trompe sans cesse le prince par cela même dont il est rendu la dupe, dès qu'il est reconnu pour user de ce bas artifice, qui lui éloigne et ferme la bouche à ses vrais serviteurs, et lui rend les autres ennemis. Ce n'est pas qu'il n'y ait mesure à tout, singulièrement entre l'abandon aux gens et la vigilante défiance. C'est où le sens[2], la connoissance des personnes, l'expérience, la suite des choses et des affaires conduisent l'esprit. Se fermer aux rapports, surtout aux avis anonymes, c'est-à-dire aux fripons[3], tenir les yeux ouverts à tout, mais avec tranquillité, éplucher à part soi des apparences qui se trouvent si souvent trompeuses ; si l'examen persuade qu'il y ait cause d'approfondir, le faire avec précaution et délicatesse ; être en garde s'il n'y a rien au bout contre la honte et quelquefois le dépit de s'être trompé ; si au contraire il se rencontre infidélité réelle ou incapacité dangereuse, se défaire sans délai irrémissiblement du sujet, plus ou moins honnêtement, suivant le mérite de la chose, également pour se délivrer de danger et pour servir d'exemple aux autres ; car j'y reviens toujours, nous périssons en tout genre par l'impunité. J'insistai souvent sur tout[4] ce dernier article, par la con-

1. Dans le précédent volume (p. 285 et 290), il avait déjà parlé de sa défiance générale et de sa maxime odieuse de brouiller tout le monde pour gouverner et savoir.

2. *Le sens* est en interligne, au-dessus de *l'esprit,* biffé.

3. Les mots *c'est a dire aux fripons* ont été ajoutés en interligne.

4. *Tout* surcharge *ce.*

noissance que j'avois du caractère de M. le duc d'Orléans.

Extérieur du Roi à imiter, et fort utile, et conduite personnelle.

Je lui dis aussi qu'il ne falloit pas moins se souvenir qu'après nous être souvent licenciés sur les détails du Roi dans nos conversations, nous y étions convenus aussi d'une de ses plus grandes parties, qu'il falloit bien inspirer à son successeur d'imiter, et à laquelle je souhaitois passionnément que son image qu'il alloit être voulût faire l'effort de se conformer. Cette partie si utile est la dignité constante, et la règle continuelle de son extérieur. L'une présentoit en tous les moments qu'il pouvoit être vu une décence majestueuse qui frappoit de respect; l'autre une suite de jours et d'heures, où, en quelque lieu qu'il fût, on n'avoit qu'à savoir quel jour et quelle heure[1] il étoit, pour savoir aussi ce que le Roi faisoit, sans jamais d'altération en rien, sinon d'employer les heures qu'il passoit dehors, ou à des chasses, ou à de simples promenades. Il n'est pas croyable combien cette exactitude en apportoit en son service, à l'éclat de sa cour, à la commodité de la lui faire et de lui parler, si on n'avoit que peu à lui dire, combien de règle à chacun, de commodité au commerce des uns avec les autres, d'agrément en ses demeures, de facilité et d'expédition à ses affaires, et à celles de tout le monde, ni combien son habitation constante hors de Paris faisoit d'une part un triage salutaire et commode[2], de l'autre un rassemblement continuel qui faisoit tout trouver à chacun sous sa main, et qui faisoit plus d'affaires, et donnoit plus d'accès à tous les ministres et à tous leurs bureaux en un jour, qu'en quinze si la cour étoit à Paris, par la dispersion des demeures et la dissipation du lieu. Outre ces raisons également essentielles et vraies, j'en avois[3] d'autres de craindre le séjour de la cour prochaine

1. Écrit *quel heure* par mégarde.
2. Le triage des gens titrés et de bonne compagnie d'avec ceux de bas étage, qui auraient fréquenté la cour si elle avait été à Paris, et qu'écartait le voyage de Versailles.
3. Avant ce mot, il a biffé un premier *avois*, mal écrit.

à Paris, par le caractère de M. le duc d'Orléans, sa facilité d'écouter et de se laisser en prise à tout le monde, et à un monde éloigné par état et par habitude de la cour, et qui n'iroit pas l'y chercher [1] à Versailles, ou bien rarement et bien incommodément, par conséquent hors de portée de recharges et de cabales entre eux pour l'attaquer par plusieurs et par divers côtés, gens ineptes en affaires d'État et de cour, ignorants, suffisants, croyant devoir tout gouverner; à un autre monde encore aussi ignorant [2], non moins avide, familiarisé avec lui par les plaisirs et les étranges parties, d'autant plus dangereux qu'ils [3] le connoissoient mieux, et dont tout le soin pour le posséder et le gouverner seroit [4] de le dissiper, de lui faire perdre tout son temps, de l'amuser par des ridicules toujours aisés à donner, dont le périlleux effet pour ceux qu'ils attaqueroient seroit funeste aux affaires et au prince; enfin les indécences, les maîtresses, un fréquent opéra, où il alloit de plain pied de son appaterment, et mille inconvénients semblables, des soupers scandaleux et des sorties nocturnes qui les [5] ramassoient tous ensemble. Je lui dis, en lui représentant tous ces détails fort au long, qu'il savoit que depuis très longtemps je m'abstenois de lui parler de la vie qu'il menoit, parce que j'en avois reconnu l'utilité, mais que l'extrême nécessité où son nouvel état l'alloit mettre de la quitter m'ouvroit la bouche pour le supplier de penser sérieusement et de bonne foi en lui-même ce qu'il trouveroit et ce qu'il ne pourroit s'empêcher de dire, s'il étoit particulier, d'un régent du royaume qui, à plus de quarante ans, mèneroit et se pique-

1. Saint-Simon avait d'abord écrit *qui ne l'iroit pas chercher*; il a biffé *ne*, corrigé *l'* en *n'*, et ajouté *l'y* en interligne avant *chercher*.

2. Il veut parler du monde des roués et des familiers de bas étage du duc d'Orléans dans ses séjours à Paris.

3. L'idée lui a fait employer ici le pluriel, quoique la phrase ait commencé au singulier.

4. *Seroit* est en interligne au-dessus d'*eust esté*, biffé.

5. Les inconvénients.

roit de plus de mener la vie d'un jeune mousquetaire de dix-huit ans, avec des compagnies souvent obscures, et telles que des gens de caractère[1] n'oseroient voir ; quel poids une telle conduite pouvoit donner à son autorité au dedans, à sa considération dans les pays étrangers, à son crédit dès que le Roi commenceroit à voir et à entendre, quels contretemps aux affaires, quelle indécence à tout, quelle prise sur sa faveur aux petits compagnons de ses plaisirs, quelle honte et quel embarras à lui-même vis-à-vis des personnages françois et étrangers, quelle large porte aux discours, quel péril du mépris et du peu d'obéissance qui le suit toujours ! J'ajoutai que le comble de la mesure seroit l'impiété, et tout ce qui la sentiroit, qui feroit ses ennemis de toute la nation dévote, cléricale, monacale[2], dont le danger étoit extrême, et qui en même temps lui éloigneroit[3] les honnêtes gens, et ceux qui auroient des mœurs, de la gravité, surtout de la religion ; que par là il rétorqueroit contre lui ce raisonnement des libertins, qu'il aimoit à répéter et à applaudir, que la religion est une chimère que les habiles gens ont inventée pour contenir les hommes, les faire vivre sous certaines lois qui maintiennent la société, pour s'en faire craindre, respecter, obéir, et qui étoit nécessaire aux rois et aux républiques pour cet usage, à tel point qu'il n'y avoit point eu de peuples policés qui n'en aient eu une que leur gouvernement avoit soigneusement maintenue, jusqu'aux différents peuples sauvages, à quoi leurs anciens et leur conseil étoient[4] très exacts pour eux-mêmes, et pour ceux qui leur obéissoient ; qu'il devoit donc comprendre l'intérêt qu'il avoit de respecter la religion par

1. Il veut dire : des gens ayant une situation, un titre ou une dignité, qui leur imposerait une certaine tenue.

2. Il écrit *monachale*.

3. Il avait d'abord écrit ce verbe au pluriel ; il l'a corrigé au singulier.

4. *Estoit* corrigé en *estoient*.

ses propres principes, et de ne montrer pas un exemple d'impiété qui le rendroit odieux. J'appuyai beaucoup sur un article si principal, et je lui dis ensuite qu'il ne s'agissoit point d'hypocrisie, qui est une autre extrémité fort méprisable, mais de s'interdire tout propos libre sur la religion, de traiter avec sérieux tout ce qui y a rapport, et d'en observer au moins les dehors par une pratique bien facile, dès qu'on s'en tient à l'écorce, et au pur indispensable de cette écorce ; de ne souffrir en sa présence ni plaisanterie, ni discours indiscret là-dessus, et de vivre au moins en honnête mondain qui respecte la religion du pays qu'il habite, et qui ne montre rien du peu de cas qu'il en fait. Je lui fis sentir le danger d'une maîtresse dans la place qu'il alloit remplir, et je le conjurai que, s'il avoit là-dessus des foiblesses, il eût soin de changer continuellement d'objet, pour ne se laisser pas prendre et subjuguer par l'amour qui naîtroit de l'habitude, et de se conduire dans cette misère avec toutes les précautions qu'y apportent certains prélats qui veulent conserver leur réputation par le secret profond de leur désordre. Je lui représentai qu'il auroit désormais tant d'occupations, et si intéressantes, qu'il lui seroit aisé de ne plus dépendre de son corps, si son esprit n'étoit plus corrompu[1] que l'animal de son âge, et qu'il avoit un intérêt si pressant de se faire aimer, estimer, respecter, considérer et obéir, que c'étoit bien de quoi contenir et occuper son esprit ; qu'en toutes choses la mécanique étoit bien plus importante qu'elle ne sembloit l'être ; que celle de ses journées serviroit[2] entièrement à la règle des affaires et à sa réputation, à éviter que tout ne tombât l'un sur l'autre, et que lui-même pensât à la débauche, non pas même à regretter ces sortes de plaisirs ; que, pour cela, il se falloit tout d'abord établir un arrangement de journée, d'affaires, de

1. Il veut dire : à moins que son esprit ne fût plus corrompu que, etc.
2. Il y a *serviroient* par mégarde dans le manuscrit.

cour, et de quelque délassement, qui se pût soutenir [1] et qui ne lui laissât aucun vuide, auquel il falloit être fidèle, et se regarder comme faisoient les ministres du Roi fort employés, qui disoient qu'ils n'avoient pas le temps de se déranger d'un quart d'heure, et qui disoient vrai et qui le pratiquoient; ne se pas excéder d'une tâche trop forte, dont la nouveauté plaît d'abord, que l'importance des choses fait regarder comme nécessaire, mais dont on se lasse, et qui se change imperceptiblement à bien moins qu'il ne faut, dont on profite aux dépens du prince, et qui met bientôt les affaires en désordre; se garder aussi de perdre beaucoup de temps en audiences, surtout de femmes, qui en demandent souvent pour fort peu de chose, qui dégénèrent en conversations et en plaisanteries, qui ont souvent un but dont le prince ne s'aperçoit pas, et qui tirent vanité de leur longueur et, si elles le peuvent, de leur fréquence; les accoutumer à attendre chez Madame et chez Mme la duchesse d'Orléans, les heures où il va chez elles, et dans leur antichambre parler debout à celles qui sortiront au-devant de lui; écouter bien le nécessaire, suivre soigneusement l'excellence pratique du feu Roi [2], qui presque jamais ne répondoit qu'un « je verrai »; couper fort poliment très court, et, hors des cas fort rares, n'en voir jamais ailleurs pour affaires, et se mettre sur le pied qu'une fois entré dans la pièce où est Madame ou [3] Mme la duchesse d'Orléans, qu'aucune femme ne le tire à part, ou, s'approchant de lui, parle d'aucune affaire. Une éconduite [4] polie, mais sèche, aux premières, quelles

1. Un arrangement qui se pût continuer sans être obligé d'y renoncer. La suite va préciser le sens.

2. Il parle comme si Louis XIV était déjà mort.

3. Cet *ou* surcharge un *et*.

4. Ce mot n'était alors et n'est encore admis par aucun lexique; nous allons le retrouver sous la plume de notre auteur, ci-après, p. 209, et dans la suite des *Mémoires*, tome XIX de 1873, p. 205. Nous avons eu *éconduiseur* dans le tome XVII, p. 459, et on va rencontrer *éconduire* ci-après, p. 140.

qu'elles puissent être, qui voudroient tenter cette familiarité, empêchera sûrement qu'aucune s'y hasarde. A l'égard des hommes, tout l'ordinaire du monde lui parlera en passant comme on faisoit au Roi, et cela en débouche beaucoup[1] chaque jour. Les personnes des conseils, ce qui en emporte un nombre considérable et des principaux, le pourront aisément en travaillant avec lui et en entrant au Conseil, dans la pièce précédente duquel les gens d'une considération distinguée lui parleront, avec lesquels il en usera comme avec les dames. Ce doit être là aussi où le gros du monde n'entrera point, où les audiences lui seront demandées en lui disant en deux mots le pourquoi. Ce sera à lui à juger si la chose la mérite[2], ou se peut expliquer là en peu de paroles. En général il doit être très sobre à accorder des audiences, qui font perdre beaucoup de temps. Avec de l'exactitude à éviter tout détail non nécessaire, à ne point écrémer les conseils[3], et à être jaloux de les maintenir dans leurs fonctions, il se trouvera que la matière des audiences sera bien rétrécie. Je n'oubliai pas le soin de voir le Roi tous les jours, souvent à des heures différentes et rompues, pour se tenir dans l'usage d'y aller à toute heure sans nouveauté et d'en être reçu sans surprise, avec un respect qui lui plaise, parce qu'il n'y a rien de si glorieux que les enfants, et que ceux qui l'environneront y seront bien attentifs, et avec la familiarité aussi qui convient à la naissance et à la place, qui, ménagée avec l'esprit, accoutume et apprivoise les enfants ; aller quelquefois aux heures de lui présenter le service[4], y être ouvert et gracieux à ses gens, avoir pour

1. Il avait d'abord écrit *et cela débouche bien du monde* ; il a biffé les trois derniers mots et ajouté en interligne *en* et *beaucoup*. — *Déboucher* signifie ici faire écouler, évacuer.

2. Mérite l'audience.

3. Il veut dire : à ne point traiter en dehors des conseils les affaires qui doivent y être traitées.

4. C'est-à-dire lui donner la chemise ou les diverses parties de son habillement : voyez nos tomes VIII, p. 346-347, et XXI, p. 108.

eux l'accès facile, les écouter avec patience si quelqu'un d'eux veut lui parler en entrant ou en sortant; mais pour les réponses en user comme avec les autres, et toutefois être[1] attentif à leur faire plaisir. A l'égard des princes et princesses du sang qui arriveront tout droit dans son cabinet, sans que cela se puisse empêcher, les recevoir debout tant qu'il pourra, pour les obliger par ce mésaise d'abréger, alléguer les affaires pressées pour couper le plus court, et leur proposer de s'épargner cette peine en lui envoyant[2] quelqu'un de leur confiance sur l'affaire dont il s'agit, afin de s'en mieux éclaircir, en effet pour perdre moins de temps et être plus libre d'abréger; pour les ministres étrangers, qui ne chercheront toujours qu'à le pénétrer et l'engager, force honnêtetés, force clôture, force fermeté à les renvoyer aux affaires étrangères. Cela lui[3] procurera toujours le loisir d'examiner, de délibérer, et de se tenir hors de toute prise. Le Roi n'a jamais traité avec pas un; il savoit d'avance quelle seroit la matière de l'audience demandée, répondoit courtement et sans jamais enfoncer, ni s'engager encore moins; si le ministre insistoit, ce qu'il n'osoit guères, il lui disoit honnêtement qu'il ne pouvoit s'expliquer davantage, en lui montrant Torcy, qui étoit toujours présent, comme celui qui savoit ses intentions, et avec qui le ministre pouvoit traiter. Il l'éconduisoit[4] ainsi, et, si le ministre faisoit la sourde oreille, il le quittoit avec une légère inclination de tête, et se retiroit dans un autre cabinet. Il falloit bien alors que le ministre étranger s'en allât, à qui Torcy en montroit civilement le chemin. C'est l'imitation que je proposai entière et ferme à M. le duc d'Orléans, avec les suppléments de politesse que demande la différence qui

1. Il y a *toutefois à estre* dans le manuscrit.
2. Les mots *luy envoyant* corrigent *leur con[seillant]*.
3. Il y a ici un second *luy*, biffé.
4. Ce verbe n'était pas admis par le *Dictionnaire de l'Académie* de 1718.

est entre un régent et un roi, tel surtout que Louis XIV. J'eus toujours attention à ne lui rien dire sur Mme la duchesse de Berry, que j'affectai de ne nommer jamais directement ni indirectement : l'aventure de Fontainebleau, que j'ai racontée p. [1181 [1]], m'avoit rendu sage ; mais mon silence sur un point qui se présentoit si naturellement en traitant tous les autres, devoit au moins être expressif, même [2] éloquent. Si la suite fait voir combien je perdis mon temps et mes peines, la vérité veut que je ne retienne rien et que j'expose tout avec sincérité.

Ondes de la cour.

Plus le temps paroissoit s'avancer par la décadence extérieure du Roi, dont pourtant les journées étoient toujours les mêmes, plus chacun pensoit à soi, quoique la terreur qu'on avoit de ce monarque dépérissant à vue d'œil fût telle, que M. le duc d'Orléans n'en étoit pas moins absolument esseulé [3] jusque dans le salon de Marly. Mais je remarquois bien qu'on cherchoit à s'approcher de moi, et gros du monde, et gens les plus considérables, et de ces politiques aussi dont le manége effronté court après ceux à qui ils n'ont jamais parlé, dès [4] qu'ils se les croient pouvoir rendre utiles, auprès desquels leur souplesse fait effort de les approcher. Je m'étois souvent moqué de ces prompts amis du crédit et des places ; je riois en moi-même de ce vil empressement pour un homme qui n'en avoit encore que l'espérance, et j'en divertissois M. le duc d'Orléans pour le prémunir d'avance là-dessus lui-même.

Agitation

Le duc de Noailles, qui ne le voyoit qu'en Nicodème [5],

1. Saint-Simon a laissé ce chiffre en blanc ; il correspond aux pages 49 à 52 de notre tome XXII.

2. Avant *mesme*, il y a un *et*, biffé.

3. Avant *esseulé*, il a biffé *isolé* qu'il avait commencé à corriger en *es*[*seulé*].

4. *Dès* surcharge *av*[*ec*].

5. C'est-à-dire, en secret, comme Nicodème allait visiter Jésus (Évangile selon saint Jean, chap. III).

du duc de Noailles.

redoubloit peu à peu ses visites. Il tâchoit inutilement de s'attirer quelque confidence sur les projets d'un prochain avenir. Il m'en faisoit des plaintes amères ; il se rabattoit sur la peine où le mettoit de ne pouvoir rien tirer sur les places que je lui avois dit que je desirois pour lui et pour son oncle. Je le tenois en haleine ; je lui disois que la proposition que j'en avois faite avoit bien pris, mais que je n'en pouvois savoir davantage. Tantôt il me prioit d'insister[1] ; tantôt il m'assuroit que je savois bien à quoi m'en tenir, et me conjuroit de rompre mon silence. Je voyois en lui une passion extrême de cette place des finances, dont il m'entretenoit[2] sans cesse ; mais le Roi ne me paroissoit pas assez proche de sa fin, même après son testament fait, pour qu'on pût s'expliquer à personne de ce qui le devoit survivre, de sorte que je m'en tins là avec le duc de Noailles, et M. le duc d'Orléans aussi. Mais, le testament fait, j'eus lieu de douter qu'il se tînt dans la même réserve sur ce qui regardoit Maisons avec lui, et quoique ce qui se verra de ce magistrat semble fort contrarier ce soupçon, tout ce que je remarquai, depuis le testament surtout, et dans l'un et dans l'autre, me persuadèrent[3] que Maisons comptoit fermement sur les sceaux et sur le premier crédit, sans toutefois que ni l'un ni l'autre m'en aient rien laissé entendre.

Curiosité très embarrassante de Mme la duchesse d'Orléans.

Mme la duchesse d'Orléans n'étoit pas la moins inquiète des limbes[4] où on la laissoit sur l'avenir. Elle sentoit toute la situation du duc du Maine ; elle ne pouvoit se dissimuler ce qu'il méritoit de M. le duc d'Orléans. Cet intérêt à part, qui lui étoit le plus sensible, elle étoit touchée de celui de M. le duc d'Orléans, et de ce qu'il pouvoit former de projets et prendre de mesures pour après le Roi. Ses tête-à-tête avec moi, surtout depuis le testament et l'habi-

1. Après *d'insister*, il a biffé *d'avantage* (*sic*).
2. Écrit par mégarde *m'entrenoit*.
3. Il y a bien *persuaderent*, et non *persuada*, dans le manuscrit.
4. Tome XXI, p. 244.

lité des bâtards à la couronne, rouloient pour la plupart là-dessus, rarement la duchesse Sforze en tiers, et me mettoient à la torture. Elle ne doutoit point que M. le duc d'Orléans n'eût en moi une confiance entière ; elle ne voyoit que moi avec qui il pût s'ouvrir, consulter, projeter sur l'avenir. L'expérience lui avoit appris qu'il se reposoit beaucoup trop sur moi des vues, des mesures, des projets, qu'il n'étoit pas trop bon lui-même pour faire et pour imaginer, et que, quand cela lui arrivoit, c'étoit à moi qu'il les confioit, et avec qui[1] il en délibéroit. L'imminence de tout le grand qui alloit tomber sur lui ne permettoit pas de croire que ni lui ni moi n'eussions rien là-dessus dans l'esprit, et la même expérience que Mme la duchesse d'Orléans avoit de l'un et de l'autre la persuadoit bien que, s'il étoit possible que M. le duc d'Orléans n'eût encore rien de débrouillé dans la tête, il s'en falloit tout que je fusse au même point. Sa curiosité étoit donc extrême, et ses questions par conséquent ; c'étoit des contours adroits pour me surprendre, des gens dont elle me demandoit ce que je pensois, en un mot tout ce que l'art, le manège, la supériorité, le raisonnement, la liberté, l'amitié, la confiance, le plus proche intérêt, peuvent déployer sous toutes sortes de faces, avec tout l'esprit, la justesse et l'insinuation possible, mis sans cesse en œuvre avec une infatigable persévérance. J'avois affaire à une personne fort supérieure, fort clairvoyante, fort appliquée, fort réfléchie, fort de suite[2], et qui, par tout ce que j'avois manié de concert avec elle, sous ses yeux, me connoissoit trop pour que je pusse me cacher de penser à l'avenir. Le plus grand intérêt, et le même intérêt d'elle comme épouse, de moi à tout ce que je leur étois, et, depuis le raccommodement que j'avois fait de M. le duc d'Orléans avec elle en le séparant de Mme d'Argenton, l'amitié la

1. *Avec qui* est en interligne, au-dessus de *qu'*, biffé.

2. Comparez le portrait de la duchesse qu'il a donné précédemment : notre tome XXVI, p. 299 et suivantes.

plus intime et la confiance la plus entière établie entre elle et moi, et par le desir commun de M. le duc d'Orléans et d'elle, sans la plus légère altération jusqu'alors, devenoient en ces moments des liens bien embarrassants pour moi. Il falloit donc ménager et maintenir cette amitié, cette confiance, ce respect, cet air de communauté d'intérêts, surtout ne lui pas paroître rêver, comme l'on dit, à la suisse[1], dans de pareilles conjonctures, après lui en avoir montré tant de différence dans de grandes affaires, telles que celle d'Espagne[2], celle du mariage de Mme la duchesse de Berry[3], celles des noires et affreuses imputations[4], et de tant d'autres importantes ou de cour, ou d'intérieur de la famille royale; en même temps me bien garder de laisser rien entrevoir, ni même soupçonner[5] des secrets qui n'étoient pas les miens, raisonner toujours et[6] répondre à tout comme à la sœur du duc du Maine, pour la grandeur duquel elle auroit sacrifié avec transport de joie mari, enfants et elle-même[7]. Je ne trouvai donc de ressource que dans la longueur des verbiages pour consumer le temps, l'embarras des combinaisons, le danger de penser à rien pendant la vie du Roi, l'inuti-

1. « On dit proverbialement rêver à la suisse, c'est-à-dire ne penser, ne rêver à rien » (*Dictionnaire de Trévoux*). Cette locution a peut-être ici ce sens plutôt que celui que donne le *Littré*, au mot Rêver : « avoir l'air de penser à quelque chose et ne penser à rien ». Le P. Buffier dans ses *Principes du raisonnement*, cité par le *Littré* au mot suisse, donnait un autre sens : « Penser à la suisse s'est dit pour laisser aller son esprit à de simples idées qui se présentent à l'imagination, sans prendre la peine d'examiner l'une par rapport à l'autre. »

2. Tome XVIII, p. 45 et suivantes.

3. Tome XIX, p. 189 et suivantes.

4. *Ibidem*, p. 271-274.

5. *Mesme* est en interligne et, après *soupçonner*, il a biffé *rien*.

6. La conjonction *et* est répétée deux fois à la fin d'une ligne et au commencement de la suivante.

7. Elle était « bien moins femme que sœur », a-t-il dit dans le tome XXVI, p. 209.

lité de tous projets, si le Roi faisoit des dispositions, et, après qu'il les eut faites, la folie d'imaginer les pouvoir attaquer, qui fut mon plus sûr retranchement et le plus utile, enfin la paresse d'esprit, la légèreté, le peu de suite qu'elle connoissoit dans M. le duc d'Orléans ; paraphraser longuement toutes ces difficultés, les tourner de tous les sens, surtout me tenir de fort court sur les personnes sur lesquelles elle me promenoit et me demandoit ce que j'en pensois, plus encore en garde contre mon air et mon visage, qu'elle observoit toujours, pour tâcher attentivement à y découvrir mieux que dans mes paroles. Je me rabattois encore pour m'excuser de penser là-dessus par l'inutilité[1] de le faire, sur la sagesse du gouvernement du Roi, sur la longue et générale habitude qu'on s'étoit faite de l'admiration, de la soumission, de la crainte, sur le danger de tout changement dans ces moments critiques, sur la difficulté de trouver mieux ni aussi bien, sur la rareté des sujets, sur les jalousies et le péril des méprises en matière d'innovation et de choix, sur le fâcheux état des finances et de l'intérieur du royaume, enfin sur le testament du Roi, après qu'il fut su qu'il en avoit fait un, qui me donna beau champ sur le respect qu'un tel et si long règne avoit imprimé dans l'esprit de tout le monde pour ses volontés, dont l'exécution seroit le seul parti sage et le meilleur qu'on pût prendre en soi, et dans un pays où la longue habitude de l'obéissance aveugle a tellement passé en loi qu'il n'y a plus personne qui imagine qu'il soit permis ni possible de s'y soustraire.

Tous ces propos, enflés et allongés, ne satisfaisoient point Mme la duchesse d'Orléans. Elle avoit eu trop d'occasions de me voir des sentiments plus libres, et de regimber contre l'éperon, pour se payer de ce que je lui répondois. Elle m'objecta le testament de Louis XIII[2], et en raisonna

1. L'élision *l'* a été écrit à la fin d'une ligne, et répété par mégarde au commencement de la ligne suivante.

2. Ci-dessus, p. 98-101.

au mieux sur les conséquences à en tirer et à en prévoir pour celui de Louis XIV. Je sentis incontinent toute sa défiance de mes réponses, et toute celle qu'elle avoit de la solidité de ce dernier testament, dont, à ce qui s'y étoit passé, et qui a été rapporté p. 1408 et 9[1], elle ne se pouvoit cacher que le Roi ne doutât lui-même autant ou plus que personne. Il étoit très important de la rassurer sur l'une et l'autre défiance. Je me mis donc à raisonner sur la comparaison des temps, des personnes, des conjonctures, sur la différence d'un règne plein de factions et de guerres civiles, d'avec un autre du double de durée, d'une puissance absolue déployée en tout genre, sans la plus légère, non pas contradiction, mais représentation, qui non-seulement avoit anéanti toute autre autorité que la sienne immédiate, mais encore tout crédit, toute union, toute autre considération que la sienne et de ses ministres, par conséquent tout personnage et toute autre fonction d'emploi quelconque et de charges que des domestiques, ce qui ne laissoit personne aujourd'hui en aucun moyen de s'opposer ni de résister à quoi que ce soit, si tant est qu'il y eût encore quelqu'un qui s'avisât de se souvenir qu'esclave et sujet n'est pas la même chose; qu'il y avoit loin d'une reine de quarante et un ans, fille d'Espagne[2], qui avoit elle-même passé déjà par plus d'une étamine[3] en affaires d'État, en tous les temps jusqu'alors intimement unie à la reine sa belle-mère et à Monsieur, qui avoit des généraux et des ministres attachés à elle, et dans les pays étrangers des créatures habiles, comme la duchesse de Chevreuse dans le considérable, et dans le bas, mais non moins utiles, comme Beringhen[4] et d'autres que leurs aventures communes avec elle y avoient fait fuir

1. Ces pages du manuscrit correspondent aux pages 18 et suivantes de notre tome XXV.
2. Il veut parler d'Anne d'Autriche.
3. Locution déjà rencontrée dans le tome XV, p. 34.
4. Henri de Beringhen : tome I, p. 192.

pour leur sûreté, à M. le duc d'Orléans, qui n'avoit que sa naissance, mais ni gouvernement, ni charges, ni troupes sous ses ordres, et qu'elle voyoit elle-même dans un abandon si universel, quoique si proche du timon du royaume ; qu'il y avoit loin encore d'un prince foible tel que Gaston, qui ne savoit jamais prendre aucun parti par lui-même, ni soutenir aucun de ceux qu'on lui avoit fait prendre, saisi à la chaude[1], au dépourvu, à l'instant, sans avoir un moment pour parler à quelqu'un, par une reine avec qui tout l'avoit tenu uni jusqu'alors dans toutes les différentes situations de sa vie, par conséquent accoutumé à se croire un avec elle, d'ailleurs sans force par lui-même pour résister aux cajoleries de cette reine et à une parole à lui donner sur-le-champ, dont il fut assez simple pour se promettre plus qu'il ne lui quittoit, et de Monsieur le Prince pris avec la même promptitude, à qui l'exemple de Monsieur ferma la bouche, qui ne le pressoit pas moins de le suivre que faisoit la Reine[2], dont[3] l'union contre lui, s'il leur résistoit, lui fit tout appréhender, et dont le consentement entraîna aussitôt celui de tout le conseil de régence[4], hors d'état de leur résister seul à tous les trois ; qu'il y avoit bien loin de la situation si brusque de ces trois mêmes personnes et de la leur d'ailleurs en elles-mêmes, et de[5] celle de M. le duc d'Orléans, d'avec la situation des personnes en faveur de qui il est croyable que le Roi a fait des dispositions, qui sont apparemment en volonté et en moyens de les défendre ; qui n'ont ni les raisons de foiblesse et d'intimes liaisons qu'eut

1. Locution déjà annotée dans le tome IX, p. 311.

2. Ci-dessus, p. 100.

3. Avant *dont*, il y a un *et*, biffé.

4. Les autres membres du conseil de régence institué par Louis XIII étaient le cardinal Mazarin, le chancelier Séguier, le surintendant des finances Claude Bouthillier, et son fils Léon Bouthillier de Chavigny, secrétaire d'État.

5. *Et de* est en interligne, au-dessus de *d'avec*, biffé.

Gaston, ni le poids, ni le péril d'un tel exemple, en refusant de s'y conformer comme Monsieur le Prince ne l'osa, ni la disparité et la nudité de ceux du conseil de régence pour maintenir la part qui leur étoit donnée au gouvernement, quand Monsieur et Monsieur le Prince s'en dépouilloient en faveur de la Reine ; que de plus les dispositions de Louis XIII avoient été rendues publiques par la lecture que ce monarque en avoit fait faire dans sa chambre, en présence de la Reine, de Monsieur, de Monsieur le Prince, des grands et des plus considérables de sa cour, même des principaux magistrats qu'il y avoit mandés[1] ; la Reine ainsi que tout le monde savoient[2] leur contenu, au lieu qu'à l'égard de celles que le Roi a faites, M. le duc d'Orléans est avec tout le monde dans les plus profondes ténèbres, dont le voile ne sera levé qu'après que le Roi ne sera plus, et levé pour M. le duc d'Orléans et[3] pour tout le monde à la fois, en plein Parlement, par l'ouverture et la lecture du testament qui y sera faite ; qu'ainsi la différence est entière entre la facilité de la Reine, qui savoit à quoi tendre et comment y tendre, et l'épaisse obscurité de M. le duc d'Orléans, qui le tient dans la plus invincible ignorance de ce qu'il a à faire, à qui il a à faire, et même s'il a quelque chose à faire. « Il n'en faut pas tant, Madame, ajoutai-je avec feu, pour servir de raison à ne rien faire, même à ne pas penser, à un homme aussi difficile à mettre en mouvement que vous devez connoître M. le duc d'Orléans, même dans les choses les plus aplanies et les plus importantes, s'il vous plaît de vous souvenir du mariage de Mme la duchesse de Berry[4] et de beaucoup d'autres que vous avez vues comme moi. »

C'est ainsi que je m'efforçois d'échapper aux filets de toutes les sortes qui m'étoient continuellement tendus.

1. Ci-dessus, p. 100. — 2. Ainsi dans le manuscrit.
3. Les sept derniers mots ont été ajoutés en interligne.
4. Tome XIX, p. 231-236.

Mais cette fausseté indispensable me coûtait si prodigieusement, que j'étois toujours en crainte de la trahison de mon visage, du son de ma voix, de toute ma contenance. Il n'est pas possible d'exprimer le combat qui se passe au fond d'une âme franche, droite, naturelle, vraie, qui, au milieu des périls de la plus dangereuse cour du monde, n'a jamais pu se masquer même sur rien, et à qui il en a bien des fois coûté cher, sans avoir pu se résoudre à prendre leçon de ses expériences, dont ces *Mémoires* sont pleins ; quel tourment, dis-je, elle souffre lorsqu'elle se trouve en ce détroit unique : ou de perdre l'État, que je comptois sauver et réparer, perdre M. le duc d'Orléans, dont j'avois seul le secret, et me perdre moi-même, ou de tromper avec soin, art et industrie, une princesse avec qui je vivois depuis des années dans la plus intime et la plus réciproque amitié et confiance, qu'il falloit voir sans cesse sur ce même pied, en être attaqué sans mesure aussi avec toute sorte d'art et d'industrie, et la tromper continuellement par toutes sortes de détours. Je revenois quelquefois de chez elle chez M. le duc d'Orléans l'avertir promptement, pour qu'il se trouvât de la conformité dans ce qu'il lui répondroit avec les discours que je lui avois tenus; souvent aux larmes[1], et si plein de rage et de désespoir, qu'il augmentoit encore par en rire, lui à qui ce personnage n'étoit pas si nouveau, que je me licenciois de colère à lui en dire plus que très librement mon avis; et c'est de la sorte que s'écoula tout le temps jusqu'à la mort du Roi.

Maisons me fait une proposition énorme et folle, et ne se rebute point de la vouloir

On a vu[2] que l'édit qui appelle les bâtards du Roi à la couronne, etc., comme ayant l'honneur d'être ses fils et petits-fils, est de juillet 1714, enregistré le 2 août, même année; que[3] le Roi remit son testament aux premiers président et procureur général le dimanche matin 27 août,

1. J'étais souvent aux larmes.
2. Tome XXIV, p. 371.
3. Avant *que*, il y a un *et*, biffé.

persuader à M. le duc d'Orléans et à moi.

même année[1] ; qu'il n'y eut que vingt-six jours entre l'édit et le testament, et que le duc du Maine, Mme de Maintenon et le Chancelier surent bien employer le temps, et n'en point perdre. Il n'y en eut guères non plus entre le testament fait et livré et le dernier voyage que le Roi ait fait à Fontainebleau, pendant lequel le duc du Maine commença à ourdir la noire et profonde trame de l'affaire du bonnet, et qu'il sut conduire comme on l'a vu[2]. Je ne sais si Maisons étoit entré avec lui dans la confidence de ce chef-d'œuvre de scélérate politique, et qu'en ce cas il eût prévu que le fracas de la fin de cette affaire me rendroit peu accessible à lui, et moins capable de me prêter à ses raisonnements. Quoi qu'il en soit, il ne tarda pas à[3] m'en venir faire un si surprenant[4], aussitôt que le testament fut déposé au Parlement, qu'il est nécessaire, avant de le rapporter, de remettre courtement[5] ici devant les yeux ce qui se passa à cet égard.

Mesmes et Daguesseau, premier président et procureur général, mandés de se trouver à l'issue du lever du Roi à Versailles pour le dimanche 27 août[6] 1714, y arrivèrent droit chez le Chancelier, qui leur remit un édit fort court et fort sec, signé et scellé, pour le faire enregistrer le lendemain[7]. Le Roi y déclaroit que[8] « le paquet remis par « lui aux premier président et procureur général du Parle- « ment contenoit son testament, par lequel il avoit pourvu « à la garde et à la tutelle du Roi mineur, et au choix d'un « conseil de régence, dont, pour de justes considérations,

1. Tome XXV, p. 18-20. Il faut lire *dimanche 26 août* (*Dangeau*, tome XV, p. 215), et de ce fait le calcul des jours écoulés entre l'édit et le testament devient faux. — 2. Tome XXVI, p. 1 et suivantes.

3. Cet *à*, oublié, a été remis en interligne.

4. Un si surprenant raisonnement.

5. L'adverbe *courtemt* est en interligne.

6. Il faut lire encore ici *dimanche 26 août*.

7. Le texte en a été donné dans notre tome XXV, p. 384-385.

8. Quoique tout ce qui va suivre ait été mis entre guillemets par Saint-Simon, ce n'est que le sens et non pas le texte exact de l'édit.

« il n'avoit pas voulu rendre les dispositions publiques ; qu'il « vouloit que ce dépôt fût conservé au greffe du Parlement « pendant[1] sa vie, et qu'au moment qu'il plairoit à Dieu « le retirer de ce monde, toutes les chambres du Parlement « s'assemblassent avec tous les princes de la maison « royale, et tous les pairs de France qui s'y pourroient « trouver, pour, en leur présence, y être fait ouverture « du testament, et, après sa lecture, les dispositions qu'il « contenoit être rendues publiques et exécutées, sans « qu'il fût permis à personne d'y contrevenir, et le dupli- « cata dudit testament être envoyé à tous les parlements « du royaume, par les ordres du conseil de régence, « pour y être enregistré. »

Pas un mot, dans cet édit, d'honnêteté pour le Parlement, ni terme d'estime ni de confiance ; nulle nomination, ni indication même d'exécuteur du testament ; enfin, ce n'est point au Parlement ni à personne qu'il est confié. L'édit ordonne seulement qu'il sera déposé au greffe, sans parler d'aucune sorte de précaution pour l'y garder, et le greffe est choisi simplement comme un lieu public et ordinaire de dépôt. Ainsi le Parlement n'y est chargé de rien, ni pas un de ses magistrats, et le greffe ne l'est que comme de tous autres actes qui y sont déposés. Les[2] duplicata envoyés aux parlements du royaume par les ordres du conseil de régence font[3] voir une attention marquée pour l'autorité de ce conseil et pour omettre le nom de régent, laquelle[4] est bien significative, et qui relève bien aussi toute la négligence affectée dans l'édit pour le Parlement, qui étoit l'occasion et le lieu de dire des choses à flatter cette Compagnie, dont il résulte deux choses : l'une, que le Parlement n'y[5] fut pour rien, ni en

1. *Pendant* est en interligne, au-dessus de *de*, biffé.
2. Avant *les*, il y a un *et*, biffé.
3. Il y a *fait*, dans le manuscrit, surchargeant *et*.
4. *Laquelle* est en interligne, au-dessus de *ce qui*, biffé.
5. *N'y* corrige *ne*.

corps, ni par aucun de ses membres ; l'autre, que les précautions si grandes pour la conservation du dépôt furent uniquement du cru[1] et du fait du premier président, pour rendre odieux le seul homme en haine duquel le testament parut fait, comme étant capable de s'en saisir par violence, et mettre ce dépôt[2] ainsi que le duc du Maine, en faveur duquel il parut visiblement fait, sous la protection de la justice, du Parlement, du peuple, de la multitude. Il est certain que le duc du Maine ne pouvoit rien ajouter à de telles précautions, ni plus complétement profiter d'un premier président qui lui avoit livré son âme.

Le premier président et le procureur général allèrent chez le Roi, au sortir de chez le Chancelier. Ce voyage si concerté n'avoit point de moments convenables pour une visite du premier président à M. du Maine, dont sûrement[3] il avoit bien auparavant reçu les ordres et les instructions, et tout débattu et concerté avec lui. Le Roi, en leur disant ce qui a été rapporté p. 1408[4], et sans parler d'aucune précaution[5], leur donna le paquet cacheté qui renfermoit son testament, et au sortir du cabinet du Roi ils s'en retournèrent à Paris. En y arrivant, ils envoyèrent chercher des ouvriers. Ils les conduisirent dans une tour du Palais, qui est derrière la buvette de la grand'chambre et le cabinet du premier président, laquelle répond au greffe et le joint. Ils firent creuser un grand trou dans la muraille de cette tour, qui est fort épaisse, y déposèrent le testament, en firent fermer l'ouverture d'une porte de fer, d'une grille aussi de fer

1. « On dit figurément *cela est de votre cru,* pour dire, cela vient de vous, vous avez inventé cela » (*Académie,* 1718).

2. Avant *mettre,* Saint-Simon a biffé *le,* et les mots *ce depost* ont été ajoutés en interligne.

3. *Seuremt* ajouté en interligne.

4. Tome XXV, p. 19-20.

5. Les six derniers mots ont été ajoutés en interligne.

en seconde porte, et murailler par-dessus. La porte et la grille eurent chacune trois différentes serrures, mais les mêmes à la porte et à la grille, et une clef pour chacune des trois, qui par conséquent ouvroit chacune deux serrures, une de la grille et une de la porte[1]. Le premier président en garda une, le procureur général une autre, et la troisième fut confiée au greffier en chef du Parlement, sous prétexte que le dépôt étoit tout contre la chambre du greffe, en effet pour éviter[2] occasion de jalousie entre l'ancien des présidents à mortier et le doyen du Parlement, et la division entre les présidents et les conseillers qu'elle auroit pu faire naître.

Le lendemain lundi 28 août[3], le premier président assembla les chambres dès le matin, leur rendit compte du sujet de son voyage de la veille, fit présenter l'édit par les gens du Roi, qui fut enregistré, paraphrasa les sages et justes précautions du Roi avec force louanges, et n'oublia pas de suppléer au silence de l'édit par tout ce qu'il put de superbes flatteries, et de ce qu'il crut le plus propre à intéresser la Compagnie à la protection des dispositions du Roi, lorsqu'il en seroit temps, et à la piquer d'honneur pour en procurer l'entière exécution.

Revenons présentement[4] à Maisons. Ce président, comme je l'ai déjà dit, venoit presque tous les dimanches au lever du Roi[5], et après sa messe chez moi, où la porte étoit fermée à tout le monde de règle tant qu'il y étoit, [*Add. S^tS. 1235*]

1. Voyez dans notre tome XXV, p. 388-390, la description du caveau; les détails de local et de clefs que donne Saint-Simon ne sont pas exacts.

2. Avant ce verbe, il y a un mot illisible biffé, qu'on avait commencé à surcharger en *eviter*.

3. Non pas le lundi 28 août, mais le mercredi 29 : tome XXV, p. 381-384. Le lundi tombait le 27 août, et c'est la veille que le Roi avait convoqué les magistrats pour leur remettre son testament.

4. Il a écrit *revenenons*, et l'adverbe qui suit est abrégé en *p^nt*.

5. Dans le tome XXIV, p. 330, il a été dit que M. de Maisons allait à la cour une fois par semaine.

et c'étoit toujours tête à tête. Il vint donc le premier dimanche d'après celui où le Roi avoit remis son testament au premier président et au procureur général, c'est-à-dire le septième jour après[1]. Le dépôt étoit enfermé et l'édit qui l'annonçoit enregistré, il y en avoit cinq[2]. Il me fit un discours pathétique où il disserta fortement l'éclat, le venin, les motifs plus que très apparents du testament, tout ce dont M. le duc d'Orléans étoit menacé. Il n'oublia pas de m'exciter par tout ce qu'il en put croire[3] capable sur le surcroît de grandeur, et tout le pouvoir qui en résulteroit à M. du Maine et à la bâtardise, et de fois à autre s'interrompant sur la séduction, et par des déclamations vives contre les auteurs et les coopérateurs d'une pièce si funeste à l'État et à la maison royale. Quand il eut bien péroré, je lui dis qu'il ne me persuadoit rien de nouveau ; que je voyois les mêmes vérités que lui avec la même évidence ; que le pis que j'y trouvois, c'est qu'il n'y avoit point de remède. « Point de remède ! m'interrompit-il avec son rire en dessous, il y en a toujours aux choses les plus extrêmes avec du courage et de l'esprit, et je m'étonne qu'avec ce que vous avez de l'un et de l'autre, de vous trouver court sur ce qui va tout mettre en confusion ; » et de là, à s'étendre sur ce qu'il y alloit de tout pour M. le duc d'Orléans qu'une pièce, qui ne pouvoit avoir été fabriquée qu'entre M. du Maine, Mme de Maintenon et le Chancelier, et où sûrement rien n'avoit été oublié en faveur du duc du Maine et contre M. le duc d'Orléans, vît jamais le jour. Je convins que ce seroit bien le plus court ; en même

1. Par conséquent le dimanche 2 septembre. — Le chiffre 7e corrige 8e.

2. Il veut dire qu'il y avait cinq jours que ces formalités étaient accomplies. Il fait erreur ; car c'est seulement le 12 septembre que le testament fut enfermé dans le caveau préparé : notre tome XXV, p. 388-390.

3. *Croire* ajouté en interligne.

temps je lui demandai comment supprimer un testament déclaré par un édit enregistré, pièce par conséquent publique, et solennelle encore par sa nature, déposée de plus avec tant d'éclat, et de si solides précautions connues de tout le monde, dans l'intérieur le plus enfoncé du Palais, et le plus sûr par la nature et par l'art qui y avoit été ajouté. « Vous voilà donc bien embarrassé, me répliqua Maisons; avoir, à l'instant de la mort du Roi, des troupes sûres et des officiers sages, avisés et affidés tous prêts, avec eux des maçons et des serruriers, marcher au Palais, enfoncer les portes et la niche, enlever le testament, et qu'on [ne] le voie jamais. » Dans ma surprise extrême, je lui demandai quel fruit d'une si prodigieuse violence. et de plus quelle mécanique pour en venir à bout. J'ajoutai que, quoi qu'il y eût dans le testament, je ne voyois point de comparaison entre la possible espérance qu'il n'eût pas plus d'exécution qu'en avoit eu celui de Louis XIII, comme le Roi lui-même ne s'étoit pas caché de le penser[1], entre essuyer même ses dispositions quelles qu'elles fussent, et violer à main armée un dépôt public et solennel, de cette qualité unique et si royale, dans le sein du sanctuaire de la justice, au milieu de la capitale, soulever le peuple et les provinces, la raison, la nature, ce que les hommes ont de plus sacré entre eux, donner aux ennemis de M. le duc d'Orléans les armes les plus spécieuses, lui débaucher ce qu'il peut avoir d'amis sages et raisonnables par la honte et le péril de lui demeurer attachés, donner aux horreurs répandues contre lui un poids que tous les artifices et toute l'autorité n'avoient pu leur acquérir, autoriser tout ce qui se déclareroit contre lui à tirer les plus grands usages de cette folie, et armer[2] la juste fureur du Parlement, si grandement outragé par un attentat de cette nature, et dans le moment critique où l'usage abusif presque tourné

1. Tome XXV, p. 19 et 21.
2. *Armer* a été ajouté en interligne.

en loi lui donnoit une autorité avec laquelle il falloit compter dès cet instant même, et souvent encore dans le cours de la régence. Que si, dans l'exécution si odieuse par elle-même, et que les bâtards et le Parlement, qu'elle réuniroit pour toujours, avoient tant d'intérêt d'empêcher, il arrivoit une sédition, peut-être appuyée des Suisses[1], et qu'il y eût du sang répandu, personne ne pouvoit[2] prévoir jusqu'où cette action étoit capable de conduire, laquelle, quoi qu'il en succédât, combleroit M. le duc d'Orléans d'opprobre, de la plus grande, de la plus juste, de la plus universelle haine, et d'un mépris égal, si par l'événement le testament échappoit à l'attaque. Tout cela fut commenté bien plus au long, sans que Maisons pût être ébranlé le moins du monde, et toutefois sans qu'il eût rien à répondre que l'importance de soustraire un testament qu'il étoit clair qu'on n'avoit fait que contre M. le duc d'Orléans et en faveur des bâtards. Maisons, au partir de chez moi, alla faire à M. le duc d'Orléans la même proposition avec les mêmes instances, et me gagna de la main, espérant apparemment de le persuader[3] s'il lui parloit avant moi. Heureusement il n'en fut pas mieux reçu. Nous lui fîmes à peu près les mêmes objections, parce qu'elles se présentoient d'elles-mêmes, sans lui faire changer de sentiment, et[4] nous nous le contâmes l'un à l'autre, M. le duc d'Orléans et moi, et tous deux dans un étonnement extrême. Ce qui nous en donna davantage, c'est qu'il persista jusqu'à sa mort, qui précéda de très peu de jours celle du Roi[5], à presser M. le duc d'Orléans de cette extravagance, et moi jusqu'à la per-

1. Le duc du Maine en était colonel général.

2. Les mots *ne pouvoit* sont en interligne, au-dessus de *n'estoit capable de*, biffé, et Saint-Simon a biffé un second *prévoir* ajouté par mégarde en interligne après *pouvoit*.

3. *Persuader* est en interligne au-dessus de *guaigner*, biffé.

4. Après cet *et* il y a un *ne* dans le manuscrit, et, plus loin, *le* a été ajouté en interligne.

5. Ci-après, p. 164.

sécution. Il ne tint pas à ses instances redoublées que je ne fisse la sottise d'aller à la buvette de la grand chambre reconnoître les lieux sur les indications qu'il m'en donnoit, moi qui n'en avois aucun prétexte, et qui de plus n'allois jamais au Palois que pour des réceptions de pairs ou des occasions où le Roi les y mandoit, et qui même alors n'avoit jamais approché seulement de la buvette. Ne pouvant vaincre là-dessus ce qu'il appeloit mon opiniâtreté, il me demanda au moins de m'arrêter sur le quai de la Mégisserie, où on vend tant de ferrailles[1], et d'examiner de là, la rivière entre deux, la tour où étoit le testament, qu'il me désigna et qui donnoit sur le quai des Morfondus[2], mais en arrière des bâtiments de ce quai[3]. On peut juger quelle connoissance on pouvoit en tirer de ce point de vue. Je lui promis, non de m'arrêter sur ce quai pour me faire regarder des passants, mais d'y passer, et de voir ainsi ce que je pourrois remarquer, en ajoutant que c'étoit par complaisance, et pour le satisfaire sur une chose en soi indifférente, parce que rien au monde ne me pourroit tenter, encore moins me[4] persuader, sur une pareille entreprise. L'incompréhensible est comment elle avoit pu entrer dans une tête aussi sensée, et que jusqu'à la mort, quoiqu'il nous ait trouvés inébranlables, M. le duc d'Orléans et moi, il ne se soit jamais lassé de nous presser

1. Le quai de la Mégisserie, appelé encore ainsi de nos jours, est le long de la rive droite de la Seine entre le Pont-neuf et le Pont-au-Change. La partie la plus rapprochée du Pont-neuf était nommée vulgairement le quai de la Ferraille, non seulement à cause des boutiques de quincaillerie qui s'y trouvaient, mais surtout à cause des nombreux petits marchands qui étalaient leur ferraille sur le pavé même.

2. *Morfondus* corrige *orf[evres]*. — Le peuple appelait ainsi le quai de l'Horloge, à cause de son exposition au nord, et spécialement la partie qui longeait les maisons de la place Dauphine.

3. D'après le procès-verbal (tome XXV, p. 387), il ne semble pas que le testament ait été déposé dans une tour, mais bien dans « un lieu » situé derrière le cabinet des greffiers en chef.

4. *Me* est ajouté en interligne, ainsi que *se* avant *soit*, quatre lignes plus loin.

là-dessus, ni rebuté de l'espérance de nous y amener.

Réflexions sur le but de Maisons.

Le plus mortel ennemi de M. le duc d'Orléans n'auroit pu imaginer rien de plus funeste à lui persuader, et je ne sais si on auroit trouvé plusieurs personnes assez dépourvues de sens pour y donner sérieusement. Que penser donc d'un président à mortier de la considération que Maisons s'étoit acquise au Palais, à la ville, à la cour, où il avoit toujours passé pour un homme d'esprit, sage, avisé, intelligent, capable et mesuré? Étoit-il assez infatué de la nécessité dont il étoit pour M. le duc d'Orléans de supprimer le testament, assez aveuglé de la parole des sceaux, qu'il avoit enfin arrachée de ce prince, à ce que j'en pus juger[1], et de toute l'autorité qu'il se promettoit de tirer de cette place, qu'il sentoit bien qui seroit conservée à Voysin si M. du Maine étoit maître, après tout ce que cette âme damnée avoit si nouvellement fait pour lui, que la passion l'empêchât de voir les suites affreuses et indispensables de l'entreprise qu'il proposoit, que je lui mettois sans cesse devant les yeux, et à pas une desquelles il n'avoit d'autre réponse que le danger évident des dispositions du testament, pernicieuses pour M. le duc d'Orléans, toutes pour la grandeur du duc du Maine, qui les sauroit bien faire valoir, établi comme il l'étoit, et la nécessité dès là indispensable de le supprimer comme que ce pût être? Sa persévérance de près d'une année, qui ne put être, non pas rebutée, mais même le moins du monde ralentie, ni par des raisons si palpables, ni par la résistance toujours égale qu'il trouva en M. le duc d'Orléans et en moi; sa réserve là-dessus pour Canillac, dont il se[2] servoit auprès de M. le duc d'Orléans pour soi-même, pour le Parlement, et pour tant d'autres choses, réserve dont il n'excepta personne, sans exception là-dessus que M. le duc d'Orléans et moi, donneroient-elles d'autres

1. Ce qui précède, depuis *ce prince*, a été écrit en interligne, au-dessus de *M. le duc d'Orleans*, biffé.

2. Ce pronom, oublié, a été remis en interligne.

pensées? Auroit-il été assez noir pour, de concert avec le duc du Maine, ouvrir cet abîme sous nos pas, et ne se lasser point de nous y pousser pour nous perdre, et par la chute de M. le duc d'Orléans, unique par son âge entre tous les princes du sang à pouvoir être revêtu de la régence, y porter le duc du Maine, qui de là à la couronne n'auroit eu qu'un pas à faire, et qui n'en ignoroit pas les moyens? Un si puissant objet pour une âme de la trempe de celle du duc du Maine, et qui avoit su se le préparer avec tant d'art et de si loin, n'est rien moins qu'incroyable, si l'on se rapproche[1] par quels chemins ce fils de ténèbres étoit parvenu à escalader tous les degrés du trône dont la place s'étoit aplanie et nettoyée devant lui, et tout ce qu'il avoit mis en œuvre pour noircir avec tant de succès le seul obstacle qui lui restoit à vaincre, d'un crime si fatal et si étranger à ce prince, crime qui, pour le moins, n'étoit pas fatal au duc du Maine pour la sûreté jusque-là plus que douteuse, jusqu'aux yeux du Roi même, de tout ce qu'il en avoit obtenu jusqu'alors, et par les pas de géant qu'il fit après vers la couronne. Ce service de Maisons valoit bien le sacrifice de Voysin, qui ne pouvoit plus être utile au duc du Maine, et d'éblouir Maisons de tout ce que le savant art de ce futur maire du palais n'auroit pas manqué de présenter à son ambition. Qu'on se rappelle les anciennes liaisons de Maisons avec le duc du Maine, assez fortes pour en avoir espéré la place de premier président, refroidies par la préférence donnée à Mesmes; le renouement de ces liaisons ensuite, leur secret et celui dont il couvrit toujours celles qu'il prit tant de soin de faire et d'étreindre avec M. le duc d'Orléans; combien promptement et d'avance il fut toujours instruit avant personne des pas derniers des bâtards

1. Le *Dictionnaire de l'Académie* n'a admis le verbe *rapprocher* que dans son édition de 1740; mais l'emploi de *se rapprocher* au sens de se rappeler à la mémoire n'est donné par aucun lexique; le *Littré* n'en cite aucun exemple, même pas celui-ci par notre auteur.

vers le trône ; la scène qu'à ce propos il me donna chez lui pour m'avengler[1], et par moi M. le duc d'Orléans ; car la course qu'il me fit faire à Paris pour m'y apprendre ce qui fut le soir même public à Marly, étoit, sans ce *retentum*[2], parfaitement inutile ; le contraste de cette scène avec ce dîner à huis clos qu'il donna mystérieusement aux deux bâtards le jour de leurs visites au Parlement pour l'enregistrement de leur habileté à la couronne[3] ; l'embarras extrême où il tomba quand il m'en vit informé ; son manége avec M. et Mme du Maine sur l'affaire du bonnet, et sous ce prétexte ses visites si fréquentes à Sceaux, où il ne paroissoit point, mais où il passoit deux heures chaque fois enfermé seul avec M. et Mme du Maine ; les distinctions que, seul de sa robe, il recevoit du Roi sur ses fins, toutes les fois qu'il se présentoit devant lui, et celle qu'il eut dans les derniers mois, encore plus unique, d'aller de Maisons à Marly quand il vouloit, comme le duc de Berwick de Saint-Germain, sous prétexte d'un voisinage dont on ne s'étoit pas avisé jusque-là[4], et qui avec raison avoit été de tout temps pour le duc de Berwick ; enfin la douleur si marquée de sa mort, arrivée le jeudi au soir, 22 août de cette année[5], dix jours avant celle du Roi, que témoigna le duc du Maine, qui n'en étoit pas prodigue, et l'ardeur si empressée avec laquelle il emporta dès le lendemain, vendredi matin, la charge de président à mortier pour le jeune Maisons[6], qui n'avoit pas dix-sept ans, et qui étoit accouru à lui de Paris dans cette confiance ; qu'on ramasse tout cela, je le dis avec horreur, conclura t on que ce soit pousser trop loin les soupçons ?

1. Tome XXIV, p. 334 et suivantes.

2. *Retentum*, chose retenue, gardée secrète ; on appelait *retentum* la partie d'un arrêt qui n'était pas rendue publique. Ici c'est le sens de réserve mentale, d'arrière-pensée, de réticence.

3. Tome XXIV, p. 370.

4. *Ibidem*, p. 330. — 5. Ci-après, p. 164.

6. Jean-René de Longueil : tome X, p. 21.

A mon égard, il lui falloit un homme toujours à portée de M. le duc d'Orléans, et à portée de tout avec lui, et qui fût dans le secret de leur liaison. Canillac ne voyoit ce prince qu'à Paris, où il n'alloit que des moments, et assez rarement depuis un temps; Maisons n'en pouvoit donc espérer le même usage, et il se flattoit de me vaincre par le coin de la bâtardise, que Canillac avoit bien aussi, mais peut-être moins que moi, parce qu'il perdoit moins avec eux. Maisons, de longue main en grande société avec lui[1], eût peut-être été fâché de le perdre, et pour moi c'étoit double gain à tous égards, pour un bâtard et pour un président à mortier, et de s'ouvrir à d'autres n'alloit pas à leur but, et y étoit même directement contraire. Enfin Maisons vouloit-il voir si à la fin M. le duc d'Orléans ou moi serions assez dépourvus de sens commun pour mordre à un si pernicieux hameçon, nous conduire au bord du précipice, nous y laisser jeter dans l'espérance que le désordre effroyable qui en naîtroit mettroit la dictature du royaume entre les mains du Parlement, que lui, par son crédit dans la Compagnie et par ses accès, il se rendroit l'entremetteur entre les partis, et feroit longuement ainsi la première et la plus utile figure; ou, nous voyant près de tenter l'entreprise, y faire naître lui-même des difficultés, nous affubler après de l'ignominie d'une résolution si folle et si désespérée, et se donner auprès du duc du Maine, du Parlement, du public, l'honneur de l'avoir empêchée? Quoi qu'il en soit, il est incompréhensible qu'un président à mortier, sage, sensé, de conduite toujours approuvée, avec beaucoup d'esprit, de réputation et de connoissance du monde, fort riche et fort compté partout, ait pu concevoir un projet d'une extravagance aussi parfaite et aussi désespérée, le proposer, en presser, et ne se point lasser de faire les derniers efforts pour le persuader, et continuellement, et sans se rebuter de

1. Tome XXVI, p. 364.

rien pendant toute une année, et jusqu'à[1] sa mort. Il n'a pas assez vécu pour donner le temps de percer ces étranges ténèbres. Ils suffisent du moins pour consoler de sa mort les gens sages, les gens de bien et d'honneur, et ceux qui aiment la paix et qui détestent les désordres. Achevons tout de suite ce qui regarde Maisons et les siens, pour n'en pas interrompre les derniers jours de Louis XIV.

Rare impiété et fin de Maisons et de sa famille.

Il n'est malheureusement que trop commun de trouver de ces prétendus esprits forts qui se piquent de n'avoir point de religion, et qui, séduits par leurs mœurs et par ce qu'ils croient le bel air du monde, laissent volontiers voir ce qu'ils tâchent de se persuader là-dessus, sans toutefois en pouvoir venir à bout avec eux-mêmes. Mais il est bien rare d'en trouver qui n'aient point de religion, sans que, par leur état dans le monde, ils osent s'en parer. Pour le prodige que je vais exposer, je doute qu'il n'ait jamais eu d'exemple, en même temps que je n'en puis douter par ce que mes enfants et ceux qui étoient auprès d'eux m'en ont appris, qui, dès leur première jeunesse, comme on l'a vu ci-dessus[2], ont vécu avec le fils de Maisons dans la plus grande familiarité et dans l'amitié la plus intime, qui n'a fini avec la vie de ce jeune magistrat. Son père étoit sans aucune religion. Veuf sans enfants fort jeune[3], il épousa la sœur aînée de la maréchale de Villars[4], qui se trouva n'avoir pas plus de religion que lui. Ils eurent ce fils unique, pour lequel ils mirent tous leurs soins à chercher un homme d'esprit et

1. Avant *jusqu'à*, Saint-Simon a biffé *tant qu'il a vescu*.

2. Tome XXIV, p. 331.

3. Claude de Longueil avait épousé le 13 avril 1693 Madeleine de Lamoignon, fille du président Chrétien-François. Cette jeune femme mourut le 15 septembre 1694 à l'âge de vingt-trois ans, ayant eu le 22 mai précédent un fils, Jean-René-Claude, qui mourut à moins de trois mois le 9 août. M. de Maisons n'avait alors que vingt-sept ans.

4. Marie-Charlotte Roque de Varengeville (tome X, p. 21), mariée le 27 février 1698.

de mise[1], qui joignit la connoissance du monde à une belle littérature, union bien rare, mais ce qui l'est encore plus, et dont le père et la mère firent également leur capital, un précepteur qui n'eût aucune religion, et qui, par principes, élevât avec soin leur fils à n'en point avoir. Pour leur malheur, ils rencontrèrent ce phénix accompli dans ces trois parties, d'agréable compagnie, qui se faisoit desirer dans la bonne, sage, mesuré, savant de beaucoup d'esprit, très corrompu en secret, mais d'un extérieur sans reproche, et, sans pédanterie, réservé dans ses discours[2]. Pris sur le pied et pour le dessein d'ôter toute religion à son pupille, en gardant tous les dehors indispensables, il s'en acquitta avec tant de succès, qu'il le rendit sur la religion parfaitement semblable au père et à la mère[3], qui ne réussirent pas moins bien à en faire un homme du grand monde comme eux, et comme eux parfaitement décrassé des fatuités de la présidence, du langage de la robe, des airs aussi de petit-maître qui méprise son mé-

1. Locution déjà rencontrée dans le tome XXIII, p. 216.

2. Saint-Simon ne nomme pas ici ce précepteur, pas plus que dans la digression sur M. de Maisons et son fils qu'il a intercalée dans la *Notice sur la maison de Saint-Simon* (tome XXI et supplémentaire de l'édition des *Mémoires* de 1873, p. 186-188) et qu'il faut comparer à ce qu'il dit ici; mais, dans l'Addition à Dangeau indiquée ci-dessus, n° 1235 (ci-après, p. 300), un correcteur a écrit son nom : c'est César Chesneau du Marsais, avocat au Parlement, mort le 11 juin 1756, à près de quatre-vingt ans. Il commença, à la prière du président de Maisons, une *Exposition de la doctrine de l'église gallicane par rapport aux prétentions de la cour de Rome,* et il acheva ce travail à la demande du duc de la Feuillade, lorsque celui-ci fut désigné en décembre 1715 pour l'ambassade de Rome; mais cet ouvrage ne fut publié qu'après sa mort, en 1758, en un volume in-12. M. du Marsais, lié avec Voltaire, fut un précurseur des encyclopédistes; d'Alembert a inséré son éloge dans ses *Mélanges,* édition de 1759, tome II, p. 167-226. Voyez ci-après aux Additions et Corrections.

3. Voltaire, dont il fut l'hôte, regardait ce pupille comme un jeune homme de grande espérance; au dire du président Hénault (*Mémoires,* édition Rousseau, p. 113), c'était un grand disputeur, que l'âge aurait peut-être mûri.

tier, auquel, avec du sens et beaucoup d'esprit, il s'adonna de façon à surpasser son père en tout, s'il eût vécu. Il étoit unique, et le père et la mère et lui s'aimoient passionnément. J'ai suffisamment parlé de M. et de Mme de Maisons pour n'avoir plus que ce mot à ajouter. Au milieu des richesses, de la considération publique, d'amis distingués en tout genre, touchant de la main à la plus haute fortune de son état et la plus ardemment desirée, il est surpris d'un léger dévoiement dans ce temps de crise où il n'avoit pas le temps de s'écouter. Il prend mal à propos deux ou trois fois de la rhubarbe[1] ; plus mal à propos le cardinal de Bissy le vient entretenir longtemps sur la Constitution, et contraint l'effet de la rhubarbe ; le feu se met dans ses entrailles sans qu'il veuille consentir à être malade ; le progrès devient extrême en peu d'heures ; les médecins, bientôt à bout, n'osent l'avouer ; le mal augmente à vue d'œil ; tout devient éperdu chez lui ; il y meurt à quarante-huit ans[2], au milieu d'une foule d'amis, de clients, de gens qui se font de fête[3], sans volonté ou sans loisir de penser un moment à ce qui alloit arriver à son âme[4]. Sa femme, après les premiers transports et un long désespoir d'une si cruelle trahison de la fortune, car son

1. La rhubarbe est une plante du genre des polygonacées, originaire de la Chine. Sa racine, très employée en médecine sous forme de poudre, de vin ou d'extrait, arrivait en Europe par la Russie et par Venise. Outre ses qualités purgatives, on lui attribuait celles de fortifier l'estomac et d'exciter l'appétit.

2. Les mots *à 48 ans* ont été ajoutés en interligne.

3. On a vu dans le tome XXII, p. 126, que cette locution signifiait s'entremettre à tort et à travers.

4. Les *Mémoires de Villars* (tome IV, p. 57-58) donnent quelques détails sur la maladie de M. de Maisons. Dangeau, tout occupé de celle du Roi, la mentionne brièvement le 15 août (tome XVI, p. 96). Le 22 août, jour de la mort, il a seulement noté dans son *Journal* (p. 99) : « M. le président de Maisons mourut le soir à Paris ; une heure avant qu'il mourut les médecins le croyoient hors de danger ; il est regretté universellement dans la cour et dans Paris. » Voyez ci-après, p. 304, l'Addition indiquée ci-dessus, n° 1235.

mari n'avoit point de secret pour elle, paya enfin de courage et ramassa ses forces pour conserver les amis et les familiers de la maison, et la continuer sur le pied que son mari l'avoit mise; mais l'âme n'y étoit plus. Restoient les nouvelles, les petites intrigues, les cabales du Parlement, les discours des gens oisifs et mécontents, un reste de tribunal en peinture, qui ressembloit mieux à un café renforcé[1], qu'elle faisoit valoir tout ce qu'elle pouvoit, dans lequel elle éleva son fils sur les traces de son père. La vie de Mme de Maisons se passa dix ou douze ans de la sorte, en projets et en travaux dont la chimère et les vaines espérances la flattoient, pleine d'opulence, de santé, d'autorité sur son fils, et de celle du reste de ses charmes sur ses amis et sur tout ce qui venoit chez elle, soutenue de la considération après laquelle elle couroit, lorsque, surprise d'une apoplexie dans son jardin, elle rassura son fils et ses amis, au lieu de profiter pour penser à elle d'un intervalle de peu de jours, au bout desquels une seconde attaque l'emporta, sans lui laisser un moment de libre, le 5 mai[2] 1727, dans sa quarante-sixième année[3]. Son fils, longtemps fort affligé, chercha à se continuer et à s'acquérir des amis, surtout à se distinguer dans son métier. Il s'y attira en effet de l'estime et du crédit, et de la considération dans le monde, comme un jeune homme tourné à devenir un grand sujet. Les exemples domestiques ne lui servirent que pour ce monde à courir après la fortune, lorsque, plein de vues et ne se refusant rien de ce que peut donner[4] l'abondance, il fut surpris à Paris

1. C'est une allusion aux « maisons de café » (on dit déjà alors *les cafés*) où se réunissaient les nouvellistes pour apprendre les nouvelles, discuter les événements et juger les ouvrages littéraires : voyez notre tome XVI, p. 235.

2. Avant *5 may*, Saint-Simon a biffé *13 sept. 17[31]*, qui est la date de la mort du fils (ci-après), et *1727* corrige *1627*.

3. *Gazette* de 1727, p. 228.

4. *Donner* surcharge une *l'* à la fin d'une ligne, et cet article élidé

de la petite vérole. La prompte déclaration de ce mal lui tourna la tête. Il se crut mort; il pensa à ce qu'il avoit méconnu toute sa vie; mais la frayeur qui le tourna subitement à la mort ne lui laissa plus de liberté, et il mourut de la sorte, dans sa trente-troisième année, le 13 septembre 1731 [1], laissant un fils unique [2], qui, au milieu d'une troupe de femmes qui ne le perdoient jamais de vue, tomba d'entre leurs bras, et en mourut en peu de jours, à dix-huit mois, un an après son père [3], dont les grands biens allèrent à des collatéraux [4]. Je n'ai pu refuser cette courte remarque à une aussi rare impiété. Ces *Mémoires* ne sont pas un traité de morale; aussi me suis-je contenté d'un récit le plus simple et le plus nu ; mais qu'il me soit permis d'y appliquer ces deux

a été ajouté avant *abondance* au commencement de la ligne suivante du manuscrit.

1. *Gazette*, p. 444. Mathieu Marais, annonçant sa mort dans une de ses lettres (*Mémoires*, tome IV, p. 296), ajoute : « M. de Maisons laisse des dettes immenses; il jouoit, il bâtissoit; il donnoit dans toutes les curiosités. » Voyez aussi le *Journal de Barbier*, édition de la Société de l'histoire de France, tome I, p. 366, et les *Mémoires du président Hénault*, édition Rousseau, p. 113-114. Il avait été nommé membre honoraire de l'académie des Sciences le 23 août 1726 ; Fontenelle y prononça son éloge funèbre. Dans son château de Maisons, il avait réuni un fort beau cabinet de médailles, et il cultivait dans le parc beaucoup de plantes rares et singulières, qui y constituaient un véritable jardin botanique.

2. Jean-René de Longueil avait épousé en premières noces, en août 1720, Marie-Charlotte Charron de Menars, morte le 1er décembre 1721, à quatorze ans; il se remaria le 11 août 1728 avec Marie-Louise Bauyn d'Angervilliers, fille du secrétaire d'État à la guerre. Il eut de ce second mariage un fils, Nicolas-Prosper de Longueil, né le 27 mars 1731, mort le 21 octobre 1732. Il est curieux que Saint-Simon ne dise pas que la veuve de M. de Maisons épousa, le 21 janvier 1733, le marquis de Ruffec, fils cadet de notre auteur; ce silence est sans doute voulu. Sur ce jeune enfant, voyez ci-après aux Additions et Corrections.

3. *Mémoires de Mathieu Marais*, tome IV, p. 436.

4. L'héritière fut Mme de Boisfranc, Marie-Renée de Belleforière de Soyecourt (notre tome XX, p. 250), fille d'une Longueil, grand'tante du dernier président de Maisons.

versets[1] du Psaume xxxvi[2], qui paroissent si faits exprès : « J'ai vu l'impie exalté comme les cèdres du Liban ; je n'ai fait que passer : il n'étoit déjà plus ; je n'en ai pas même trouvé la moindre trace[3]. »

Le duc de Noailles apprend enfin sa destination ; folles propositions qu'il me fait.

Le Roi diminua si considérablement dans la seconde moitié du voyage de Marly[4], que[5] je crus qu'il étoit temps de mettre fin aux angoisses du duc de Noailles, pour être en état de lui parler ouvertement sur ce qui regardoit l'avenir par rapport aux finances, et d'en raisonner avec lui. M. le duc d'Orléans, à qui je le représentai, en jugea de même. Il me permit de lui dire sa destination et celle de son oncle[6], et la lui confirma lui-même la première fois qu'il le vit chez lui. Il est difficile d'exprimer, et tout à la fois de contenir plus de joie ; le sentiment fut le premier ressort, la vanité le second. L'adresse se plâtra[7] de

1. *Ce verset* est corrigé en *ces versets*, et 2 a été ajouté en interligne ; plus loin, *paroist* a été corrigé en *paroissent* et *fait* en *faits*.

2. Versets 35 et 36. Saint-Simon avait fait la même citation dans l'Addition indiquée ci-dessus, n° 1235.

3. *Vidi impium superexaltatum, et elevatum sicut cedros Libani; et transivi, et ecce non erat, et quæsivi eum, et non inventus est locus ejus.*

4. La cour arriva à Marly le 12 juin et en revint le 10 août. Dangeau ne parle pas de l'affaiblissement de la santé de Louis XIV ; au contraire, voici ce qu'il indique pour l'emploi des journées du Roi depuis le 24 juillet : le 24, revue détaillée du régiment du Roi ; le 25, promenade et tir dans le parc ; le 26, chasse au cerf ; le 27, nouvelle revue du même régiment ; le 28, tir dans le parc ; le 29, chasse au cerf ; le 30, tir ; le 31, revue ; le 1er août, promenade et tir ; le 2, chasse au cerf ; le 3, promenade et revue ; le 5, chasse ; le 6 et le 7, promenade dans les jardins ; le 9, chasse au cerf, et à ce propos le *Journal* dit que le Roi « mena toujours sa calèche », mais qu'il en fut « un peu fatigué ». C'est seulement le 11, lendemain du retour à Versailles, que Dangeau écrit cette phrase : « Le Roi paroît ne se pas si bien porter ; il prendra demain médecine » ; et le 12, il parle de douleurs de sciatique à une jambe et à la cuisse (tome XVI, p. 11).

5. Avant ce *que*, il y a au manuscrit un *et*, inutile.

6. Ci-dessus, p. 19-20 et 47-50.

7. « *Plâtrer* signifie figurément couvrir, cacher quelque chose de mauvais sous des apparences légères » (*Académie*, 1718).

l'intérêt du cardinal de Noailles, avouant aussi combien les finances étoient de son goût, parce qu'il s'y étoit, disoit-il, toujours appliqué, et en dernier lieu sous Desmaretz depuis son retour[1], et qu'il se flattoit d'y réussir moins mal que tout autre qu'on y pourroit mettre. Il ne m'épargna pas les protestations de la plus parfaite amitié, de la confiance la plus entière, du concert le plus parfait avec moi en tout, qu'il me demanda avec instance, enfin de la reconnoissance la plus vive de tout ce que j'avois fait pour lui auprès des ducs de Chevreuse et de Beauvillier, si éloignés de lui et de son oncle, et dans un temps de disgrâce profonde personnelle à tous les deux, d'abandon et du dernier embarras à son rappel d'Espagne, et par ces ducs auprès du Dauphin et de la Dauphine, dans leur plus éclatant apogée; après, de l'avoir raccommodé avec M. et Mme la duchesse d'Orléans, et conduit où il se voyoit enfin aussi bien que son oncle.

La porte une fois ouverte avec lui sur le futur, nous raisonnâmes sur la destination des autres chefs et présidents des conseils, qu'il approuva. Il me parla de d'Antin, qui depuis son duché me courtisoit fort, avec louange et surprise de ne l'entendre destiné à rien; nous nous parlâmes là-dessus avec confiance ; il ne me nia point ses défauts, comme je lui avouai aussi ce que j'en pensois de bon. Tous deux convînmes que ceux qui étoient destinés à la tête des conseils lui étoient préférables par leur situation personnelle, qu'il n'y avoit même que le conseil du dedans qui lui pût convenir pour y entrer, ou pour en être chef si la place en devenoit vacante. Il applaudit surtout à la destruction des secrétaires d'Etat et à la disgrâce du Chancelier, sur laquelle nous disputâmes en amitié pour les sceaux. Il les desiroit pour le procureur général[2]; je les croyois mieux placés entre les mains du

1. Voyez ci-dessus, p. 49.
2. Henri-François Daguesseau.

père[1], outre que, placés là, ils influoient sur le fils; c'étoit un échelon de convenance au mérite de l'un et de l'autre que la perspective d'y pouvoir succéder. Il disserta force choses[2] avec moi, et j'y donnois volontiers lieu, parce qu'[il [3]] y en avoit d'autres dont je ne voulois pas l'instruire, dont j'aimois à le laisser dépayser[4] lui-même. L'ouverture qu'il prenoit de plus en plus avec moi sur les choses futures le jeta[5] dans des propos si forts à l'égard des bâtards que je les laisserai dans le silence, et qui de chose en autre[6] le conduisirent à me proposer comme une chose fort raisonnable, et à faire, de fortifier Paris[7].

1. Henri Daguesseau, conseiller d'État.

2. Le *Dictionnaire de l'Académie française* n'admit le verbe *disserter* que dans l'édition de 1672. Le *Dictionnaire de Trévoux* en attribua la paternité à Marivaux, qui s'en servit fréquemment dans son *Spectateur françois*. Notre auteur est le seul qui en fasse un verbe actif avec complément direct; on dit toujours disserter sur ou de quelque chose.

3. Saint-Simon a oublié cet *il* en passant de la page 1610 à la page 1611 du manuscrit.

4. « On dit aussi, en matière de négociation, *dépayser un homme*, pour dire, lui donner de fausses idées pour lui faire perdre la connoissance qu'il a de quelque affaire » (*Académie*, 1718).

5. Il y a *jetterent*, par inadvertance, dans le manuscrit.

6. Les quatre derniers mots ont été ajoutés en interligne.

7. Paris avait eu, dans la suite des âges, de nombreuses enceintes fortifiées, de plus en plus étendues à mesure que la population augmentait. La dernière en date était celle qui, commencée sous Henri IV, n'était pas achevée à l'époque de la Fronde : sur la rive droite, elle suivait à peu près, de la Bastille à l'extrémité du jardin des Tuileries, la ligne actuelle des boulevards; sur la rive gauche, elle n'allait que du pont de la Tournelle à la tour de Nesle, englobant une partie de la montagne Sainte-Geneviève, mais laissant en dehors le palais de Luxembourg et l'abbaye de Saint-Germain-des-Prés. Si, sur la rive droite, dans ses parties achevées, elle présentait un front bastionné à la moderne pouvant être une assez bonne défense, sur la rive gauche elle ne se composait que d'un fossé bordé d'une assez mince muraille, avec des demi-tours de place en place, qui n'était certainement pas à l'épreuve du canon : voyez A. Bonnardot, *Les anciennes enceintes de Paris*, 1852. En 1715, ces fortifications avaient disparu, noyées dans l'accrois-

Je ne pus lui cacher ma surprise. « Paris ! lui dis-je ; et où les matériaux ? où les millions? où les années d'en achever les travaux ? et, quand tout se feroit d'un coup de baguette, quelle garnison pour le défendre ? quel approvisionnement de munitions de guerre et de bouche pour les troupes et pour les habitants ? quelle artillerie ? enfin quel fruit s'en pourroit-on proposer quand la possibilité en seroit aussi[1] claire que l'étoit la démonstration de l'impossibilité ? » Il battit la campagne pendant quelques jours là-dessus, et je le laissai dire, parce que je ne craignois pas l'exécution de ce rare projet. Voyant qu'il ne me persuadoit pas, il m'en proposa un autre. Ce fut de transporter à Versailles les cours supérieures, les écoles publiques et tout ce qui est affaires et public. Je le regardai avec la même surprise ; je lui demandai où, quand, et avec quels frais il établiroit tout cela à Versailles, lieu sans rivière ni eau bonne à boire, qui n'est que sable ou boue, à qui la nature refuse tout, jusqu'à des abreuvoirs commodes pour des chevaux, et où il ne croît rien loin à la ronde ; de plus, quelle utilité d'une translation qui, quand elle seroit possible, n'apporteroit que du mésaise et de la confusion à la cour, et laisseroit à Paris un vuide irréparable, ruineroit plaideurs, magistrats, suppôts de justice et d'universités ; en un mot, rien de praticable, rien qui eût un objet. C'étoit, disoit-il, pour diminuer Paris, dont la consommation ruine les provinces, et séparer les cours supérieures de l'appui de ce peuple nombreux, dont en plusieurs occasions l'union est dangereuse. Peu à peu il convint de l'ingratitude de la situation de Versailles, déclama contre l'immense établissement que le Roi y avoit fait, vanta celle de Saint-Germain, et finalement me proposa comme une chose facile de démolir Versailles, d'en emporter tout à Saint-Germain, où, avec

sement considérable des faubourgs, ou démolies pour faire place à de larges boulevards plantés d'arbres.

1. *Aussy* a été ajouté en interligne.

ces matériaux et ces richesses, on feroit le plus sain et le plus admirable séjour de l'Europe.

A ce troisième *sproposito*[1] la parole me manqua. « Voici un fou, me dis-je à moi-même, qui me va peut-être sauter aux yeux. Eh! qu'ai-je fait? et que vont devenir les finances? » Tandis que je me parlois ainsi sans remuer les lèvres, il discouroit toujours, enchanté du plus beau lieu du monde qu'alloit devenir Saint-Germain des dépouilles entières de Versailles. A la fin mon silence l'arrêta; il me pria de le rompre. « Monsieur, lui dis-je, quand vous aurez les fées à votre disposition avec leurs baguettes, je serai de votre avis pour ceci; car, en effet, rien ne seroit plus admirable, et je n'ai jamais compris qu'on ait pu choisir Versailles, beaucoup moins préférer ce cloaque[2] à ce qu'est Saint-Germain; mais, pour ce que[3] vous me proposez, il nous faut les fées. Jusqu'à ce [que] vous les ayez en main, il n'y a pas moyen d'en raisonner. » Il se mit à rire, et voulut soutenir que sans fées la chose étoit possible, et n'étoit pas un objet tel qu'il voyoit bien que je le pensois. Des trois propositions, ce fut celle qu'il appuya le moins et le moins longtemps; mais je n'en demeurai pas moins effarouché.

Il y avoit déjà du temps qu'il m'en avoit fait une autre que je n'avois pas moins rejetée, et qu'il ne cessoit point de remettre toujours sur le tapis. Je lui faisois des objections auxquelles il ne put jamais faire la moindre réponse; il n'avoit que l'unique ressource de Maisons sur la sienne[4], qui étoit le danger du testament, et il n'en pouvoit trouver à exécuter[5] ce qu'il proposoit, et néanmoins, comme Mai-

1. Tome XVI, p. 219.
2. « On dit d'une maison sale et infecte que c'est un cloaque » *Académie*, 1718).
3. Ce *que* est en interligne.
4. Il veut dire qu'il n'avait d'autre ressource pour appuyer sa proposition que celle que Maisons avait sur la sienne (ci-dessus, p. 156), c'est-à-dire le danger du testament.
5. Il ne pouvait trouver de danger. — Saint-Simon avait d'abord

sons, il ne cessa point de me presser là-dessus. Nous verrons bientôt, non par conjectures, comme sur la proposition d'enlever le testament du Roi, mais par les faits, quel étoit l'objet de Noailles dans une proposition si ridicule, mais si opiniâtre, et c'est alors que l'une [et] l'autre seront expliquées[1].

M. le duc d'Orléans ne peut se résoudre à ne pas passer par le Parlement pour sa régence, et se dégoûte du projet d'assembler les États généraux.

Je m'aperçus, sur la fin de Marly, que M. le duc d'Orléans avoit traité le point de l'assemblée des États généraux avec le duc de Noailles. Il me l'avoua comme chose trop connexe aux finances par l'objet qu'on s'en proposoit, pour la lui cacher après lui avoir dit[2] sa destination. Le duc de Noailles me l'avoua de même avec quelque embarras, et il me parut bientôt après que M. le duc d'Orléans n'étoit plus si déterminé à les assembler. Je le vis aussi mollir tout à fait à l'égard du Parlement pour la régence[3]. Cet article lui avoit toujours paru dur, et le dépôt du testament lui fut un prétexte dont il se servit pour cacher sa foiblesse. Je la connoissois trop pour me flatter de l'emporter sur elle pour deux articles aussi majeurs que l'étoient celui-là et celui des États généraux. Ce dernier me sembla toujours si extrêmement important, et à tant de grands égards, que je ne balançai pas à lui sacrifier l'autre. J'espérai d'autant mieux de cette conduite, que ma complaisance délivroit M. le duc d'Orléans de la dispute et de la présence d'un objet où il falloit payer de sa personne, et que je ramassois toutes mes forces pour maintenir l'autre, qu'il avoit constamment

écrit : *puisque luy Noailles n'en pouvoit trouver à n'exécuter pas*. Il a biffé *puisque luy Noailles*, mis *et* en interligne, ajouté *de* après *Noailles*, corrigé *pouvoit* en *pouvoir*, écrit *à* en interligne au-dessus d'*à n'* biffé, et biffé *pas* après *exécuter*, ce qui faisait *et de n'en pouvoit trouver à exécuter* ; puis il a biffé le *de*, ajouté *il* avant *n'en* et corrigé de nouveau *pouvoir* en *pouvoit*, ce qui a produit la leçon définitive.

1. Ci-après, p. 219.
2. *Dit* a été ajouté en interligne.
3. Ci-dessus, p. 101 et suivantes.

goûté et résolu jusqu'alors, où il n'avoit nul tour de force à tirer de soi, où au contraire tout étoit riant[1] pour lui, gracieux pour toute la France, aplani partout. C'est ce que je continuai de faire, mais avec peu de progrès jusqu'à la veille de la mort du Roi, qu'il me déclara nettement qu'il n'y falloit plus penser. Dès lors j'en vis assez pour mal augurer des affaires. Je sentis l'intérêt du duc de Noailles, qui, dans le plan de la convocation des États généraux, n'auroit pas été maître dans les finances, et qu'il avoit fait comprendre au Régent que lui-même ne le seroit pas. Je ne dissimulerai pas que cela ne fût vrai, et même l'un des biens qui m'en paroissoit résulter. L'expérience de ce qui s'est passé depuis dans les finances a dû montrer si j'avois eu raison. Avec le projet d'assembler les États généraux tomba celui de la banqueroute : il ôtoit trop les moyens de pêcher en eau trouble[2]. Les liquidations et la continuation des impôts et des traités y ouvroit une large porte aux[3] fortunes, aux grâces, aux défaveurs dont M. le duc d'Orléans, et mieux encore le duc de Noailles, auroit le robinet entre les mains. Par là aussi tomba le projet des taxes, et du même coup celui des remboursements et de la multiplication des récompenses qui ont été expliquées[4]. Il n'est pas temps encore de parler des tristes réflexions dont ce début m'accabla, et des autres choses qui les fortifièrent. Les matières vont tellement se multiplier pendant un mois ou six semaines, que ce sera beaucoup faire de n'en rien oublier, et de les démêler pour les présenter avec quelque netteté et quelque ordre.

Tout à la fin de Marly, le Roi parut si affoibli, quoiqu'il Mme la duchesse

1. Avant ce mot il y a un premier *riant*, biffé.

2. « On dit *pêcher en eau trouble*, pour dire tourner à son avantage, à son profit, le désordre des affaires publiques ou particulières ; se prévaloir du désordre des affaires publiques ou particulières pour faire les siennes propres » (*Académie*, 1718).

3. Avant ce mot, il y a un *et*, biffé.

4. Ci-desus, p. 117 et suivantes.

d'Orléans, en crainte des pairs pour la première séance au Parlement après le Roi sur les bâtards, a recours à moi.

Je la rassure, et pourquoi, en lui déclarant que, si les princes du sang les attaquent en quelque temps que ce soit*, les pairs les attaqueront à l'instant.

n'eût encore rien changé dans ses journées[1], que Mme la duchesse d'Orléans me tourna sur ses frères, et qu'après quelques détours assez empêtrés, car l'orgueil luciférien[2] souffroit bien d'en venir là, elle me témoigna son inquiétude de la première séance au Parlement après le Roi, et qu'elle m'auroit une grande obligation si je[3] pouvois détourner les pairs d'y rien faire en des moments déjà si accablants pour elle. Je n'avois pas à être embarrassé de la réponse : je lui dis que je ne croyois pas que les pairs songeassent qu'aux affaires[4] indispensables d'une séance qui en seroit aussi chargée, et qu'elle pouvoit se rassurer là-dessus. « Mais, Monsieur, reprit-elle, m'en voudriez-vous bien donner votre parole, au moins me promettre de faire ce qui sera en vous pour que Messieurs les pairs[5] ne fassent rien ce jour-là contre le rang de mes frères? » — « Oui, Madame, lui dis-je, du dernier s'entend ; car je ne suis pas le maître de mes égaux, comme vous le pouvez bien penser, mais de les détourner autant qu'il me sera possible à cet égard, et je m'y engage d'autant plus librement, que je ne vois pas qu'ils y pensent. » Mais tout d'un temps : « Madame, puisque Votre Altesse Royale me force à lui parler sur un article si délicat, qu'elle prenne garde aux princes du sang ; c'est leur affaire plus que la nôtre, depuis l'habilité à la couronne, le nom et la qualité et totalité en tout de princes du sang donnée à Messieurs vos frères et à leur postérité, et tenez-vous au moins pour avertie que, si les princes du sang les attaquent, dans

1. C'est en effet ce que permet de constater le *Journal de Dangeau*; voyez ci-dessus (p. 167, note 4), et aussi le *Mémoire spécial* des derniers jours du Roi (*Journal de Dangeau*, tome XVI, p. 118).

2. Adjectif inventé par Saint-Simon; voyez en dernier lieu le tome XXVI, p. 301, où il a rappelé le nom de Madame Lucifer que le duc d'Orléans donnait à sa femme.

3. Avant *je*, il y a *dans des*, biffé.

4. A autre chose qu'aux affaires.

5. Écrit *M. les Pairs* au manuscrit.

* Les six derniers mots ont été ajoutés en interligne.

l'instant même nous revendiquerons notre rang à ce qu'il n'y ait personne dans l'intervalle entre les princes du sang et nous, et que tous soient comme nous dans leur rang de pairie. » Cette déclaration, si amère en soi pour Mme la duchesse d'Orléans, passa le plus doucement du monde au moyen du répit que je lui promettois, et du mépris qu'il lui plaisoit faire de jeunes princes du sang et de Mesdames leurs mères. Elle me remercia même fort honnêtement, et avec des marques d'amitié et de confiance. Elle me craignoit étrangement sur ce point de ses frères, qu'elle nomma toujours ainsi, sans oser jamais proférer en cette occasion le nom de duc du Maine, qui en avoit encore plus de peur, et qui sûrement n'avoit pas oublié la dernière visite qu'il avoit reçue de moi[1], en conséquence de laquelle je m'étois conduit depuis à son égard sans mesure[2]. Ma promptitude à répondre à Mme la duchesse d'Orléans ne me coûta guères. Il n'y avoit pas moyen d'attaquer les bâtards et le bonnet tout à la fois, et de détourner les affaires de l'État à des intérêts personnels à régler dans la première séance au Parlement après la mort du Roi. L'occasion du bonnet qui, ne s'y pouvoit éviter, ne laissoit pas de choix entre cette affaire et celle des bâtards ; ainsi je n'hasardois rien à leur égard avec Mme la duchesse d'Orléans par ma réponse.

Prise du Roi avec le procureur général sur

Le vendredi 9 août, le P. Tellier répéta le Roi[3] longtemps le matin sur l'enregistrement pur et simple de la Constitution, et [il] vit là-dessus le premier président et le procureur général, qu'il avoit mandés la veille[4]. Le Roi

1. Tome XXVI, p. 56-59.

2. Ces deux mots ont été ajoutés en interligne.

3. C'est le sens du mot *répéter* qui a déjà été indiqué dans le tome XX, p. 81. Le *Dictionnaire de l'Académie* de 1718 dit qu' « en ce sens il est quelquefois actif pour les personnes : *il répète ses écoliers* ». Le mot est dur pour Louis XIV.

4. Ce qui précède, depuis *et vit là-dessus*, a été ajouté en interligne. Saint-Simon, en faisant cette addition, ne s'est pas aperçu que

l'enregistrement pur et simple de la Constitution. Dernier retour de Marly. Espèce de journal du Roi jusqu'à sa fin. [Add. St-S. 1236]

courut le cerf après dîner dans sa calèche, qu'il mena lui-même à l'ordinaire, pour la dernière fois de sa vie, et parut très abattu au retour[1]. Il eut le soir grande musique chez Mme de Maintenon. Le samedi 10 août, il se promena avant dîner dans ses jardins à Marly; il en revint à Versailles sur les six heures du soir pour la[2] dernière fois de sa vie, et ne revoir jamais cet étrange ouvrage de ses mains. Il travailla le soir chez Mme de Maintenon avec le Chancelier[3], et parut fort mal à tout le monde. Le dimanche 11 août, il tint le conseil d'État, s'alla promener l'après-dînée à Trianon, pour ne plus sortir de sa vie, Il avoit mandé le procureur général, avec lequel il eut une forte prise[4]. Il en avoit déjà eu une avec lui en présence du premier président et du Chancelier, le[5] jeudi précédent à Marly, sur l'enregistrement pur et simple de la Constitution[6]. Il trouva le procureur général seul, armé des

le commencement de la phrase avait pour sujet *le P, Tellier,* et que c'est au contraire le Roi qui vit, etc.

1. Dangeau avait dit seulement (tome XVI, p. 9) : « mais il paroît qu'il en est un peu fatigué. »

2. *La* surcharge *ne*, qui va se retrouver plus loin.

3. *Dangeau,* p. 10; le membre de phrase qui suit n'est pas tiré du *Journal.* Mais dans le *Mémoire* spécial (tome XVI, p. 118), Dangeau écrivait : « Dès le samedi 10, qu'il revint de Marly, il étoit si abattu et si foible, qu'il eut peine à aller, le soir, de son cabinet à son prie-Dieu, et, le lundi, qu'il prit médecine et voulut souper à son grand couvert, à dix heures, suivant sa coutume, et ne se coucher qu'à minuit, il me parut, en se déshabillant, un homme mort. Jamais le dépérissement d'un corps vigoureux n'est venu avec une précipitation semblable à la maigreur dont il étoit devenu en peu de temps; il sembloit, à voir son corps nu, qu'on en avoit fait fondre les chairs. »

4. « Le Roi donna audience au procureur général, et il paroît qu'il ne fut pas fort content des réponses que lui fit ce magistrat » (*Dangeau,* p. 10).

5. Ce *le* a été écrit en surcharge sur les dernières lettres du mot précédent.

6. *Dangeau,* p. 9. C'est vers cette époque qu'il convient de placer ce projet d'enlèvement du cardinal de Noailles, pour l'expédier à Rome et le faire priver de son siège et de sa pourpre, que Saint-Simon

mêmes raisons et de la même fermeté. Il ne se sentoit pas en état d'aller lui-même au Parlement, comme il l'avoit annoncé[1]. Quoiqu'il n'en eût pas perdu l'espérance, il n'en fut que plus outré contre le procureur général, jusqu'à sortir de son naturel et en venir aux menaces de lui ôter sa charge, en lui tournant le dos. Ce fut ainsi que finit cette audience, dont ce magistrat ne fut pas plus ébranlé[2].

Le[3] lendemain 12 août[4], il prit médecine à son ordi-

racontera en 1716 (suite des *Mémoires*, tome XIII, p. 90-95). Le récit des *Mémoires secrets de Duclos*, édition Michaud et Poujoulat, p. 478, permet de le placer avec certitude au mois d'août 1715, puisque l'enlèvement du cardinal de Noailles ne fut empêché, croit-il, que par la maladie et la mort de l'avocat général Chauvelin (20 août).

1. Tome XXVI, p. 251.

2. Tout ceci ne vient pas du *Journal de Dangeau*. La relation qu'on trouvera ci-après, appendice I, p. 343, qui a une source anticonstitutionnaire, donne un récit encore plus dramatique : le Roi, en colère, aurait frappé du pied, tapé avec sa canne sur une table, et même pris Daguesseau au collet.

3. Au commencement de ce paragraphe, Saint-Simon avait écrit *Ce dimanche fut le dr jour que le Roy marcha*, mots qu'il a ensuite biffés ; nous le retrouverons quelques lignes plus bas. Il a écrit aussi *11 aoust*, au lieu de *12*, par mégarde.

4. Saint-Simon va tenir maintenant, comme il le dit dans la manchette, un « Journal » des derniers jours de Louis XIV, et nous aurons à contrôler son récit par ce que rapportent les Mémoires du temps, comme ceux *de Villars*, et surtout au moyen des très nombreuses relations que l'on possède de ces derniers jours. Nous ferons de ces relations et de leur valeur historique une brève étude critique ci-après dans l'appendice I ; mais, pour pouvoir abréger par la suite les renvois que nous aurons à faire à chacune d'entre elles, il convient d'en donner l'énumération sommaire avec les indications bibliographiques indispensables : 1° Récit de Mme de Maintenon, dans *Madame de Maintenon et la maison royale de Saint-Cyr*, par Th. Lavallée, p. 271-275 ; — 2° Récit de Mlle d'Aumale, publié dans les *Souvenirs sur Madame de Maintenon*, par le comte d'Haussonville et G. Hanotaux, tome II, p. 323-351 ; — 3° Récit de Languet de Gergy, dans ses *Mémoires*, publiés par Th. Lavallée, *La famille d'Aubigné et l'enfance de Mme de Maintenon*, p. 455-464 ; — 4° Récit du *Journal de Dangeau*, tome XVI, p. 95-110, du 14 au 25 août, continué p. 111-115 par un secrétaire pour les journées des 26, 27 et 28 août ; — 5° Mémoire spécial de Dangeau,

naire, et vécut à son ordinaire aussi de ces jours-là[1]. On sut qu'il se plaignoit d'une sciatique[2] à la jambe et à la cuisse. Il n'avoit jamais eu de sciatique ni de rhumatisme; jamais enrhumé[3], et il y avoit longtemps qu'il n'avoit eu

du 25 août au 1er septembre, donné dans le *Journal*, en appendice, tome XVI, p. 117-136; — 6° Journal des Anthoine, publié en 1880 par Éd. Drumont sous le titre *La mort de Louis XIV : Journal des Anthoine*; — 7° Relation du marquis de Quincy, dans le tome VII de son *Histoire militaire du règne de Louis-le-Grand*, p. 391-407; — 8° Relation du *Mercure*, supplément au mois d'octobre 1715; répétition du Mémoire spécial de Dangeau; publiée à part, sous le nom de Lefebvre de Fontenay, en 1715, 1 vol. in-12; — 9° Lettre anonyme des archives de Dampierre, appendice au *Journal de Dangeau*, tome XVIII, p. 371-381; — 10° Lettre anonyme des archives de la Ciotat : ci-après, p. 341; — 11° Relation des papiers Fevret de Fontette : ci-après, p. 343; — 12° Lettres inédites de l'abbé Mascara : ci-après, p. 345; — 13° Nouvelles de la *Gazette* de France; — 14° Nouvelles de la *Gazette d'Amsterdam*. Enfin Saint-Simon a parlé encore des derniers jours du Roi dans la grande Addition au *Journal de Dangeau*, tome XVI, p. 12-95, qui contient un tableau complet du règne, et il est revenu sur ce sujet lorsqu'il écrivit le *Parallèle des trois rois Bourbons* (tome I de ses *Écrits inédits*, p. 357-365 et 371-374). Notre auteur, pour ces récits successifs, d'ailleurs conformes entre eux, s'est servi de deux sources : le Journal de Dangeau jusqu'au 25 août, continué par un secrétaire jusqu'au 28, et la Relation du marquis de Quincy; nous l'établirons au fur et à mesure des occasions. Nous verrons également qu'il n'a pas utilisé le Mémoire spécial de Dangeau, bien qu'il en eût une copie dans ses Papiers. Quant à ses souvenirs personnels, ils semblent entrer pour bien peu dans sa narration, dont la première rédaction (celle de l'Addition à Dangeau) est d'ailleurs postérieure de vingt ans aux événements.

1. On verra dans le prochain volume (édition des *Mémoires* de 1873, tome XII, p. 183) les habitudes de Louis XIV quand il prenait médecine.

2. Le *Dictionnaire de l'Académie* de 1718 définissait la sciatique « une espèce de goutte qui s'attache principalement à la hanche, à l'embotture des cuisses ».

3. Saint-Simon écrit *rheumatisme* et *enrheumé*. Dangeau (tome XI, p. 2) mentionne cependant en 1706 que le Roi eut un rhumatisme au bras, et le *Journal de la santé du Roi* parle à bien des reprises, notamment, p. 307, 316, 326, 332, 335, etc., de douleurs dans les bras, le cou, les épaules, les côtés, qui semblent bien être des attaques de rhumatisme. Quant aux rhumes, il n'y a pas d'années où le *Journal de la*

de ressentiment de goutte. Il y eut le soir petite musique chez Mme de Maintenon[1], et ce fut la dernière fois de sa vie qu'il marcha[2].

Audience de congé de l'ambassadeur de Perse.

Le mardi 13 août, il fit son dernier effort pour donner, en[3] revenant de la messe, où il [se] fit porter, l'audience de congé, debout et sans appui, à ce prétendu ambassadeur de Perse[4]. Sa santé ne lui permit pas les magnificences qu'il s'étoit proposées comme à sa première audience[5] ; il se contenta de le recevoir dans la pièce du trône[6], et il n'y eut rien de remarquable. Ce fut la dernière action publique du Roi, où Pontchartrain trompoit si grossièrement sa vanité pour lui faire sa cour. Il n'eut pas honte de terminer cette comédie par la signature d'un traité, dont les suites montrèrent le faux de cette ambassade[7]. Cette audience, qui fut assez longue, fatigua fort le Roi. Il résista en rentrant chez lui à l'envie de se coucher; il tint le conseil de finance, dîna à son petit couvert ordinaire, se fit porter chez Mme de Maintenon, où il y eut petite musique, et, en sortant de son cabinet, s'arrêta pour la duchesse de la Rochefoucauld, qui lui présenta la duchesse de la Rocheguyon[8], sa belle-fille, qui fut la

santé n'en fasse mention : voyez particulièrement pour les dernières années, p. 208, 225, 239, 241, 245, 247, 254, 258, 271, 285, 300, 309, etc.

1. *Journal de Dangeau*, tome XVI, p. 11.

2. Dangeau dit en effet, les jours suivants, qu'il se fit porter partout où il allait, à cause de ses douleurs.

3. *En* surcharge *au*[*dience*].

4. *Dangeau*, p. 11 ; *Gazette d'Amsterdam*, n°s LXVI et LXVIII, où il y a un assez long récit de la cérémonie.

5. Tome XXVI, p. 134.

6. C'est la pièce numérotée 25 sur le plan des appartements de Louis XIV qu'on trouvera ci-après, p. 254.

7. Nous avons dit dans le tome XXVI, p. 135, note 1, d'après l'ouvrage de M. Maurice Herbette, que le traité de commerce signé ce jour, 13 août 1715, par Torcy et l'ambassadeur, eut au contraire son plein effet par la suite.

8. Cette Mlle de Toiras que nous avons vue épouser le nouveau duc de la Rocheguyon dans le précédent volume, p. 241.

dernière dame qui lui ait été présentée. Elle prit le soir son tabouret au souper du Roi, qui fut le dernier de sa vie au grand couvert[1]. Il avoit travaillé seul chez lui après son dîner avec le Chancelier. Il envoya le lendemain force présents et quelques pierreries à ce bel ambassadeur[2], qu'on mena deux jours après chez un bourgeois à Chaillot[3], et, à peu de distance[4], au Havre-de-Grâce, où il s'embarqua. Ce fut ce même jour que la princesse des Ursins, effrayée, comme on l'a dit, de l'état du Roi, partit de Paris pour gagner Lyon en diligence[5], le lendemain mercredi, veille de l'Assomption.

1. Toute cette phrase, depuis *Elle prit*, a été ajoutée après coup en interligne. Dangeau en effet (p. 11) ne parlait pas de cette prise de tabouret, et ne relevait pas que ce souper fut le dernier au grand couvert ; cela résulte du récit des jours suivants.

2. « Le Roi a fait à cet ambaseadeur beaucoup de présents : une aigrette de diamants et d'émeraudes, des pendules, des montres, des fusils, des pistolets, un tapis de la Savonnerie, des brocards pour des vestes et des pièces de drap de diverses couleurs » (*Dangeau*, tome XVI, p. 11-12) ; voyez le livre de M. Herbette, p. 286-287, qui donne l'énumération des présents d'après les archives des Affaires étrangères.

3. M. Maurice Herbette, *Une ambassade persane sous Louis XIV*, a raconté (p. 287 et suivantes) que ce fut dans la maison toute neuve que venait de faire bâtir à Chaillot un marchand de soieries de la rue Saint-Denis, appelé Lhomme, qu'on logea d'office l'ambassadeur persan et sa suite. Il fallait en effet nettoyer et désinfecter l'hôtel des ambassadeurs extraordinaires, rue de Tournon, pour y loger l'envoyé de Portugal. On promit à Lhomme de le rembourser des dégâts qui pourraient être faits ; mais la promesse ne fut pas tenue. L'ambassadeur s'y installa le 16 août et la quitta le 30 pour se rendre au Havre ; il rentra en Perse par l'Allemagne et la Russie. — Le mot *Chaillot* sembler corriger *Chaillou*.

4. C'est-à-dire, peu de jours après.

5. *Dangeau* (p. 95) ne mentionne le départ de la princesse que le lendemain 14, et c'est en s'en apercevant que Saint-Simon a ajouté à la fin de son paragraphe les mots *le lendemain mercredy veille de l'Assomption*, sans se souvenir qu'il avait commencé sa phrase par *ce fut ce mesme jour*. Elle était accompageée de sept chaises de poste et de huit cavaliers (*Gazette d'Amsterdam*, n° LXX).

Détail de la santé du Roi et des causes de sa mort.

Il y avoit plus d'un an que la santé du Roi tomboit. Ses valets intérieurs s'en aperçurent d'abord, et en remarquèrent tous les progrès, sans que pas un osât en ouvrir la bouche[1]. Les bâtards, ou, pour mieux dire, M. du Maine le voyoit[2] bien aussi, qui, aidé de Mme de Maintenon et de leur chancelier-secrétaire d'État, hâta tout ce qui le regardoit. Fagon, premier médecin, fort tombé de corps et d'esprit, fut de tout cet intérieur le seul qui ne s'aperçut de rien. Mareschal, premier chirurgien, lui en parla plusieurs fois, et fut toujours durement repoussé. Pressé enfin par son devoir et par son attachement, il se hasarda un matin, vers la Pentecôte, d'aller trouver Mme de Maintenon. Il lui dit ce qu'il voyoit, et combien grossièrement Fagon se trompoit. Il l'assura que le Roi, à qui il avoit tâté le pouls souvent, avoit depuis longtemps une petite fièvre lente interne ; que son tempérament étoit si bon, qu'avec des remèdes et de l'attention tout étoit encore plein de ressources, mais que, si on laissoit gagner le mal, il n'y en auroit plus. Mme de Maintenon se fâcha, et tout ce qu'il remporta de son zèle fut de la colère. Elle lui dit qu'il n'y avoit que les ennemis personnels de Fagon qui trouvassent ce qu'il lui disoit là de la santé du Roi, sur laquelle la capacité, l'application, l'expérience du premier médecin ne se pouvoit tromper. Le rare est que Mareschal, qui avoit autrefois taillé Fagon de la pierre[3], avoit été mis en place de premier chirurgien par lui[4], et qu'ils avoient toujours vécu depuis jusqu'alors dans la plus parfaite intelligence. Mareschal outré, qui me l'a conté, n'eut plus de mesures à pouvoir prendre, et com-

1. Dès octobre 1712, Dangeau (tome XIV, p. 248) avait relevé quelques signes de décrépitude. Cependant le Journal des Anthoine ne fait pas remonter si haut le commencement de la maladie.

2. Il y a *voyoit* au singulier, s'accordant avec M. du Maine, quoique le sujet réel soit *les bâtards*.

3. Notre tome IX, p. 315-316.

4. En 1703 : tome XI, p. 105.

mença dès lors à déplorer la mort de son maître[1]. Fagon en effet étoit en science et en expérience le premier médecin de l'Europe ; mais sa santé ne lui permettoit plus depuis longtemps d'entretenir son expérience, et le haut point d'autorité où sa capacité et sa faveur l'avoient porté, l'avoit[2] enfin gâté. Il ne vouloit ni raisons ni réplique, et continuoit de conduire la santé du Roi comme il avoit fait dans un âge moins avancé, et le tua par cette opiniâtreté[3].

La goutte, dont il avoit eu de longues attaques[4], avoit engagé Fagon à emmailloter le Roi, pour ainsi dire, tous les soirs dans un tas d'oreillers de plume[5] qui le faisoient tellement suer toutes les nuits, qu'il le falloit frotter et changer tous les matins avant que le grand chambellan

1. Cela est confirmé par les *Mémoires de Villars*, tome IV, p. 56 et 59, qui parlent d'une grande dispute entre Fagon et Mareschal, à ce propos, devant Mme de Maintenon. Les *Mémoires de Luynes* (tome I, p. 142) disent aussi que Mareschal ne fut pas du même avis que Fagon dans les soins à donner au Roi dans sa dernière maladie ; qu'il fit connaître son opinion et qu'il en pensa perdre sa place ; mais peut-être la source du duc de Luynes est-elle la même que celle de Saint-Simon.

2. Il y a *l'avoient*, par mégarde, dans le manuscrit.

3. M. A. Le Roi a publié en 1862 le *Journal de la santé de Louis XIV* rédigé depuis 1647 par ses trois premiers médecins, Vallot, d'Aquin et Fagon ; mais ce Journal s'arrête à l'année 1711 ; il ne peut donc donner de renseignements sur les derniers temps du Roi. L'opiniâtreté et l'entêtement de Fagon étaient bien connus : *Mémoires de Villars*, tome IV, p. 58.

4. Les journaux de la cour mentionnent une première attaque de goutte dès 1681 (*Dangeau*, tome I, p. 240 ; *Sourches*, tome I, p. 205), puis d'autres accès assez fréquents notamment en 1688, 1692, 1705, où il fallut lui faire des souliers spéciaux (*Mémoires de Sourches*, tomes II, p. 178, et IX, p. 200 et 234-235 ; Lavallée, *Lettres historiques et édifiantes de Mme de Maintenon*, tome I, p. 216, 220 et 222 ; et surtout le *Journal de la santé du Roi*).

5. Il avait toujours eu l'habitude de se couvrir beaucoup : Pellisson raconte que, dans sa jeunesse, il lui arrivait de dormir, à l'armée, avec trois casaques sous sa couverture (*Lettres historiques de Pellisson*, tome III, p. 81). La nuit, Fagon lui faisait porter un manteau d'ouate, l'hiver, qu'il remplaçait, l'été, d'abord par un de satin, puis par un de toile (*Journal de la santé*, p. 256, 281, 289).

et les premiers gentilshommes de la chambre entrassent[1]. Il ne buvoit depuis longues années, au lieu du meilleur vin de Champagne[2], dont il avoit uniquement usé toute sa vie, que du vin de Bourgogne avec la moitié d'eau, si vieux qu'il en étoit usé[3]. Il disoit quelquefois, en riant, qu'il y avoit souvent des seigneurs étrangers bien attrapés à vouloir goûter du vin de sa bouche. Jamais il n'en avoit bu de pur en[4] aucun temps, ni usé de nulle sorte[5] de liqueurs[6], non pas même de thé[7],

1. Les contemporains mentionnent fréquemment ces abondantes sueurs nocturnes : voyez maintenant les *Mémoires de Sourches*, tomes IX, p. 262, XI, p. 153, XIII, p. 520 et 522 ; les *Mémoires du maréchal de Villars*, tome IV, p. 56, et le *Journal de la santé du Roi*, spécialement p. 253, 255, 301 et 326, où Fagon dit que le Roi a sué « à tout percer ».

2. Il a été parlé du vin de Champagne dans notre tome VII, p. 164.

3. C'est en octobre 1694 que le Roi avait, sur le conseil de Fagon, quitté le vin de Champagne pour se mettre au vieux vin de Bourgogne (*Dangeau*, tome V, p. 294 ; *Lettres de Mme Dunoyer*, édition 1720, tome II, p. 273 ; *Journal de la santé du Roi*, p. 222 et 412-416). D'après les *Mémoires de Sourches* (tome IX, p. 230), il buvait de préférence du vin de Bourgogne « de quatre feuilles », c'est-à-dire de quatre ans ; le *Dictionnaire du commerce* de Savary, tome IV, col. 1215, nous apprend en effet que « l'âge des vins se suppute par feuilles ; on dit du vin de deux, de quatre, de six feuilles, pour signifier un vin de deux, quatre ou six années ».

4. *En* est répété deux fois, à la fin d'une ligne et au commencement de la suivante.

5. Il y a *nulle* au singulier et *sortes* au pluriel dans le manuscrit.

6. Saint-Simon répéta encore cette remarque dans le *Parallèle des trois rois Bourbon* (*Écrits inédits*, tome I, p. 85 et 115) ; mais nous ne connaissons aucun texte qui la confirme. Cependant le *Journal de la santé* ne parle jamais de liqueurs, sauf une fois de l'hypocras (p. 340).

7. C'est vers 1636, si l'on en croit le commissaire Delamarre (*Traité de la police*, tome III, p. 797) que le thé, récemment importé de la Chine en Portugal, en Angleterre et en Hollande, commença à être connu en France. Adoptée par les uns, la nouvelle plante fut dénigrée par les autres. Guy Patin l'appelait cette « impertinente nouveauté du siècle » (*Lettres*, édition 1846, tome I, p. 378, 383 et 387), tandis que Daniel Huet, l'évêque d'Avranches, en usait avec délices et composait

café[1], ni chocolat[2]. A son lever seulement, au lieu d'un

une élégie en son honneur (1687). Dès 1648, on soutenait en Sorbonne une thèse sur le thé, et une autre voyait le jour en 1657; cinquante ans plus tard un médecin allemand proclamait ses vertus comme thérapeutique (*Mercure,* avril 1709, p. 87-96). La nouvelle boisson se répandit très vite : en 1646, le sieur Lanier, en en faisant passer au chancelier Séguier, lui indiquait la manière de le préparer (*Archives des Missions,* deuxième série, tome IV, p. 25-26). Au rapport de Mme de Sévigné (*Lettres,* tomes VI, p. 265, et VII, p. 298), Mme de la Sablière y mélangeait volontiers du lait, et certaine princesse ne craignait pas d'en absorber par jour une douzaine de tasses, d'une infusion très diluée, il est vrai. Cela n'était rien auprès du landgrave de Hesse-Cassel, qui en buvait trente ou quarante tasses par jour et attribuait à ce régime le rétablissement de sa santé. Mme Dunoyer (*Lettres,* édition 1720, tome II, p. 64) signalait le thé comme la boisson préférée des Anglaises, qui la fabriquaient parfois dans une marmite à bouillon. Nous avons vu dans le tome VI, p. 31, note 2, que la princesse d'Auvergne, née Hohenzollern, morte en 1698, avait été empoisonnée, disait-on, par le thé. Cela n'empêchait pas qu'on en servît alors partout, conjointement avec le café, même chez Mme de Maintenon, quoique le Roi n'en prît pas (notre tome XV, p. 242). M. Franklin a consacré un des volumes de sa *Vie privée d'autrefois* aux trois « drogues de nouvelle invention » : *le thé, le café et le chocolat.* Au dix-huitième siècle, Savary inséra dans son *Dictionnaire du commerce* (tome IV, colonnes 988-996) un long article sur l'origine, la culture, le commerce et la préparation du thé.

1. Il a été parlé de l'usage du café dans notre tome VI, p. 41. Saint-Simon se trompe en disant que Louis XIV ne prit jamais de café : Dangeau note dans son *Journal* (tome VI, p. 7) que, en octobre 1696, il remplaça par de la sauge le café qu'il prenait le matin; mais le *Journal de la santé du Roi,* p. 233, montre qu'il ne fut que pendant quatre mois à ce régime du café.

2. Saint-Simon a déjà mentionné l'emploi du chocolat en Espagne dans notre tome VIII, p. 55. En France, l'usage en avait été introduit, dit-on, par le cardinal Alphonse de Richelieu, archevêque de Lyon et frère du ministre : il le regardait comme très utile pour « modérer les vapeurs de la rate ». C'est à la fin de 1659 que David Chaliou avait obtenu le premier monopole pour la fabrication et le débit. La reine Marie-Thérèse, qui devait en avoir apporté le goût de la cour de Madrid, avait un chocolatier breveté, et le duc d'Orléans possédait aussi en 1691 (ms. Clairambault 747, p. 523) son fournisseur attitré, originaire du lac de Côme et qui obtint alors des lettres de naturalité.

peu de pain, de vin et d'eau[1], il prenoit depuis fort longtemps deux tasses de sauge et de véronique[2]; souvent entre ses repas et toujours en se mettant au lit, des verres d'eau avec un peu d'eau de fleurs d'orange[3] qui tenoient chopine[4], et toujours à la glace en tout temps; même les jours de médecine il y buvoit, et toujours aussi à ses repas[5], entre lesquels il ne mangea jamais quoi que ce fût,

On écrivait généralement *Chocolate*, comme dans la *Gazette* de 1690, p. 45 et 59. Nous savons par les lettres de Mme de Sévigné (tome II, p. 164 et 398) et par celles de Mme de Maintenon (recueil Bossange, tome III, p. 66-67) que le chocolat, comme le café, le thé et le quinquina, était suspect à bien des gens et inspirait des défiances aux uns, tandis que, chez d'autres, il suscitait des engouements non moins exagérés.

1. Ce fut en effet le déjeuner habituel de Louis XIV pendant fort longtemps; l'*État de la France* de 1712, p. 263, le mentionne encore.

2. La sauge est une herbe médicinale, d'une saveur aromatique assez agréable; la véronique au contraire n'a pas d'odeur spéciale. On préparait les feuilles de l'une et de l'autre en infusion dans de l'eau chaude, ou même dans du bouillon, et on regardait cette tisane comme excellente pour les migraines, les douleurs de tête, les étourdissements et les assoupissements (Savary, *Dictionnaire du commerce*, tome IV, col. 649 et 1184). Louis XIV commença à prendre de la sauge et de la véronique, d'abord en potion, puis en infusion, dès 1696 (*Journal de la santé du Roi*, p. 233 et 314; *Journal de Dangeau*, tomes VI, p. 7, et VIII, p. 213); il sucrait cette infusion avec du suc candi (*État de la France*, 1712, p. 262). Voyez aussi le *Journal des Anthoine*, publié par Édouard Drumont, p. 12.

3. Selon Savary, l'eau de fleurs d'orange (appelée aussi *eau de naphe* et fabriquée principalement en Provence et à Gênes) devait être amère au goût et d'une odeur douce et agréable; elle ne se gardait pas plus d'un an. On l'employait dans de l'eau sucrée ou mêlée à des sirops et à des potions, et elle possédait, croyait-on, des qualités stomachiques et céphaliques qui en rendaient l'usage favorable. Saint-Simon dira dans la suite des *Mémoires* (tome XII de 1873, p. 178) que Louis XIV aimait beaucoup l'odeur de la fleur d'oranger.

4. « Chopine, petite mesure de liqueurs qui contient la moitié d'une pinte » (*Dictionnaire de Trévoux*), environ un demi-litre.

5. Il a été parlé de l'usage de la glace par le Roi, et par tout le monde en général, dans notre tome XVI, p. 45. D'après les *Mémoires*

que quelque pastille de cannelle[1], qu'il mettoit dans sa poche à son fruit, avec force biscotins[2] pour ses chiennes couchantes de son cabinet[3]. Comme il devint la dernière année de sa vie de plus en plus resserré[4], Fagon lui faisoit manger à l'entrée de son repas beaucoup de fruits à la glace, c'est-à-dire des mûres[5], des melons et des figues, et celles-ci pourries à force d'être mûres[6], et à son dessert beaucoup d'autres fruits, qu'il finissoit par une quantité de

de Primi Visconti (p. 113), Louis XIV, quoiqu'il mangeât énormément, comme Saint-Simon va le dire plus loin, buvait peu à ses repas, deux ou trois fois seulement, et quelquefois pas du tout ; cela explique qu'il eût besoin d'avaler ces grands verres d'eau glacée entre ses repas et en se couchant. Voyez le *Journal de la santé*, p. 309.

1. La cannelle était une partie de l'écorce d'un arbre qui croissait exclusivement dans l'île de Ceylan ; on en extrayait une huile et une poudre. De l'huile de cannelle, on tirait une sorte de matière odorante qui ressemblait au camphre et qu'on employait beaucoup en médecine comme fortifiant de l'estomac et contre les rhumatismes et la goutte (Savary, *Dictionnaire du commerce*, tome I, col. 771-779).

2. « *Biscotin*, sorte de petit biscuit ordinairement rond et extrêmement dur » (*Académie*, 1718).

3. Suivant l'*État de la France*, les levrettes, levriers, chiens couchants et petits chiens de la chambre de S. M. étaient sous la direction d'un capitaine spécial assisté de quatre valets ou gardes. Chaque jour, on en amenait quelques-uns dans une pièce voisine de la chambre du Roi pour servir à son amusement quand il sortait de table : notre tome XXII, p. 289. Nous avons vu dans le précédent volume, p. 361 et 372, MM. de Contades et d'Effiat faire cadeau au Roi de fort bonnes « chiennes couchantes ». Sur le plan qu'on trouvera ci-après, p. 254, la « chambre des chiens du Roi » est indiquée sous le n° 17 ; elle communique directement avec le grand cabinet ou cabinet du Conseil, dans lequel Louis XIV se tenait après son souper.

4. Au sens d'avoir le ventre moins libre, moins lâche (*Académie*, 1718).

5. Les mots *des meures* ont été ajoutés en interligne.

6. D'après Villars (*Mémoires*, tome IV, p. 54-55), ce n'aurait été que dans les premiers jours du voyage à Marly que Fagon aurait mis le Roi aux figues ; c'est sans doute à cela que fait allusion le *Journal de Dangeau* au 23 juin (tome XV, p. 441). Cependant, d'après le *Journal de la santé* (p. 288), Fagon faisait manger au Roi, dès 1706, pour le « relâcher », des « prunes de Tours très douces, trempées et rafraîchies dans l'eau. »

sucreries qui surprenoit toujours[1]. Toute l'année, il mangeoit à souper une quantité prodigieuse de salade[2]. Ses potages[3], dont il mangeoit soir et matin de plusieurs, et en quantité de chacun sans préjudice du reste, étoient pleins de jus et d'une extrême force, et tout ce qu'on lui servoit plein d'épices, au double au moins de ce qu'on y en met ordinairement[4], et très fort d'ailleurs. Cela et les sucreries n'étoit[5] pas de l'avis de Fagon, qui, en le voyant manger, faisoit quelquefois des mines fort plaisantes, sans toutefois oser rien dire, que par-ci par-là, à Livry et à Benoist[6], qui lui répondoient que c'étoit à eux à faire manger le Roi, et à lui à le purger[7]. Il ne mangeoit d'aucune sorte de venaison[8] ni d'oiseaux

1. En 1706, le premier médecin blâmait le Roi de manger si abondamment « de ce qu'on appelle des vents, faits avec du blanc d'œuf et du sucre très cuit » (*Journal de la santé*, p. 288).

2. Fagon, dans le *Journal de la santé*, n'a pas manqué de relever comme nuisible la quantité de salades diverses que le Roi mangeait à chaque repas, « salades de concombres, de laitues et de petites herbes, lesquelles toutes ensemble assaisonnées de poivre, sel et très fort vinaigre en quantité et beaucoup de fromage par dessus » (p. 293, 321, 322).

3. On a vu dans le tome XV, p. 134 et 601, ce que c'était que les potages à cette époque.

4. *Journal de la santé*, p. 241.

5. Il y a bien *n'estoit* au singulier, dans le manuscrit, s'accordant avec *cela*.

6. Louis Sanguin, marquis de Livry (tome II, p. 84), premier maître d'hôtel, et Georges Benoist, contrôleur de la bouche (tome XX, p. 217).

7. C'est à cela que fait allusion ce passage du *Journal de la santé* (p. 278) où le premier médecin se plaint des ragoûts que le Roi mange et « qu'on ne sauroit s'empêcher de lui présenter pour faire sa cour mal à propos. »

8. « *Venaison*, chair de bête fauve ou rousse, cerf, sanglier, etc. » (*Académie*, 1718). Ce mot ne veut donc pas dire toute espèce de gibier, et en effet, dans le passage d'une lettre de Madame citée p. 188, note 6, nous verrons qu'il sera dit que le Roi mangeait du faisan et de la perdrix, et le *Journal de la santé* (p. 325) fait ressortir la grande quantité de gibier que mange le Roi « depuis les premiers perdreaux jusqu'au carême ».

d'eau[1], mais d'ailleurs de tout sans exception, gras et maigre, qu'il fit toujours, excepté le carême que quelques jours seulement depuis une vingtaine d'années[2]. Il redoubla ce régime de fruits et de boisson[3] cet été.

A la fin, ces fruits pris après son potage lui noyèrent l'estomac, en émoussèrent les digestifs, lui ôtèrent l'appétit[4], qui ne lui avoit manqué encore de sa vie, sans avoir jamais eu ni faim ni besoin de manger, quelque tard que des hasards l'eussent fait dîner quelquefois ; mais, aux premières cuillerées de potage, l'appétit s'ouvroit toujours, à ce que je lui ai ouï dire plusieurs[5] fois, et il mangeoit si prodigieusement et si solidement soir et matin, et si également encore, qu'on ne s'accoutumoit point à le voir[6]. Tant d'eau et tant de fruits, sans être corrigés par rien de spiritueux, tournèrent son sang en gangrène, à force d'en diminuer les esprits[7], et de l'appauvrir par ces sueurs

1. Nous ne connaissons pas de documents qui permettent de contrôler cette dernière assertion.

2. Saint-Simon reviendra, quand il fera le portrait du Roi (dans notre prochain volume) sur sa façon d'observer le maigre et le jeûne du carême.

3. Il a effacé du doigt une *s* à la fin de *boisson*.

4. C'est aussi ce que dit Villars (*Mémoires*, tome IV, p. 55).

5. *Plusieures* (sic) est répété deux fois, à la fin d'une ligne et au commencement de la suivante.

6. Les contemporains sont tous d'accord sur l'énorme appétit du Roi : si Dangeau, Villars, Mme de Maintenon, Mme des Ursins, etc. le notent par occasion, et Saint-Simon encore dans le *Parallèle des trois rois Bourbons* (p. 85 et 114), Madame y insiste (*Correspondance*, recueil Brunet, tome II, p. 37) : « J'ai vu souvent le Roi manger quatre pleines assiettes de soupes diverses, un faisan entier, une perdrix, une grande assiette de salade, deux grandes tranches de jambon, du mouton au jus et à l'ail, une assiette de pâtisserie, et puis encore du fruit et des œufs durs. Le Roi et feu Monsieur aimaient beaucoup les œufs durs. » On trouvera ci-après aux Additions et Corrections quelques extraits particulièrement topiques du *Journal de la santé du Roi*.

7. « *Les esprits*, au pluriel, sont de petits corps légers, subtils et invisibles, qui portent la vie et le sentiment dans les parties de l'animal » (*Académie*, 1718).

forcées des nuits[1], et furent cause de sa mort, comme on le reconnut à l'ouverture de son corps. Les parties s'en trouvèrent toutes si belles et si saines, qu'il y eut lieu de juger qu'il auroit passé le siècle de sa vie. Son estomac surtout étonna, et ses boyaux, par leur volume et leur étendue au double de l'ordinaire[2], d'où lui vint d'être si grand mangeur et si égal. On ne songea aux remèdes que quand il n'en fut plus temps, parce que Fagon ne voulut jamais le croire malade, et que l'aveuglement de Mme de Maintenon fut pareil là-dessus, quoiqu'elle eût bien su prendre toutes les précautions possibles pour Saint-Cyr et pour M. du Maine. Parmi tout cela, le Roi sentit son état avant eux, et le disoit quelquefois à ses valets intérieurs[3]. Fagon le rassuroit toujours sans lui rien faire. Le Roi se contentoit de ce qu'il lui disoit, sans en être persuadé ; mais son amitié pour lui le retenoit, et Mme de Maintenon encore plus.

Le mercredi 14 août, il se fit porter à la messe pour la dernière fois, tint conseil d'État, mangea gras[4] et eut grande musique chez Mme de Maintenon. Il soupa au petit couvert dans sa chambre, où la cour le vit comme à son dîner. Il fut peu dans son cabinet avec sa famille, et se coucha peu après dix heures[5].

1. Ci-dessus, p. 183. — Tout ce membre de phrase, depuis *et de l'appauvrir,* a été ajouté en interligne.

2. Saint-Simon reviendra ci-après, p. 295, sur l'autopsie du corps de Louis XIV ; nous donnerons alors le commentaire nécessaire ; mais il faut dire dès maintenant que cette assertion sur les dimensions des intestins du Roi est erronée.

3. Le *Journal des Anthoine,* si précis pour ces derniers jours, ne relève pas cette particularité.

4. C'était en effet un jour maigre, comme vigile de l'Assomption.

5. Tout ceci est pris à Dangeau (p. 95), sauf ce qui a rapport à la messe. Les Anthoine disent (p. 15) que, ce jour-là, il y eut une grande consultation de plusieurs médecins de Paris, notamment Helvétius et Falconnet, appelés par Fagon, pour examiner la cause des violentes douleurs à la jambe et à la cuisse ; Dangeau n'en parle pas.

Le jeudi, fête de l'Assomption, il entendit la messe dans son lit. La nuit avoit été inquiète et altérée. Il dîna devant tout le monde dans son lit, se leva à cinq heures, et se fit porter chez Mme de Maintenon, où il eut petite musique. Entre sa messe et son dîner il avoit parlé séparément au Chancelier, à Desmaretz, à Pontchartrain. Il soupa et se coucha comme la veille[1]. Ce fut toujours depuis de même, tant qu'il put se lever.

Le vendredi 16 août, la nuit n'avoit pas été meilleure; beaucoup de soif et de boisson[2]. Il ne fit entrer qu'à dix heures, la messe et le dîner dans son lit comme toujours depuis, donna audience dans son cabinet à un envoyé de Wolfenbüttel[3], se fit porter chez Mme de Maintenon; il y joua avec les dames familières, et y eut après grande musique[4].

Le samedi 17 août, la nuit comme la précédente[5]. Il tint dans son lit le conseil de finances, vit tout le monde à son dîner, se leva aussitôt après, donna audience dans son cabinet au général de l'ordre de Sainte-Croix de la Bretonnerie[6], passa chez Mme de Maintenon, où il travailla

1. Ce paragraphe entier n'est que le résumé de l'article de Dangeau du 15 août (p. 95-96); Saint-Simon s'est contenté de changer un peu l'ordre du récit.

2. Dangeau remarque que « cette altération fait croire à beaucoup de gens qu'il pourroit bien avoir un peu de fièvre les nuits. »

3. Cet envoyé s'appelait le baron d'Imhoff, mais n'avait aucun rapport avec le célèbre généalogiste dont il a été parlé dans notre tome IX, p. 137; il était déjà venu en mission en France en 1682 et y avait séjourné de 1700 à 1702; voyez la *Gazette d'Amsterdam*, 1715, n° LXX.

4. *Dangeau*, p. 96.

5. « Le Roi passa la nuit jusqu'à quatre heures dans une assez grande inquiétude, fort altéré et buvant souvent » (*Ibidem*).

6. L'ordre de la Sainte-Croix avait été fondé au commencement du treizième siècle, auprès de Huy, par Théodore de Celles, chanoine de Liège. En 1258, saint Louis appela à Paris quelques religieux et les installa dans les bâtiments de l'ancienne monnaie royale, rue de la Bretonnerie, auxquels il joignit quelques maisons voisines. En 1641, à la

avec le Chancelier. Le soir, Fagon coucha pour la première fois dans sa chambre.

Le dimanche 18 août se passa comme les jours précédents. Fagon prétendit qu'il n'avoit point eu de fièvre[1]. Il tint conseil d'État avant et après son dîner, travailla après sur les fortifications avec Peletier[2] à l'ordinaire, puis passa chez Mme de Maintenon, où il y eut musique. Ce même jour, le comte de Ribeyra[3], ambassadeur extraordinaire de Portugal, dont la mère, qui étoit morte, étoit sœur du prince et du cardinal de Rohan[4], fit à Paris son entrée

Magnifique entrée à Paris du comte de Ribeyra, ambassadeur de Portugal*.

suite de divers désordres qui se produisirent dans le monastère, le cardinal de la Rochefoucauld essaya d'y introduire des chanoines réguliers de Sainte-Geneviève. Ce couvent a aujourd'hui complètement disparu ; mais l'ordre subsiste encore sous le nom de Pères croisiers. En 1715, le général s'appelait Mathias Goffin et était liégois ; il était venu à Paris pour inspecter le couvent de cette ville.

1. *Dangeau*, p. 97 ; *Journal des Anthoine*, p. 26-27 ; *Villars*, tome III, p. 59.

2. Michel le Peletier de Souzy, directeur général des fortifications : tome III, p. 282.

3. Louis de Camera ou Camara, troisième comte de Ribeyra-Grande, baptisé le 2 février 1685 (*Gazette*, p. 137), lieutenant-général, grand maître de l'artillerie, puis mestre de camp général des armées portugaises, avait été nommé ambassadeur de Portugal en France dès le mois de février 1714. Il avait passé par Madrid, où la princesse des Ursins l'avait présenté à Philippe V ; le 10 juillet 1714, elle écrivait à Torcy (vol. *Espagne* 230, fol. 139) : « Il n'a point oublié le françois ni sa politesse ; il demeurera une quinzaine de jours à Madrid à se reposer... Il ménera [en France] Madame sa femme, qu'on assure être belle et aimable. » Il arriva à Moret dans le milieu d'octobre et alla descendre chez son grand oncle le duc de Rohan-Chabot ; Louis XIV lui donna une audience privée, ainsi qu'à sa femme, très jolie personne, fille du comte d'Atonha (*Dangeau*, tome XV, p. 264). Pendant son séjour à Paris, il eut un fils, qui fut tenu sur les fonts le 9 décembre 1716 par Louis XV et la duchesse de Berry (*Gazette*, p. 600). Il mourut à Lisbonne, peu après être revenu de son ambassade le 3 octobre 1723, dans sa trente-neuvième année. On trouvera ci-après, aux Additions et Corrections, une lettre de la duchesse de Rohan, à propos de son logement à Paris.

4. Constance-Émilie de Rohan-Soubise, dite Mlle de Frontenay, née

avec une magnificence extraordinaire[1], et jeta au peuple beaucoup de médailles d'argent et quelques-unes d'or[2]. L'état du Roi, qui montroit manifestement ne pouvoir plus durer que peu de jours, et dont je savois par Mareschal des nouvelles plus sûres que celles que Fagon se vouloit persuader à soi et aux autres, me fit penser à Chamillart, qui avoit [eu], en sortant[3] de places, une pension du Roi de soixante mille livres[4]. J'en demandai la conservation et l'assurance à M. le duc d'Orléans, et je l'obtins aussitôt, avec la permission de le lui mander à Paris. Il y étoit, fort touché de la maladie du Roi et fort peu de toute autre chose. Il ne laissa pas d'être agréablement surpris de ma lettre, et d'être bien sensible à un soin de ma part qu'il n'avoit pas eu pour lui-même. Il m'envoya une lettre de remerciement, que je rendis à M. le duc d'Orléans. Je n'ai rien fait qui m'ait donné plus de plaisir. La chose demeura secrète jusqu'à la mort du Roi; je ne perdis pas de temps à la faire déclarer incontinent après la Régence[5].

J'obtiens de M. le duc d'Orléans qu'il continuera à Chamillart sa pension de 60 000 ᵗᵗ et la permission de le lui mander.

en 1667, avait épousé à Versailles par procureur en mai 1683 Joseph-Rodrigue de Camera, comte de Ribeyra-Grande, et le Roi lui fit présent à cette occasion de pendants d'oreilles valant dix-sept mille livres; Saint-Simon se trompe en disant qu'elle était morte avant 1715; elle survécut à son mari, qui mourut en mars 1724; mais nous ignorons la date exacte de son décès.

1. La relation de cette entrée termine les Mémoires manuscrits du baron de Breteuil.

2. *Gazette*, p. 407; *Mercure* d'août, p. 289-306; *Gazette d'Amsterdam*, Extraord. LXX; *Journal de la Régence* par Buvat, tome I, p. 37-38, qui décrit ces médailles; elles avaient été frappées à la Monnaie. Il se logea plus tard dans un hôtel à la pointe de l'île Saint-Louis, où il donna des fêtes que mentionne le *Mercure*, janvier 1716, p. 202-218, et juin, p. 165-182.

3. *Sortant* corrige *entr*[*ant*].

4. Notre tome XVII, p. 439, et note 4.

5. Cependant cette pension n'est pas mentionnée dans le registre du secrétariat de la maison du Roi de l'année 1715; mais il est certain que Chamillart, sa femme et sa fille en jouirent jusqu'à leur mort selon le partage spécifié en 1709.

Le duc de Noailles, seul d'abord, puis aidé du procureur général, me propose l'expulsion radicale des jésuites hors du royaume.

Ce même jour, je montai chez le duc de Noailles sur les huit heures du soir, au bas du degré duquel je logeois[1]. Il étoit enfermé dans son cabinet, d'où il vint me trouver dans sa chambre. Après plusieurs propos sur l'état du Roi et sur l'avenir, il se mit à enfiler un assez long discours sur les jésuites, dont la conclusion fut de me proposer de les chasser tous de France, de remettre en leur premier état les bénéfices qu'ils avoient fait unir à leurs maisons, et d'appliquer leurs biens aux universités où ils se trouveroient situés. Quoique les propositions extravagantes du duc de Noailles, dont j'ai parlé[2], me dussent avoir appris qu'il en pouvoit faire encore d'aussi folles, j'avoue que celle-là me surprit autant que si elle eût été la première de ce genre. Il s'en aperçut à mon air effrayé; il se mit en raisonnements, et cependant son cabinet s'ouvrit, d'où je vis le procureur général[3] sortir et venir à nous. Plusieurs du Parlement étoient venus le matin savoir des nouvelles du Roi, comme en tout temps ils y venoient souvent les dimanches; mais j'avois cru le duc de Noailles seul dans son cabinet, et le procureur général retourné à Paris de fort bonne heure, comme ces magistrats faisoient toujours. A peine se fut-il tiré un siège auprès de nous, que le duc de Noailles lui dit ce qu'il s'agitoit entre lui et moi, qui pourtant n'avois pas dit un mot encore, mais à qui un geste échappé de surprise avoit mis le duc de Noailles en plaidoyer. Il remit le peu qu'il venoit de dire au procureur général, qui l'interrompit bientôt pour me regarder froidement, et me dire de même que c'étoit la meilleure et la plus utile chose que l'on pût faire au commencement de la Régence que l'expulsion totale, radicale[4]

1. L'appartement du duc de Noailles était au second étage de l'aile du Nord, et celui des Saint-Simon au premier étage, auprès de celui de la duchesse de Berry.

2. Ci-dessus, p. 169-172.

3. Henri-François Daguesseau.

4. Les lexiques du dix-huitième siècle, même le *Dictionnaire de*

et sans retour des jésuites hors du royaume, et de disposer sur-le-champ de leurs maisons et de leurs biens en faveur des universités. Je ne puis exprimer ce que je devins à cette sentence du procureur général. Cette folie, assez contagieuse pour offusquer[1] un homme aussi sage, et dans une place qui ne lui permettoit pas d'en ignorer la mécanique et les suites, me fit peur d'en être gagné aussi[2]. L'étonnement où je fus me mit en doute aussi d'avoir bien entendu ; je le fis répéter et je demeurai stupéfait. Ils s'aperçurent bientôt à ma contenance que j'étois plus occupé de mes pensées que de leur discours ; ils me prièrent de leur dire ce que je trouvois de leur proposition. Je leur avouai que je la trouvois tellement étrange, que j'avois peine à croire à mes oreilles. Ils se mirent là-dessus, l'un avec feu, l'autre avec poids et gravité, et s'interrompant l'un l'autre, à me dire ce que chacun sait sur les jésuites, leur domination, leur danger pour l'Église et pour l'État et pour les particuliers. A la fin l'impatience me prit ; je les interrompis à mon tour, et il me parut que je leur faisois plaisir, dans celle[3] où il étoient d'entendre ce que j'avois à leur dire. Je leur déclarai que, pour abréger, je ne leur contesterois rien de tout ce qu'ils voudroient alléguer contre les jésuites, et sur les avantages

Trévoux, ne donnaient pas à cet adjectif le sens d'entier, complet, jusqu'à la racine ; ils n'en faisaient encore qu'un terme dogmatique, peu usité et qui s'employait seulement « en parlant de ce qui est regardé comme ayant en soi-même le principe de quelque faculté, de quelque vertu physique ; ainsi on appelle *humide radical* cette humeur que l'on regarde comme le principe de la vie dans le corps humain » (*Académie*, 1718). Littré en cite en ce sens un exemple de Pascal. Saint-Simon l'a déjà employé comme ici dans les tomes IV, p. 129, et XXIII, p. 307, et l'adverbe *radicalement* dans ses « Considérations préliminaires » (tome I, p. 13) et ci-dessus, p. 11 et 70 ; nous le retrouverons dans la suite des *Mémoires*, tome XIX de 1873, p. 195.

1. Nous avons eu *offusquer*, au sens d'obscurcir, dans le tome XVII, p. 135 ; ici il signifie troubler l'entendement.

2. D'être gagné de la même folie. — 3. Dans l'impatience.

que trouveroit la France d'en être délivrée, encore qu'il y eût beaucoup à dire là-dessus ; que je me retranchois uniquement sur la cause[1], [sur] le comment et sur les suites ; sur le comment, que nous n'étions pas dans une île dont l'intérieur fût désert, comme la Sicile, où il n'y eût qu'un certain nombre de maisons de jésuites dans deux villes principales, comme Palerme et Messine, et répandues en d'autres gros lieux sur la côte, où il avoit été aisé au vice-roi Maffei[2] de les prendre tous au même instant d'un coup de filet, de les embarquer sur-le-champ, de leur faire prendre le large, et de faire tout de suite de leurs maisons et de leurs biens ce que le roi de Sicile lui avoit ordonné[3]; que ce prince de plus étoit en droit et en raison d'en user de la sorte avec des gens qui allumoient à visage découvert le feu de la révolte contre lui, sur le différend qu'il avoit avec la cour de Rome, qui, sur des prétextes les[4] plus frivoles d'immunité ecclésiastique, qui même n'avoit pas été violée, entreprenoit d'abolir[5] le tribunal de la monarchie accordé tel qu'il étoit par les papes aux premiers princes normands qui avoient conquis la Sicile, et l'avoient bien voulu relever[6] des papes sans aucune nécessité ni droit, tribunal sans l'exercice duquel les rois de Sicile se trouveroient privés de toute autorité, pour l'abolition duquel Rome prodiguoit ses censures, et,

1. Les mots *la cause* ont été ajoutés en interligne ; mais il a oublié d'ajouter un second *sur*.

2. Tome XXV, p. 129.

3. Saint-Simon ne put citer alors, — en août 1715, — l'exemple de l'expulsion des jésuites de Sicile par le vice-roi Maffei, puisque cette expulsion ne se produisit qu'en 1716, comme il le racontera dans la suite des *Mémoires*, tome XII de 1873, p. 450-451. Écrivant ce récit longues années après, il n'a pas fait attention à cette anomalie.

4. Ce *les* a été répété deux fois, Saint-Simon l'ayant écrit à nouveau à la fin de la ligne, parce qu'il a pris sans doute le premier *les* dont la première lettre est mal marquée, pour la fin du mot *prétextes*.

5. Écrit *ablir*, par mégarde.

6. Faire relever, au sens d'être vassale.

secondée de plusieurs évêques, de quelques-uns du clergé séculier, de presque tout le régulier, surtout des jésuites, portoit[1] la révolte et la sédition dans tous les esprits, et en faisoit un point de conscience[2]; qu'en France il ne s'étoit[3] rien passé, depuis la mort d'Henri IV jusqu'alors, sur quoi on ait pu, je ne dis pas accuser, mais soupçonner les jésuites de brasser rien contre l'État, ni contre Louis XIII ni Louis XIV; nul délit, par conséquent, sur lequel on pût fonder le bannissement du plus obscur particulier; quelle violence donc à l'égard de toute une Compagnie que ces deux Messieurs représentoient si appuyée, si puissante, si dangereuse; la faire au bout de deux règnes qui l'avoient[4] si constamment favorisée; la faire à l'entrée d'une régence, qui est toujours un temps de ménagement et de foiblesse; la faire enfin par un régent accusé de n'avoir point de religion, sans parler du reste, et que la vie publiquement débauchée et les propos peu mesurés sur la religion rendoient[5] infiniment moins propre à cette exécution, quand elle seroit juste et possible. A l'égard de la manière de l'éxécuter, je me trouvois l'esprit trop borné pour en imaginer aucune sur le nombre infini de maisons de jésuites répandues dans toutes les provinces de la domination du Roi, et le nombre immense de jésuites qui les remplissoient; que le tout à la fois, comme avoit fait le Maffei, étoit mathématiquement impossible; que par parties, quels cris! quels troubles! quels mouvements dès les premiers pas! Cette immensité de jésuites, leurs familles, leurs écoliers, et les familles de ces écoliers, leurs pénitents, les troupeaux de leurs retraites et de leurs congrégations, les sectateurs de leurs

1. Saint-Simon a écrit ici *portoient,* et plus loin *faisoient,* au pluriel, dans son manuscrit.
2. Tout cela sera raconté en 1716.
3. *S'estoient* corrigé en *s'estoit.*
4. Écrit *l'avoit,* par inadvertance.
5. *Rendoient* corrige *rendoit.*

sermons, leurs amis et ceux de leur doctrine, quel vacarme avant qu'on en eût nettoyé[1] la province par laquelle on auroit commencé, et quand et comment achèveroit-on dans toutes les provinces? où conduire ces exilés? Hors la frontière la plus prochaine, répondra-t-on ; mais qui les empêchera de rentrer? point de mer, comme pour retourner en Sicile, ni de grande muraille comme à la Chine, tout ouvert partout, et favorisés de ce nombre immense de tous états et de tous lieux dont je viens de parler. C'est donc une chimère évidemment impossible. Mais supposons-la pour un moment, non seulement faisable, mais exécutée. Que dira la cour de Rome, dont les jésuites sont en France les plus utiles instruments et les plus dévoués à ses prétentions et à ses ordres? Que dira le roi d'Espagne, si dévot, si publiquement jésuite, et qui est avec M. le duc d'Orléans comme chacun sait? Que diront toutes les puissances catholiques, chez qui toutes les jésuites ont tant de crédit, et de qui presque toutes ils sont les confesseurs? Et les peuples catholiques de toute l'Europe, où, par la chaire, le confessionnal, les classes, les jésuites ont autant d'amis et de partisans que ces mêmes moyens leur en donnent en France? Que diront tous les ordres réguliers, peut-être jusqu'aux bénédictins, dominicains et chanoines réguliers divers, les seuls peut-être d'entre les réguliers qui soient ennemis des jésuites? Ne doit-on pas juger que tous frémiront d'un coup qui peut les frapper à leur tour, si la fantaisie en prend ; qu'ils en craindront le menaçant exemple, et qu'ils se réuniront avec tout ce qui se sentira ou se croira intéressé à l'empêcher? et s'ils en viennent à bout, quelle folie, quelle ignominie se sera-t-on si gratuitement préparée, mais quel péril encore, et péril à ne plus pouvoir espérer sûreté ni tranquillité, après s'être mis le dedans et le dehors contre soi avec ce qu'on appelle la

1. *Nettoyer* corrigé en *nettoyé*.

religion à la tête ? Je conclus enfin que cette[1] tentative, si bien concertée qu'elle pût être, seroit la perte de M. le duc d'Orléans, et un tel bouleversement que je ne voyois pas comment ni quand on pourroit le calmer. Mon discours fut plus étendu que je ne le rapporte, et je ne fus point interrompu. Quand j'eus fini, je vis deux hommes étonnés et fâchés, qui ne purent répondre un seul mot à pas une des objections que je venois de faire, et qui en même temps me déclarèrent l'un et l'autre que je ne les avois point persuadés. Tous deux, en s'interrompant l'un l'autre[2], revinrent au danger des jésuites en France pour le général de l'État et de l'Église, et pour le particulier ; moi à leur répéter que ce n'étoit pas la question, mais la cause, les moyens et les suites ; qu'ils avoient ces trois choses à me prouver possibles et garanties. J'avois beau les ramener ; ils persistoient, le dirai-je ? à aboyer à la lune[3]. Leur peu de succès avec moi, et l'heure indue pour un magistrat de regagner Paris, nous sépara sans le moindre progrès fait de part ni d'autre. Je sortis en même temps que le procureur général pour revenir chez moi, noyé dans l'étonnement et la recherche de ce que le procureur général pouvoit avoir fait de son sens, de ses lumières, de sa sagesse, et persuadé qu'ils étoient sur cette matière à délibérer ensemble quand j'arrivai, à la manière subite dont le duc de Noailles m'en ouvrit le propos, et dont il le remit au procureur général lorsqu'il nous vint trouver en tiers. Je demeurai à bout sur le procureur général[4], qui n'avoit sûrement point de vues obliques, mais que le pouvoir du duc de Noailles sur son esprit avoit gagné, déjà ennemi personnel et parlementaire[5] de la Société,

1. *Cette* corrige *cet* et le commencement d'un autre mot.
2. Comme déjà ci-dessus, p. 194.
3. Locution déjà rencontrée dans le tome XV, p. 467.
4. C'est-à-dire : je ne pus trouver d'explication à la conduite du procureur général.
5. Comme appartenant au Parlement. Le *Dictionnaire de l'Aca-*

et qui se laissa aller à la folie de son ami, sans que des raisons aussi nettement décisives l'en pussent faire revenir, quoiqu'il ne leur en pût opposer aucune, et c'est ce qui porta mon étonnement jusqu'à en demeurer confondu.

Le lundi 19 août, la nuit fut également agitée, sans que Fagon voulût trouver que le Roi eût de la fièvre [1]. Il eut envie de lui faire [2] venir des eaux de Bourbonne [3]. Le Roi travailla avec Pontchartrain, eut petite musique chez Mme de Maintenon, déclara qu'il n'iroit point à Fontainebleau, et dit qu'il verroit la gendarmerie le mercredi suivant de dessus son balcon. Il l'avoit fait venir de ses quartiers [4] pour en faire la revue : ce ne fut que ce jour-là qu'il vit qu'il ne le pourroit, et qu'il se borna à la regarder dans la grand cour de Versailles par la fenêtre [5].

Le mardi 20 août, la nuit fut comme les précédentes. Il travailla le matin avec le Chancelier ; il ne voulut voir que peu de gens distingués et les ministres étrangers à son dîner, qui avoient, et ont encore, le mardi fixé pour aller à Versailles. Il tint conseil [6] de finances ensuite et travailla après avec Desmaretz seul. Il ne put aller chez Mme de Maintenon, qu'il envoya chercher. Mme de Dangeau et Mme de Caylus y furent admises quelque temps après pour aider à la conversation. Il soupa en robe de chambre

démie de 1718 disait que cet adjectif ne s'applique qu'aux partisans du Parlement d'Angleterre. — Saint-Simon écrit ici *parlamentaire*.

1. « M. Fagon est persuadé que le Roi n'a point de fièvre ; mais Mareschal et quelques autres croient qu'il en a un peu la nuit » (*Dangeau*, p. 97 ; voyez le *Journal des Anthoine*, p. 27-28).

2. *Faire* surcharge *donn[er]*.

3. D'après Buvat (*Journal*, p. 40), le lieutenant de police fit établir deux cents chevaux de relais depuis Versailles jusqu'à Bourbon-l'Archambault pour tirer six grandes charettes destinées à voiturer l'eau nécessaire aux bains du Roi ; mais on y renonça deux jours après.

4. Les compagnies des gendarmes et des chevau-légers de la garde étaient alors cantonnées en Normandie (*Dangeau*, p. 101).

5. *Festre* mal écrit, corrigé en *fenestre*.

6. Après *conseil*, il a biffé le mot *après*.

dans son fauteuil[1]. Il ne sortit plus de son appartement, et ne s'habilla plus. La soirée courte comme les précédentes. Fagon enfin lui proposa une assemblée des principaux médecins de Paris et de la cour.

Retour de Mme de Saint-Simon des eaux de Forges à Versailles. Dames familières.

Ce même jour, Mme de Saint-Simon, que j'avois pressée de revenir, arriva des eaux de Forges[2]. Le Roi entrant après souper dans son cabinet l'aperçut. Il fit arrêter sa roulette[3], lui témoigna beaucoup de bonté sur son voyage et son retour, puis continua à se faire pousser par Blouin dans l'autre cabinet. Ce fut la dernière femme de la cour à qui il ait parlé, parce que je ne compte pas Mmes de Levis, Dangeau, Caylus et d'O, qui étoient les familières du jeu et des musiques chez Mme de Maintenon, et qui vinrent chez lui quand il ne put plus sortir. Mme de Saint-Simon me dit le soir qu'elle n'auroit pas reconnu le Roi, si elle l'avoit rencontré ailleurs que chez lui. Elle n'étoit partie de Marly pour Forges que le 6 juillet.

Le mercredi 21 août, quatre médecins virent le Roi[4], et n'eurent garde de rien dire que les louanges de Fagon, qui lui fit prendre de la casse[5]. Il remit au vendredi sui-

1. *Dangeau*, p. 97-98. Le *Journal des Anthoine* (p. 29) raconte que le Roi prit ce jour-là pour sa jambe un grand bain d'herbes aromatiques infusées dans du gros vin de Bourgogne, et qu'on utilisa pour cela une grande cuvette d'argent qui servait à ses bains de pieds ; il y resta une heure. Le *Journal de Buvat* (p. 39) dit que sa faiblesse était très grande et qu'on prétendait qu'il « gâtoit son linge sans s'en apercevoir ».

2. On l'y a vu partir peu auparavant, dans le tome XXVI, p. 243 et 247.

3. « *Roulette* se dit aussi d'une sorte de petite chaise à deux roues, dans laquelle on va par la ville, en se faisant tirer par un homme » (*Académie*, 1718). On va voir à la ligne suivante que la roulette du Roi se poussait et ne se tirait pas ; c'était un fauteuil roulant.

4. *Dangeau*, p. 98-99 ; *Journal des Anthoine*, p. 31.

5. Il a déjà été parlé de ce purgatif dans le tome XXIII, p. 340. « On attribuoit sa maladie, dit Jean Buvat (*Journal*, tome I, p. 40) à ce qu'il avoit été exposé pendant plus de trois heures à l'ardeur du soleil, dix jours auparavant, à cheval, en faisant la revue des troupes qui

vant à voir la gendarmerie de ses fenêtres, tint le conseil d'État après son dîner, travaillant ensuite[1] avec le Chancelier. Mme de Maintenon vint après, puis les dames familières, et grande musique. Il soupa en robe de chambre dans son fauteuil. Depuis quelques jours[2] on commençoit à s'apercevoir qu'il avoit peine à manger de la viande, et même du pain, dont toute sa vie il avoit très peu mangé[3], et depuis très longtemps rien que la mie, parce qu'il n'avoit plus de dents. Le potage en plus grande quantité, les hachis fort clairs et les œufs suppléoient ; mais il mangeoit fort médiocrement.

Le[4] jeudi 22 août, le Roi fut encore plus mal. Il vit les quatre autres médecins, qui, comme les quatre premiers, ne firent qu'admirer les savantes connoissances et l'admirable conduite de Fagon, qui lui fit prendre sur le soir du quinquina à l'eau, et lui destina pour la nuit du lait d'ânesse[5]. Ne comptant plus dès la veille de pouvoir se mettre sur un balcon pour voir la gendarmerie dans sa cour, il mit à profit pour le duc du Maine jusqu'à sa dernière foiblesse. Il le chargea d'aller faire la revue de ce corps d'élite en sa place, avec toute son autorité, pour en

Duc du Maine chargé de voir

étoient campées dans la plaine de Marly, dont il se trouva fort échauffé, et de ce qu'à son retour à Marly il avoit mangé environ quarante figues et bu ensuite trois grands verres d'eau à la glace. »

1. *Ensuitte* est en interligne au-dessus d'*apres*, biffé.

2. Ces derniers détails, jusqu'à la fin du paragraphe, ne sont plus pris à Dangeau ; Saint-Simon les tire de ses souvenirs personnels.

3. Jusqu'en 1695, il avait mangé un pain salé fait avec du lait et de la levure de bière ; Fagon réussit à le lui faire quitter (*Journal de la santé du Roi*, p. 211 et 223).

4. Ce premier mot avait d'abord été écrit à la fin d'une ligne ; puis il a été biffé et reporté sur la marge au commencement de la ligne suivante, pour bien marquer le paragraphe.

5. Le lait d'ânesse était regardé comme plus fortifiant que le lait de vache ou de chèvre, parce que, disaient les chimistes, il contenait autant de matière « butyreuse » que de matière « caséeuse ». — Les Anthoine (*Journal*, p. 33) parlent, pour ce jour-là, d'un nouveau bain de jambe dans du vin parfumé d'herbes aromatiques.

la gendarmerie, pour, au nom et avec l'autorité du Roi, qui l'avoit fait venir et n'en put faire la revue. Mon* avis là-dessus à M. le duc d'Orléans. [Add. StS. 1237]

montrer en lui les prémices aux troupes, les accoutumer de son vivant à le considérer comme lui-même, et lui donner envers eux les grâces d'un compte favorable et flatteur. C'est ce que ce foible échappé des Guises et de Cromwell[1] sut se ménager ; mais, comme il manquoit absolument de leur courage, la peur le saisit de ce qui pourroit lui arriver, en cette extrémité connue du Roi, si M. le duc d'Orléans connoissoit ses forces naturelles, et s'avisoit d'en faire usage. Il chercha donc un bouclier qui le pût mettre à couvert, et il ne lui fut pas difficile par Mme de Maintenon de le trouver. Mme de Ventadour, excitée par son ancien amant et ami intime le maréchal de Villeroy, qui savoit bien ce qu'il faisoit, donna envie à Monseigneur le Dauphin d'aller à cette revue. Il commençoit à monter un petit bidet[2], et il alla demander au Roi la permission d'y aller. Le jeu de cette comédie fut visible en ce que l'habit uniforme de capitaine de gendarmerie se trouva tout fait pour Monsieur le Dauphin, qui avoit pris les chausses depuis fort peu[3]. Le Roi trouva cette envie d'un enfant fort de son goût, et lui permit d'y aller.

L'état du Roi, qui n'étoit plus ignoré de personne, avoit déjà changé le désert de l'appartement de M. le duc d'Orléans en foule. Je lui proposai d'aller à la revue, et, sous prétexte d'honorer dans M. du Maine l'autorité du Roi

1. C'est en ce sens que l'*Académie* de 1718 donnait cet exemple : « On appelle figurément *un homme échappé de juif* un homme qu'on soupçonne d'être de race juive. »

2. Tome XV, p. 259.

3. Il semble cependant, en y réfléchissant, que le duc du Maine ne pouvait savoir d'avance que le Roi serait dans l'impossibilité de passer en revue la gendarmerie et le chargerait de le faire à sa place ; par conséquent il n'aurait pu faire confectionner à temps un uniforme au petit Dauphin. On voit que la passion continue à égarer notre auteur. L'abbé Mascara, dans une lettre du 27 août (ci-après, p. 347), parle de cet habit du jeune Dauphin.

* Le mot *Mon* a été ajouté après coup.

même, dont il étoit revêtu pour cette revue, de l'y suivre en courtisan, comme il auroit fait le Roi même, de lui répondre sur ce ton s'il avoit voulu s'en défendre, de s'attacher à lui malgré lui, d'affecter de ne lui parler jamais que chapeau bas, comme il auroit fait au Roi, et de le devancer de cinquante pas en approchant de ses compagnies de gendarmerie[1], pour l'y saluer à leur tête, et de le joindre après, et le suivre chapeau bas dans leurs rangs, en même temps de donner fréquemment le coup d'œil à sa suite et aux troupes, de n'y laisser pas ignorer le sarcasme par ses manières respectueusement insultantes, et d'y montrer ce roi de carton pâmé d'effroi et d'embarras. Outre le plaisir de lui marcher ainsi sur le ventre[2] au milieu de son triomphe, il y avoit tout à gagner par l'impression de la peur, et par montrer aux troupes, aux spectateurs, et par eux à la cour et à la ville, quelle est la force de la nature sur l'usurpation, et que, s'il ne s'opposoit à rien pendant la vie du Roi, qui en étoit aux derniers jours, il n'étoit pas pour laisser jouir ce bâtard des avantages qu'il avoit su se faire donner à son préjudice, et à celui du droit et des lois. M. d'Orléans n'avoit rien à craindre ; le Roi avoit fait tout ce qu'il avoit pu par ses dispositions contre lui et pour ses bâtards ; personne n'en doutoit, ni n'en pouvoit douter, ni M. le duc d'Orléans non plus. Rien donc à perdre dans cette conduite, dont même l'extérieur, quelque ironique qu'il fût, n'auroit pu fournir aucune plainte ; et encore à qui ? et qu'eût pu faire ce Jupiter mourant ? et au contraire tout à gagner en intimidant le duc du Maine et les siens, et se montrant, lui, tel qu'il devoit être à toute la France. Je voulois aussi qu'il s'y montrât nu et sans suite[3] ; que tout ce qui

1. Les gendarmes et les chevau-légers d'Orléans.

2. Le *Dictionnaire de l'Académie* de 1718 donnait cette locution analogue au figuré : « En parlant d'un homme qui a été excessivement maltraité on dit qu'*on lui a dansé à deux pieds sur le ventre.* »

3. Tout seul et sans accompagnement.

se voudroit ramasser[1] autour de lui, il le renvoyât avec un respect de dérision à M. du Maine ; que, sur tout ce qui regarderoit la revue, il s'en expliquât comme le dernier particulier à qui on feroit trop d'honneur d'en parler, et qui ne se sentiroit pas en caractère d'y répondre ; que, pour ses propres compagnies, il fît auprès du duc du Maine le personnage d'un officier captant sa protection auprès du Roi, dans le compte qu'il lui en devoit rendre, en même temps que lui-même lui rendoit compte de ses compagnies, et lui en présenteroit les officiers en les faisant valoir comme il auroit fait au Roi même, mais avec un respect insultant et finement menaçant. J'avoue que, s'il eût été possible, j'eusse acheté cher de pouvoir être alors M. le duc d'Orléans pour vingt-quatre heures. Tel qu'étoit M. du Maine, je ne sais s'il n'en seroit pas mort de peur. La présence d'un Dauphin de cinq ans ne devoit rien déconcerter. Il n'étoit en âge que de recevoir des respects ; tout le reste demeuroit au duc du Maine, et, hors de sa présence, même tous les respects puisqu'il y tenoit la place du Roi. Mais la foiblesse de M. le duc d'Orléans ne fut pas capable d'une si délicieuse comédie. Il alla à la revue ; il y examina ses compagnies ; il salua à leur tête Monseigneur le Dauphin ; il s'approcha peu de M. du Maine, qui pâlit en le voyant, et dont l'embarras et l'angoisse frappa tout le monde, qui le laissa pour accompagner toujours M. le duc d'Orléans, sans qu'il y mît rien du sien. Tout ce qui se trouva à la revue se montra indigné de la voir faire au duc du Maine, M. le duc d'Orléans présent ; qu'eût-ce été si ce prince eût eu la force de s'y conduire comme je l'en avois pressé ? Il le sentit après, et il en fut honteux ; je m'en servis pour lui donner plus de courage. La gendarmerie même fut indignée, et ne s'en cacha pas, quelque soin que le Roi prît de publier et de faire valoir, aux heures où il voyoit

1. Il y a dans le manuscrit un second *se* avant *ramasser*.

encore le monde, et aux officiers de la gendarmerie, les éloges et les merveilles du compte que le duc du Maine lui avoit rendu de ce corps[1]. Le public trouva cette commission fort étrange, et le duc du Maine ne gagna rien à se l'être fait donner, quelques flatteries qu'il eût employées envers ce corps pendant et après cette revue. Il voulut, dans son extrême embarras, et qui fut visible à tout ce qui s'y trouva, en faire les honneurs à M. le duc d'Orléans, qui se contenta de lui répondre qu'il n'étoit venu que comme capitaine de gendarmerie, qui n'accepta rien, et qui s'en retourna après avoir vu ses compagnies, et avoir salué Monseigneur le Dauphin à leur tête. La gendarmerie fut aussitôt après renvoyée dans ses quartiers[2]. Ce fut là où M. le duc d'Orléans et le duc du Maine sentirent les prémices de ce qui les attendoit. Tout y courut au premier, et laissa l'autre, qui en demeura confondu ; les troupes mêmes furent frappées du contraste. Le public s'en expliqua durement et librement, et trouva que cette fonction étoit due à M. le duc d'Orléans, si par un prince[3], ou par un maréchal de France ou un officier général distingué, pour en rendre simplement compte au Roi.

Je me joue de Pontchartrain.

Je me donnai en miniature[4] de particulier le plaisir que M. le duc d'Orléans n'avoit osé prendre en prochain régent du royaume. J'allai voir Pontchartrain, chez qui je n'allois presque jamais, et j'y tombai comme une bombe[5], chose toujours plus triste et plus fâcheuse pour

1. D'après Dangeau (p. 99), le Roi dit le soir aux courtisans qui étaient à son souper : « Le duc du Maine m'a rendu un compte magnifique de la gendarmerie ». La lettre de l'abbé Mascara du 27 août (ci-après, p. 347) raconte cette revue avec des détails tout à fait particuliers, qu'il dit tenir de bonne source.

2. Dangeau annonce ce renvoi le 23 août (p. 101).

3. Si elle était faite par un prince.

4. Saint-Simon écrit *mignature*, et le *Dictionnaire de l'Académie* de 1718 disait : « *Miniature* ; on prononce ordinairement *mignature*, et plusieurs l'écrivent ainsi. » Ici c'est le sens figuré de *diminutif*.

5. Le *Dictionnaire de l'Académie* ne donnait pas cette locution figurée.

la bombe que pour ceux qui la reçoivent[1], mais qui pour cette fois ne le fut que pour la compagnie, et me fit un double plaisir. Les ministres étoient fort en peine de leur sort. La terreur du Roi les retenoit encore : aucun d'eux n'avoit osé se tourner vers M. le duc d'Orléans ; la vigilance du duc du Maine et la frayeur de Mme de Maintenon les tenoit de court, parce qu'il restoit encore assez de vie au Roi pour les chasser, et qu'ils n'auroient pu en ce cas se flatter d'être regardés par M. le duc d'Orléans comme ses martyrs, mais seulement comme martyrs de leur tardive politique. Je voulus donc jouir de l'embarras de Pontchartrain, et me donner le plaisir de me jouer à mon tour de ce détestable cyclope. Je le trouvai enfermé avec Bezons et d'Effiat ; mais ses gens, après un instant d'incertitude, n'osèrent me refuser sa porte. J'entrai donc dans son cabinet, où le premier coup d'œil m'offrit trois hommes assis si proches les uns des autres, et leurs têtes ensemble, qui se réveillèrent comme en sursaut à mon arrivée, avec un air de dépit que j'aperçus d'abord, et qui se changea aussitôt[2] en compliments qui tenoient du désordre que mon importune présence leur causoit. Plus je les vis empêtrés et interrompus dans le petit conseil qu'ils tenoient, plus je m'en divertis, et moins j'eus envie de me retirer, comme j'aurois fait en tout autre temps. Ils l'espéroient ; mais, comme ils virent que je me mis à parler de choses indifférentes, en homme qui ne songeoit pas qu'il les incommodoit, Effiat fit sèchement la révérence, Bezons aussitôt après, et s'en allèrent. Pontchartrain, qui jusqu'alors n'avoit ni recueilli[3] ni fait aucun cas de Bezons, avoit réclamé leur parenté[4] quand il sentit son besoin

1. Il veut dire qu'arriver à l'improviste dans une compagnie où l'on n'est ni attendu ni desiré est toujours plus gênant pour celui qui arrive que pour la compagnie.

2. *Aussy tost* est en interligne au-dessus de *d'abord*, biffé.

3. Au sens d'accueillir favorablement, comme dans notre tome V, p. 173.

4. La parenté du maréchal de Bezons et de Jérôme de Pontchartrain venait de ce que le grand-père du second, le secrétaire d'État Louis Ier

auprès de M. le duc d'Orléans. Il en fit son patron, et Bezons, que son attachement à M. le duc d'Orléans avoit fourré parmi ses officiers[1], et qui s'étoit fait ami d'Effiat, l'avoit mis dans les intérêts de Pontchartrain. Dès qu'ils furent sortis, j'eus la malice de lui dire que je croyois les avoir interrompus, et que j'aurois mieux fait de les laisser. Pontchartrain, à travers les compliments, me l'avoua assez pour me donner lieu à lui dire qu'il étoit là avec deux hommes bien en état de le servir. L'agonie où il sentoit sa fortune l'aveugla au point de ne pas voir que je ne cherchois qu'à le faire parler pour me moquer de lui, et d'oublier assez ses forfaits et tout ce qui s'étoit passé entre lui et moi[2], pour se flatter de ma visite, et me parler avec une sorte de confiance ornée de respects à lui jusqu'alors inconnus. Je n'eus pas[3] même la peine de me l'attirer par des compliments vagues et des propos de cour; il s'enfila[4] de lui-même, me conta ses peines, ses inquiétudes, son embarras, son apologie enfin, à l'égard de M. le duc d'Orléans, m'avoua qu'il avoit eu recours à Bezons, et par lui à d'Effiat, vanta l'amitié et les bontés, car ce roi des autres[5] se ravala jusqu'à ce mot, qu'il recevoit

Phélypeaux avait épousé Marie-Suzanne Talon, fille de Jacques Talon, avocat général au Parlement, et que, d'autre part, le grand-père du maréchal, Claude Bazin, trésorier de France, avait eu pour femme Suzanne Talon, sœur de Jacques, tous deux enfants d'Omer Ier Talon, chancelier de la reine Marguerite de Navarre.

1. Cela ne veut pas dire que, par attachement, il ait pris une charge dans la maison du prince, mais seulement que cet attachement le faisait se mêler à ses officiers.

2. Voyez nos tomes XXI, p. 347 et suivantes, et XXIII, p. 305 et suivantes.

3. Avant *pas*, Saint-Simon a biffé *point*, et, plus loin, les mots *la peine* sont en interligne.

4. «*S'enfiler* se dit au trictrac, quand on a mis son jeu dans un tel désordre qu'on ne peut éviter de perdre le tour ou plusieurs trous» (*Académie*, 1718).

5. Comparer sur ce point le portrait qu'il a fait de Jérôme de Pontchartrain en 1711 : tome XXI, p. 377.

d'eux, et revint toujours à ses inquiétudes, lardant[1] par-ci par-là des demi-mots qui marquoient combien il desiroit ma protection, et combien il étoit embarrassé de n'oser tout à fait me la demander. Après m'être longtemps réjoui à l'entendre ramper de la sorte, je lui dis que je m'étonnois qu'un homme d'esprit comme lui, qui avoit tant d'usage de la cour et du monde, pût s'inquiéter de ce qu'il[2] deviendroit après le Roi, qui en effet (le regardant bien fixement) n'en avoit pas, à ce qu'il paroissoit, pour longtemps; qu'avec sa capacité et son expérience dans la marine, dans laquelle il pouvoit compter qu'il n'étoit personne qui approchât de lui, M. le duc d'Orléans seroit trop heureux de le continuer dans une charge si nécessaire et si principale, et dans laquelle un homme comme lui ne pouvoit être succédé par personne qui en eût la moindre notion. Il me parut que je lui rendois la vie ; mais, comme il étoit fort prolixe, il ne laissoit pas de revenir à ses craintes, que je me plus diverses fois à appuyer à demi, à voir pâlir mon homme, puis à le rassurer par ces mêmes discours qu'il étoit un homme nécessaire dans sa place, duquel il n'étoit pas possible de se passer, et qui par là, sûr de son fait, pouvoit vivre en paix et n'avoir besoin de personne. Cette savoureuse comédie que je me donnai dura bien trois bons quarts d'heure. J'y eus grand soin de n'y pas dire un seul mot qui sentît l'offre de service, l'avis, ni l'amitié passée; je n'eus que la peine de lâcher de fois à autre quelques mots pour entretenir son flux de bouche[3], et j'y appris que Bezons et d'Effiat s'étoient rendus ses protecteurs. J'étois journellement assuré par M. le duc d'Orléans qu'il ne le laisseroit pas en place, en déclarant le choix des membres du conseil de marine, et je m'applaudissois ainsi de ma secrète dérision en face, et de

1. Nous avons eu *lardé*, au sens d'entremêlé, dans le tome XV, p. 97.
2. *Qui* corrigé en *qu'il*.
3. Tome IX, p. 29.

me voir si sûr et si près de lui tenir la parole dont j'ai parlé en son temps [1].

Je méprise Desmaretz.

Desmaretz, qui ne se [2] sentoit pas mieux assuré que Pontchartrain, se souvint alors que j'étois au monde. Louville, gendre du frère de Mme Desmaretz [3], me vint parler pour lui. Il étoit, comme on l'a vu [4], de tout temps mon ami intime; il n'ignoroit pas la conduite que j'avois eue avec Desmaretz, ni ses procédés avec moi [5]. Il m'étala ses respects, ses regrets, ses desirs, et les appuya de son esprit et de son éloquence. Je ne m'ouvris point avec lui de l'expulsion de Desmaretz résolue ; mais je lui dis qu'il étoit désormais trop tard de se repentir à mon égard, et nettement que Desmaretz étoit un homme dont je m'étois bien su passer jusqu'alors, et dont je ne voulois ouïr parler de ma vie. Cette éconduite [6] fut suivie d'une lettre de la duchesse de Beauvillier, pressante au dernier point, qui parloit aussi au nom de la duchesse de Chevreuse [7], et qui, pour dernier motif, vouloit me toucher en faveur de Desmaretz par sa capacité pour les finances, et par les besoins de l'État à l'égard d'une partie si principale. Je répondis tout ce que je pus de plus respectueux, de plus dévoué, de plus soumis, pour faire passer le refus inébranlable sur Desmaretz, sans m'expliquer d'ailleurs sur ce qu'il avoit à craindre ni à espérer, tellement que la fermeté de ces deux refus me délivrèrent [8] de sollicitations

1. Tome XXIII, p. 307.

2. *Se*, oublié, ajouté en interligne.

3. Le marquis de Louville avait épousé Hyacinthe-Sophie Béchameil de Nointel (tome XI, p. 98), fille de Louis Béchameil, marquis de Nointel, frère de Madeleine Béchameil, mariée au contrôleur général Desmaretz.

4. Notre tome II, p. 4.

5. Il en a rapporté un exemple dans le tome XXV, p. 77-79.

6. Ci-dessus, p. 138.

7. Toutes deux filles de Colbert et cousines de Desmaretz.

8. Il y a bien dans le manuscrit *delivrerent*, et *purent* à la ligne suivante, par accord avec l'idée des deux refus.

nouvelles, et purent augmenter les frayeurs de [ce] brutal et insolent ministre, et les regrets à mon égard de sa folle ingratitude.

Le Roi hors d'état de s'habiller, veut choisir le premier habit qu'il prendra. Courte réflexion.

Ce même jour, jeudi 22 août, que le duc du Maine fit au lieu du Roi la revue de la gendarmerie, le Roi ordonna à son coucher au duc de la Rochefoucauld de lui faire voir le lendemain matin des habits, pour choisir celui qui lui conviendra en quittant le deuil[1] d'un fils de Mme la duchesse de Lorraine qu'on appeloit le prince François[2], qui avoit vingt-six ans, et les abbayes de Stavelot et de Malmédy[3]. On voit ici combien il y avoit qu'il n'y marchoit plus, qu'il ne s'habilloit plus même les derniers jours qu'il se fit porter chez Mme de Maintenon, qu'il ne sortoit de son lit que pour souper en robe de chambre, que les médecins couchoient dans sa chambre et dans les pièces voisines, enfin qu'il ne pouvoit plus rien avaler de solide, et il comptoit encore[4], comme on le voit ici, de guérir, puisqu'il comptoit de s'habiller encore, et qu'il voulut se choisir un habit pour quand il le pourroit mettre. Aussi voit-on la même suite de conseils, de travail, d'amusements; c'est que les hommes ne veulent point mourir, et se le dissimulent tant et si loin qu'il leur est possible.

Le vendredi 23 août se passa comme les précédents[5]. Le

1. Dangeau rapporte bien cela le 22 août (p. 100), mais en disant que le Roi avait donné cet ordre la veille.

2. François de Lorraine, cinquième fils du duc Charles V et de Marie-Éléonore d'Autriche ; il était né le 8 décembre 1689 et mourut de la petite vérole le 27 juillet 1715 ; la cour en avait pris le deuil le 11 août pour quinze jours (*Dangeau*, tome XV, p. 461, et tome XVI, p. 9). Sa mère était morte en 1697, et Saint-Simon en le qualifiant de « fils de Mme la duchesse de Lorraine » a certainement cru qu'il était fils d'Élisabeth-Charlotte d'Orléans, sœur du Régent, alors duchesse régnante de Lorraine, tandis qu'il était son beau-frère.

3. Tome VII, p. 94, et note 1.

4. *Encore* a été ajouté sur la marge à la fin de la ligne.

5. Les Anthoine (*Journal*, p. 37) mentionnent encore un grand bain pour sa jambe ce jour-là.

Roi travailla le matin avec le P. Tellier [1]; puis, n'espérant plus pouvoir voir la gendarmerie, il la renvoya dans ses quartiers [2]. La singularité de ce jour-là fut que le Roi ne dîna pas dans son lit, mais debout, en robe de chambre. Il s'amusa après avec Mme de Maintenon, puis avec les dames familières [3]. Pendant tous ces temps-là, il faut se souvenir que les courtisans un peu distingués entrèrent à ses repas, ceux qui avoient les grandes ou les premières entrées à sa messe et à la fin de son lever, et au commencement de son coucher, M. le duc d'Orléans comme les autres, et que le reste des journées que les conseils ou les ministres laissoient vuides, étoient remplies, comme quand il étoit debout, par ses bâtards, bien plus M. du Maine que le comte de Toulouse, et souvent M. du Maine y demeuroit avec Mme de Maintenon seule, et quelquefois avec les dames familières, entrant et sortant toujours, comme à son ordinaire, par le petit degré du derrière des cabinets [4], en sorte qu'on ne le voyoit jamais entrer ni sortir, ni le comte de Toulouse ; Mme de Maintenon et les dames familières toujours par les antichambres. Les valets intérieurs étoient comme à l'ordinaire avec le Roi, quand il n'y avoit que ses bâtards ou personne, mais peu lorsque M. du Maine étoit seul avec lui.

Il a fallu conduire la maladie du Roi, jusqu'à la veille de son extrémité, avec ce qui s'est passé alors, sans en faire

1. Saint-Simon répétera ci-après p. 253, avec plus de détails, le récit de la journée du 23 août. Les Anthoine disent que ce fut ce jour-là que le Roi écrivit son second codicille, tandis que Saint-Simon le placera (ci-après, p. 259) au 24 ou au 25. Dans l'appendice au *Journal de Dangeau* (tome XVI, p. 283), ce codicille est daté du 23 août, comme dans la copie figurée faite par le greffier du Parlement Gilbert de Voisins (Archives nationales, carton K 137, n° 1[6] ; ci-après, p. 361).

2. *Dangeau*, p. 101 ; ci-dessus, p. 205.

3. « Il fut assez gai à son dîner, dit Dangeau, et badina fort avec moi sur des plans que Mme de Dangeau lui a fait voir de ce qu'elle veut faire faire à Dangeau. »

4. Voyez ci-après, p. 254, le plan des appartements du Roi, et aussi p. 262.

perdre de vue la suite par un trop long récit qui y fût étranger, pour y conserver l'ordre des choses. La même raison veut surtout que tout ce qui appartient à son extrémité jusqu'à sa fin soit encore moins interrompu : c'est ce qui m'engage à placer ici tout de suite ce qui n'auroit pu l'être en sa place précise sans déranger cette suite et la netteté que je m'y suis proposée. Pour en conserver l'ordre sans l'altérer, il faut maintenant retourner un peu sur ses pas, et aller tout de suite un peu au delà du jour où nous en sommes, pour reprendre après cet espèce de journal où nous le laissons présentement, pour ne le plus interrompre jusqu'à la mort du Roi.

Misère des ducs.

La noire politique du duc et de la duchesse du Maine ne s'étoit pas bornée à se rassurer contre les ducs par les suites de la cruelle affaire du bonnet, qu'ils avoient exprès[1] suscitée, conduite et terminée de la manière qui a été expliquée[2]. Elle avoit donné lieu à plusieurs ducs de se contenir ensemble, et à veiller à ce qu'aucun ne vît le premier président, M. d'Aumont et fort peu d'autres se démanchèrent[3]. Le procédé de celui-là fâcha sans étonner : toute sa conduite n'avoit été équivoque que pour qui n'avoit pas voulu avoir des yeux, et ressembloit trop à celle de toute sa vie pour avoir pu s'y méprendre[4]. La vérité est que les ducs ne paroissoient pas propres à se soutenir sur rien depuis longtemps. L'esprit d'intérêt particulier, de mode, de servitude, une ignorance profonde et honteuse, incapacité de tout concert entre eux, le sot bel air de faire les honneurs[5] de ce qui n'appartient à nul

1. Le mot *expres* a été ajouté en interligne.

2. Tome XXVI, p. 1-65.

3. « On dit *ce parti commence à se démancher* pour dire qu'il commence à se ruiner, à se désunir, à se détruire ; il est du style familier » (*Académie*, 1718).

4. Notre auteur l'a traité de « pigeon privé » du duc du Maine (tome XXVI, p. 43) et a montré alors le « personnage étrange » qu'il avait joué.

5. D'après le *Dictionnaire de l'Académie* de 1718, « on dit *faire*

particulier d'entre eux, et de s'y croire montrer supérieur en en faisant sottement litière à tout ce qui en profite en se moquant d'eux, l'habitude de leur continuelle décadence, étoient à tout des obstacles pour eux, et des raisons à chacun pour leur tirer des plumes[1]. On a vu, et on l'exposera encore mieux[2], quel fut toujours le Roi à cet égard, en général, pour tout ce qui ne fut ni bâtard ni ministre ; ainsi large facilité contre les ducs, jusque par eux-mêmes. Le nombre, sans cesse augmenté et peu choisi, et la malapprise[3] jeunesse de plusieurs ducs par démission de leurs pères augmentoit l'inconsidération et la jalousie, et ces ducs, qui ne se soutenoient ni ne songeoient pas seulement à être soutenus, ne savoient que s'avilir tous les jours. Quoique[4] les personnes sans titre, et souvent de la première qualité, fissent sans cesse des alliances fort basses, celles de cette sorte que faisoient les ducs sembloient les mêler davantage, et marquer plus par la distinction de leur rang, qui irritoit dans les duchesses de cette sorte les dames de qualité : celles surtout qui l'étoient aussi par elles-mêmes[5] s'en rendoient plus

les honneurs de la maison, pour dire, faire à ceux qui y viennent les cérémonies convenables » ; mais ce n'est pas ici le sens de cette locution, dont le *Dictionnaire de Trévoux* donne une définition plus exacte : « On dit figurément *faire les honneurs d'une personne, d'une chose*, pour dire, en parler modestement comme d'une personne ou d'une chose qui nous appartient. »

1. « On dit *arracher à quelqu'un une plume de l'aile*, quand on lui ôte quelque chose de considérable » (*Académie*, 1718). Tirer des plumes à quelqu'un veut dire le dépouiller de quelque avantage, de quelque prérogative.

2. Dans le tome XXI, p. 185-186, Saint-Simon a parlé de l'antipathie de Louis XIV pour la dignité ducale, et dans la suite des *Mémoires* (tome XII de 1873, p. 14) il reviendra sur son hostilité pour la naissance et les dignités.

3. Saint-Simon emploie ici ce mot au sens d'ignorant, plutôt que de mal élevé. L'Académie ne l'admettait pas encore en 1718.

4. L'abréviation de *que* est ajoutée après *quoy*, pour faire *quoyque*

5. Les dames qui étaient de qualité par elles-mêmes.

libres à hasarder avec ces duchesses[1], à ne leur rendre pas ce qui leur étoit dû, et réciproquement celles-ci, embarrassées et plus souples, à glisser et à supporter.

Duc et duchesse du Maine excitent avec plein succès les gens de qualité et soi-disant tels contre les ducs.

M. et Mme du Maine, qui n'ignoroient pas cette situation, ni que l'ignorance et la sottise ne fût aussi profonde et aussi vastement répandue parmi les gens sans titre que parmi les ducs, s'appliquèrent à en profiter, et à saisir l'occasion de l'éclat de la fin de l'affaire du bonnet pour encourager les gens non titrés contre les ducs, et brouiller ceux-ci avec le même éclat qui avoit si bien réussi à l'égard du Parlement. Le duc du Maine suppléoit aux vertus par les talents les plus noirs et les plus ténébreux ; il en avoit fait de continuelles épreuves. On a vu jusqu'à quel point il s'y étoit surpassé pendant la campagne de Lille[2]. Eh ! plût à Dieu qu'il s'y fût borné ! Après ces coups de maître, son art pouvoit-il trouver quelque chose de difficile? Il le mit en œuvre par le même soin et les mêmes émissaires qui l'y avoient si bien servi, et qui de nouveau se surpassèrent, ainsi que lui-même et la duchesse du Maine. D'abord on se contenta de sonder, de jeter des propos, de cultiver, après de rassembler, mais dans les ténèbres. Il falloit d'abord infatuer un nombre de sots glorieux et ignorants, pour s'en servir à en recruter d'autres, attirer des personnes de cette espèce de naissance distinguée, piquer ceux du commun de la vanité de penser comme celles-là, et de l'honneur de s'unir à elles par un intérêt dont la communauté les égaloit à eux, faire en même temps que les gens de qualité souffrissent, puis se prêtassent à ce difforme assemblage, par leur faire sentir la nécessité du nombre pour réussir par le fracas, en les flattant après le succès d'une séparation d'alliage qui ne

1. Avec les duchesses de basse extraction.

2. Dans le récit des intrigues contre le duc de Bourgogne lors de la défaite d'Audenarde, il n'a parlé qu'incidemment du rôle du duc du Maine (tome XVI, p. 242 et 246).

se pourroit, disoit-on[1], refuser après le besoin passé, et par ces ruses, faire un groupe où toutes sortes de gens pussent entrer, se donner le beau nom collectif de noblesse, et, par un très grand nombre si bien dupé et masqué, causer un si grand bruit, que les ducs ne pussent penser qu'à la défense, bien loin de pouvoir attaquer les bâtards réunis par la première et la seconde adresse à la robe et à la soi-disante noblesse contre eux[2], et en état avec cette double multitude de faire la loi au Régent, qui fut[3] la double vue du duc et de la duchesse du Maine. Ce crayon suffira pour le présent; il y aura lieu bientôt de le changer en tableau, quand l'usage de cette folle cohue sera devenu plus dangereux[4] pour le gouvernement[5]. C'en est assez ici pour expliquer ce qu'en sut faire le duc de Noailles, non moins bon ouvrier, et en même genre et goût, que le duc du Maine. On ne peut mieux exalter son infernal talent, ni faire en même temps une comparaison plus exactement juste.

Abomination du duc de Noailles. Il me propose de le faire faire premier ministre. [*Add. St S. 1238*]

J'ai dit plus haut[6] que le duc de Noailles m'avoit fait une proposition absurde, que j'avois fort rejetée, et qu'il n'étoit pas temps d'expliquer; c'est maintenant ce qu'il s'agit de faire. C'étoit qu'à la mort du Roi tout ce qui se trouveroit de ducs à la cour allassent ensemble saluer le nouveau Roi à la suite de M. le duc d'Orléans et des princes du sang. Je ne sais si dès lors il étoit informé du mouvement qui se préparoit parmi la noblesse; je ne l'étois point encore, et le secret en étoit alors entier. Il revint souvent à la charge là-dessus sans avoir pu m'ébranler ni répondre aux raisons que je lui alléguai, et qui

1. *Disoit on* a été ajouté en interligne.
2. *Eux* est en interligne, au-dessus de *les Ducs*, biffé.
3. Ce qui fut.
4. Il y a au manuscrit *devenue* et *dangereuse* par mégarde.
5. Dans le récit des années 1716 et 1717 (suite des *Mémoires*, tomes XII de 1873, p. 323-328, et XIII, p. 375-422).
6. Ci-dessus, p. 171.

seront mieux plus bas en leur place. Il en parla à d'autres ducs pour essayer de m'ébranler, et se servit pour cela des diverses petites assemblées qui, à mesure que le Roi baissoit, se faisoient chez divers ducs sur la conduite à tenir au Parlement sur le bonnet, et qui se référoient des unes aux autres par quelqu'un de ces diverses petites assemblées[1]. Il s'en tenoit aussi chez moi, indépendamment desquelles mon appartement étoit toujours assez rempli d'amis particuliers, curieux de tout ce qui se passoit d'un moment à l'autre en des temps si vifs et si intéressants, et bientôt je fus averti que les entours de mon appartement étoient assiégés[2] nuit et jour de valets de chambre et de laquais de toutes sortes de personnes de la cour, pour voir qui y entroit et sortoit, et pénétrer ce qui s'y passoit, autant que ces dehors le pouvoient permettre. Un soir d'assez bonne heure que je montai chez le duc de Noailles[3], que je trouvai seul, il se mit à raisonner avec moi pour tâcher de me déprendre du projet de la convocation des États généraux, et, à travers mille louanges d'un si beau dessein, dont il sentoit pour lui les entraves et combien il l'éloigneroit du but qu'il s'étoit proposé dans sa passion pour l'administration des finances, il tâcha d'en présenter les embarras et les difficultés. Il s'échappa après à essayer de me faire sentir le danger de la multitude avec un prince tel qu'étoit M. le duc d'Orléans, puis l'avantage de la solitude avec lui. Il bavarda longtemps sans dire grand'chose ; peu à peu s'échauffant comme exprès dans son harnois[4], mais possédant toute son

1. On trouvera ci-après, aux Additions et Corrections, un extrait des *Mémoires du duc d'Antin,* où il est parlé de ces assemblées des ducs.

2. Saint-Simon, trompé par le mot *appartement,* a écrit *estoit assiégé,* au singulier, dans le manuscrit.

3. Il a dit ci-dessus, p. 193, que l'appartement du duc de Noailles était au-dessus du sien.

4. « On dit figurément *s'échauffer dans son harnois* pour dire, parler de quelque chose avec beaucoup de véhémence et d'émotion » (*Académie,* 1718).

âme[1], ses paroles et jusqu'à ses regards : « Vous n'avez pas[2] voulu, me dit-il, des finances (M. le duc d'Orléans le lui avoit dit) ; vous ne voulez vous charger directement de rien ; vous avez raison. Vous vous réservez pour être de tout, et vous attacher uniquement à M. le duc d'Orléans ; au point où vous êtes avec lui, vous ne sauriez mieux faire. En nous entendant bien, vous et moi, nous en ferons tout ce que nous voudrons ; mais, pour cela, ajouta-t-il, ce n'est pas assez des finances : il me faut les autres parties ; il ne faut point que nous ayons à compter avec personne. »

J'écoutois avec un profond étonnement une ouverture si personnelle, si démasquée, si peu mesurée sur M. le duc d'Orléans et sur le bien de l'État, et je pointois[3] mes oreilles et mon entendement à pénétrer où il vouloit se conduire par de si étranges propos, lorsqu'il me mit hors du soin de la recherche. « Des États généraux, poursuivit-il, c'est un embrouillement dont vous ne sortiriez point ! J'aime le travail ; je vous le dirai franchement ; c'est une pensée qui n'est venue ; je la crois la meilleure : encore une fois, agissons de concert, entendons-nous bien ; faites-moi faire premier ministre, et nous serons les maîtres. — Premier ministre ! » interrompis-je avec l'indigntion que son discours m'avoit donnée, que j'avois contenue, et que cette fin combla : « Premier ministre, Monsieur ! Je veux bien que vous sachiez que, s'il y avoit un premier ministre à faire, et que j'en eusse envie, ce seroit moi qui le serois, et que je pense aussi que vous ne vous persuadez pas que vous l'emportassiez sur moi ; mais je vous déclare que, tant que M. le duc d'Orléans m'honorera de quelque part en sa confiance, ni moi, ni vous, ni homme qui vive ne sera jamais premier ministre, dont je regarde la place

1. *In patientia vestro possidebitis animas vestras* (Évangile selon saint Luc, chapitre XXI, verset 19).

2. *Pas* ajouté en interligne.

3. *Pointer* est ici au sens de diriger, comme on dit pointer un canon.

et le pouvoir comme le fléau, la peste, la ruine d'un État, l'opprobre et le geôlier d'un roi ou d'un régent qui se donne ou se souffre ce maître, duquel, pour tout partage, il n'est plus que l'instrument et le bouclier[1]. » J'ajoutai encore quelques mots à cette trop véritable et naïve peinture, les[2] yeux toujours collés sur mon homme, sur le visage et toute la contenance duquel l'excès de l'embarras, du dépit, du déconcertement étoit peint, et néanmoins assez maître de lui-même pour soutenir une apparente tranquillité, jusqu'à me répondre qu'il n'insistoit point, d'un air le plus détaché, le plus indifférent, qu'il avouoit que cette pensée lui étoit venue et lui avoit paru bonne. On peut juger qu'après cela la conversation languit, et ne dura qu'autant que nous pûmes nous séparer honnêtement et nous délivrer d'un tête-à-tête devenu si pesant à tous les deux. On doit penser aussi que mes réflexions furent profondes. Elles étoient pourtant bien éloignées encore de ce que l'on va voir et qu'il n'est pas temps d'interrompre. M. de Noailles me vit dès le lendemain, et toujours comme s'il n'eût pas été question entre nous du premier ministère. Nous vécûmes quelques jours de la sorte, qui gagnèrent les derniers jours du Roi ; car il en vécut encore trois depuis ce que je vais[3] raconter.

1. Saint-Simon reviendra abondamment sur les dangers et les inconvénients d'un premier ministre dans la suite des *Mémoires* (tome XV de 1873, p. 327-328, et XIX, p. 16-20 et 33-46). Loeis XIV, en prenant le pouvoir après la mort de Mazarin s'était bien promis de ne jamais reprendre de premier ministre, et il en donne les raisons, conformes à celles de Saint-Simon, dans ses *Mémoires* (édition Dreyss, tome II, p. 385-386 et 431). Il conseilla aussi cette conduite à Philippe V, lorsque celui-ci partit pour l'Espagne en 1700. Bussy-Rabutin (*Mémoires*, tome II, p. 104-105) les appelait les « seconds maîtres » de l'État, et montrait que les courtisans avaient bien plus de disposition et d'intérêt à faire leur cour au premier ministre qu'au Roi lui-même.

2. Ce *les* surcharge une *r*, sans doute la première lettre de *regardant*.

3. *Vais* est en interligne, à la suite de *viens de*, biffé, et au-dessus d'un premier *vais*, aussi biffé.

Proposition du duc de Noailles d'une nouveauté qu'il soutient contre toutes mes raisons.

J'ai déjà dit[1] que l'état désespéré et pressant du Roi avoit engagé les ducs à voir entre eux, par petites assemblées particulières sans bruit, quelle seroit leur conduite sur l'affaire du bonnet, qui s'alloit nécessairement[2] présenter lorsqu'ils iroient au Parlement pour la régence, et qu'on se référoit des uns aux autres ce qui se passoit en ces petites assemblées. Sur les six heures ou sept heures[3] du soir, le duc de Noailles vint dans ma chambre, où Mailly, archevêque de Reims, les ducs de Sully[4], la Force, Charost, je ne sais plus qui encore, et le duc d'Humières, quoiqu'il ne fût pas pair, traitions cette matière, depuis peu de moments qu'ils étoient arrivés. On continua avec le duc de Noailles, qui ne dit pas grand'chose, et qui presque incontinent interrompit l'affaire du bonnet, et proposa la salutation du Roi futur comme il me l'avoit expliquée[5]. J'en fus d'autant plus surpris qu'après m'en avoir importuné sans cesse, il y avoit plus de quinze jours qu'il ne m'en parloit plus, et que je le croyois rendu à mes raisons, puisqu'il avoit cessé d'insister et de m'en parler. Je lui en témoignai mon étonnement et combien j'étois éloigné de goûter une nouveauté de cette nature. Il faut remarquer que les mouvements de la noblesse dont j'ai parlé[6] éclatoient fortement alors depuis quelques jours, et faisoient la nouvelle et un sujet principal de toutes les conversations. M. de Noailles insista, m'interrompit, prit le ton d'orateur, l'air d'autorité, se dit appuyé de l'avis des ducs qui s'étoient vus chez le maréchal d'Harcourt[7], et, à force de poumons beaucoup plus

1. Ci-dessus, p. 216. — *Dit*, oublié, a été remis en interligne.
2. Avant cet adverbe, Saint-Simon a biffé *necesser*, mal écrit.
3. Les mots *ou 7 h.* ont été ajoutés en interligne.
4. Avant *Sully*, il a biffé *la For[ce]*, sans doute pour les inscrire par ordre d'ancienneté de pairie, mais peut-être aussi en vue de l'allusion qu'il va faire ci-après, p. 228, à la présence de M. de Sully chez lui.
5. Ci-dessus, p. 215.
6. Ci-dessus, p. 214-215.
7. On a vu dans le tome XXVI, p. 4, 10 et 56, que c'était déjà chez

forts que les miens[1], mena la parole, et toujours étouffant la mienne. De colère et d'impatience je montai sur le gradin de mes fenêtres et m'assis sur l'armoire[2], disant que c'étoit pour être mieux entendu, et que je voulois aussi parler à mon tour. Je m'exprimai avec tant de feu, que ces Messieurs firent taire Noailles, qui toujours vouloit continuer, qui m'interrompit d'abord une fois ou deux, et à qui j'imposai à la fin, en lui déclarant que je voulois être entendu, et que nous n'étions pas là pour être devant lui à plaît-il-maître[3]. Ces Messieurs voulurent m'écouter, et l'obligèrent à me laisser parler. Je leur dis que ce que le duc de Noailles proposoit[4] étoit une nouveauté dont on ne trouvoit pas la moindre trace, ni dans rien qui fût écrit de l'avénement de pas un roi à la couronne, ni dans la mémoire d'aucun homme, dont pas un n'avoit jamais parlé de rien de semblable à l'avénement de Louis XIV à la couronne ; que cette première salutation se faisoit toujours sans ordre, à mesure que chacun arrivoit, plus tôt ou plus tard, à la différence de l'hommage, qui quelquefois s'étoit rendu au premier lit de justice ; mais qu'en cette première salutation on ne voyoit pas que les princes du sang même eussent jamais affecté de l'aller faire ensemble ; que d'entreprendre de le faire ne pouvoit rien acquérir aux ducs ; qu'au mieux il demeureroit qu'ils auroient salué le Roi de la sorte, ce qui, ne s'étant jamais fait en cérémonie et ne s'y faisant

lui que s'étoient tenues diverses réunions des ducs pour l'affaire du bonnet.

1. Dans le portrait du duc de Noailles (tome XXVI, p. 356), il l'a peint d'une « corpulence de paysan » ; on sait que Saint-Simon était petit et malingre.

2. L'armoire basse, qui se trouvait alors fréquemment dans le bas des fenêtres et qui, quand elle était un peu haute, était précédée d'une marche ou gradin pour permettre de s'approcher de la fenêtre.

3. Locution déjà relevée dans notre tome XVIII, p. 234.

4. *Proposoit*, oublié, a été ajouté sur la marge à la fin d'une ligne.

là même par nuls[1] autres, ne tiendroit lieu de rien aux ducs ; qu'ils paroîtroient seulement les plus diligents, dont ils ne tireroient nul avantage sur les princes étrangers, puisqu'il n'y avoit jamais eu, en cette occasion, de cérémonie, ni sur les gens de qualité, tant par cette raison que par celle qu'ils n'avoient jamais été en nulle compétence[2] avec eux en rien, ni prétendu quoi que ce soit sur eux ; que, n'y ayant point de cérémonie en cette première salutation, à la différence de l'hommage quelquefois rendu au premier lit de justice, il n'y en auroit aussi rien d'écrit, par conséquent rien qui pût faire passer cette salutation en usage, encore moins en avantage, et qui ne pourroit en mériter le nom ; par conséquent, que rien ne pouvoit appuyer cette proposition ; qu'en même temps qu'on n'y trouvoit que du vuide à acquérir, elle pouvoit devenir fort nuisible dans l'effervescence qui éclatoit parmi les gens de qualité, et non même de qualité, à l'égard des ducs, semée et fomentée par le duc et la duchesse du Maine, qui se sauroient bien servir d'une nouveauté qu'ils feroient passer pour une entreprise ; que la noblesse prendroit aisément à ce hameçon, s'offenseroit de ce que les ducs, étant allés ensemble sans que cela se fût jamais pratiqué, auroient voulu non-seulement faire bande à part, mais corps à part de la noblesse ; que ceux à qui je parlois n'ignoroient pas que l'odieux de cette idée de corps à part commençoit à y être semé, à être imputé[3] aux ducs avec une fausseté même sans apparence, mais avec une malignité et un art qui y suppléoit ; que le meilleur moyen de la confirmer étoit d'y donner cette occasion, qui, toute éloignée qu'elle en étoit, seroit montrée, donnée et reçue de ce côté-là ; que le Parlement ne de-

1. *Nuls* est en interligne, au-dessus d'un premier *nuls*, biffé.

2. Au sens de compétition, comme dans les tomes III, p. 242, et IV, p. 99.

3. Il y a dans le manuscrit *semée* et *imputée*, se rapportant au mot *idée*.

manderoit pas mieux que de fasciner la noblesse avec ces prestiges ; que l'intérêt du Parlement, le même en cela que celui de M. et de Mme du Maine, étoit de la séparer et de la brouiller avec les ducs ; que c'étoit à ceux-ci à sentir combien il étoit du leur d'être unis à la noblesse, leur corps et leur ordre commun ; qu'occupés de plus forcément de l'affaire du bonnet, ils n'avoient pas besoin d'ennemis nouveaux et en si prodigieux nombre ; qu'enfin, à comparer le néant de l'avantage de cette salutation avec les inconvénients infinis et durables qu'il entraîneroit et qu'il étoit évident par les dispositions présentes qu'il ne pouvoit manquer d'entraîner, je ne comprenois pas qu'on pût balancer un instant. Je donnai encore plus de force et d'étendue à ce que je rapporte ici en raccourci. Noailles répliqua, cria, se débattit, soutint qu'il n'y avoit rien que de sûr dans ce qu'il proposoit, rien que de foible dans ce qui étoit objecté, et, sans avoir pu articuler une seule raison, même apparente, ce fut une impétuosité de paroles soutenue d'une force de voix qui entraîna les autres comme d'effroi sans les persuader. Je repris la parole à diverses reprises, et, voyant enfin que cela dégénéroit en dispute personnelle, où l'étourdissement des autres les empêchoit de montrer grande part, je les attestai de ma résistance et du refus net, ferme, précis de mon consentement ; j'ajoutai que je ne me séparerois point de mes confrères, mais que j'espérois que ceux à qui on en parleroit seroient plus heureux que moi à leur faire faire d'utiles et de salutaires réflexions, et je finis, tout à fait hors de voix, par protester de tous les inconvénients infinis et très suivis que j'y voyois et que je déplorois par avance.

J'avois représenté au duc de Noailles, dès les premières fois qu'il m'avoit fait cette proposition tête à tête, outre les raisons qu'on vient de voir, qu'il falloit toujours considérer un but principal que rien ne devoit faire perdre de vue, et n'y pas mettre des obstacles si aisés à éviter; que ce but étoit de tirer la noblesse en général de l'abaissement et du néant où la robe et la plume l'avoient réduite, et pour cela la mettre dans toutes les places du gouvernement qu'elle pouvoit occuper par son état, au lieu des gens de robe et de plume qui les tenoient, et peu à peu l'en rendre capable, et lui donner de l'émulation; d'étendre ses emplois, et de la relever de la sorte dans son être naturel; que, pour cela, il falloit être unis, s'entendre, s'aider, fraterniser, et ne pas jeter de l'huile sur un feu que M. et Mme du Maine excitoient sans cesse, car dès lors il paroissoit[1], parce qu'ils comprenoient que leur salut consistoit à brouiller tous les ordres entre eux, surtout celui de la noblesse avec elle-même, comme le salut de la noblesse consistoit en son union entre elle, à laquelle on ne devoit cesser de travailler; que rien n'étoit si ignorant, si glorieux, si propre à tomber dans toutes sortes de panneaux et de piéges que cette noblesse; que par noblesse j'entendois ducs et non-ducs; que les ducs ne devoient songer qu'à découvrir à ceux qui n'étoient pas ducs ces panneaux et ces piéges; que, pour le faire utilement, il en falloit être aimés, et que, puisqu'en effet il s'agissoit d'un intérêt commun, dans un moment de crise dont on pouvoit profiter pour la remettre en lustre, et qui, manqué une fois, ne reviendroit plus, il ne falloit pas tenter leur ignorance, leur vanité, leur sottise par une nouveauté qui, à la vérité, ne leur nuisoit en rien, puisqu'en aucune occasion la noblesse non titrée ne pouvoit être et n'avoit jamais été en égalité avec la noblesse titrée, moins encore la précéder, mais qui, étant nouveauté, et dans les circonstances présentes de l'égarement de bouche que M. et Mme du Maine souffloient avec tant d'art et si peu de ménagement, il étoit de la prudence d'éviter toutes sortes de prétextes et d'occasions dont la noblesse non titrée se pouvoit blesser, quelque mal à

1. Car dès lors ce feu paraissait.

propos que ce fût, et ne songer qu'à relever les ducs et elle tout ensemble, travailler à un rétablissement commun, qui, peu à peu, rendant à chacun sa considération, remettroit chacun en sa place, ouvriroit les yeux à tous, et feroit sentir à la noblesse non titrée la malignité des piéges et des panneaux qu'on lui auroit[1] tendus, l'ignorance de son propre intérêt, combien il en étoit d'être unie aux ducs ; que, tous ne pouvant[2] être ducs, mais le pouvant devenir, chercher à abattre les distinctions des ducs étoit vouloir abattre sa propre ambition, puisque cette dignité en étoit nécessairement le dernier période[3], et qu'en cette différence de ceux qui avoient ou qui n'avoient pas de dignité, la France étoit semblable à tous les royaumes, républiques et États de l'univers, où il y avoit toujours eu des dignités et des charges ; des gens qui n'en avoient pas, quoique quelquefois d'aussi bonne et de meilleure maison que ceux qui avoient des charges ou des dignités, avec toutefois grande différence de rang et de distinction entre ceux qui en ont et ceux qui n'en ont pas, et qui mettoit les uns au-dessus des autres sans que personne s'en fût jamais blessé, et sans quoi le Roi et ses sujets seroient sans récompense à donner ni à recevoir, et toute émulation éteinte, sinon médiocre[4] et personnelle uniquement. Tant de raisons, et qui[5], à chaque fois que le duc de Noailles me parla, ne trouvèrent en lui aucune réplique, mais un enthousiasme de sécurité et d'entêtement, auroient persuadé l'homme le moins éclairé et le moins raisonnable, et je me flattois enfin d'y avoir réussi, parce qu'il y avoit plus de quinze jours qu'il avoit tout à fait

1. Cet *auroit* est en interligne, au-dessus d'*avoit*, biffé.

2. *Pouvoient* a été corrigé en *pouvant*, en biffant la dernière syllabe et en écrivant *ant* en interligne.

3. Avant *periode*, Saint-Simon a biffé un second *d*r.

4. Avant *médiocre*, il y a *personnelle*, biffé.

5. Ici le manuscrit porte *dont* et non *qui*, par inadvertance de l'auteur.

cessé de me parler de cette folie, lorsqu'au moment que j'avois lieu de m'y attendre le moins, il vint chez moi, en apparence sur le bonnet, en effet pour cette scène qu'il avoit préparée ; c'est que rien ne persuade qui met son plus cher intérêt à ne l'être ou à ne le paroître pas[1]. On va voir qu'il ne pensa jamais sérieusement à cette nouveauté, qu'il n'en avoit parlé à aucun autre duc que cette fois dans ma chambre, que la pièce n'étoit jouée que pour moi, et l'usage pour lequel il l'avoit imaginée. Le duc de Noailles étant sorti, j'en dis encore mon avis à ceux qui étoient dans ma chambre, qui ne purent nier que je n'eusse toute la raison possible, et qui, de guerre lasse, parce que la conférence avoit été longue et infiniment vive, s'en allèrent. Plein de la chose, je passai dans la chambre de Mme de Saint-Simon, à qui je contai ce qui venoit de se passer, et avec qui je déplorai une démence si parfaitement inutile à réussir, et dont les suites deviendroient aussi pernicieuses.

Le duc de Noailles m'impute la proposition que j'avois si puissamment combattue, et soulève tout contre moi.

Les ducs qui s'étoient trouvés dans ma chambre, et qui ne faisoient que d'en sortir, n'eurent pas le temps de parler à aucun autre duc de ce qui avoit fait chez moi cette manière de scène. Dès ce moment, cette belle idée de salutation du Roi se répandit en prétention, vola de bouche en bouche. Coëtquen, beau-frère de Noailles, et fort lié avec lui, quoique fort peu avec sa sœur[2], courut le château, ameutant les gens de qualité, qui, comme je l'avois prévu et prédit, prirent subitement le tour et le ton que j'avois annoncé[3], tellement que, le soir même, ce fut un grand bruit qui se fomenta toute la nuit en allées et venues, et dont Paris fut incontinent informé. Outre l'affluence que l'extrémité du Roi, la curiosité, les divers

1. A n'être pas persuadé ou à ne pas le paraître.
2. On a vu dans le tome III, p. 311-314, Malo-Auguste, marquis de Coëtquen, épouser en 1696 Marie-Charlotte de Noailles; il a aussi été parlé alors de la mauvaise entente du ménage et de sa cause.
3. Ci-dessus, p. 223.

intérêts, l'attente de ce qui alloit suivre ce grand événement, attiroient[1] à Versailles, ce bruit de la salutation y amena encore une infinité de monde, et les plus petits compagnons s'empressèrent et s'honorèrent d'augmenter le vacarme pour s'agréger aux gens de qualité, qui le souffroient par ne s'en pouvoir défaire, et dans la fougue d'augmenter le tumulte par le nombre. Le tout ensemble s'appela la noblesse, et cette noblesse pénétroit partout par ses cris contre les ducs. Ceux-ci, qui, à l'exception de ceux qui s'étoient trouvés dans ma chambre, n'avoient pas ouï dire un mot de cette salutation du Roi, n'entendirent que lentement et à peine de quoi il s'agissoit, qui, partie de timidité de cet ouragan subit, partie de pique de n'avoir point été consultés, se mirent aussi à déclamer contre leurs confrères. Mais ces confrères qu'on ne nommoit point, et contre qui l'animosité devenoit si furieuse et si générale, ne demeurèrent pas longtemps en nom collectif. Saint-Hérem le premier[2], plusieurs autres après, vinrent avertir Mme de Saint-Simon que tout tomboit uniquement sur moi, comme sur le seul inventeur et auteur du projet de cette salutation, dont l'autorité naissante avoit entraîné un petit nombre de ducs malgré eux, à l'insu des autres. Ces Messieurs ajoutèrent à Mme de Saint-Simon que je n'étois pas en sûreté dans une émotion si générale et si furieuse, et qu'elle feroit sagement d'y prendre garde. Sa surprise fut d'autant plus grande, qu'elle n'ignoroit rien de tout ce qui s'étoit passé là-dessus entre Noailles et moi; mais elle monta au comble lorsqu'elle apprit du même Saint-Hérem, et de plus de dix autres encore, et pour l'avoir ouï de leurs oreilles, que c'étoit Noailles qui souffloit ce feu, qui me donnoit pour l'auteur et le promoteur unique de[3] cette salutation, et

1. Il y a *attiroit* au singulier, dans le manuscrit.
2. Charles-Louis de Montmorin, marquis de Saint-Hérem (tome III, p. 25), avait épousé une cousine germaine de la maréchale de Lorge.
3. Il y a ici dans le manuscrit *que* au lieu de *de*.

soi-même pour celui qui s'y étoit opposé de toutes ses forces. Ce dernier avis fut donné et confirmé à la duchesse de Saint-Simon vers le soir de la surveille de la mort du Roi, laquelle se fit bien expliquer et répéter qu'ils l'avoient eux-mêmes entendu de la bouche du duc de Noailles, qui allait le semant partout lui-même, et par Coëtquen et d'autres émissaires.

Étrange embarras de Noailles avec la duchesse de Saint-Simon.

Le hasard fit que, le lendemain matin, elle rencontra le duc de Noailles dans la galerie, qui étoit lors remplie à toute heure de toute la cour, où il passoit avec le chevalier depuis duc de Sully[1]. Elle l'arrêta et le tira dans l'embrasure d'une fenêtre. Là, elle lui demanda d'abord ce que c'étoit donc que tout ce bruit contre les ducs. Noailles voulut glisser, dit que ce n'étoit rien, et que cela tomberoit de soi-même. Elle le pressa, et lui ne cherchoit qu'à se dépêtrer ; mais, à la fin, après lui avoir déduit en peu de mots l'excès de ces cris et de ces mouvements publics, pour lui faire sentir qu'elle en étoit bien instruite, elle lui témoigna sa surprise d'apprendre qu'ils tomboient tous sur moi. Là-dessus Noailles s'embarrassa, et l'assura qu'il ne l'avoit pas ouï dire ; mais, Mme de Saint-Simon lui répondant qu'il devoit savoir mieux que personne qui étoit l'auteur et le promoteur de ce projet de salutation du Roi, et qui le contradicteur, par ce qui s'étoit passé encore la surveille là-dessus dans ma chambre, Noailles l'avoua, tout comme la chose a été ici racontée, et qu'il étoit vrai que c'étoit lui qui l'avoit proposé, et que je m'y étois toujours opposé, et lui toujours persévéré. Alors Mme de Saint-Simon lui demanda pourquoi donc il s'en excusoit et me donnoit pour l'auteur et le promoteur de cette invention. Noailles, interdit et accablé, balbutia une foible négative. Il essuya tout de suite de courts, mais de cruels reproches de tout ce qu'il me devoit, et de la noire

1. Saint-Simon fait ici une grosse confusion ; voyez ci-après aux Additions et Corrections.

et perfide calomnie dont il m'en payoit. Ils se séparèrent de la sorte, elle dans le froid d'une indignation si juste, lui dans le désordre d'une foible et timide négative, et le désespoir de la découverte de son crime, des aveux arrachés sur tout ce qu'il me devoit, et de ceux encore que la force de la vérité avoit malgré lui tiré[1] de sa bouche sur les véritables auteurs et contradicteurs de ce projet de salutation. Une leçon si forte et si peu attendue, et en présence du frère d'un des ducs qui s'étoit trouvé dans ma chambre à la scène du duc de Noailles et de moi là-dessus, n'étoit pas pour changer un scélérat consommé dans un crime pourpensé[2] et amené de si loin, dont il commençoit si bien à goûter ce qu'il s'en proposoit, et que ce succès animoit à poursuivre jusqu'au but qu'il s'en étoit promis. Il eut beau protester à Mme de Saint-Simon qu'il diroit partout combien je m'étois opposé à ce projet, il étoit bien éloigné d'une palinodie[3] si subite, et si destructive de ses projets particuliers. Il continua donc, par tout ce qu'il avoit mis en campagne et par lui-même, à répandre les mêmes discours qui avoient si parfaitement réussi à son gré; mais personnellement il prit mieux garde devant qui il parloit, et il fut très attentif à m'éviter partout et Mme de Saint-Simon aussi, même en lieux publics, autant qu'il lui fut possible.

J'apprends la scélératesse de Noailles*.

Je ne fus informé que tard de cette exécrable perfidie, et de tout son effet. Alors seulement les écailles me tombèrent des yeux[4]. Je commençai à comprendre la cause de cette étrange idée de salutation du Roi, et de cette

1. *Tiré*, sans accord, a été ajouté en interligne.

2. Tome XXVI, p. 59 et 357, ci-dessus, p. 53 et ci-après, p. 229.

3. « *Palinodie*, rétractation de ce qu'on a dit. Il n'est guère d'usage que dans cette phrase : *Chanter la palinodie* » (*Académie*, 1718).

4. Les lexiques du temps ne mentionnaient pas cette locution ; la dernière édition du *Dictionnaire de l'Académie* dit qu'elle signifie que les yeux se sont dessillés.

* A la fin de cette manchette, Saint-Simon a biffé *Son projet*, qui va se retrouver à la manchette suivante.

fermeté encore plus surprenante à la soutenir, malgré mes raisons invincibles au contraire. Je revins à ce qui s'étoit nouvellement passé entre Noailles et moi sur la place de premier ministre; je me rappelai son ardeur pour les finances, sa traîtreuse[1] conduite avec Desmaretz, depuis que je savois qu'il pensoit à lui succéder, et surtout depuis qu'il en avoit l'assurance. Je me rappelai aussi[2] son éloignement doux, mais adroit et constant, de la convocation des États généraux, et je me souvins que, deux jours avant ce dernier éclat, j'avois inutilement pressé M. le duc d'Orléans de songer promptement, et avant tout, à donner les ordres pour la faire, lui qui jusque là n'avoit respiré autre chose. Enfin je vis qu'un guet-apens[3], de si loin et si profondément pourpensé, si contradictoire à toute vérité, si subit, si à bout portant, et dans une telle crise de toute espèce de choses et d'affaires, étoit le fruit de la plus infernale ambition, et de l'ingratitude la plus consommée. Sans ressource auprès du Roi et de Mme de Maintenon, aussi mal avec Mgr et Mme la duchesse de Bourgogne, et, par même forfaiture, en abomination à la cour d'Espagne[4], guères mieux à la nôtre, qui l'avoit mieux reconnu que moi, brouillé avec M. et Mme la duchesse d'Orléans, rebuté de tous les ministres excepté de Desmaretz[5], son esprit me trompa. Je le crus

Monstrueuse ingratitude de Noailles; son affreux et profond projet.

1. Le seul adjectif admis par les lexiques de l'époque était *traître* et *traîtresse* ; cependant on trouve un exemple de *traîtreuse* dans les *Lettres de Mme de Sévigné,* recueil Capmas, tome II, p. 97, et nous conservons encore l'adverbe *traîtreusement*. Saint-Simon dira *un traîtreux conseil* dans la suite des *Mémoires*, tome XII de 1873, p. 342; mais il a parlé de *nature traîtresse* au tome XXI, p. 9.

2. *Aussy* en interligne.

3. Saint-Simon écrit *guet à pend,* comme au tome XV, p. 285.

4. Dans le tome XXII, p. 182 et suivantes, on a vu les causes prétendues de la disgrâce du duc de Noailles auprès de Philippe V. — Avant *d'Espagne,* Saint-Simon a biffé un premier *d'Espa* corrigeant *de Fran*[*ce*].

5. Tome XXII, p. 191.

droit, capable, utile; sa faute en Espagne ne me parut qu'un égarement d'emportement de jeunesse, de cour, et d'affaires, qu'il étoit vrai que Mme des Ursins perdoit[1]; je vainquis la répugnance du duc de Beauvillier à cet égard, et pour le fils et le neveu du maréchal et du cardinal de Noailles; je le mis bien avec lui à force de bras, puis par lui avec M. le duc de Bourgogne[2], qui apaisa Mme la duchesse de Bourgogne; je le raccommodai avec M. et Mme la duchesse d'Orléans[3]; je l'y maintins à force malgré tous ses douteux ménagements; enfin je forçai ce prince à lui destiner les finances et à tirer son oncle du fond de l'abîme pour le mettre à la tête des affaires ecclésiastiques[4], dernière chose qui mettoit le comble au solide du neveu, quoique ce dernier point ne fût pas directement pour lui. Tant de puissants coups frappés en sa faveur excitèrent sa jalousie au lieu de reconnoissance. Il sentit qu'il faudroit compter avec moi; il ne vouloit compter avec personne, mais[5] être le maître, dominer, gouverner, en un mot être premier ministre. Je n'en puis douter, puisqu'il me proposa de lui faire donner cette épouvantable place. Ce n'étoit pas que de plus loin il n'eût conçu le dessein de me perdre, dans l'espérance de demeurer après le maître de tout. Ce fut pour cela qu'il conçut cette idée de salutation du Roi pour l'usage qu'il m'en préparoit, et qui l'empêcha si constamment de se rendre à mes raisons, quoiqu'il ne leur en pût opposer aucune. Il voulut avant tout essayer de me faire donner dans ce piége, pour publier avec vérité ce qu'il répandit avec tant de calomnie, et ne se[6] rebuta point de tâcher de m'y faire tomber. Mais, auparavant, il voulut faire un

1. Il veut dire que Mme des Ursins perdait les affaires en Espagne.
2. Tome XXII, p. 203 et suivantes.
3. *Ibidem*, p. 201-202.
4. Ci-dessus, p. 10 et 47.
5. Le mot *mais* a été ajouté sur la marge.
6. *Se* en interligne.

dernier essai de mon crédit, dont il s'étoit si bien trouvé et si fort[1] au-dessus de ses espérances, pour se faire par moi premier ministre, pour s'en assurer davantage. Désespérant de m'y faire travailler, il se garda bien d'en montrer son dépit ; il n'avoit garde aussi de se montrer refroidi dans un dessein qui, jusqu'à son éclat, vouloit la même union pour le rendre plus certain ; il hâta donc son dernier effort dans ma chambre pour me faire tomber dans ses filets, et, n'y pouvant réussir, il ne tarda plus un instant à consommer sa perfidie par la plus atroce scélératesse, et la calomnie la plus parfaite que le démon, possédant un homme, lui puisse faire exécuter. Les espérances les plus flatteuses s'en présentoient à lui avec la plus parfaite confiance que, de quelque façon que ce fût, je n'en pourrois échapper. Un cri public, une noblesse ramassée, ignorante, furieuse, répandue partout, me devoit être une source de querelles et de voies de fait au moins fréquentes, et dont les suites, même en s'en tirant avec succès, ont des recherches[2] légales, longues et fort embarrassantes. Cette ressource de combats particuliers et de querelles avec tout le monde lui parut immanquable. Si, contre toute attente, je sortois heureusement d'un si dangereux labyrinthe, il se flattoit que M. le duc d'Orléans ne pourroit jamais conserver dans les affaires, dans sa confiance publique, dans les places, un homme en but[3] à toute la noblesse, qui se portoit publiquement contre lui. Enfin, si, contre toute apparence, M. le duc d'Orléans ne se laissoit ni vaincre ni étourdir par ce bruit, le dépit d'essuyer de la part du public une injustice si criante, si universelle[4], si continuelle, et d'un public fou en ce genre, à l'ivresse duquel il ne me seroit pas possible de faire entendre

1. Les mots *et si fort* ont été ajoutés en interligne, comme *aussy*, quatre lignes plus bas.
2. *Recherches* est en interligne au-dessus de *suittes*, biffé.
3. Il y a bien *en but*, et non *en butte*, dans le manuscrit.
4. L'adjectif *universelle* remplace en interligne *publique*, biffé.

aucune raison, moins encore de lui persuader la vérité sur ce qui le mettoit en fureur, me feroit d'indignation quitter la partie, et le délivreroit au moins ainsi de moi.

Courte réflexion.

A tout[1] ce qu'on vient de voir qui a précédé cet éclat et qui l'a accompagné, on ne peut soupçonner ce raisonnement d'imputation la plus légère. Il est vrai que c'est un raisonnement de démon, duquel il a toutes les qualités : profondeur, noirceur, calomnie, attentat à tout, assassinat[2], ambition sans bornes, ingratitude exquise, effronterie sans mesure, méchanceté de toute espèce la plus atroce, scélératesse la plus raffinée, la plus consommée ; mais il est vrai aussi que ce raisonnement en a toute l'étendue, la réflexion, l'esprit, la finesse, la justesse, l'adresse ; que la conjoncture de l'exécution en couronne toute la prudence qui s'y pouvoit mettre, et que le tout ensemble est sublimement[3] marqué au coin du prince des démons, qui seul l'a pu inspirer et conduire. Je bornerai là le peu de réflexions que je n'ai pu me refuser sur une conduite de ténèbres si digne du vrai[4] fils du père du mensonge et du séducteur du genre humain.

J'éclate sans mesure contre Noailles*, qui plie les épaules et suit sa pointe parmi la noblesse, et

Il n'étoit pas difficile d'imaginer à quoi m'alloit porter une telle perfidie ; l'éclat aussi fut tel et si subit, qu'il ne fut pas difficile d'y mettre tous les obstacles qui l'empêchèrent, d'autant que Noailles évita avec un soin extrême toute rencontre, dont il ne se[5] crut pas assez en sûreté dans le château de Versailles pour s'y hasarder. Ma ressource fut donc le témoignage que rendirent les

1. Saint-Simon avait commencé ce paragraphe par ces mots : *Il est vray que ce raisonnem[t] a* ; il a corrigé *a* en *A* pour commencer sa nouvelle phrase et a biffé tout ce qui précédait.

2. « *Assassinat* se dit par exagération d'un outrage fait de de dessein formé, d'une trahison noire » (*Académie*, 1718).

3. Cet adverbe est ajouté en interligne.

4. L'adjectif *vray* a été encore ajouté en interligne.

5. Ce pronom est ajouté aussi en interligne.

* *Noailles* surcharge *luy*.

Cabale des ducs contre moi.

ducs témoins de ce qui s'étoit passé dans ma chambre, qu'ils rendirent public, et ce[1] que mes amis non titrés prirent soin de répandre. J'en parlai aussi à tout ce que je trouvai sous ma main avec une force qui n'épargna ni choses ni termes sur le duc de Noailles, qui nomma tout par son nom, les choses par le leur, et que je répandis à tous venants. Je m'expliquai en mêmes termes à M. le duc d'Orléans; mais la conjoncture étoit si chargée d'affaires les plus importantes, et de ces pressantes bagatelles qui prennent nécessairement alors le temps même des affaires, que cet accablement des derniers moments, pour ainsi dire, du Roi, ne permirent[2] guères d'attention suivie à une affaire particulière. Noailles, qui m'évita jusque chez M. le duc d'Orléans, où il craignit mes insultes, même en[3] sa présence, outré de tout ce qui lui revenoit de toutes parts des propos sans mesure que je tenois sur lui, s'arma de toile cirée[4] et de silence pour les laisser glisser, et poussa sa pointe parmi la noblesse, sur le gros de laquelle le témoignage des ducs qui s'étoient trouvés chez moi avec le duc de Noailles, ni ceux de mes amis de leurs confrères sur mes sentiments à l'égard de la noblesse, ne les put ramener[5]. Noailles avoit bien pris ses mesures pour les mettre et les entretenir dans l'opinion et la furie qui lui convenoit sur moi.

Il ne faut pas demander si M. et Mme du Maine surent profiter d'une si favorable occasion à leurs intérêts et à leur disposition pour moi; plus que tout quand la chose fut une fois enfournée. L'envie et la jalousie générale de la figure que personne ne douta que je n'allasse faire par un Régent avec qui j'avois les plus anciennes, les plus

1. *Ce*, ajouté en interligne, modifie le sens de la phrase.

2. Il y a bien *permirent*, au pluriel, dans le manuscrit, quoique le sujet soit au singulier.

3. *Mesme en* en interligne, au-dessus de *jusqu'en*, biffé.

4. Les lexiques du temps ne donnaient pas cet emploi figuré.

5. Cette dernière partie de la phrase est d'une syntaxe tout à fait incorrecte.

importantes, les plus uniques liaisons, qui lui avois rendu les plus signalés services, qui étois demeuré le seul homme dont l'attachement pour lui avoit été fidèle et public sans craindre les menaces ni les plus grands dangers, et qui étois le seul dans toute sa confiance et vu publiquement tel, cette gangrène du monde[1], avoit gagné même des[2] ducs ; Noailles en sut profiter. Son abattement depuis son rappel d'Espagne avoit émoussé l'envie et la jalousie sur lui ; celle qu'on prenoit de moi avoit toute sa force dans le moment naissant d'une splendeur prévue toujours bien au-dessus de ce qui arrive en effet. Par Canillac, ami intime de la Feuillade, il se lia à lui : on a pu voir par divers traits qu'ils étoient tous deux assez homogènes ; par la Feuillade, avec les ducs de Villeroy et de la Rochefoucauld, lequel rogue, glorieux, et aussi envieux que son père, avec aussi peu d'esprit, n'avoit pu me pardonner la préséance sur lui, ni son beau-frère, un avec lui, Richelieu, jeune étourdi alors, plein d'esprit, de feu, d'ambition, de légèreté, de galanterie, apprenoit à voler sous les ailes de la Feuillade, que le bel air avoit rendu son oracle, et[3], cousin germain de Noailles par sa femme[4], et uni à lui par la protection ouverte de Mme de Maintenon, se promit bien de figurer par ces Messieurs, qui, pour s'autoriser d'un homme de poids, firent des assemblées chez le maréchal d'Harcourt[5], ami de la Rochefoucauld et de Villeroy, et qui par Mme de Maintenon étoit de tout temps en mesure vaec Noailles, Harcourt ne me vouloit point de mal ; on a vu en divers endroits qu'il s'étoit ouvert

1. L'envie,.... cette gangrène du monde.

2. *Les* corrigé en *des*.

3. Après cet *et*, il y a dans le manuscrit un *qui* inutile, rendant la phrase incorrecte.

4. La duchesse de Richelieu, Anne-Catherine de Noailles, était fille du marquis de Noailles, frère cadet du maréchal père du duc dont il est ici question.

5. On a déjà vu (tome XXVI, p. 4, 10 et 56, et ci-dessus, p. 219) qu'il s'était tenu chez lui auparavant diverses assemblées de ducs.

fort librement à moi sur les bâtards et sur d'autres choses ; qu'il avoit tenté plus d'une fois liaison et union avec moi, à laquelle la mienne avec M. de Beauvillier n'avoit pu me permettre de me laisser entraîner[1]. Comme l'autre n'avoit fait que tenter, ma retenue n'avoit pu nous brouiller ; mais elle avoit diminué la bienveillance, et d'ailleurs il étoit fort opposé en dessous à M. le duc d'Orléans, ainsi que la Rochefoucauld, Villeroy et la Feuillade ; néanmoins il ne fut que leur ombre. Ses diverses attaques d'apoplexie l'avoient extrêmement abattu ; il n'étoit plus que la figure extérieure d'un homme, et sa tête ne pouvoit s'appliquer, ni sa langue, embarrassée déjà, s'expliquer bien aisément ; mais ce groupe suppléoit, et se couvroit de son nom pour séduire autant de ducs qu'ils purent. La Feuillade me haïssoit de tout temps, sans que j'en aie jamais pu découvrir la cause, plus encore comme l'ami de M. le duc d'Orléans, et comme l'envie même, qui surnageoit à tous ses autres vices. Depuis la disgrâce de Turin[2], dont il n'avoit pu se relever du tout, il avoit fait le philosophe sans quitter le bel air. Il avoit cherché à capter les gens importants par leur état ou par leur réputation, surtout parmi ceux qui étoient ou faisoient les mécontents. Il avoit fait extrêmement sa cour au marquis de Liancourt[3], qu'il trompa par ses belles maximes et qui s'en sépara à la fin hautement, et, par Liancourt, qui étoit plein d'esprit, d'honneur, de savoir et de probité, qui n'étoit qu'un avec la Rochefoucauld son frère et le duc de Villeroy, il se lia étroitement avec eux.

Je me raccommode

M. de Luxembourg, le plus intime ami de ces trois hommes, par leur ancienne union avec feu M. le prince

1. Tomes XVIII, p. 43, XXI, p. 159-161, et ci-dessus, p. 78.

2. En 1706 : tome XIV, p. 92 et suivantes.

3. Il a dit dans le tome XXVI, p. 348 (où il est déjà question de toute cette cabale à demi hostile au Régent) que le marquis de Liancourt, frère du duc de la Rochefoucauld, « avoit de l'esprit et du sens pour eux tous ».

avec le duc de Luxembourg; son caractère.

de Conti[1], fut de compagnie envahi par la Feuillade. Luxembourg étoit un fort homme d'honneur, qui avoit à peine le sens commun, rectifié par le grand usage du meilleur et du plus grand monde où son père l'avoit initié. Il étoit plein de petitesses dans le commerce, quoique le meilleur homme du monde[2]; mais il vouloit des soins, des prévenances, qu'il rendoit bien à la vérité, mais qui étoient importunes à la continue[3]. La bonté de son caractère, les anciennes liaisons du temps de son père, la magnificence et la commodité de sa maison, y avoit accoutumé le monde. J'étois[4] le seul des ducs opposants à sa préséance qui étois demeuré brouillé avec lui. Quelques jours avant l'éclat dont je parle, je l'avois rencontré dans la galerie de l'aile neuve, au bout de laquelle il avoit un beau logement en haut. Je sentois l'importance de la réunion de tous les ducs. Je l'abordai et je lui fis civilité sur les petites assemblées qui s'étoient tenues chez moi, dont je lui dis que je voulois lui rendre compte. Il y fut sensible au point qu'il vint chez moi, qu'il ne fut plus mention du passé, qu'il fut, sans que je le susse qu'après, ferme à me défendre contre toutes les attaques de ses amis et de tout le monde, qu'il me fit mille recherches, et que nous sommes demeurés en liaison jusqu'à sa mort.

Suites de l'éclat.

Noailles avoit si bien profité de la sottise publique, et M. du Maine aussi, qu'il me fut impossible d'y faire entendre raison et vérité ; mais la Providence arrêta aussi leurs cruelles espérances. Je sortis, allai et vins tout à mon ordinaire ; je ne trouvai jamais personne qui me dît quoi que ce soit qui pût, non pas me fâcher, mais m'indispo-

1. Déjà dit dans le même passage.

2. Les *Caractères* de 1703 ne lui reconnaissaient qu'un génie médiocre, sans apparence qu'il fût jamais de grande utilité à l'État.

3. Le *Dictionnaire de l'Académie* de 1718 donnait cette locution adverbiale, au sens de « à la longue, à force de continuer » ; la dernière édition l'indique comme familière et vieille.

4. *J'estois* corrige *c'estoit*.

ser. Les plus énivrés passoient leur chemin avec une salutation froide, en sorte que je n'eus ni à courir, ni à me défendre, ni même à attaquer, et je suis encore à le comprendre, d'un nombre infini de têtes aussi échauffées, aussi excitées, et de ce nombre d'entours du duc de Noailles, qui, quand[1] cela se trouvoit à leur portée, m'entendoient parler de lui[2] de la manière la plus diffamante et la plus démesurée. Je coulerai ici cette affaire à fonds pour n'avoir plus à y revenir, et pour éclaircir par là plusieurs choses qui se sont passées depuis tout pendant la Régence, et même après.

Bassesse et désespoir de Noailles. Sa conduite à mon égard et la mienne au sien.

Noailles souffrit tout en coupable écrasé sous le poids de son crime. Les insultes publiques qu'il essuya de moi sans nombre ne le rebutèrent point. Il ne se lassa jamais de s'arrêter devant moi chez le Régent, ou en entrant et sortant du conseil de régence, avec une révérence extrêmement marquée, ni moi de passer droit sans le saluer jamais, et quelquefois de tourner la tête avec insulte, et il est très souvent arrivé que je lui ai fait des sorties chez M. le duc d'Orléans et au conseil de régence dès, que j'y trouvois le moindre jour, dont le ton, les termes, les manières effrayoient l'assistance, sans qu'il répondît jamais un mot; mais il rougissoit, il pâlissoit, et n'osoit se commettre à une nouvelle reprise. Si rarement il répondoit un mot, je le dis avec vérité, il le faisoit d'un ton et avec des paroles aussi respectueuses que s'il eût répondu à M. le duc d'Orléans. Parmi cela, les affaires n'en souffrirent jamais. Je m'en étois fait une loi, à laquelle je n'ai point eu à me reprocher d'avoir jamais manqué. J'étois de son avis quand je croyois qu'il étoit bon; il m'est arrivé quelquefois de l'avoir appuyé contre d'autres; du reste, même hauteur, mêmes propos, même conduite à son égard. Il est quelquefois sorti si outré du Palais-

1. Ce *quand* surcharge *m'en*[*tendoient*], plus loin.

2. Saint-Simon a ajouté *de luy* en interligne, en oubliant de biffer *en* avant *entendoient*.

Royal ou des Tuileries, de ce que je lui avois dit et fait en face, devant le Régent et tout ce qui s'y trouvoit, qu'il est allé quelquefois tout droit chez lui se jeter sur son lit comme au désespoir, et disant qu'il ne pouvoit plus soutenir les traitements qu'il essuyoit de moi ; jusque-là qu'au sortir d'un conseil où je le forçai de rapporter une affaire que je savois qu'il affectionnoit, et sur laquelle je l'entrepris sans mesure et le fis tondre[1], lui[2] dictai l'arrêt tout de suite et le lus après qu'il l'eut écrit, en lui montrant avec hauteur et dérision ma défiance et à tout le Conseil, il se leva, jeta son tabouret à dix pas, et lui qui en place n'avoit osé répondre un seul mot que de l'affaire même avec l'air le plus embarrassé et le plus respectueux : « Mort... ! dit-il en se tournant pour s'en aller, il n'y a plus moyen d'y durer, » s'en alla chez lui, d'où ses plaintes me revinrent, et la fièvre lui en prit. Il y avoit peu de semaines qu'il n'en essuyât de très fortes, moi toujours sans le saluer, ni lui parler qu'en opinant, pour le bourrer[3] dès que j'y trouvois jour, lui sans se lasser de me faire les révérences les plus marquées, et de m'adresser souvent la parole avec un air de respect dans les rapports qu'il faisoit, n'osant d'ailleurs s'approcher de moi, beaucoup moins me parler.

Noailles n'oublie rien, mais inutilement, pour me fléchir.

Il ne fut pas longtemps sans chercher à m'apaiser, dans le désespoir où il étoit d'avoir montré tout ce dont il étoit capable, sans en avoir recueilli ce qu'il s'en étoit proposé, et qu'il avoit compté immanquable. Il essuyoit de moi sans cesse des sorties publiques, des hauteurs en passant devant lui dont le mépris affecté faisoit regarder tout le monde, et des propos sur lui où rien n'étoit ménagé. Un

1. Locution déjà rencontrée dans le tome XXI, p. 113.

2. Avant *luy*, Saint-Simon a biffé *et*. et mis *tout de suitte* en interligne au-dessus d'*après*, biffé.

3. « On dit figurément *bourrer quelqu'un* dans une dispute, pour dire, le presser vivement, en sorte qu'il ne sache que répondre » (*Académie*, 1718).

ennemi qui se piquoit de l'être et de le paroître sans aucune mesure, à qui les plus cruelles expressions étoient les plus familières, les insultes et les sorties en toute occasion en plein Conseil, et au Palais-Royal en présence du Régent, avec cette hauteur et cet air de mépris que la vertu offensée prend sur le crime infamant, fut si pesant à ce coupable, qu'il n'omit rien au moins pour m'émousser. Il se mit à chanter mes louanges, à dire qu'il ignoroit quelle grippe[1] j'avois prise contre lui, que ce n'étoit au plus qu'un malentendu, qu'il avoit toujours été[2] mon serviteur, et le vouloit demeurer même malgré moi, et qu'il n'y avoit rien qu'il ne voulût faire pour regagner mes bonnes grâces. Sa mère, que j'avois toujours eu lieu d'aimer, étoit au désespoir contre son fils, et me fit parler. D'une infinité d'endroits directs et indirects je fus attaqué; Mme de Saint-Simon fut exhortée sur le ton de piété; mes amis les plus particuliers furent priés de tâcher à m'adoucir. Je répondis toujours que c'étoit assez d'avoir été dupe une fois pour ne l'être pas une seconde du même homme, qu'il n'y en avoit point qui eût pu se douter, ni par conséquent échapper à un[e] si noire scélératesse, si pourpensée, si profonde, si achevée ; mais qu'il falloit croire avoir affaire à un stupide incapable d'aucune sorte de sentiment pour imaginer de lui faire oublier une perfidie et une calomnie de cette espèce et de cette suite, dont le criminel auteur seroit à jamais l'objet de ma haine et de ma vengeance la plus publique et la plus implacable, dont il pouvoit compter que la mesure seroit de n'en garder aucune. Ma conduite y répondit pleinement, et la sienne à mon égard fut aussi la même en bassesse. Ce qui le confondit et le désola le plus, au milieu de sa prospérité, de ne pouvoir parvenir à une réconciliation avec moi, c'étoit le contraste de son oncle, dont la liaison avec moi

1. Dans le tome XXII, p. 197, il avait qualifié lui-même le duc de Noailles d' « homme de grippe ».

2. *Esté* surcharge un premier *mon*.

ne souffrit pas le moins du monde, et qui étoit publique. Je n'en fus que plus ardent pour le cardinal de Noailles, qui venoit sans cesse chez moi, et moi chez lui, avec la plus grande confiance, et que je servis toujours de tout ce que [je] pus, et ouvertement[1]. Ce contraste tomboit à plomb sur le duc de Noailles, qui à la fin me fit demander grâce, en propres termes, par M. le duc d'Orléans, à qui je sus répondre de façon qu'il se garda depuis d'y revenir. Le duc de Noailles fut accablé de ce refus. Il me fit revenir des choses que je n'oserois écrire, parce que, quoique vraies, elles ne seroient pas croyables : par exemple, que j'aurois enfin pitié de lui, si je connoissois l'état où je le mettois, et des bassesses de toutes sortes. Le cardinal de Noailles chercha souvent à me tourner, et enfin me parla de cette division à deux reprises, qui, me dit-il, le combloit de douleur, et chez lequel je ne rencontrai jamais le duc de Noailles, qui avoit grand soin de m'éviter. Je répondis la même chose au cardinal toutes les deux fois. Je lui dis que, quand il lui plairoit, je lui rendrois un compte exact de ce qui l'avoit causée ; qu'il falloit, s'il le vouloit ainsi, qu'il se préparât à entendre d'étranges choses ; qu'après cela je ne voulois point d'autre juge que lui. Toutes les deux fois la proposition lui ferma la bouche, et il ne m'en parla plus. Je demeurai persuadé qu'il en savoit assez pour craindre de l'entendre, et que c'est ce qui l'arrêta tout court ; mais il en gémissoit ; car il aimoit cet indigne neveu, et indigne pour lui-même comme on le verra en son temps[2]. Je passe d'autres tentatives très fortes du duc de Noailles pour essayer de me rapprocher, parce qu'elles se retrouveront pendant la Régence. Tant qu'elle dura, j'en usai de la sorte avec lui, sans qu'il se soit jamais lassé de ses révérences respectueuses, sans que je l'aie jamais daigné saluer le moins du monde, ni payé

1. Les mots *et ouvertem^t* ont été ajoutés en interligne.
2. Suite des *Mémoires*, tome XIII de 1873, p. 184-185, 341 et 351 et suivantes.

ses façons de déférence que par le mépris[1] le plus marqué, ou la hauteur la plus insultante, et toujours les sorties sur lui en face en toutes les occasions que j'en pouvois faire naître. Douze années se passèrent de la sorte sans le moindre adoucissement de ma part, et sans qu'en aucun temps les devoirs communs aient cessé ni foibli entre toute sa famille et moi et la mienne[2]. Cette parenthèse est longue ; mais il en faut voir le bout.

1. Saint-Simon avait d'abord écrit : *ny ses façons de déference que je ne payois que par le mepris* ; il a biffé *je ne payois*, ajouté *payé* en interligne avant *ses façons*, mais laissé les deux *que*.

2. Chéruel, dans *Saint-Simon considéré comme historien de Louis XIV*, p. 530 et suivantes, a cru pouvoir établir, par deux lettres de Saint-Simon adressées en 1716 au duc de Noailles, que les rapports entre eux ne furent pas, à cette époque, ni plus tard, aussi difficiles que notre auteur le dit. Les deux lettres sont certainement courtoises, et on n'y trouve rien qui sente l'antipathie ; on y peut remarquer seulement la froideur de la formule finale : « avec les sentiments que je dois ». A l'argument qu'elles apportent, on peut en ajouter un autre, d'une espèce négative évidemment, mais qui prend une certaine valeur par son universalité : c'est qu'aucun des contemporains, ni Dangeau, ni Mathieu Marais, ni l'avocat Barbier, ni Jean Buvat, ni le marquis d'Argenson, ni le duc de Luynes, ni les Mémoires de Noailles lui-même, ni la correspondance de Madame Palatine, ne font aucune allusion à une discussion quelconque entre Saint-Simon et Noailles, à un témoignage d'antipathie de l'un à l'autre, bien loin de parler d'insultes publiques comme le dit notre auteur. Est-il possible de croire, si cette situation entre eux a été portée au point que Saint-Simon le dit, que personne ne l'ait indiquée, quand même ce n'aurait été que pour montrer combien elle était nuisible aux affaires entre deux membres du conseil de régence ? La vérité, croyons-nous, doit être plus simple. Noailles, à bien des reprises sans doute, ne partagea pas toutes les idées de Saint-Simon ; d'où mécontentements répétés de celui-ci, qui, avec son caractère prime-sautier, dut le faire sentir chaque fois immédiatement, sans que cette pique passagère ait eu sur leurs rapports communs des conséquences suivies et prolongées. Quand, bien des années plus tard, Saint-Simon rédigea ses Additions à Dangeau, puis ses Mémoires, se rappelant ces petits faits, il les vit bien plus importants qu'ils n'avaient été en réalité, grâce à ce verre grossissant que son caractère, aigri par la solitude et l'ambition trompée, portait sur toutes choses. De faits isolés, mais répétés, il forma un ensemble, et

Noailles, depuis la mort de M. le duc d'Orléans, aussi* infatigable et inutilement à m'adoucir. Leur** desir extrême du raccommodement fait enfin le mariage de mon fils aîné.

On verra dans la suite de la Régence combien le duc de Noailles fut infatigable, avec une persévérance sans fin, à essuyer tout de moi, et à ne se lasser jamais de rechercher tous les moyens imaginables de se raccommoder avec moi, pour le moins de m'adoucir. Tout fut non-seulement inutile tant qu'elle dura, mais encore après la mort de M. le duc d'Orléans. Les occasions de nous[1] rencontrer devinrent bien plus rares ; mais le maintien[2], quand cela arrivoit, fut toujours le même des deux parts, et les propos, de la mienne[3], aussi pesants, aussi fermes et aussi sans mesure, tant qu'il s'en présentoit d'occasions. C'est une chose terrible que la poursuite intérieure du crime.

Il y avoit longtemps que j'avois quitté le Conseil ; mon crédit s'étoit éteint avec la vie de M. le duc d'Orléans; je n'avois plus de place, et je vivois fort en particulier. M. de Noailles, au contraire, avec ses gouvernements et sa charge de premier capitaine des gardes du corps, se trouvoit à la tête de la famille la plus puissante en tout genre par toutes sortes de grands établissements. Malgré cette différence totale, ni lui ni les siens ne purent supporter cette situation avec moi. Le duc de Guiche, maréchal de France en 1724, où il prit le nom de maréchal de Gramont[4], mort à Paris en septembre 1725[5], à cinquante-trois ans, avoit deux fils, morts l'un après l'autre, colonels

il exagéra jusqu'à la haine des mécontentements et des froissements d'amour-propre, qui dans, le temps même, avaient été sans conséquences. C'est là, croyons-nous, que doit se trouver la vérité.

1. Le mot *nous*, qui termine la page 1629 du manuscrit, a été répété au commencement de la page 1630.

2. Avant ce mot, Saint-Simon a biffé *mesme*.

3. *Du mien* corrigé en *de la mienne*.

4. Antoine V de Gramont : tome IV, p. 232 ; il avait pris le nom de duc de Gramont depuis la mort de son père en 1720 ; on se rappelle qu'il avait épousé la sœur du duc de Noailles.

5. Le 16 septembre.

* *Aussy* est en interligne.

** La fin de la manchette, depuis *Leur*, a été ajoutée après coup.

du régiment des gardes après lui[1] et deux filles. Il avoit marié l'aînée au[2] fils aîné de Biron, morts tous deux, connus sous le nom de duc et de duchesse de Gontaut[3], et l'autre au prince de Bournonville[4], fils du cousin germain de la maréchale de Noailles et d'une sœur du duc de Chevreuse, tous deux morts[5]. Ce mariage s'étoit fait à la fin de mars 1719, quoique le marié, qui n'avoit guères que vingt-deux ans, eût déjà les nerfs affectés à ne se pouvoir presque soutenir. Il devint bientôt après impotent, puis tout à fait perclus, et menaça longuement d'une fin prochaine[6]. La mère de sa femme[7] étoit l'aînée des sœurs du duc de Noailles, parmi lesquels[8] elle avoit toujours été la

1. L'aîné était Louis-Antoine-Armand de Gramont, titré duc de Louvigny, duc de Guiche (1720), puis duc de Gramont en 1725, mort en 1741 : tome XIX, p 33. Le second, Louis, comte de Lesparre, puis de Gramont, enfin duc de Gramont en 1741 (notre tome XII, p. 418), avait eu alors la charge de colonel des gardes françaises à la mort de son frère aîné ; il fut tué à Fontenoy le 11 mai 1745, et cela indique que le présent passage fut écrit après cette date.

2. *Aux* corrigé en *au*.

3. Marie-Adélaïde de Gramont, morte le 25 mars 1740, à quarante ans, dame du palais de la Reine en 1725, avait épousé le 30 décembre 1715 (Saint-Simon parlera de ce mariage à sa date, suite des *Mémoires,* tome XII, p. 392) François-Armand de Gontaut, fils d'Armand-Charles, duc de Biron, né en 1690, et titré comte de Gontaut ; d'abord lieutenant de la compagnie des cent genttlshommes au bec de corbin, il eut un régiment de cavalerie de son nom en 1705, puis un autre en 1712, enfin celui d'Anjou-cavalerie en septembre 1719, qu'il quitta en 1732 ; il avait été nommé brigadier en février 1719. Son père se démit de son duché en sa faveur en 1733, et il prit alors le nom de duc de Gontaut ; il mourut le 28 janvier 1736.

4. Philippe-Alexandre, prince de Bournonville (tome VIII, p. 290), et Catherine-Charlotte-Thérèse de Gramont (tome XIII, p. 125).

5. Cela a déjà été dit, à propos de la mort de Mme de Bournonville la mère, dans le tome VIII, p. 289.

6. Il mourut le 5 janvier 1727, comme on va le voir ci-après.

7. Les mots *de sa femme* ont été ajoutés en interligne.

8. Il y a bien *lesquels,* au masculin, dans le manuscrit, se rapportant à l'idée des Noailles.

plus comptée. Ils songèrent tous à mon fils aîné[1] pour elle, dès qu'elle seroit libre, comme un moyen de raccommodement. Elle étoit belle, bien faite, n'étoit jamais sortie de dessous l'aile de sa mère, et, pour le bien, étoit le plus grand parti de France alors parmi les personnes de qualité. Ils n'osèrent me faire rien jeter là-dessus ; mais ils crurent trouver Mme de Saint-Simon plus accessible. Ils ne se trompèrent pas. Elle me sonda de loin avec peu de succès ; elle ne se rebuta point ; elle me parla ouvertement, me prit par le monde sur l'alliance et le bien, et par la religion comme un moyen honnête de mettre fin à la longueur et à l'éclat toujours renaissant d'une rupture ouverte. Je fus plus d'un an à me laisser vaincre par l'horreur du raccommodement. Enfin, pour abréger matière, dès que j'eus consenti, tout fut bientôt fait. Chauvelin, président à mortier, depuis garde des sceaux[2], etc., étoit le conducteur des affaires de la maréchale de Gramont[3]. Il me courtisoit depuis plusieurs années. Dès qu'il sut que je m'étois enfin rendu, car jusque là il n'avoit osé m'en parler directement, il dit que la maréchale de Gramont ne pouvoit entrer en rien pendant la vie de son gendre, mais qu'il se chargeoit de tout, et en effet tout fut réglé entre Mme de Saint-Simon et lui, se faisant forts[4] l'un et l'autre de n'être pas dédits. Dans le peu que cela dura de la sorte, le cardinal de Noailles m'en parloit sans cesse, et la maréchale de Gramont et sa fille ne négligeoient aucune occasion de courtiser tout ce qui

1. Jacques-Louis, duc de Ruffec : tome V, p. 317.

2. Germain-Louis Chauvelin : tome VI, p. 321. Il devint garde des sceaux et secrétaire d'État quelques mois seulement après ce mariage.

3. Comme Saint-Simon parle d'un événement de 1727, il donne à la duchesse de Guiche, Marie-Christine de Noailles, le titre de maréchale de Gramont qu'elle prit en 1724.

4. Saint-Simon écrit bien *se faisant forts* avec accord de l'adjectif, bien que, déjà en 1718, le *Dictionnaire de l'Académie* posât la règle, très peu logique d'ailleurs, que dans cette locution le mot *fort* devait rester invariable.

tenoit intimement à nous. Le premier article fut un raccommodement entre le duc de Noailles et moi. J'y prescrivis qu'il ne s'y parleroit de rien, ni en aucun temps, et qu'on n'exigeroit de moi rien de plus que la bienséance commune ; on ne disputa sur rien. Il arriva qu'une après-dînée j'allai par hasard à l'hôtel de Lauzun[1], où je trouvai Mme de Bournonville qui jouoit à l'hombre, amenée et gardée par Mme de Beaumanoir[2], qui logeoit avec sa sœur la maréchale de Gramont. Un peu après, on vint demander Mme de Beaumanoir, qui sortit et rentra aussitôt[3], parla bas à Mme de Lauzun, et me regarda en riant. Elle dit après à sa nièce qu'il falloit demander permission de quitter le jeu, et, à demi bas, aller voir M. de Bournonville, qui logeoit chez la duchesse de Duras, sa sœur[4], depuis longtemps, et qui venoit de se trouver fort mal. Cela arrivoit quelquefois, et ces sortes de longues maladies font qu'on ne les croit jamais à leur fin. J'allai le soir à l'archevêché ; j'y trouvai la maréchale de Gramont et Mme de Beaumanoir, qui avoit ramené et laissé sa nièce,

1. Il ne s'agit plus ici de la maison que le duc de Lauzun occupa près de l'Assomption dans la rue Saint-Honoré et dont il a été parlé dans notre tome III, p. 116. Depuis 1712, il s'était installé sur le quai Malaquais dans l'ancien hôtel de Créquy-la-Trémoïlle, qui auparavant avait appartenu à la princesse de Conti Martinozzi. Après la mort de Lauzun en 1723, la duchesse sa veuve l'habita quelques années, puis le vendit à Mlle de la Roche-sur-Yon (Piganiol de la Force, *Description de Paris*, tome VII, p. 273 ; *Écrits inédits de Saint-Simon*, tome VII, p. 341). Cette maison communiquait avec le couvent des Petits-Augustin (Addition au *Journal de Dangeau*, tome XVIII, p. 225).

2. Marie-Françoise de Noailles : tome XI, p. 64 ; elle était veuve depuis 1703.

3. La syllabe *tost* surcharge *de* ou *du*.

4. Angélique-Victoire de Bournonville : tome VIII, p. 290. La duchesse avait acheté, en septembre 1719, avec partie du gain d'un million qu'elle avait fait dans la compagnie d'Orient, la maison que possédait Boisfranc dans le faubourg Saint-Honoré et l'avait payé cent vingt mille livres (*Dangeau*, tome XVIII, p. 123-124). Cette maison était vis-à-vis l'hôtel d'Évreux, aujourd'hui palais de l'Élysée. Voyez Germain Brice, *Description de Paris*, éd. 1752, tome I, p. 316.

qui parla de M. de Bournonville comme d'un homme qui pouvoit durer longtemps. Le cardinal et elle, après une légère préface chrétienne, laissèrent échapper leur impatience en me regardant; la maréchale me regarda aussi, sourit avec eux, laissa échapper quelques mines, et, se levant tout de suite, se mit à rire tout à fait, et, m'adressant la parole, me dit qu'il valoit mieux s'en aller. Le bon cardinal me parla après avec effusion de cœur. Chauvelin nous manda fort tard que le mal augmentoit, et, le lendemain matin, comme j'étois chez moi avec du monde, on me fit sortir pour un message de Chauvelin, qui me mandoit que M. de Bournonville venoit de mourir. J'envoyai dire aussitôt à Mme de Saint-Simon, qui étoit à la messe aux Jacobins, tout proche du logis [1], que je la priois de revenir; elle ne tarda pas, et me trouva avec la même compagnie, devant qui je lui dis le fait tout bas. Il étoit convenu que, dès que cela arriveroit, nous ferions sur-le-champ la demande au cardinal, qui se chargeroit de tout. Mme de Saint-Simon y alla. C'étoit la veille de l'Annonciation [2], qu'il étoit à table pour aller officier aux premières vêpres à Notre-Dame. Il sortit de table et vint au-devant d'elle les bras ouverts, dans une joie qu'il ne cacha point, et, sans lui donner le temps de parler, devant tous ses gens : « Vite, dit-il, les chevaux à mon carrosse ! » puis à [3] elle : « Je vois bien ce qui vous amène ; Dieu en a disposé ; nous sommes libres ; je m'en vais chez la maréchale de Gramont, et vous aurez bientôt de mes nouvelles. » Il la mena dans sa chambre un moment. Comme

1. Saint-Simon, en 1727, n'habitait plus depuis 1714 l'hôtel patrimonial de la rue des Saints-Pères; il demeurait alors dans une maison de la rue Saint-Dominique qu'il louait aux Jacobins et qui donnait sur le jardin du couvent; il y resta jusqu'en 1748.

2. Saint-Simon fait erreur. Le prince de Bournonville étant mort le 5 janvier, il veut dire veille de l'Épiphanie, et non de l'Annonciation. Nous venons de voir (p. 243, note 1) qu'il écrivait en 1745, dix-huit ans après les événements.

3. Cet *à*, oublié, est en interligne.

il l'accompagnoit, ses gens lui parlèrent de vêpres. « Mon carrosse, répondit-il ; vêpres pour aujourd'hui attendront ; dépêchons. » Mme de Saint-Simon revint, et nous nous mîmes à table. Comme à peine nous en sortions, nous entendîmes un carrosse dans la cour ; c'étoit le cardinal de Noailles. Je descendis au-devant de lui ; il m'embrassa à plusieurs reprises, et tout aussitôt[1] devant tout le domestique se prit à me dire : « Où est mon neveu ? car je veux voir mon neveu ; envoyez-le donc chercher. » Je répondis fort étonné qu'il étoit à Marly. « Oh bien ! envoyez-y donc tout à l'heure le chercher ; car je meurs d'envie de l'embrasser, et il faut bien qu'il aille voir la maréchale de Gramont et sa prétendue. » Je ne sortois point d'étonnement d'une telle franchise, qui apprenoit tout à son domestique et au nôtre, qui étoient là en foule. Nous montions cependant le commencement du degré. Mme de Saint-Simon descendoit en même temps, et nous fit redescendre le peu que nous avions monté, pour faire entrer le cardinal dans mon appartement et ne lui pas donner la peine de monter en haut. Jamais je ne vis homme si aise. Il nous dit que la maréchale de Gramont et sa fille étoient ravies ; que tout étoit accordé ; qu'il avoit voulu se donner la satisfaction de nous le venir dire et de le déclarer tout haut, comme il avoit fait, parce qu'au nombre de grands partis en hommes qui n'attendoient que ce moment, de leur connoissance à tous, pour faire des démarches pour ce mariage, il n'y avoit de bon qu'à bâcler et déclarer pour leur fermer la bouche et arrêter par là[2] tous les manéges qui se font pour faire rompre et se faire préférer, au lieu qu'il n'y a plus à y penser quand les choses sont faites, déclarées et publiées par les parties mêmes ; qu'il aimoit mieux qu'on le dît un radoteur[3] d'avoir déclaré si vite, et que cela fût

1. *Tost*, oublié, est écrit au-dessus de la ligne.
2. *Là* a été ajouté entre *par* et *tous*.
3. *Radoter* ne signifiait pas seulement « dire des extravagances par

fini[1]. Après mille amitiés, il s'en alla à ses vêpres. Il fut convenu que, le jour même, Mme de Saint-Simon iroit au Bon-Pasteur[2], où elle trouveroit la maréchale de Gramont dans sa tribune. Mon fils arriva le soir. Le lendemain, comme nous dînions avec assez de monde au logis, arrivèrent tous les Gramonts et plusieurs Noailles, mais non la future, sa mère ni sa grand'mère[3], de manière qu'il n'y eut rien de plus public, et la maréchale de Gramont vint au logis dès l'après-dînée[4]. Mon fils, qui les alla voir et la maréchale de Gramont, et que je menai chez le cardinal, retouna le soir à Marly pour demander au Roi l'agrément du mariage, et en donner part après à ceux de nos plus proches ou de nos plus particuliers amis qui y étoient[5], avant de la donner en forme. Tout en arrivant, il trouva le duc de Chaulnes[6] dans un des petits salons, à qui il le dit à l'oreille. « Cela ne peut pas être, » lui répondit-il, et ne voulut jamais le croire, quoique mon fils lui expliquât qu'il avoit vu le cardinal de Noailles, la maréchale de Gramont, etc. C'est qu'il comptoit son

un affaiblissement d'esprit que le grand âge a causé », mais encore « figurément, dire des choses sans raison, sans fondement », inconsidérément (*Académie*, 1718).

1. Saint-Simon avait d'abord écrit *et que cela le fust*; il a ajouté *fini* en interligne; mais il a oublié de biffer *le* avant *fust*.

2. Communauté établie en 1686, pour recevoir des filles repenties, dans la rue du Cherche-Midi, par Mme de Combé, protestante hollandaise convertie. En 1688, elle fut installée par les soins du lieutenant de police La Reynie dans une apothicairerie protestante confisquée et voisine de son premier local. Des lettres patentes de juin 1698 (reg. O[1] 42, fol. 158) la reconnurent officiellement, et elle reçut du Roi une subvention annuelle de quinze cents livres. Louis XIV alla visiter la maison le 7 avril 1702, lorsqu'il vint à Paris pour les stations du jubilé (*Dangeau*, tome VIII, p. 384). La maréchale était une bienfaitrice de la communauté. Voyez ci-après aux Additions et Corrections.

3. La maréchale de Noailles.

4. Ce membre de phrase, depuis *et la M^{ale}*, a été ajouté en interligne et sur la marge.

5. Les mots *qui y estoient* sont en interligne.

6. Louis-Auguste d'Albert de Chevreuse : tome XX, p. 158.

affaire sûre pour son fils[1] par Mme de Mortemart[2], amie intime de tout temps et de gnose[3] de la maréchale de Gramont[4], qui[5] lui en avoit fort parlé, et qui l'avoit laissée espérer sans s'ouvrir, sur la raison de ne le pas pouvoir pendant la vie de M. de Bournonville. En trois ou quatre jours tout fut signé et passa par Chauvelin. La duchesse de Duras trouva fort bon qu'on n'eût point attendu, et qu'on fît incessamment le mariage. Mais, comme il pouvoit en arriver une grossesse prompte, tout ce qui fut consulté de part et d'autre fut d'avis de différer de trois ou quatre mois[6], quoique M. de Bournonville n'eût jamais été en état d'être avec sa femme[7], et qu'il n'y logeât plus même depuis deux ou trois ans.

Raccommodement entre Noailles et moi, et ses légères suites.

Tout alloit bien jusque-là. Jamais tant d'empressement ni de marques de joie, et c'en fut une toute particulière que la visite dont j'ai parlé[8], parce que c'est à la famille du mari futur à aller chez l'autre famille la première. Tout celà fait, il fut question du raccommodement. Le président Chauvelin me fit pour le duc de Noailles les plus beaux compliments du monde, et me pressa de sa part et de celle du cardinal, de la maréchale de Noailles, de lui permettre de venir chez moi. La crainte d'une visite à laquelle je ne pourrois mettre une fin aussi prompte que je le voudrois m'empêcha d'y consentir, et je voulus

1. Charles-François d'Albert, comte puis duc de Picquigny (tome XX, p. 158), qui épousa en 1729 Mlle de Courcillon.

2. Marie-Anne Colbert.

3. Voyez le tome XIX, p. 36.

4. Tomes XII, p. 302, et XV, p. 367.

5. Ce premier *qui* se rapporte à Mme de Mortemart, tanpis que celui qui va suivre s'applique à la maréchale de Gramont.

6. M. de Bournonville étant mort le 5 janvier 1727, sa femme se remaria dès le 26 mars. On est stupéfait, en lisant ce récit, du cynisme de tous ces gens et de l'inconscience incroyable avec laquelle Saint-Simon le rapporte.

7. Les mots *sa femme* sont en interligne, au-dessus d'*elle*, biffé.

8. Ci-dessus, p. 248.

si fermement que nous nous vissions chez le cardinal de Noailles, qu'il en fallut passer par là. Ce fut où je m'en tins, sans dire si ni qui je voulois bien qui s'y trouvât[1], et sans qu'on m'en parlât non plus. Le duc de Noailles, qui sortoit de quartier[2], vint donc à Paris pour le jour marqué. Ce même jour, Mme de Saint-Simon et moi dînions[3] vis-à-vis du logis, chez Asfeld, depuis maréchal de France[4], avec le maréchal et la maréchale de Berwick[5] et quelques autres amis particuliers. J'étois de fort mauvaise humeur; je prolongeois la table tant que je pouvois, et, après qu'on en fut sorti, je me fis chasser à maintes reprises. Ils savoient le rendez-vous, qui n'en étoit pas un d'amour, et ils m'exhortoient d'y bien faire et de bonne grâce. Je retournai donc chez moi prendre haleine, et, comme on dit, son escousse[6], tandis que Mme de Saint-Simon s'acheminoit et qu'on atteloit mon carrosse. Je partis enfin, et j'arrivai à l'archevêché comme un homme qui[7] va au supplice.

En entrant dans la chambre, où étoient la maréchale de Gramont, Mme de Beaumanoir, Mme de Saint-Simon et Mme de Lauzun, le cardinal de Noailles vint à moi dès qu'il m'aperçut, tenant le duc de Noailles par la main, et me dit : « Monsieur, je vous présente mon neveu, que je

1. Tel est bien le texte du manuscrit, dans lequel *si* est placé entre deux virgules. Saint-Simon veut dire sans doute : si je voulais bien qu'il s'y trouvât quelqu'un ni qui je consentais que ce fût.

2. De son quartier de capitaine des gardes du corps.

3. Écrit par mégarde *disninons*.

4. Sur le plan de l'abbé Delagrive (1728), l'hôtel d'Asfeld est bien indiqué comme se trouvant rue Saint-Dominique, vis-à-vis ces maisons appartenant aux Jacobins, dans une desquelles nous avons vu ci-dessus (p. 246, note 1) que Saint-Simon habitait depuis 1719.

5. La maréchale de Berwick était Anne Bulkeley, seconde femme du maréchal (tome VII, p. 115).

6. Son élan. Le *Dictionnaire de l'Académie* de 1718 dit que la locution *prendre son escousse* est du style familier. — Saint-Simon écrit *èsecousse*.

7. Ce *qui* est en interligne au-dessus de *qu'on*, biffé.

vous prie de vouloir bien embrasser. » Je demeurai froid tout droit ; je regardai un moment le duc de Noailles, et je lui dis sèchement : « Monsieur, M. le Cardinal le veut, » et j'avançai d'un pas. Dans l'instant le duc de Noailles se jeta à moi si bas que ce fut au-dessous de ma poitrine, et m'embrassa de la sorte des deux côtés. Cela fait, je saluai le cardinal, qui m'embrassa ainsi que ses deux nièces, et je m'assis avec eux auprès de Mme de Saint-Simon. Tout le corps me trembloit, et le peu que je dis dans une conversation assez empêtrée fut la parole d'un homme qui a la fièvre. On ne parla que du mariage, de la joie, et de quelques bagatelles indifférentes, le duc de Noailles interdit à l'excès, qui m'adressa deux ou trois fois la parole avec un air de respect et d'embarras ; je lui répondis courtement, mais point trop malhonnêtement. Au bout d'un quart d'heure, je dis qu'il ne falloit pas abuser du temps de M. le Cardinal, et je me levai. Le duc de Noailles voulut me conduire ; les dames dirent qu'il ne falloit point m'importuner, ni faire de façons avec moi, et je cours encore, Je revins chez moi comme un homme ivre et qui se trouve mal. En effet, peu après que j'y fus, il se fit un tel mouvement en moi, de la violence que je m'étois faite, que je fus au moment de me faire saigner ; la vérité est qu'elle[1] fut extrême. Je crus au moins en être quitte pour longtemps.

Dès le lendemain, le duc de Noailles vint chez moi, et me trouva. La visite se passa tête à tête ; c'étoit à la fin de la matinée. Il n'y fut question que de noces et de choses indifférentes. Il tint le dé tant qu'il voulut ; il parut moins embarrassé et plus à lui-même. Pour moi, j'y étois fort peu, et souffrois fort à soutenir la conversation, qui fut de plus de demi-heure, et qui me parut sans fin. La conduite se passa comme à l'archevêché. J'allai le lendemain voir la maréchale de Noailles, que je trouvai ravie,

1. La violence.

Je demandai son fils, qui logeoit avec elle, et qui heureusement ne s'y trouva pas. Il chercha fort depuis à me rapprocher, et moi à éviter. Nous nous sommes vus depuis aux occasions, et rarement chez[1] lui autrement, c'est-à-dire comme point, lui chez moi tant qu'il pouvoit, ou, s'il m'est[2] permis de trancher le mot, tant qu'il osoit. Il vint à la noce. Ce fut la dernière cérémonie du cardinal de Noailles, qui les maria dans sa grande chapelle[3], et qui donna un festin superbe et exquis. J'en donnai un autre le lendemain, où le duc de Noailles fut convié, qui y vint.

Quelques années après, étant à la Ferté, la duchesse de Ruffec me dit qu'il mouroit d'envie d'y venir, et, après force tours et retours là-dessus, elle m'assura qu'il viendroit incessamment. Je demeurai fort froid et presque muet. Quand nous nous fûmes séparés, j'appelai mon fils, qui en avoit entendu le commencement; je lui en racontai la fin. Je lui dis après de dire à sa femme que, par honnêteté pour elle, je n'avois pas voulu lui parler franchement, mais qu'elle fît comme elle voudroit avec son oncle, de la part duquel elle m'avoit parlé à la fin de son propos, mais que je ne voulois point du duc de Noailles à la Ferté, quand même elle devroit le lui mander. Je n'avois garde de souffrir que, par ce voyage, il se parât d'un renouvellement de liaison avec moi, moins encore de m'exposer à des tête-à-tête avec lui, que les matinées et les promenades fournissent à qui a résolu d'en profiter, et qui ne se peuvent éviter, dont il eût pu après dire et publier tout ce qui ne se seroit ni dit ni traité entre nous, mais qu'il lui eût convenu de répandre, ce qui m'avoit fait[4] avoir grand soin, toutes les fois qu'il m'avoit trouvé chez moi, de prier, dès qu'on l'annonçoit, ce qu'il s'y rencontroit de demeurer et de ne s'en aller qu'après lui. Il a

1. Cette préposition *chez* surcharge une *m*.
2. Les mots *s'il m'est* corrigent *si j[e]*.
3. Le 26 mars 1727; voyez le *Mercure* d'avril, p. 248 (pour 848).
4. *Fait*, oublié, a été ajouté en interligne.

persévéré longtemps encore à tâcher de me rapprivoiser. A la fin, le peu de succès l'a lassé, et ma persévérance sèche, froide, et précise aux simples devoirs d'indispensable bienséance, m'ont délivré, et l'ont réduit[1] au même point avec moi. Dieu commande de pardonner, mais non de s'abandonner soi-même, et de se livrer après une expérience aussi cruelle. Le monde a vu et connu depuis quel homme il est, et ce qu'il a été dans la cour, dans le Conseil et à la tête des armées[2].

Retournons maintenant d'où nous sommes partis, qui est du jeudi 22 août, remarquable par la revue de la gendarmerie faite au nom et avec toute l'autorité du Roi par le duc du Maine, pendant laquelle le Roi s'amusa à vouloir choisir l'habit qu'il prendroit lorsqu'il pourroit s'habiller[3].

Reprise du journal des derniers jours du Roi ; il refuse de nommer aux bénéfices vacants*.

Le vendredi 23 août, la nuit fut à l'ordinaire, et la matinée aussi. Il travailla avec le P. Tellier, qui fit inutilement des efforts pour faire nommer aux grands et nombreux bénéfices qui vaquoient, c'est-a-dire pour en disposer lui-même, et ne les pas laisser à donner par M. le duc d'Orléans[4]. Il faut dire tout de suite que plus le Roi

1. Ces deux verbes sont bien au pluriel dans le manuscrit, quoique le sujet soit au singulier.

2. Il a déjà parlé du peu de capacité militaire du duc de Noailles dans le précédent volume, p. 358. — Cette dernière phrase, depuis *Le monde*, a été ajoutée en interligne et sur la marge.

3. Ci-dessus, p. 201-202, 204-205 et 210 ; Saint-Simon a même parlé par avance (p. 210-211) de la journée du vendredi 23 août.

4. Dangeau (p. 100) avait dit seulement que le Roi travailla avec le P. Tellier, et, comme il n'a mentionné aucune attribution de bénéfices, Saint-Simon en a conclu que le Roi s'était refusé à pourvoir à ceux qui étaient vacants. Or le Roi travaillait tous les vendredis avec son confesseur, sans qu'il y eût nécessairement attribution de bénéfices ecclésiastiques, ainsi qu'on peut le constater chaque semaine dans le *Journal de Dangeau*. L'accusation de Saint-Simon contre le P. le Tel-

* Cette manchette a été écrite par Saint-Simon sur la marge intérieure du manuscrit, au lieu de l'être, selon son habitude, sur la marge extérieure.

empira, plus le Tellier le pressa là-dessus, pour ne pas laisser[1] échapper une si riche proie, ni l'occasion de se munir de créatures affidées avec lesquelles ses marchés étoient faits, non en argent, mais en cabales. Il n'y put jamais réussir. Le Roi lui déclara qu'il avoit assez de comptes à rendre à Dieu sans se charger encore de ceux de cette nomination, si prêt à paroître devant lui, et lui défendit de lui en parler davantage[2]. Il dîna debout dans sa chambre en robe de chambre, y vit les courtisans, ainsi qu'à son souper de même, passa chez lui l'après-dînée avec ses deux bâtards, M. du Maine surtout, Mme de Maintenon et les dames familières[3] ; la soirée à l'ordinaire. Ce fut ce même jour qu'il apprit la mort de Maisons, et qu'il donna sa charge à son fils, à la prière du duc du Maine[4].

Mécanique de l'appartement du Roi pendant sa dernière maladie.

Il ne faut pas aller plus loin sans expliquer la mécanique de l'appartement du Roi, depuis qu'il n'en sortoit plus. Toute la cour se tenoit tout le jour dans la galerie[5]. Personne ne s'arrêtoit dans l'antichambre la plus proche de sa chambre[6], que les valets familiers et la pharmacie, qui y faisoient chauffer ce qui étoit nécessaire ; on y

lier semble donc purement gratuite. Cependant il est incontestable qu'il y avait alors un certain nombre de bénéfices vacants et qu'on hésita dans le public pour savoir si le Roi ne les avait pas distribués (voyez ci-après, Appendice, p. 357, la lettre de l'abbé Mascara du 31 août).

1. *Laisser* a été écrit en interligne.

2. Rien ne confirme d'autre part cette réponse du Roi.

3. Il n'est pas parlé des bâtards, mais seulement de Mme de Maintenon et des autres dames, dans le *Dangeau* (p. 101). Le *Journal des Anthoine* (p. 37-38) note un nouveau bain de la jambe, et mentionne pour ce jour-là la rédaction du codicille, dont Saint-Simon ne va parler que plus loin (p. 259) et que le *Mémoire de Dangeau* (*Journal,* tome XVI, p. 121) place au 25 août.

4. Ci-dessus, p. 160.

5. Ce qu'on appelle aujourd'hui la galerie des glaces, qui occupait tout le derrière de l'appartement du Roi ; ci-dessus, p. 227.

6. Aujourd'hui salon de l'Œil-de-Bœuf, alors grande antichambre du Roi, qui était précédée en équerre d'une première antichambre,

passoit seulement, et vite, d'une porte à l'autre[1]. Les entrées[2] passoient dans les cabinets[3] par la porte de glace qui y donnoit de la galerie, qui étoit toujours fermée et qui ne s'ouvroit que lorsqu'on y grattoit, et se refermoit à l'instant. Les ministres et les secrétaires d'État y entroient aussi, et tous se tenoient dans le cabinet qui joignoit la galerie[4]. Les princes du sang ni les princesses filles du Roi n'entroient pas plus avant, à moins que le Roi ne les demandât, ce qui n'arrivoit guères. Le maréchal de Villeroy, le Chancelier, les deux bâtards, M. le duc d'Orléans, le P. Tellier, le curé de la paroisse, et, quand Mareschal[5], Fagon et les premiers valets de chambre n'étoient pas dans la chambre, ils se tenoient dans le cabinet du Conseil, qui est entre la chambre du Roi et cet autre cabinet où étoient les princes et princesses du sang, les entrées et les ministres. Le duc de Tresmes, premier gentilhomme de la chambre en année, se tenoit sur la porte entre les deux cabinets, qui demeuroit ou-

donnant de l'autre côté dans la salle des gardes. Saint-Simon va distinguer très nettement le côté des antichambres et le côté des cabinets.

1. Pour se rendre de la première antichambre dans la galerie : voyez le plan ci-contre, qui est la reproduction du plan de Demortin, lequel fait partie des Plans et profils de Versailles, gravés en 1714 et 1715.

2. Ceux qui avaient les entrées.

3. La chambre du Roi avait d'un côté les deux antichambres dont il vient d'être parlé, de l'autre, le cabinet du Conseil, et un autre cabinet plus petit qu'on appelait le cabinet des Termes ou des Perruques.

4. Le « cabinet qui joignoit la galerie » était le cabinet des Termes, qui communiquait avec elle par une porte recouverte de glaces ; le cabinet du Conseil n'avait alors aucun accès sur la galerie.

5. *Marechal* a été ajouté en interligne au-dessus de *quand*, biffé ; puis Saint-Simon, par erreur, a écrit *quand* avant *Marechal* et ajouté *ils* plus loin en interligne avant *se tenoient*, tandis que, pour rendre la phrase compréhensible, il aurait dû placer *quand ils* avant *n'estoient*. Il veut dire que le maréchal de Villeroy, etc., et Mareschal, Fagon et les premiers valets de chambre, tous ces derniers quand ils n'étaient pas dans la chambre du Roi, se tenaient dans le cabinet du Conseil.

verte, et n'entroit dans la chambre du Roi que pour les moments de son service absolument nécessaire. Dans tout le jour, personne n'entroit dans la chambre du Roi que par le cabinet du Conseil, excepté ces valets intérieurs ou de la pharmacie qui demeuroient dans la première antichambre, Mme de Maintenon et les dames familières, et, pour le dîner et le souper, le service et les courtisans qu'on y laissoit entrer. M. le duc d'Orléans se mesuroit fort à n'entrer dans la chambre qu'une fois ou deux le jour au plus, un instant, lorsque le duc de Tresmes y entroit, et se présentoit un autre instant une fois le jour sur la porte du cabinet du Conseil dans la chambre[1], d'où le Roi le pouvoit voir de son lit. Il demandoit quelquefois le Chancelier, le maréchal de Villeroy, le P. Tellier, rarement quelque ministre, M. du Maine souvent, peu le comte de Toulouse, point d'autres, ni même les cardinaux de Rohan et de Bissy, qui étoient souvent dans le cabinet où se tenoient les entrées. Quelquefois, lorsqu'il étoit seul avec Mme de Maintenon, il faisoit appeler le maréchal de Villeroy, ou le Chancelier, ou tous les deux, et fort souvent le duc du Maine. Madame ni Mme la duchesse de Berry n'alloient point dans ces cabinets, et ne voyoient presque jamais le Roi dans cette maladie, et, si elles y alloient, c'étoit par les antichambres[2], et ressortoient à l'instant.

Extrémité du Roi.

Le samedi 24, la nuit ne fut guères plus mauvaise qu'à l'ordinaire[3] ; car elles l'étoient toujours ; mais sa jambe parut considérablement plus mal, et lui fit plus de douleur. La messe à l'ordinaire, le dîner dans son lit, où les principaux courtisans sans entrées le virent, conseil de finances ensuite ; puis il travailla avec le Chancelier seul ;

1. C'est-à-dire sur la porte qui donnait du cabinet du Conseil dans la chambre.

2. Par le côté des antichambres : ci-dessus, p. 254, note 6.

3. Tout ce qui va suivre n'est que la reproduction presque textuelle du *Journal de Dangeau*, p. 109-110.

succédèrent Mme de Maintenon et les dames familières. Il soupa debout en robe de chambre en présence des courtisans, pour la dernière fois. J'y observai qu'il ne put avaler que du liquide, et qu'il avoit peine à être regardé. Il ne put achever, et dit aux courtisans qu'il les prioit de passer, c'est-à-dire de sortir. Il se fit remettre au lit; on visita sa jambe, où il parut des marques noires[1]. Il envoya chercher le P. Tellier, et se confessa. La confusion se mit parmi la médecine[2]. On avoit tenté le lait et le quinquina à l'eau[3]; on les supprima l'un et l'autre sans savoir que faire. Ils avouèrent qu'ils lui croyoient une fièvre lente depuis la Pentecôte, et s'excusoient de ne lui avoir rien fait sur ce qu'il ne vouloit point de remèdes, et qu'ils ne le croyoient pas si mal eux-mêmes. Par ce que j'ai rapporté de ce qui s'étoit passé dès avant ce temps-là entre Mareschal et Mme de Maintenon là-dessus[4], on voit ce qu'on en doit croire.

Le dimanche 25 août[5], fête de Saint-Louis, la nuit fut Le Roi reçoit

1. Le *Journal des Anthoine* (p. 41-42) parle d'une consultation de médecins et dit qu'on lui trouva la jambe noire jusqu'au pied. La *Gazette d'Amsterdam* (n° LXXIII) dit pour ce samedi 24 : « S. M. se préparoit à dîner en public; mais il lui survint des douleurs si cuisantes, qu'elle ordonna de faire sortir tout le monde qui étoit dans la chambre, excepté le maréchal de Villeroy, avec lequel elle resta seul plus de deux heures et demie, lui donnant toutes les marques possibles de son amitié et de sa confiance, lui disant qu'elle voyoit que son heure approchoit et qu'il falloit songer sérieusement à mourir. » Aucun autre récit ne parle de ce long tête-à-tête.

2. C'est sans doute à cette journée que se rapporte ce détail donné par Mlle d'Aumale (*Souvenirs sur Madame de Maintenon*, tome II, p. 325) : « Il ordonna, dès le jour même que les médecins eurent jugé que sa maladie étoit dangereuse, qu'on accommodât une chambre tout près de la sienne, pour qu'elle [Mme de Maintenon] pût plus aisément passer la nuit auprès de lui, quand elle voudroit. »

3. Ci-dessus (p. 201), il a parlé de lait d'ânesse et de quinquina.

4. Ci-dessus, p. 181.

5. Pour cette journée, Saint-Simon suit d'abord le texte du *Journal de Dangeau*, p. 110 ; puis, à partir de la cérémonie du viatique, il se sert de la Relation du marquis de Quincy ; il possédait en effet dans sa

les derniers sacrements.

bien plus mauvaise. On ne fit plus mystère du danger, et tout de suite grand et imminent. Néanmoins, il voulut expressément qu'il ne fût rien changé à l'ordre accoutumé de cette journée, c'est-à-dire que les tambours et les hautbois, qui s'étoient rendus sous ses fenêtres, lui donnassent, dès qu'il fut éveillé, leur musique ordinaire[1], et que les vingt-quatre violons jouassent de même dans son antichambre pendant son dîner[2]. Il fut ensuite en particulier avec Mme de Maintenon, le Chancelier et un peu le duc

bibliothèque (nº 791 du Catalogue de vente) un exemplaire de l'*Histoire militaire* de cet auteur.

1. D'après le *Journal des Anthoine* (p. 44-45), les tambours et fifres des gardes françaises et suisses firent demander au Roi la permission de lui donner l'aubade habituelle dans la cour du château ; de même les hautbois de la musique de la chambre et les vingt-quatre violons firent la même demande pour jouer dans l'antichambre. Cela leur fut accordé, et, après, le Roi fit donner à chacun un louis d'or, comme d'habitude. Le *Mémoire de Dangeau* ne parle que des tambours pour l'aubade, et dit que les hautbois et les violons jouèrent pendant le dîner dans l'antichambre.

2. La lettre anonyme des archives de la Ciotat (ci-après, p. 341) rapporte un détail curieux pour ce dîner : « Il voulut dîner en public, disant à ceux qui lui représentaient son état : « J'ai vécu parmi les « gens de ma cour ; je veux mourir parmi eux. Ils ont suivi tout le « cours de ma vie ; il est juste qu'ils me voient finir. » Il parut en robe de chambre, sa jambe sur des carreaux, mangea d'une panade et d'un potage et parla à son ordinaire. Ensuite il fit retirer la table de devant lui et causa un quart d'heure avec tout le monde ; après quoi, il dit : « Messieurs, il ne seroit pas juste que le plaisir que j'ai de prolonger « les derniers moments que je passerai avec vous vous empêche de « dîner ; je vous dis adieu et vous prie d'aller manger. » Nous sortîmes tous avec la dernière douleur, fondant en larmes. » — C'est aussi dans cette après-midi que se place l'incident rapporté par la *Gazette d'Amsterdam*, nº LXXIII : « Un vieux bonhomme de cent quatorze ans vint, selon sa coutume, apporter un bouquet au Roi pour le jour de sa fête. On en avertit le Roi, qui dit de le faire entrer. On l'amena par la main auprès du lit de S. M., qui lui demanda : « Hé bien, bon- « homme, comment te portes-tu ? » — « Sire, répondit-il, fort bien, « et, si je n'avois que votre âge, je me porterois encore mieux. » Le Roi répliqua : « Je voudrois me porter aussi bien que toi. » Cet homme eut dix louis, outre sa pension ordinaire, et se retira. »

du Maine[1]. Il y avoit eu la veille du papier et de l'encre pendant son travail tête à tête avec le Chancelier ; il y en eut encore ce jour-ci, Mme de Maintenon présente, et c'est l'un des deux que le Chancelier écrivit sous lui son codicille[2]. Mme de Maintenon et M. du Maine, qui pensoit sans cesse à soi, ne trouvèrent pas que le Roi eût assez fait pour lui par son testament ; ils y voulurent remédier par un codicille, qui montra également l'énorme abus qu'ils firent de la foiblesse du Roi dans cette extrémité, et jusqu'où l'excès de l'ambition peut porter un homme. Par ce codicille le Roi soumettoit toute la[3] maison civile et militaire du Roi au duc du Maine immédiatement et sans réserve, et sous ses ordres au maréchal de Villeroy[4], qui

1. Ce n'est point aux récits de Dangeau ou de Quincy que Saint-Simon prend ces détails ; de qui les tient-il, puisqu'aucune autre relation n'en parle ?

2. Louis XIV écrivit deux codicilles au testament qu'il avait rédigé le 2 août 1714, et dont nous avons vu le dépôt au Parlement dans notre tome XXV, p. 18 et suivantes. Le premier avait été rédigé bien avant l'époque à laquelle nous sommes arrivés, puisqu'il est daté du 13 avril 1715 ; le second, en quelques lignes seulement, est daté du 23 août, quoiqu'il ait été certainement écrit le 25 (*Dangeau*, p. 121). Ces dates ont été contestées ; mais elles seront rétablies d'une manière précise ci-après dans l'appendice II, dans lequel nous donnerons le texte du testament du Roi d'après une copie figurée que le greffier du Parlement Gilbert de Voisins en exécuta aussitôt après l'ouverture.

3. *La* est en interligne au-dessus de *sa*, biffé.

4. Saint-Simon se trompe complètement. Le premier codicille, comme on le verra ci-après (Appendice, p. 360), qui était rédigé depuis le 13 avril, qu'on ne l'oublie pas, prescrivait le transfert du jeune roi à Vincennes, confirmait la nomination du maréchal de Villeroy pour son gouverneur et donnait à ce maréchal toute autorité sur les troupes de la maison militaire depuis le décès de Louis XIV jusqu'à l'arrivée du jeune roi à Vincennes ; le duc du Maine n'y est même pas nommé. Dans le second codicille, très court, qui ne sera écrit qu'à la fin de la journée du 25 (ci-après, p. 360), il n'est question que de Fleury comme précepteur et du P. le Tellier pour confesseur. C'est dans le testament lui-même que les pouvoirs du duc du Maine avaient été spécifiés. On se rend compte combien la passion emporte Saint-Simon pour qu'il ait pu voir dans la rédaction du deuxième codicille « l'énorme abus » que

par cette disposition devenoient les maîtres uniques de la personne et du lieu de la demeure du Roi; de Paris, par les deux régiments des gardes et les deux compagnies des mousquetaires[1]; de toute la garde intérieure et extérieure; de tout le service, chambre, garde-robe, chapelle, bouche, écuries; tellement que le Régent n'y avoit plus l'ombre même de la plus légère autorité, et se trouvoit à leur merci, et en état continuel d'être arrêté, et pis, toutes les fois qu'il auroit plu au duc du Maine.

Peu après que le Chancelier fut sorti de chez le Roi, Mme de Maintenon, qui y étoit restée, y manda les dames familières, et la musique y arriva à sept heures du soir. Cependant le Roi s'étoit endormi pendant la conversation des dames; il se réveilla la tête embarrassée, ce qui les effraya et leur fit appeler les médecins. Ils trouvèrent le pouls si mauvais, qu'ils ne balancèrent pas à proposer au Roi, qui revenoit cependant de son absence, de ne pas différer à recevoir les sacrements[2]. On envoya querir le

le duc du Maine et Mme de Maintenon « firent de la foiblesse du Roi ». Il répétera la même accusation lorsqu'il écrira en 1746 le *Parallèle des trois rois Bourbons* : voyez p. 359-361. La lettre anonyme des archives de la Ciotat, qu'on trouvera à l'Appendice, p. 341, dit aussi que les deux codicilles furent écrits le 25 août, l'un le matin, l'autre le soir; il est évident que ce bruit courut parmi les courtisans. Le marquis de Quincy (*Histoire militaire,* tome VII, p. 396) place la rédaction du premier au 23 août, et celle du second au 25.

1. Ces troupes étaient logées dans la capitale, dont elles formaient toute la garnison.

2. Dangeau (p. 119) n'avait point mis cette proposition sur le compte des médecins. En effet, selon Mlle d'Aumale (*Souvenirs sur Madame de Maintenon,* tome II, p. 326), ce fut Mme de Maintenon qui y pensa : « Quand elle lui en eut parlé, il lui dit qu'il lui sembloit qu'il étoit encore de bonne heure, qu'il ne se sentoit point absolument mal, mais qu'au reste c'étoit une chose qui étoit toujours très bonne à faire. » Mme de Maintenon (lettre publiée par Lavallée, *Madame de Maintenon et la maison de Saint-Cyr,* p. 272) s'attribue aussi cette proposition. Dangeau, dans la suite de son récit, dit que le Roi demanda lui-même les sacrements et donna ordre à tout avec présence d'esprit et fermeté.

P. Tellier, et avertir le cardinal de Rohan, qui étoit chez lui en compagnie, et qui ne songeoit à rien moins, et cependant on renvoya la musique qui avoit déjà préparé ses livres et ses instruments, et les dames familières sortirent. Le hasard fit que je passai dans ce moment-là la galerie et les antichambres pour aller, de chez moi dans l'aile neuve[1], dans l'autre aile chez Mme la duchesse d'Orléans, et chez M. le duc d'Orléans après. Je vis même des restes de musique dont je crus le gros entré. Comme j'approchois de l'entrée de la salle des gardes, Pernost, huissier de l'antichambre[2], vint à moi, qui me demanda si je savois ce qui se passoit, et qui me l'apprit[3]. Je trouvai Mme la duchesse d'Orléans au lit, d'un reste de migraine, environnée de dames qui faisoient la conversation, ne pensant à rien moins. Je m'approchai du lit et dis le fait à Mme la duchesse d'Orléans, qui n'en voulut rien croire, et qui m'assura qu'il y avoit actuellement musique, et que le Roi étoit bien ; puis, comme je lui avois parlé bas, elle demanda tout haut aux dames si elles en avoient ouï dire quelque chose. Pas une n'en savoit un mot, et Mme la duchesse d'Orléans demeuroit rassurée. Je lui dis une seconde fois que j'étois sûr de la chose, et qu'il me paroissoit qu'elle valoit bien la peine d'envoyer au moins aux nouvelles, et en attendant de se lever. Elle me crut, et

1. On a vu, tome XXIV, p. 111, la situation et la composition de l'appartement de Saint-Simon.

2. L'*État de la France* de 1712 mentionne (p. 156) le sieur Nicolas Pernost comme premier huissier de l'antichambre du Roi, avec six cents livres de gages, trois cents livres de gratification et autant de pension ; son frère Martin-Dominique avait alors la survivance de sa charge. Saint-Simon écrit *Pernault*. — Les huissiers de l'antichambre étaient au nombre de deux, servant par semestre ; ils avaient le droit de se qualifier d'écuyer et portaient en service l'épée au côté. Leurs fonctions consistaient à ouvrir la porte à un seul battant ou à deux battants, suivant la qualité des gens, aux princes et seigneurs qui se présentaient ; ils avaient la police de l'antichambre.

3. Avant ce mot il y a un premier *l'apprit* biffé.

je passai chez M. le duc d'Orléans, que j'avertis aussi, et qui avec raison jugea à propos de demeurer chez lui, puisqu'il n'étoit point mandé[1].

En un quart d'heure, depuis le renvoi de la musique et des dames, tout fut fait[2]. Le P. Tellier confessa le Roi[3], tandis que le cardinal de Rohan fut prendre le saint sacrement à la chapelle, et qu'il envoya chercher le curé[4] et les saintes huiles. Deux aumôniers du Roi, mandés par le cardinal, accoururent, et sept ou huit flambeaux portés par des garçons bleus du château, deux laquais de Fagon, et un de Mme de Maintenon[5]. Ce très petit accompagnement monta chez le Roi par le petit escalier de ses cabinets[6], à travers desquels le cardinal arriva dans sa chambre. Le P. Tellier, Mme de Maintenon, et une douzaine

1. Cependant il accompagna le saint-sacrement jusque dans la chambre du Roi (ci-après, p. 263, note 2).

2. Cela ne fut point si rapide. La Relation du marquis de Quincy, qui fut revue par le P. le Tellier, dit au contraire que, « comme personne n'étoit averti pour cette cérémonie, il se passa un temps assez considérable avant que le cardinal pût venir avec le saint viatique ». Cela s'explique très bien par la nécessité d'aller chercher le curé et les saintes huiles à la Paroisse de Versailles, comme Saint-Simon va le dire deux lignes plus loin. La cérémonie eut lieu entre huit heures et huit heures et demie et dura environ une demi-heure (*Dangeau*, *Quincy*, Relation de Desgranges publiée par le vicomte de Grouchy, d'après un registre des premiers gentilshommes de la chambre, dans lé *Carnet historique*, tome IV, 1899, p. 151).

3. La Relation de Quincy (p. 392-394) s'étend longuement (on en a vu ci-dessus la raison) sur le rôle du confesseur du Roi en cette circonstance. Mlle d'Aumale dit que Mme de Maintenon « aida ellemême le Roi à s'examiner, en le faisant ressouvenir de plusieurs fautes qu'elle lui avoit vu faire, afin qu'il s'en humiliât et qu'il en demandât pardon à Dieu ».

4. Claude Huchon ; tome XXII, p. 346.

5. *Dangeau*, p. 120 ; *Quincy*, p. 394.

6. Sur le plan ci-dessus, p. 254, on voit ce petit escalier qui aboutissait au « salon du petit escalier du Roi » (n° 19) ; il ne faut pas le confondre avec l'échelle semi-circulaire, arrivant près du cabinet des Perruques (n° 16), qui ne pouvait servir qu'aux valets.

d'entrées, maîtres ou valets, y reçurent ou y[1] suivirent le saint sacrement[2]. Le cardinal dit deux mots au Roi sur cette grande et dernière action, pendant laquelle le Roi parut très ferme, mais très pénétré de ce qu'il faisoit[3]. Dès qu'il eut reçu Notre-Seigneur et les saintes huiles, tout ce qui étoit dans la chambre sortit devant et après le saint sacrement ; il n'y demeura que Mme de Maintenon[4] et le Chancelier. Tout aussitôt, et cet aussitôt fut un peu étrange, on apporta sur le lit une espèce de livre ou de petite table ; le Chancelier lui présenta le codicille, à la fin duquel il écrivit quatre ou cinq lignes de sa main, et le rendit après au Chancelier[5]. Le Roi demanda à boire, puis appela le maréchal de Villeroy, qui, avec très peu des plus marqués, étoit dans la porte de la chambre au cabinet du Conseil[6], et lui parla seul près d'un quart d'heure.

Le Roi achève son codicille, parle à M. le duc d'Orléans.

1. Les mots *receurent ou y* ont été ajoutés en interligne ; en effet le confesseur et Mme de Maintenon étaient restés dans la chambre.

2. On ne sait pourquoi Saint-Simon passe si légèrement sur cette suite. Dangeau, Quincy, le *Journal des Antoine* (p. 47), la Relation de Desgranges disent au contraire que le cortège fut nombreux, que le duc d'Orléans et les princes du sang qu'on avait pu avertir accompagnèrent le saint sacrement, que les princesses et leurs dames d'honneur, ainsi que les principaux officiers de la couronne, se joignirent au cortège, où étaient déjà beaucoup d'ecclésiastiques et les prêtres de la Mission, et que tous restèrent dans le cabinet du Conseil pendant la cérémonie.

3. Quincy (p. 395) donne le texte de l'allocution assez longue, puisqu'elle occupe trente lignes de son récit, que le cardinal adressa au Roi avant de lui donner le viatique, et celle plus courte qu'il prononça avant de lui administrer l'extrême-onction. Le *Journal des Anthoine*, p. 45 et suivantes, confirme les détails des autres récits.

4. Le *Mémoire spécial de Dangeau* dit au contraire (p. 121) qu'après la cérémonie, Mme de Maintenon sortit, conduite par le duc de Noailles, son neveu ; elle rentra pendant que le Roi écrivait et se tint à l'écart. Saint-Simon suit ce que dit le marquis de Quincy, p. 396.

5. Nous avons parlé par avance de ce second codicille (ci-dessus, p. 259, note 4) ; on en trouvera le texte à l'Appendice, ci-après, p. 372.

6. La porte qui faisait communiquer la chambre du Roi avec le cabinet du Conseil.

Il envoya chercher M. le duc d'Orléans, à qui il parla seul aussi un peu plus qu'il n'avoit fait au maréchal de Villeroy. Il lui témoigna beaucoup d'estime, d'amitié, de confiance ; mais ce qui est terrible, avec Jésus-Christ sur les lèvres encore, qu'il venoit de recevoir, il l'assura qu'il ne trouveroit rien dans son testament dont il ne dût être content, puis lui recommanda l'État et la personne du Roi futur[1]. Entre sa communion et l'extrême-onction et cette conversation, il n'y eut pas une demi-heure ; il ne pouvoit avoir oublié les étranges dispositions qu'on lui avoit arrachées avec tant de peine, et il venoit de retoucher dans l'entre-deux son codicille si fraîchement fait, qui mettoit le couteau dans la gorge à M. le duc d'Orléans, dont il livroit le manche en plein au duc du Maine[2]. Le rare est que le bruit de ce particulier, le premier que le Roi eût

1. Mlle d'Aumale (p. 335-336) donne un résumé fort court des paroles du Roi, d'après ce qu'elle avait entendu de la bouche du duc d'Orléans sortant de la chambre ; le marquis de Quincy (p. 398) fait de même en deux lignes. Par contre, la lettre anonyme des archives de Dampierre (*Journal de Dangeau*, tome XVIII, p. 374) rapporte un discours assez long en style direct, qui se termine par la justification d'avoir confié au duc du Maine la surintendance de l'éducation du jeune roi. Le *Journal des Anthoine* (p. 50-51) nous a conservé un texte, qui à notre avis se rapproche plus de la réalité ; le Roi aurait terminé en disant : « J'ai fait les dispositions que j'ai cru les plus sages et les plus équitables pour le bien du royaume ; mais, comme on ne sauroit tout prévoir, s'il y a quelque chose à changer ou à réformer, l'on fera ce que l'on trouvera à propos. » Nous verrons le duc d'Orléans s'autoriser de ces paroles lors de la séance du 2 septembre au Parlement. De ces diverses versions, il faut retenir qu'elles s'accordent toutes avec Saint-Simon sur ce point que le Roi protesta auprès de son neveu qu'il ne lui faisait pas de tort par son testament. L'abbé Mascara (lettre du 28 août, ci-après, p. 350) mentionne la « réelle et sincère réconciliation survenue entre S. M. et le duc d'Orléans ; il prétend que le testament du Roi a été révoqué et annulé, et devra être brûlé après avoir été ouvert.

2. Saint-Simon persiste dans son erreur sur la teneur des codicilles, et il accentuera encore dans le *Parallèle des trois rois Bourbons*, p. 371-372.

encore eu avec M. le duc d'Orléans, fit courir[1] qu'il venoit d'être déclaré régent[2]. Dès qu'il se fut retiré, le duc du Maine, qui étoit dans le cabinet, fut appelé. Le Roi lui parla plus d'un quart d'heure, puis fit appeler le comte de Toulouse, qui étoit aussi dans le cabinet, lequel fut un autre quart d'heure en tiers avec le Roi et le duc du Maine[3]. Il n'y avoit que peu de valets des plus nécessaires dans la chambre avec Mme de Maintenon. Elle ne s'approcha point tant que le Roi parla à M. le duc d'Orléans. Pendant tout ce temps-là, les trois bâtardes du Roi[4], les deux fils de Madame la Duchesse[5] et le prince de Conti avoient eu le temps d'arriver dans le cabinet. Après que le Roi eut fini avec le duc du Maine et le comte de Toulouse, il fit appeler les princes du sang, qu'il avoit aperçus sur la porte du cabinet dans sa chambre, et ne leur dit que peu de chose ensemble, et point en particulier ni bas[6]. Les médecins s'avancèrent presque en même temps pour panser sa jambe ; les princes sortirent ; il ne demeura que le pur nécessaire et Mme de Maintenon[7]. Tandis que tout cela se passoit, le Chancelier prit à part M. le duc d'Orléans dans le cabinet du Conseil, et lui montra le codicille[8].

1. Après ce mot, Saint-Simon a biffé *le bruit* pour éviter une répétition.

2. C'est aussi ce que dit l'abbé Mascara (lettre du 27 août, ci-après, p. 348).

3. *Mémoire de Dangeau*, p. 122 ; *Mlle d'Aumale*, p. 337 ; *Quincy*, p. 396 ; *Journal des Anthoine*, p. 52-53.

4. La princesse de Conti douairière, Madame la Duchesse et la duchesse d'Orléans.

5. Le duc de Bourbon et le comte de Charolais.

6. *Mémoire de Dangeau*, p. 122 ; *Quincy*, p. 396.

7. Saint-Simon suit pas à pas la *Relation de Quincy*, qui s'accorde avec le *Mémoire de Dangeau*.

8. La *Relation de Quincy* n'est pas plus prolixe sur cet épisode ; mais le *Mémoire de Dangeau* entre dans plus de détails : « M. le Chancelier est sorti de la chambre et est venu parler à M. le duc d'Orléans, qui étoit assis dans l'embrasure de la fenêtre du cabinet la plus proche de la chambre, et aussitôt ils se sont approchés l'un et l'autre de

Le Roi pansé sut que les princesses étoient dans le cabinet; il les fit appeler, leur dit deux mots tout haut, et prenant occasion de leurs larmes, les pria de s'en aller, parce qu'il vouloit reposer[1]. Elles sorties avec le peu qui étoit entré, le rideau du lit fut un peu tiré, et Mme de Maintenon passa dans les arrière-cabinets.

Scélératesse des chefs de la Constitution.

Le lundi 26 août, la nuit ne fut pas meilleure. Il fut pansé, puis entendit la messe. Il y avoit le pur nécessaire dans la chambre, qui sortit après la messe. Le Roi fit demeurer les cardinaux de Rohan et de Bissy. Mme de Maintenon resta aussi comme elle demeuroit toujours, et avec elle le maréchal de Villeroy, le P. Tellier[2] et le Chancelier[3]. Il appela les deux cardinaux, protesta qu'il mouroit

la table du Conseil, au bout où le Roi a accoutumé de s'asseoir. Le Chancelier a tiré d'une enveloppe, qui n'étoit point cachetée, le papier que S. M. venoit d'écrire et l'a donné à M. le duc d'Orléans, qui, pour le lire, s'est appuyé sur la table, sans s'asseoir, et le Chancelier est resté debout auprès de lui. Les lignes et l'écriture sont fort sérrées. Après que le duc d'Orléans a achevé de lire, le Chancelier a remis le papier dans l'enveloppe, et, après en avoir fait lire le dessus au duc d'Orléans, il l'a mis dans sa poche sans le cacheter....... Après la lecture, le duc d'Orléans et le Chancelier ont eu une conversation d'environ un quart d'heure. » Évidemment, Saint-Simon, qui venait de dire que par ses codicilles le Roi avait mis « le couteau dans la gorge » au duc d'Orléans, s'est senti gêné par ce fait que le Chancellier lui donnait aussitôt communication de ce même codicille, sans que le duc en parût mécontent, et il n'a pas insisté.

1. Ceci est conforme à la Relation de Quincy, p. 397, mais contraire au *Mémoire de Dangeau* : « S. M. n'a appelé aucune des princesses, qui sont demeurées avec les courtisans dans les cabinets, sans voir le Roi » (p. 122), et p. 123 : « Comme le Roi avoit fait tirer son rideau et dit qu'il vouloit reposer, les princesses sont toutes sorties pendant que le duc d'Orléans lisoit le papier. « Le même *Mémoire* (p. 123-125) donne la liste des princesses, des princes, des grands officiers et des courtisans qui se trouvaient alors dans les cabinets.

2. Les mots *le P. Tellier* ont été ajoutés en interligne.

3. Dans la grande Addition au *Journal de Dangeau* (tome XVI, p. 90), Saint-Simon avait dit que Fagon et Mareschal se trouvaient là aussi, et Mlle d'Aumale relève (p. 333) que ce fut « en présence d'un grand nombre de courtisans ». Mme de Maintenon par contre (Lavallée,

dans la foi et la soumission à l'Église, puis ajouta en les regardant qu'il étoit fâché de laisser les affaires de l'Église en l'état où elles étoient, qu'il y étoit parfaitement ignorant, qu'ils savoient[1], et qu'il les en attestoit, qu'il n'y avoit rien fait que ce qu'ils avoient voulu, qu'il y avoit fait tout ce qu'ils avoient voulu, que c'étoit donc à eux à répondre devant Dieu pour lui de tout ce qui s'y étoit fait, et du trop ou du trop peu, qu'il protestoit de nouveau qu'il les en chargeoit devant Dieu, et qu'il en avoit la conscience nette, comme un ignorant qui s'étoit abandonné absolument à eux dans toute la suite de l'affaire[2]. Quel

Saint-Cyr, p. 273) raconte qu'elle-même n'était pas dans la chambre.

1. Saint-Simon avait d'abord écrit *qu'il n'y avoit*; il a ajouté une *s* à *qu'il*, biffé *n'y avoit* et écrit à la suite *sçavoient*.

2. Il y a deux versions assez différentes et même en partie contradictoires des paroles adressées par le Roi aux deux cardinaux au sujet de l'affaire de la Constitution. La première est celle de Saint-Simon, dans laquelle Louis XIV décharge sur eux sa responsabilité. Saint-Simon avait reproduit une première fois les paroles du Roi en style direct dans la grande Addition sur Louis XIV (tome XVI, p. 90); il les répète ici en style indirect, et reprend le même thème dans le *Parallèle des trois rois Bourbons* (p. 357-358). Le *Journal des Anthoine* (p. 57) s'accorde avec la version de Saint-Simon; d'après eux, la dernière parole de Louis XIV aurait été : « Si j'ai pu mal faire, c'est sur vos consciences, et vous en répondrez devant Dieu. » La Relation conservée dans les papiers de Fevret de Fontette et qu'on trouvera ci-après, p. 343, est dans le même sens et l'auteur ajoute : « Ce sont ici ses propres paroles (du Roi), et on a fait tous les efforts possibles pour les cacher. » Enfin, témoignage d'une valeur incontestable, Mme de Maintenon, dans la lettre publiée par Lavallée (*Saint-Cyr*, p. 273), écrit qu'elle n'assista pas à l'entretien, mais que, au moment où elle rentra dans la chambre, elle entendit ces mots : « Vous en répondrez devant Dieu. » — La seconde version est beaucoup plus anodine : le Roi engage les cardinaux à continuer à défendre la bonne doctrine, souhaite que la paix se fasse bientôt dans l'Église, et proteste de sa soumission à son enseignement. C'est la version de Mlle d'Aumale (p. 333-334) et de Languet de Gergy (p. 457); c'est aussi celle que donne, dans une conformité de texte vraiment surprenante avec Mlle d'Aumale, la partie du *Journal de Dangeau* (tome XVI, p. 111-112) rédigée par

affreux coup de tonnerre ! Mais les deux cardinaux n'étoient pas pour s'en épouvanter ; leur calus[1] étoit à toute épreuve. Leur réponse ne fut que sécurité et louanges, et le Roi à répéter que, dans son ignorance, il avoit cru ne pouvoir mieux faire pour sa conscience que de se laisser conduire en toute confiance par eux, par quoi il étoit déchargé devant Dieu sur eux. Il ajouta que, pour le cardinal de Noailles, Dieu lui étoit témoin qu'il ne le haïssait point, et qu'il avoit toujours été fâché de ce qu'il avoit cru devoir faire contre lui. A ces dernières paroles, Blouin, Fagon, tout baissé et tout courtisan qu'il étoit, et Mareschal, qui étoient en vue et assez près du Roi, se regardèrent, et se demandèrent entre haut et bas si on laisseroit mourir le Roi sans voir son archevêque, sans marquer par là réconciliation et pardon, que c'étoit un scandale nécessaire à lever. Le Roi, qui les entendit, reprit la parole aussitôt, et déclara que non-seulement il ne s'y sentoit point de répugnance, mais qu'il le desiroit. Ce mot interdit les deux cardinaux bien plus [que] la citation[2] que le Roi venoit de leur faire devant Dieu à sa décharge.

un secrétaire. Le *Mémoire spécial de Dangeau* ne souffle mot de l'incident, et ce pourrait bien être là une preuve indirecte que ce Mémoire (dont l'attribution a été contestée) a bien pour auteur cet avisé courtisan. Enfin, ne négligeons pas de remarquer que la Relation de Quincy (revue et corrigée par le P. le Tellier) est également muette sur ce sujet délicat. Le maréchal de Villars, de son côté, a inséré dans ses *Mémoires* (tome IV, p. 61) cette brève mention : « Il recommanda aux cardinaux de Rohan et de Bissy les affaires de la religion, et leur dit que c'étoit une véritable douleur pour lui de n'avoir pu les terminer, mais que, si Dieu lui avoit donné quelques jours de plus, il auroit espéré de faire cesser les divisions. »

1. Les éditions précédentes avaient imprimé *leur calme* ; on lit parfaitement dans le manuscrit *leur calus*, mot que le *Dictionnaire de l'Académie* de 1718 définissait ainsi au figuré : « Un endurcissement d'esprit et de cœur qui se forme par la longue habitude. » Le même mot est employé dans la version du *Parallèle des trois rois bourbons*, p. 358.

2. L'auteur avait d'abord écrit *bien plus que ne venoit de faire la citation* ; il a biffé *que ne venoit de faire*, et oublié de rétablir le *que*.

Mme de Maintenon en fut effrayée ; le P. Tellier en trembla. Un retour de confiance dans le Roi, un autre de générosité et de vérité dans le pasteur, les intimidèrent. Ils redoutèrent les moments[1] où le respect et la crainte fuient si loin devant des considérations plus prégnantes[2]. Le silence régnoit dans ce terrible embarras. Le Roi le rompit par ordonner au Chancelier d'envoyer sur-le-champ chercher le cardinal de Noailles, si ces Messieurs, en regardant les cardinaux de Rohan et de Bissy, jugeoient qu'il n'y eût point d'inconvénient. Tous deux se regardèrent, puis s'éloignèrent jusque vers la fenêtre, avec le Tellier, le Chancelier et Mme de Maintenon. Tellier cria tout bas, et fut appuyé de Bissy ; Mme de Maintenon trouva la chose dangereuse ; Royan, plus doux ou plus politique sur le futur, ne dit rien, le Chancelier non plus. La résolution enfin fut de finir la scène comme ils l'avoient commencée et conduite jusqu'alors, en trompant le Roi et se jouant de lui. Ils s'en rapprochèrent, et lui firent entendre avec forces louanges qu'il ne falloit pas exposer la bonne cause au triomphe de ses ennemis, et à ce qu'ils sauroient tirer d'une démarche qui ne partoit que de la bonne volonté du Roi et d'un excès de délicatesse de conscience ; qu'ainsi ils approuvoient bien que le cardinal de Noailles, eût l'honneur de le voir, mais à condition qu'il accepteroit la Constitution et qu'il en donneroit sa parole. Le Roi, encore en cela, se soumit à leur avis, mais sans raisonner, et dans le moment le Chancelier écrivit conformément, et dépêcha au cardinal de Noailles[3]. Dès que le Roi eut

1. Ces quatre mots, qui commencent la phrase, oubliés par mégarde par Saint-Simon dans sa mise au net, ont été rétablis en interligne et sur la marge.

2. Mot déjà rencontré ci-dessus, p. 37.

3. Il y a encore plusieurs versions de cet incident. Saint-Simon prétend que ce furent Blouin, Fagon et Mareschal qui le soulevèrent. Au contraire Languet de Gergy (p. 461-462), les Anthoine (p. 63-64), le marquis de Quincy (p. 401) et la Relation des papiers Fevret de Fontette (ci-après, p. 344), racontent que le cardinal de Noailles écrivit

consenti, les deux cardinaux le flattèrent de la grande œuvre qu'il alloit opérer (tant leur frayeur fut grande qu'il ne revînt à le vouloir voir sans condition, dont le piége étoit si misérable et si aisé à découvrir), ou en ramenant le cardinal de Noailles, ou en manifestant par son refus et son opiniâtreté invincible à troubler l'Église, et son ingratitude consommée pour un roi à qui il devoit tout et qui lui[1] tendoit ses bras mourants. Le dernier arriva. Le cardinal de Noailles fut pénétré de douleur de ce dernier comble de l'artifice. Il avoit tort ou raison de-

une lettre à Mme de Maintenon pour lui faire part de son desir de voir le Roi, que celle-ci la montra au cardinal de Rohan et au confesseur, puis à Louis XIV, qui manifesta le contentement qu'il aurait de voir son archevêque, mais qui, suivant les uns de son propre mouvement, suivant les autres à l'instigation de Rohan et du P. le Tellier, mit comme condition qu'il accepterait la constitution *Unigenitus*. Il ordonna sur l'heure au Chancelier d'écrire une lettre en ce sens au cardinal de Noailles; ce qui fut fait aussitôt, et le Roi la signa. Les Anthoine ajoutent que la condition mise par le Roi était contenue dans une courte apostille placée après la signature et ainsi conçue : « Je vous attends à condition que vous vous rejoindrez aux autres évêques vos confrères. » Languet de Gergy donne un texte bien plus développé de cette lettre. Enfin Mlle d'Aumale (p. 342) en a fait un récit tellement différent qu'il n'est point inutile de le reproduire ici : « Comme j'étois, dit-elle, presque toujours dans sa chambre avec Mme de Maintenon, je fus chargée par le maréchal de Noailles de lui parler un peu du cardinal son frère, et de tâcher qu'il consentît à le voir. Je lui en parlai effectivement ; je lui demandai s'il n'avoit rien contre M. le cardinal de Noailles. « Non, me répondit-il, je n'ai rien de personnel contre lui, et, s'il veut venir tout à l'heure, je l'embrasserai de tout mon cœur, s'il veut se soumettre au Pape ; car je veux mourir comme j'ai vécu, catholique, apostolique et romain. » J'allai porter cette réponse à M. le Cardinal [sans doute pour « M. le Maréchal »], qui me dit : « En « ce cas-là, j'ai du regret à cette heure que vous lui en ayez parlé. » Il n'en fut plus question depuis, et le Roi ne le vit point. » Peut-être faut-il supposer que ce récit se rapporte à une seconde tentative faite à l'instigation du maréchal de Noailles. Voyez ci-après, p. 350 et 351-352, la lettre du 28 août de l'abbé Mascara. De nos jours le P. Bliard, dans son ouvrage sur *le P. le Tellier* (p. 379-390), a cherché à expliquer la conduite du confesseur et des deux cardinaux.

1. Avant *qui* Saint-Simon a biffé un *à*, et *luy* surcharge *il*.

vant tout parti sur l'affaire de la Constitution; mais, quoi qu'il en fût, l'événement de la mort instante du Roi n'opéroit rien sur la vérité de cette matière, ni ne pouvoit[1] opérer, par conséquent, aucun changement d'opinion. Rien de plus touchant que la conjoncture, mais rien de plus étranger à la question, rien aussi de plus odieux que ce piége, par[2] rapport au Roi, de l'état duquel ils achevèrent d'abuser si indignement, et par rapport au cardinal de Noailles, qu'ils voulurent brider ou noircir si grossièrement. Ce trait énorme émut tout le public contre eux, avec d'autant plus de violence que l'extrémité du Roi rendit la liberté, que sa terreur avoit si longtemps retenue captive. Mais, quand on en sut le détail, et l'apostrophe du Roi aux deux cardinaux sur le compte qu'ils auroient à rendre pour lui de tout ce qu'il avoit fait sur la Constitution, et le détail de ce qui là même s'étoit passé tout de suite sur le cardinal de Noailles, l'indignation générale rompit les digues et ne se contraignit plus; personne au contraire qui blâmât le cardinal de Noailles, dont la réponse au Chancelier fut en peu de mots un chef-d'œuvre de religion, de douleur et de sagesse[3].

Adieux du Roi.

Ce même lundi 26 août, après que les deux cardinaux furent sortis, le[4] Roi dîna dans son lit en présence de ce qui avoit les entrées. Il les fit approcher comme on desservoit, et leur dit ces paroles, qui furent à l'heure même recueillies : «Messieurs, je vous demande pardon du mauvais exemple que je vous ai donné. J'ai bien à vous remercier de la manière dont vous m'avez servi, et de l'attachement et de la fidélité que vous m'avez toujours

1. Les mots *ne pouvoit* ont été ajoutés en interligne.
2. Avant ce mot il y a dans le manuscrit un *qui* inutile, lequel rend la phrase incorrecte ou inachevée.
3. La correspondance du cardinal de Noailles conservée à la Bibliothèque nationale (ms. Fr. 23210 à 23229) ne contient ni la lettre du Chancelier, ni la réponse du cardinal.
4. Ce *le* surcharge *il*.

marquée. Je suis bien fâché de n'avoir pas fait pour vous ce que j'aurois bien voulu faire. Les mauvais temps en sont cause. Je vous demande pour mon petit-fils la même application et la même fidélité que vous avez eue pour moi. C'est un enfant qui pourra essuyer bien des traverses. Que votre exemple en soit un pour tous mes autres sujets. Suivez les ordres que mon neveu vous donnera. Il va gouverner le royaume ; j'espère qu'il le fera bien ; j'espère aussi que vous contribuerez tous à l'union, et que, si quelqu'un s'en écartoit, vous aideriez à le ramener. Je sens que je m'attendris[1], et que je vous attendris aussi ; je vous en demande pardon. Adieu, Messieurs : je compte que vous vous souviendrez quelquefois de moi[2]. »

Un peu après que tout le monde fut sorti, le Roi demanda le maréchal de Villeroy, et lui dit ces mêmes paroles, qu'il retint bien, et qu'il a depuis rendues : « Monsieur le maréchal, je vous donne une nouvelle marque de mon amitié et de ma confiance en mourant. Je vous fais gouverneur du Dauphin, qui est l'emploi le plus important que je puisse donner. Vous saurez par ce qui est dans mon testament ce que vous aurez à faire à l'égard du duc du Maine. Je ne doute pas que vous ne me serviez après ma mort avec la même fidélité que vous l'avez fait pendant ma vie. J'espère que mon neveu vivra avec

1. Le Roi pleurait très facilement, et Saint-Simon a déjà fait cette remarque : notre tome VIII, p. 324.

2. Saint-Simon copie exactement le texte qu'il trouve dans le *Journal de Dangeau* à la journée du 26 août (p. 112), texte que le secrétaire de Dangeau affirme être « mot pour mot ce que le Roi a dit aux courtisans ». Mlle d'Aumale (p. 334) et Languet de Gergy (p. 457-458) le reproduisent aussi avec des différences insignifiantes. Mais le *Mémoire spécial de Dangeau* (p. 128) semble à priori présenter une version assez différente. C'est qu'il y eut en réalité deux discours du Roi, l'un adressé aux courtisans, l'autre aux officiers de sa maison ; Saint-Simon n'a mentionné que le premier. Mais le récit du marquis de Quincy les spécifie parfaitement tous deux (p. 400 et 401). Le *Mémoire de Dangeau*, comme le *Journal des Anthoine* (p. 58), ne reproduit que les paroles adressées aux officiers.

vous avec la considération et la confiance qu'il doit avoir pour un homme que j'ai toujours aimé. Adieu, Monsieur le maréchal ; j'espère que vous vous souviendrez de moi[1]. »

Le Roi, après quelque intervalle, fit appeler Monsieur le Duc et M. le prince de Conti, qui étoient dans les cabinets, et, sans les faire trop approcher, il leur recommanda l'union desirable entre les princes, et de ne pas suivre les exemples domestiques sur les troubles et les guerres[2]; il ne leur en dit pas davantage. Puis, entendant des femmes dans le cabinet, il comprit bien qui elles étoient, et tout de suite leur manda d'entrer. C'étoit Mme la duchesse de Berry, Madame, Mme la duchesse d'Orléans, et les princesses du sang, qui crioient, et à qui le Roi dit qu'il ne falloit point crier ainsi[3]. Il leur fit des amitiés courtes, distingua Madame, et finit par exhorter Mme la duchesse d'Orléans et Madame la Duchesse de se raccommoder[4].

1. C'est encore dans le *Journal de Dangeau* (p. 112-113) que Saint-Simon prend ces paroles, dont il n'est pas question dans le Mémoire spécial. Mlle d'Aumale (p. 334-335), Languet de Gergy (p. 458) et le marquis de Quincy (p. 397-398) donnent la même leçon, et le sens n'en est pas différent dans le *Journal des Anthoine* (p. 49).

2. C'est-à-dire l'exemple de leurs ancêtres pendant la Fronde : *Mlle d'Aumale*, p. 336-337 ; *Quincy*, p. 398 ; lettre anonyme des archives de Dampierre (*Dangeau*, tome XVIII, p. 375).

3. *Mémoire spécial de Dangeau*, p. 128-129 ; *Mlle d'Aumale*, p. 335 ; *Quincy*, p. 398-399.

4. Madame, dans sa *Correspondance* (recueil Brunet, tome I, p. 257) raconte ainsi la scène : « Je n'ose pas penser à ce que le Roi m'a dit à son lit de mort. .... Il a recommandé l'union à ses filles légitimées. J'ai été la cause innocente de ce que le Roi leur a dit de désagréable : en l'entendant dire : « Je vous recommande surtout d'être unies », je crus qu'il disait cela pour moi et pour la femme de mon fils, et je répondis : « Oui, je vous obéirai, Monsieur. » Le Roi se retourna alors vers moi et dit d'une voix rude : « Vous croyez que je dis cela pour « vous ; non, non ! Vous êtes raisonnable et je vous connais ; c'est à « ces princesses que je parle, qui ne le sont pas autant que vous. » Dans une lettre précédente (*ibidem*, p. 181), elle avait raconté la scène tout entière : « Nous avons eu hier le spectacle le plus triste et le plus

Tout cela fut court, et il les congédia.[1]. Elles se retirèrent par les cabinets, pleurant et criant fort, ce qui fit croire au dehors, parce que les fenêtres des cabinets étoient ouvertes, que le Roi étoit mort, dont le bruit alla à Paris, et jusque dans les provinces.

Quelque temps après, il manda à la duchesse de Ventadour de lui amener[2] le Dauphin. Il le fit approcher[3] et lui dit ces paroles devant Mme de Maintenon et le très peu des plus intimement privilégiés ou valets nécessaires, qui les recueillirent[4] : « Mon enfant, vous allez être un grand roi. Ne m'imitez pas dans le goût que j'ai eu pour les

touchant qu'on puisse imaginer. Le Roi, après s'être préparé à la mort, après avoir reçu les derniers sacrements, s'est fait apporter le Dauphin, lui a donné sa bénédiction et lui a parlé. Il m'a fait venir ensuite, ainsi que la duchesse de Berry et toutes ses autres filles et petits-enfants. Il m'a dit adieu avec des paroles si tendres que je m'étonne de n'être pas tombée à la renverse sans connaissance.... Je me suis jetée à genoux, et, prenant sa main, je l'ai baisée ; il m'a embrassée et il a ensuite parlé aux autres. »

1. A ce propos, le *Journal des Anthoine* (p. 55) relève cette particularité : « Nous n'avons pu suivre le fil de son discours ; car la foiblesse de sa voix et les pleurs et soupirs des assistants nous le déroboient. »

2. *Amener* corrige *amer*, mal écrit.

3. D'après les Anthoine (p. 60), Mme de Ventadour installa le jeune Dauphin dans un fauteuil qui se trouvait au chevet du lit.

4. Tous les textes qu'on connaît de ces paroles (*Mémoire de Dangeau*, p. 126-127 ; *Mlle d'Aumale*, p. 331-332 ; *Languet de Gergy*, p. 456 ; *Relation de Quincy*, p. 399 ; lettre anonyme de Dampierre, p. 375 ; *Journal des Anthoine*, p. 61-63 ; lettre de l'abbé Mascara du 27 août, ci-après, p. 348 ; texte du manuscrit Arsenal 2325, fol. 88 ; etc.) sont plus ou moins conformes les uns aux autres comme sens, mais diffèrent sensiblement comme forme. Voltaire, dans le *Siècle de Louis XIV*, a prétendu les reproduire d'après le tableau qui se trouvait au chevet du lit de Louis XV et sur lequel le maréchal de Villeroy, son gouverneur, les avait fait transcrire. Or M. le Roi, dans un mémoire inséré dans ses *Curiosités historiques* (1864), semble bien en avoir retrouvé le texte exact dans les papiers du maître d'écriture Gilbert chargé d'en faire la transcription pour placer au-dessus du lit du jeune roi. Voici d'après lui quelles furent les paroles de Louis XIV : « Mon cher enfant, vous allez être le plus grand roi du monde. N'oubliez

bâtiments[1], ni dans celui que j'ai eu pour la guerre ; tâchez, au contraire, d'avoir la paix avec vos vosins. Rendez à Dieu ce que vous lui devez ; reconnoissez les obligations que vous lui avez ; faites-le honorer par vos sujets. Suivez toujours les bons conseils ; tâchez de soulager vos peuples, ce que je suis assez malheureux pour n'avoi pu faire. N'oubliez point la reconnoissance que vous devez à Mme de Ventadour. Madame (s'adressant à elle), que je l'embrasse ; » et en l'embrassant lui dit : « Mon cher enfant, je vous donne ma bénédiction de tout mon cœur. » Comme on eût[2] ôté le petit prince de dessus le lit du Roi, il le redemanda, l'embrassa de nouveau, et, levant les mains et les yeux au ciel, le bénit encore. Ce spectacle fut extrêmement touchant ; la duchesse de Ventadour se

jamais les obligations que vous avez à Dieu. Ne m'imitez pas dans les guerres ; tâchez de maintenir toujours la paix avec vos voisins, de soulager votre peuple autant que vous pourrez, ce que j'ai eu le malheur de ne pouvoir faire par les nécessités de l'État. Suivez toujours les bons conseils, et songez bien que c'est à Dieu à qui vous devez tout ce que vous êtes. Je vous donne le Père le Tellier pour confesseur ; suivez ses avis et ressouvenez-vous toujours des obligations que vous avez à Madame de Ventadour. » Le P. le Tellier ayant été exilé par le Régent, la phrase qui le concernait fut supprimée ; c'est pourquoi Voltaire l'a omise ; mais elle se trouve dans Dangeau et Mlle d'Aumale. — Quelques années plus tard, en 1718, une imprimerie ayant été installée aux Tuileries auprès du cabinet du Roi pour servir au divertissement et à l'instruction de Louis XV, la première pièce qui y fut composée fut ces dernières paroles de son aïeul ; on en imprima deux textes, l'un absolument conforme à celui que nous donnons ci-dessus d'après Gilbert, moins la phrase relative au P. le Tellier, l'autre, dont le sens est le même, mais développé, amplifié en phrases moins courtes et plus arrondies, et qui est celui que Voltaire a donné dans le chapitre XVIII du *Siècle de Louis XIV* (H. Omont, *L'imprimerie du cabinet du Roi au château des Tuileries sous Louis XV*, dans le *Bulletin de la Société de l'histoire de Paris*, année 1891).

1. Saint-Simon, qui copie presque mot pour mot le texte donné par la Relation du marquis de Quincy, a ajouté de son cru cette recommandation sur les bâtiments, qui n'est donnée par aucune autre version.

2. Il y a bien *eust* au subjonctif dans le manuscrit.

hâta d'emporter le Dauphin et de le ramener dans son appartement[1].

Après une courte pause, le Roi fit appeler le duc du Maine et le comte de Toulouse, fit sortir tout ce peu qui étoit dans sa chambre et fermer les portes ; ce particulier dura assez longtemps[2]. Les choses remises dans leur ordre accoutumé, quand il eut fait avec eux, il envoya chercher M. le duc d'Orléans, qui étoit chez lui. Il lui parla fort peu de temps, et le rappela comme il sortoit pour lui dire encore quelque chose, qui fut fort court[3]. Ce fut là qu'il

Le Roi

1. Louis XIV avait écrit, quelques jours auparavant, une lettre qu'il adressait au Dauphin, pour lui servir d'instruction et qu'il confia au maréchal de Villeroy pour la remettre à ce prince lorsqu'il aurait l'âge de dix-sept ans (*Souvenirs de Mlle d'Aumale*, tome II, p. 332). Cette lettre, écrite tout entière de la main du Roi, ne fut sans doute jamais remise à son destinataire. Mlle d'Aumale en avait pris copie sur l'original, et les éditeurs de ses *Souvenirs* l'ont publiée en appendice à leur tome II, p. 372-374 ; nous croyons intéressant d'en reproduire le texte ci-après, p. 373. Le marquis d'Argenson, dans ses *Mémoires* (édition de la Société de l'histoire de France, tome IV, p. 63-64), raconte que le maréchal de Noailles, peu de jours après la mort du cardinal de Fleury, en janvier 1743, remit à Louis XV une lettre du Roi son grand-père confiée par lui à Mme de Maintenon pour être transmise à son successeur. On pourrait croire qu'il s'agit de la lettre que nous a conservée Mlle d'Aumale, si le résumé qu'en donne le marquis d'Argenson n'était absolument différent. Le marquis d'Argenson s'est trompé. Si l'on consulte les *Mémoires de Noailles* (édition Michaud et Poujoulat, p. 312-314), on voit que ce que le maréchal remit à Louis XV, ce fut, avec un mémoire politique rédigé par lui-même, la copie des instructions que Louis XIV avait données en 1700 à son petit-fils Philippe V partant pour l'Espagne, et dont on trouve le texte dans les mêmes *Mémoires* (p. 71-72). Cela n'a donc aucun rapport avec la lettre confiée à Villeroy. L'éditeur des *Mémoires d'Argenson*, M. Rathery, dit que cette lettre a été souvent publiée, notamment dans le tome VI des *Mémoires de Mme de Maintenon*, par la Beaumelle, édition de 1756 ; c'est une erreur : La Beaumelle ne semble pas avoir connu cette pièce, dont le texte était ignoré jusqu'à la publication des *Souvenirs de Mlle d'Aumale*.

2. C'est sans doute l'entretien dont parlent le *Mémoire de Dangeau*, p. 127, et la *Relation de Quincy*, p. 399.

3. Ce fut pour lui recommander Mme de Maintenon ; le *Mémoire de*

lui ordonna de faire conduire, dès ce qu'il seroit mort[1], le Roi futur à Vincennes, dont l'air est bon, jusqu'à ce que toutes les cérémonies fussent finies à Versailles et le château bien nettoyé aqrès, avant de le ramener à Versailles, où il destinoit son séjour. Il en avoit apparemment parlé auparavant au duc du Maine et au maréchal de Villeroy; car, après que M. le duc d'Orléans fut sorti, il donna ses ordres pour aller meubler Vincennes, et mettre ce lieu en état de recevoir incessamment son successeur[2]. Mme du Maine, qui jusqu'alors n'avoit pas pris la peine de bouger de Sceaux, avec ses compagnies et ses passe-temps, étoit arrivée à Versailles, et fit demander au Roi la permission de le voir un moment après ces ordres donnés. Elle étoit déjà dans l'antichambre; elle entra, et sortit un moment après[3].

ordonne que son successeur aille à Vincennes et revienne demeurer à Versailles.

Le mardi 27 août, personne n'entra dans la chambre du Roi que le P. Tellier, Mme de Maintenon, et pour la messe

Le Roi brûle des papiers;

Dangeau le dit formellement (p. 128). Mme de Maintenon a rapporté elle-même les paroles employées par le Roi en cette circonstance (Lavallée, *Saint-Cyr*, p. 274-275), et elles ont été reproduites presque sans modification par Mlle d'Aumale (p. 336) et par Languet de Gergy (p. 460-461). Saint-Simon ne parle pas de cette recommandation, parce qu'il ne la trouve pas mentionnée dans la *Relation de Quincy*, et c'est encore là une preuve bien frappante qu'il utilise exclusivement cette source. Les lettres de l'abbé Mascara en parlent à deux reprises (ci-après, p. 350 et 355).

1. Tel est bien le texte du manuscrit.

2. La lettre anonyme des archives de la Ciotat (ci-après, p. 342) donne, à cette occasion, des détails qu'on ne trouve pas ailleurs : « Le Roi a déclaré que le nouveau roi seroit conduit à Vincennes dès qu'il seroit mort et a commandé lui-même nom par nom, la garde qui doit l'escorter et les personnes qui le conduiront, voulant que les chevaux soient harnachés et les gendarmes, mousquetaires, chevau-légers et gardes du corps bottés. » D'après l'abbé Mascara, Mme de Ventadour redoutait pour l'enfant le séjour de Vincennes ; mais le duc d'Orléans tint à se conformer aux volontés du Roi (ci-après, p. 350, 355 et 356).

3. Cette visite de la duchesse du Maine n'est mentionnée que par la *Relation de Quincy* (p. 399) ; nouvelle preuve des emprunts de Saint-Simon à ce récit.

ordonne que son cœur soit porté à Paris aux Jésuites. Sa présence d'esprit et ses dispositions.

seulement le cardinal de Rohan et les deux aumôniers de quartier[1]. Sur les deux heures, il envoya chercher le Chancelier, et, seul avec lui et Mme de Maintenon, lui fit ouvrir deux cassettes pleines de papiers, dont il lui fit brûler beaucoup, et lui donna ses ordres pour ce qu'il voulut qu'il fît des autres[2]. Sur les six heures du soir, il manda encore le Chancelier[3]. Mme de Maintenon ne sortit point de sa chambre de la journée[4], et personne n'y entra que les valets, et, dans des moments, l'apparition du service le plus indispensable. Sur le soir, il fit appeler le P. Tellier, et, presque aussitôt après qu'il lui eut parlé, il envoya chercher Pontchartrain, et lui ordonna d'expédier aussitôt qu'il seroit mort un ordre pour faire porter son cœur dans l'église de la maison professe des jésuites à Paris, et l'y faire placer vis-à-vis celui du Roi son père, et de la même manière[5]. Peu après, il se souvint que Cavoye,

1. Le *Journal des Anthoine* (p. 65) insiste sur les grandes douleurs que le Roi ressentit par tout le corps, tandis qu'il était insensible aux scarifications que les médecins faisaient à sa jambe malade. Selon le *Mémoire de Dangeau* (p. 131), on constata ce jour-là cependant que la gangrène ne montrait pas de progrès et paraissait s'arrêter à la marque que la jarretière avait faite à la jambe.

2. Les relations ne sont pas d'accord sur le jour où le Roi fit brûler les papiers de ses cassettes. Saint-Simon suit le *Journal de Dangeau* (rédaction du secrétaire, p. 113), qui place cette précaution à l'après-midi du 27 août ; il en est de même du *Journal des Anthoine* (p. 66) ; au contraire le *Mémoire spécial de Dangeau* (p. 130), Mlle d'Aumale (p. 329), Languet de Gergy (p. 460) et Quincy (p. 400) disent le 26 août. Mme de Maintenon (p. 272) et Mlle d'Aumale rapportent plusieurs des paroles dites par le Roi à propos des papiers qu'il faisait brûler ; il fit fouiller par Mme de Maintenon les poches de ses vêtements, et lui donna son chapelet « non comme une relique, dit-il, mais pour vous souvenir toujours de moi » ; sa boîte à bonbons échut à Mlle d'Aumale, dans la famille de laquelle elle existe encore.

3. Ceci n'est dit que par le *Journal de Dangeau*, p. 113.

4. L'abbé Mascara écrit (ci-après, p. 348, 27 août) que son carrosse était toujours prêt pour pouvoir s'en aller à Saint-Cyr dès que le Roi serait mort.

5. Cet ordre n'a pas été enregistré dans les registres du secrétariat

grand maréchal des logis de sa maison, n'avoit jamais fait les logements de la cour à Vincennes, parce qu'il y avoit cinquante ans que la cour n'y avoit été ; il indiqua une cassette où on trouveroit le plan de ce château, et ordonna de le prendre et de le porter à Cavoye[1]. Quelque temps après ces ordres donnés, il dit à Mme de Maintenon qu'il avoit ouï dire qu'il étoit difficile de se résoudre à la mort ; que, pour lui, qui se trouvoit sur le point de ce moment si redoutable aux hommes, il ne trouvoit pas que cette résolution fût si pénible à prendre. Elle lui répondit qu'elle l'étoit beaucoup quand on avoit de l'attachement aux créatures, de la haine dans le cœur, des restitutions à faire. « Ha ! reprit le Roi, pour des restitutions à faire, je n'en dois à personne comme particulier ; mais, pour celles que je dois au royaume, j'espère en la miséricorde de Dieu[2]. » La nuit qui suivit fut fort agitée. On lui voyoit à tous moments joindre les mains, et on l'entendoit[3] dire les prières qu'il avoit accoutumées en santé, et se frapper la poitrine au *Confiteor*[4].

de la Maison du Roi ; toutes les relations mentionnent cette précaution du Roi mourant ; la lettre de l'abbé Mascara du 31 août (ci-après, p. 356) donne des détails particuliers. Voyez aux Additions et Corrections.

1. *Journal de Dangeau*, p. 113-114 ; *Mémoire de Dangeau*, p. 131 ; *Relation de Quincy*, p. 401-402 ; *Mlle d'Aumale*, p. 337. L'abbé Mascara raconte que Cavoye avait remis sa charge au marquis de Cany, fils de Chamillart, qui la lui avait achetée, ne voulant plus servir après le Roi (ci-après, p. 350).

2. Saint-Simon copie le *Journal de Dangeau* (p. 114) ; les récits de Quincy (p. 402) et de Mlle d'Aumale (p. 339) sont presque exactement les mêmes ; le *Mémoire de Dangeau* (p. 131-132) supppime le dialogue.

3. Ce mot, mal écrit d'abord (*l'endoit*) à la fin d'une ligne par Saint-Simon, et biffé, a été répété, encore écrit de même, au commencement de la ligne suivante, puis corrigé par l'addition de la syllabe *ten* en interligne, enfin biffé une seconde fois, puis remis correctement sur la marge à la fin de la ligne précédente.

4. Ceci est encore la copie du *Journal de Dangeau* (p. 114). Mlle d'Aumale (p. 340-341) : « La nuit du 27 au 28 août, il fut fort agité, et à tout moment on l'entendoit prier Dieu et faire toutes les prières qu'il faisoit ordinairement dans son lit, frappant sa poitrine

Le mercredi 28 août, il fit le matin une amitié à Mme de Maintenon qui ne lui plut guères, et à laquelle elle ne répondit pas un mot. Il lui dit que ce qui le consoloit de la quitter étoit l'espérance, à l'âge où elle étoit, qu'ils se rejoindroient bientôt[1]. Sur les sept heures du matin, il fit appeler le P. Tellier, et, comme il lui parloit de Dieu, il vit dans le miroir de sa cheminée deux garçons de sa chambre assis au pied de son lit qui pleuroient. Il leur dit : « Pourquoi pleurez-vous ? Est-ce que vous m'avez cru immortel ? Pour moi, je n'ai point cru l'être, et vous avez dû, à l'âge où je suis, vous préparer à me perdre[2]. »

au *Confiteor*, et nommant entre haut et bas toutes les personnes pour qui il prioit, comme : « le Roi mon père, la Reine ma mère. » Voyez aussi *Quincy*, p. 402.

1. Mme de Maintenon dans sa lettre à Mme de Villette (Lavallée, *Saint-Cyr*, p. 274-275) raconte que le Roi lui dit trois fois adieu. « La première fois, il m'assura qu'il n'avoit de regret que de me quitter ; mais, ajouta-t-il en soupirant, nous nous reverrons bientôt. Je le priai de ne plus penser qu'à Dieu. La seconde fois, il me demanda pardon de n'avoir pas assez bien vécu avec moi et de ne m'avoir pas rendue heureuse, mais qu'il m'avoit toujours aimée et estimée ; et, se sentant alors prêt à pleurer, il me recommanda d'examiner si on ne l'écoutoit pas. « Cependant, ajouta-t-il, on ne sera jamais surpris que « je m'attendrisse avec vous. » A la troisième fois, il me dit : « Qu'allez-« vous devenir ? vous n'avez rien. » Je l'exhortai à ne s'occuper que de Dieu, et, faisant ensuite réflexion que j'ignorois de quelle manière les princes me traiteroient, je le priai de me recommander à M. le duc d'Orléans. Il l'appela et lui dit, etc. » Mlle d'Aumale (p. 330-331) et Languet de Gergy (p. 462-463) donnent des textes un peu plus développés. A propos de ce rendez-vous dans l'autre monde, Duclos prétend (*Mémoires secrets*, édition Michaud et Poujoulat, p. 481) que l'apothicaire Boulduc lui aurait assuré que Mme de Maintenon aurait dit en sortant : « Voyez le rendez-vous qu'il me donne ! Cet homme-là n'a jamais aimé que lui. » De telles paroles sont si peu conformes au caractère et aux habitudes de Mme de Maintenon qu'on peut sans crainte en certifier la fausseté. Mais il est curieux de remarquer que Saint-Simon était lié avec Boulduc et a déjà dit à trois reprises (tomes XXII, p. 302 et 362-363, et XXIV, p. 248) que celui-ci lui avait fourni des renseignements.

2. Toutes les relations ont relevé ces paroles, mais avec des desti-

Une espèce de manant provençal fort grossier apprit l'extrémité du Roi en chemin de Marseille à Paris, et vint ce matin-ci à Versailles, avec un remède, qui, disoit-il, guérissoit la gangrène[1]. Le Roi étoit si mal et les médecins tellement à bout, qu'ils y consentirent sans difficulté, en présence de Mme de Maintenon et du duc du Maine[2]. Fagon voulut dire quelque chose ; ce manant, qui se nommoit le Brun[3], le malmena fort brutalement, dont Fagon, qui avoit accoutumé de malmener les autres et d'en être respecté jusqu'au tremblement, demeura tout abasourdi[4]. On donna donc au Roi dix gouttes de cet

Le Brun, provençal, malmène Fagon et donne de son élixir au Roi. Duc du Maine.

nataires différents. Tandis que le *Journal* (p. 114, et c'est là où Saint-Simon a pris l'anecdote) et le *Mémoire de Dangeau* (p. 132) disent aussi à deux garçons de la chambre, Mlle d'Aumale (p. 341) dit aux médecins, Languet de Gergy (p. 455) aux princesses, les Anthoine (p. 53) à Mme de Maintenon. La relation de Quincy (p. 403) prétend qu'elles furent prononcées deux fois, d'abord pour deux garçons de la chambre, puis pour les médecins, et c'est sans doute là qu'est la vérité.

1. Le *Mémoire de Dangeau* (p. 132) parle de la composition de cet élixir. Il faut lire ci-après, p. 351 et 352, le récit très curieux des deux lettres de l'abbé Mascara du 29 août.

2. On prit cependant l'avis du duc d'Orléans, du moins lorsqu'il fut question de réitérer le remède, et il amena lui-même l'empirique dans la chambre du Roi et lui fit tâter son pouls, avant d'autoriser l'emploi de sa drogue (*Journal des Anthoine*, p. 69 ; *Mémoire de Dangeau*, p. 132-133 ; voyez aussi la Relation de Quincy, p. 403, et celle de Mlle d'Aumale, p. 340). L'abbé Mascara dit qu'on prit l'avis de MM. du Maine et de Toulouse et de la duchesse d'Orléans.

3. On ne sait rien sur ce le Brun, si ce n'est que, d'après la relation du maître des cérémonies Desgranges (*Carnet historique et littéraire*, tome IV, 1899, p. 152), il avait naguère servi dans l'équipe de matelots employés sur le canal de Versailles. La lettre anonyme des archives de la Ciotat (ci-après, p. 343) parle d'un médecin d'Amiens ; le *Journal de Buvat* (p. 44) d'un médecin de Beauvais ; enfin il est curieux de remarquer que Mlle d'Aumale (p. 349) mentionne un second empirique. L'abbé Mascara dans sa lettre du 30 août (ci-après, p. 354), donne sur son compte d'autres renseignements peu favorables, qu'il tenait d'un chirurgien de l'hôpital de la Charité, neveu de Mareschal.

4. Voyez ci-après, Appendice, p. 357, la curieuse appréciation de l'abbé Mascara sur Fagon. Aucune des relations ne parle de cette aven-

élixir[1] dans du vin d'Alicante[2], sur les onze heures du matin. Quelque temps après, il se trouva plus fort ; mais, le pouls[3] étant retombé et devenu fort mauvais, on lui en présenta une autre prise sur les quatre heures, en lui disant que c'étoit pour le rappeler à la vie[4]. Il répondit en prenant le verre où cela étoit : « A la vie ou à la mort, tout ce qui plaira à Dieu. » Mme de Maintenon venoit de sortir de chez le Roi, ses coiffes baissées, menée par le maréchal de Villeroy par-devant chez elle, sans y entrer, jusqu'au bas du grand degré, où elle leva ses coiffes. Elle embrassa le maréchal d'un œil fort sec, en lui disant : « Adieu, Monsieur le Maréchal ; » monta dans un carrosse du Roi qui la servoit toujours, dans lequel Mme de Caylus l'attendoit seule, et s'en alla à Saint-Cyr, suivie de son carrosse où étoient ses femmes[5]. Le soir le duc du Maine fit chez lui

Mme de Maintenon se retire à Saint-Cyr.

ture de Fagon avec le provençal ; il est difficile cependant de la révoquer en doute, puisque la moquerie du duc du Maine la confirme.

1. Le Brun appelait son remède *Elixir vitæ* (ci-après, lettre de Mascara, p. 351).

2. Ce vin d'Espagne, « très couvert », c'est-à-dire d'une couleur très foncée, était volontiers employé comme remède dans les faiblesses d'estomac et les indigestions (Savary, *Dictionnaire du commerce*, tome IV, colonne 1228).

3. Saint-Simon écrit *poux*.

4. D'après le *Mémoire de Dangeau*, confirmé par le *Journal des Anthoine* (p. 68), cette journée ne fut pas bonne, « le pouls très mauvais, l'assoupissement assez continuel et la tête par intervalles embarrassée ».

5. Saint-Simon va dire ci-après, p. 289, que Mme de Maintenon était partie pour Saint-Cyr comptant bien ne plus revenir, et, dans la suite des *Mémoires* (tome XII de 1873, p. 166), comme dans le *Parallèle* (p. 374), il prétendra qu'elle l'avait quitté quatre jours avant sa mort. Il convient de rétablir les faits. Le *Mémoire de Dangeau* les explique autrement (p. 133) : « Mme de Maintenon n'est venue dans sa chambre que l'après-dînée, même assez tard, et, l'ayant trouvé fort assoupi, elle en est sortie sans lui parler et est allée sur les sept heures du soir coucher à Saint-Cyr pour y faire ses dévotions demain matin, et *revenir si la vie du Roi se soutient.* » Quincy (p. 404) confirme les dires de Dangeau. La lettre anonyme reproduite ci-après, p. 342, dit que ce fut le Roi lui-même qui la renvoya ; l'abbé Mascara (ci-après, p. 352)

une gorge chaude fort plaisante de l'aventure de Fagon avec le Brun ; on reviendra ailleurs[1] à parler de sa conduite, et de celle de Mme de Maintenon et du P. Tellier en ces derniers jours de la vie du Roi. Le remède de le Brun fut continué comme il voulut, et il le vit toujours prendre au Roi[2]. Sur un bouillon qu'on lui proposa de prendre, il répondit qu'il ne falloit pas lui parler comme à un autre homme, que ce n'étoit pas un bouillon qu'il lui falloit, mais son confesseur[3], et il le fit appeler. Un jour qu'il revenoit d'une perte de connoissance, il demanda l'absolution générale de ses péchés au P. Tellier, qui lui demanda s'il souffroit beaucoup. « Eh ! non, répondit le Roi, c'est ce qui me fâche ; je voudrois souffrir davantage pour l'expiation de mes péchés[4]. »

Charost fait réparer la négligence de la messe.

Le jeudi 29 août, dont la nuit et le jour précédent avoient été si mauvais, l'absence des tenants, qui n'avoient plus à besogner au delà de ce qu'ils avoient fait, laissa l'entrée de la chambre plus libre aux grands officiers, qui en avoient toujours été exclus. Il n'y avoit point eu de messe la veille[5], et on ne comptoit plus qu'il y en eût. Le duc de Charost, capitaine des gardes, qui s'étoit aussi glissé dans la chambre, le trouva mauvais avec raison, et fit demander au Roi par un des valets familiers, s'il ne seroit pas bien aise de l'entendre. Le Roi dit qu'il le desiroit ; sur quoi on alla querir les gens et les choses néces-

rapporte que le Roi lui aurait dit qu'il n'avait plus qu'un quart d'heure à vivre et qu'elle pouvait s'en aller. Le même Mascara ajoute le récit d'une maladresse grossière commise par Albergotti (ci-après, p. 355-356), dont ce départ fut la cause

1. Dans la suite des *Mémoires* (tome XII de 1873, p. 167-168), lorsqu'il fera le tableau du règne et le portrait du Roi.

2. On le continua pendant la nuit suivante de huit heures en huit heures (*Mémoire de Dangeau*, p. 133).

3. *Journal de Dangeau* (copié par Saint-Simon), p. 114 ; *Mlle d'Aumal*, p. 341 ; *Quincy*, p. 402.

4. Saint-Simon copie encore ici le *Journal*, p. 114.

5. Parce que le Roi n'était pas en état de l'entendre.

Rayon de mieux du Roi; solitude entière chez M. le duc d'Orléans.

saires, et on continua les jours suivants. Le matin de ce jeudi, il parut plus de force et quelque rayon de mieux, qui fut incontinent grossi et dont le bruit courut de tous côtés[1]. Le Roi mangea même deux petits biscuits dans un peu de vin d'Alicante avec une sorte d'appétit[2]. J'allai ce jour-là, sur les deux heures après midi, chez M. le duc d'Orléans, dans les appartements duquel la foule étoit au point depuis huit jours, et à toute heure, qu'exactement parlant une épingle n'y seroit pas tombée à terre[3]. Je n'y trouvai qui que ce soit[4]. Dès qu'il me vit, il se mit à rire, et à me dire que j'étois le premier homme qu'il eût encore vu chez lui de la journée, qui jusqu'au soir fut entièrement déserte chez lui. Voilà le monde.

Misère de M. le duc d'Orléans; il change sur les États généraux et sur l'expulsion du Chancelier. [*Add. St-S. 1239*]

Je pris ce temps de loisir pour lui parler de bien des choses. Ce fut où je reconnus qu'il n'étoit plus le même pour la convocation des États généraux, et qu'excepté ce que nous avions arrêté sur les Conseils, qui a été expliqué ici en son temps, il n'y avoit pas pensé depuis, ni à bien d'autres choses, dont je pris la liberté de lui dire fortement mon avis. Je le trouvai toujours dans la même résolution de chasser Desmaretz et Pontchartrain, mais d'une mollesse sur le Chancelier qui m'engagea à le presser et à le forcer de s'expliquer. Enfin il m'avoua avec une honte extrême que Mme la duchesse d'Orléans, que le ma-

1. Ce mieux, qu'on attribua au remède de le Brun, suscita des espérances exagérées et, surtout chez les dames, une sorte d'engouement pour l'empirique, qu'elles regardaient comme « une espèce d'ange envoyé du ciel pour guérir le Roi » ; elles voulaient même « qu'on jetât tous les médecins de la cour et de la ville dans la rivière » (*Mémoire de Dangeau*, p. 143-134 ; ci-après, p. 351, lettre de Mascara).

2. *Relation de Quincy*, p. 405 ; *Mémoire de Dangeau*, p. 134.

3. Dans l'Addition au *Journal de Dangeau*, tome XVI, p. 88, Saint-Simon avait dit : « La foule y lima les murailles ; on s'y portoit. »

4. Cette désertion avait commencé dès qu'il s'était produit un peu de mieux, et Mlle d'Aumale rapporte à ce propos ce mot du duc d'Orléans (p. 340) : « Si le Roi mange encore une fois, je n'aurai plus personne. »

réchal de Villeroy étoit allé trouver en secret, même de lui, l'avoit pressé de le voir et de s'accommoder avec lui sur des choses fort principales auxquelles il vouloit bien se prêter sous un grand secret, et qui l'embarrasseroient perilleusement s'il refusoit d'y entrer, s'excusant de s'en expliquer davantage sur le secret qu'elle avoit promis au maréchal et sans lequel il ne se seroit pas ouvert à elle ; qu'après avoir résisté[1] à le voir, il y avoit consenti ; que le maréchal étoit venu[2] chez lui, il y avoit quatre ou cinq jours, en grand mystère, et, pour prix de ce qu'il vouloit bien lui apprendre et faire, il lui avoit demandé sa parole de conserver le Chancelier dans toutes ses fonctions de chancelier et de garde des sceaux, moyennant la parole qu'il avoit du Chancelier, dont il demeuroit garant, de donner sa démission de la charge de secrétaire d'État, dès qu'il l'en feroit rembourser en entier ; qu'après une forte dispute, et la parole donnée pour le Chancelier, le maréchal lui avoit dit que M. du Maine étoit surintendant de l'éducation, et lui gouverneur, avec toute autorité[3] ; qu'il lui avoit appris après le codicille et ce qu'il portoit, et que ce que le maréchal vouloit bien faire étoit de n'en point profiter dans toute son étendue ; que cela avoit produit une dispute fort vive, sans être convenus de rien quant au maréchal, mais bien quant au Chancelier, qui là-dessus l'en avoit remercié dans le cabinet du Roi, confirmé la parole de sa démission de secrétaire d'État aux conditions susdites, et pour marque de reconnoissance lui avoit là même montré le codicille[4]. J'avoue que

1. Il a écrit par mégarde *resité*.

2. Avant *venu*, Saint-Simon a biffé un second *estoit*, ajouté par inadvertance en interligne.

3. C'est-à-dire qu'il lui avait révélé le contenu du testament du Roi, qui n'était connu que du maréchal et du Chancelier, en dehors de Mme de Maintenon et du duc du Maine, comme on l'a vu d'après Saint-Simon lui-même (notre tome XXV, p. 475).

4. Ci-dessus, p. 265. Il y a quelque invraisemblance dans ce récit. On a vu p. 259 que Saint-Simon pense que le codicille ne fut écrit que

je fus outré d'un commencement si foible et si dupe[1], et que je ne le cachai pas à M. le duc d'Orléans, dont l'embarras avec moi fut extrême. Je lui demandai ce qu'il avoit fait de son discernement, lui qui n'avoit jamais mis de différence entre M. du Maine et Mme la duchesse d'Orléans, dont il m'avoit tant de fois recommandé de me défier et de me cacher, et si souvent répété par rapport à elle que nous étions dans un bois[2] ; s'il n'avoit pas vu le jeu joué entre M. du Maine et Mme la duchesse d'Orléans pour lui faire peur par le maréchal de Villeroy, découvrir ce qu'ils auroient à faire, en découvrant comme il prendroit la proposition et la confidence de ce qui n'alloit à rien moins qu'à l'égorger, et n'hasardant rien à tenter de conserver à si bon marché leur créature abandonnée, et l'instrument pernicieux de tout ce qui s'étoit fait contre lui[3], et dans une place aussi importante dans une régence dont ils prétendoient bien ne lui laisser que l'ombre. Cette manière se discuta longuement entre nous deux ; mais la parole étoit donnée. Il n'avoit pas eu la force de résister, et, avec tant d'esprit, il avoit été la dupe de croire faire un bon marché par une démission en remboursant, que le Chancelier faisoit bien meilleur en s'assurant du remboursement entier d'une charge qu'il sen-

le 24 août ou le 25 au matin, et Voysin le communiqua au duc d'Orléans dans l'après-midi du 25 (ci-dessus, p. 265). Comment croire que, dans un si court intervalle, il y aurait eu le temps nécessaire pour que le maréchal s'abouchât avec la duchesse d'Orléans, que celle-ci décidât son mari, et que l'entrevue eût lieu ? Cela est impossible, et, si ce que raconte Saint-Simon est exact, ce serait une preuve que le codicille était bien antérieur, comme il l'était en effet d'après la date qu'il porte. L'abbé Mascara, dans sa lettre du 27 août (ci-après, p. 346), mentionne une audience d'une heure donnée par le duc d'Orléans à Villeroy, sans doute le 26 ; serait-ce celle dont Saint-Simon parle ? mais alors elle serait postérieure à la communication du codicille au prince par le Chancelier.

1. Aucun lexique n'autorise l'emploi de ce mot comme adjectif. Cependant le *Littré* en cite des exemples de Pascal et de Molière.

2. Tome XXVI, p. 330. — 3. C'est-à-dire, le chancelier Voysin.

toit bien qu'il ne se pouvoit jamais conserver, et qui lui valoit la sûreté de demeurer dans la plus importante place, tandis que le moindre ordre suffisoit pour lui faire rendre les sceaux, l'exiler où on auroit voulu, et lui supprimer une charge qui, comme on l'a vu, ne lui coûtoit plus rien depuis que le Roi lui en avoit rendu ce qu'elle avoit été payée[1], lui qui sentoit tout ce qu'il méritoit de M. le duc d'Orléans, et qui, avec la haine et le mépris de la cour et du militaire, qu'il s'étoit bien et si justement acquis[2], n'avoit plus de bouclier ni de protection après le Roi, du moment que son testament seroit tacitement cassé, comme lui-même n'en doutoit pas[3]. Aux choses faites, il n'y a plus de remède ; mais je conjurai M. le duc d'Orléans d'apprendre de cette funeste leçon à être en garde désormais contre les ennemis de toute espèce, contre la duperie, la facilité, la foiblesse, surtout de sentir l'affront et le péril du codicille, s'il en souffroit l'exécution en quoi que ce pût être. Jamais il ne me put dire à quoi il en étoit là-dessus avec le maréchal de Villeroy. Seulement étoit-il constant qu'il n'avoit été question de rien par rapport au duc du Maine, qui par conséquent se comptoit demeurer maître absolu et indépendant de la maison du Roi civile et militaire, ce qui subsistant, peu importoit de la cascade[4] du maréchal de Villeroy, sinon au maréchal, mais qui faisoit du duc du Maine un maire du palais, et de M. le duc d'Orléans un fantôme de régent impuissant et ridicule, et une victime sans cesse sous le couteau du maire du palais. Ce prince, avec tout son génie, n'en avoit pas tant vu. Je le laissai fort pensif et fort repentant d'une si lourde faute. Il reparla si ferme à Mme la duchesse d'Orléans, qu'ils eurent peur qu'il ne tînt rien

1. En lui faisant cadeau du revenant-bon du non-complet des troupes (tome XXVI, p. 193 et 249).

2. Il y a *acquise* dans le manuscrit, comme s'il n'y avoit que *la haine*.

3. Ci-dessus, p. 264 et note 1.

4. Tome I, p. 6.

pour avoir trop promis. Le maréchal mandé par elle fila doux[1], et ne songea qu'à bien serrer ce qu'il avoit saisi, en faisant entendre qu'à son égard il ne disputeroit rien qui pût porter ombrage ; mais la mesure de la vie du Roi se serroit de si près[2] qu'il échappa aisément à plus d'éclaircissement, et que, par ce qu'il s'étoit passé, dans le cabinet du Roi, du Chancelier à M. le duc d'Orléans immédiatement, la bécasse demeura bridée[3] à son égard, si j'ose me servir de ce misérable mot[4].

Le soir fort tard ne répondit pas à l'applaudissement qu'on avoit voulu donner à la journée, pendant laquelle il avoit dit au curé de Versailles, qui avoit profité de la liberté d'entrer, qu'il n'étoit pas question de sa vie, sur [ce] qu'il lui disoit que tout étoit en prières pour la demander[5], mais de son salut, pour lequel il falloit bien

1. Locution déjà rencontrée dans nos tomes II, p. 248, et VI, p. 9.

2. Tome V, p. 150.

3. « On dit figurément et proverbialement *la bécasse est bridée*, quand quelqu'un s'est laissé surprendre à une tromperie qu'on lui avoit préparée » (*Académie*, 1718). Molière a employé cette locution populaire dans la dernière scène de *l'Amour médecin*,

4. Mlle d'Aumale (*Souvenirs*, tome II, p. 338) a recueilli l'écho de ces négociations : « Les approches de la mort du Roi mettoient toute la cour en grand mouvement, dit-elle. Le contenu de son testament, qu'il avoit ci-devant déposé entre les mains du Parlement, avoit transpiré, et étoit venu à la connoissance du duc d'Orléans, qui, ne trouvant pas dans les dispositions du Roi qu'il fût traité comme il le méritoit, ni comme il le desiroit, avoit déjà pris des mesures pour s'assurer la part qu'il croyoit lui être due dans le gouvernement. Dès que la maladie du Roi avoit été déclarée mortelle, il avoit travaillé plus sérieusement à venir à bout de son dessein. En conséquence, il avoit traité secrètement avec plusieurs seigneurs qu'il s'étoit attachés. Ses menées ne transpirèrent pas d'abord ; mais, les derniers jours de la vie du Roi, on s'aperçut bien que le duc n'étoit occupé que de ses intérêts, et tout le monde en raisonnoit tout bas. »

5. Le cardinal de Noailles avait prescrit, dès le 26, l'exposition du Saint-Sacrement dans toutes les églises de Paris et les prières des Quararante heures pour la santé du Roi (*Journal de Buvat*, p, 41 et 44 ; lettres de l'abbé Mascara, ci-après, p. 345 et 353).

prier[1]. Il lui échappa ce même jour, en donnant des ordres, d'appeler le Dauphin le jeune Roi. Il vit un mouvement dans ce qui étoit autour de lui. « Hé pourquoi ? leur dit-il ; cela ne me fait aucune peine[2]. » Il prit sur les huit heures du soir de l'élixir[3] de cet homme de Provence[4]. Sa tête parut embarrassée ; il dit lui-même qu'il se sentoit fort mal[5]. Vers[6] onze heures du soir, sa jambe fut visitée. La gangrène se trouva dans tout le pied, dans le genou, et la cuisse fort enflée. Il s'évanouit pendant cet examen[7]. Il s'étoit aperçu avec peine de l'absence de Mme de Maintenon, qui ne comptoit plus revenir. Il la demanda plusieurs fois dans la journée ; on ne lui put cacher son départ. Il l'envoya chercher à Saint-Cyr ; elle revint le soir[8].

Le Roi fort mal ; fait revenir Mme de Maintenon de Saint-Cyr.

1. *Mlle d'Aumale*, p. 343 ; *Languet de Gergy*, p. 457 ; *Quincy*, p. 404 ; *Journal des Anthoine*, p. 56 (qui placent cette réponse au 26 août).

2. *Quincy*, p. 405 ; *Mlle d'Aumale*, p. 344 ; *Languet de Gergy*, p. 458.

3. Écrit *l'exir*, par mégarde.

4. Selon l'abbé Mascara, Le Brun aurait déclaré que c'était la dernière fois qu'il donnait de son remède au Roi ; il se serait ensuite sauvé, et on ne l'aurait plus revu (ci-après, p. 354).

5. *Mémoire de Dangeau*, p. 134 ; *Quincy*, p. 405.

6. Avant *vers*, Saint-Simon a biffé *à 10 h.*

7. *Mémoire de Dangeau*, p. 134 ; *Quincy*, p. 405.

8. On a vu ci-dessus, p. 282, pour quelle raison Mme de Maintenon avait quitté le Roi le soir du 28 août ; elle avait l'intention de ne revenir que « si la vie du Roi se soutenoit ». Avertie de bonne heure le 29 par un courrier du maréchal de Villeroy qu'un mieux s'était produit et que la connaissance était revenue, elle partit à l'instant pour revenir à Versailles. Mlle d'Aumale le dit formellement (p. 349), quoique son récit soit assez confus, et qu'elle ait embrouillé le départ du 28 et celui du 30. Dangeau (*Mémoire*, p. 134) confirme que, pendant cette journée du 29 août, Mme de Maintenon et le P. le Tellier « ont été presque tout le jour dans sa chambre ». Les Anthoine (p. 72) placent ce retour au 30 à deux heures ; mais il y a chez eux confusion de date pour les trois derniers jours du mois. Le marquis de Quincy, qui ne dit rien pour le 29, remarque que, le 30, elle fut « presque toujours » dans la chambre (p. 405). Saint-Simon est seul à dire que le Roi

Le vendredi 30 août, la journée fut aussi fâcheuse qu'avoit été la nuit : un grand assoupissement, et dans les intervalles la tête embarrassée[1]. Il prit de temps en temps un peu de gelée et de l'eau pure, ne pouvant plus souffrir le vin[2]. Il n'y eut dans sa chambre que les valets les plus indispensables pour le service, et la médecine, Mme de Maintenon et quelques rares apparitions du P. Tellier, que Blouin ou Mareschal envoyoient chercher[3]. Il se tenoit peu même dans les cabinets, non plus que M. du Maine. Le Roi revenoit aisément à la piété quand Mme de Maintenon ou le P. Tellier trouvoient les moments où sa tête étoit moins embarrassée[4] ; mais ils étoient rares et courts.

réclama Mme de Maintenon et l'envoya chercher à Saint-Cyr. Cependant un billet du maréchal de Villeroy publié par La Beaumelle, *Lettres*, édition 1758, tome VIII, p. 108, et envoyé certainement à Mme de Maintenon le 29 août au matin, se termine par cette phrase : « Je vous ferai savoir s'il a nommé votre nom. »

1. Dangeau, Quincy, Mlle d'Aumale disent aussi : affaissement prodigieux, assoupissement continuel, seule connaissance machinale ; Saint-Simon se sert certainement de la relation de Quincy, dont il reproduit les termes. Voyez les lettres de l'abbé Mascara : ci-après, p. 354 et 356.

2. *Mémoire de Dangeau*, p. 135; *Quincy*, p. 405 ; *Journal des Anthoine*, p. 74. On se servait, pour le faire boire, d'une tasse à bec.

3. Saint-Simon persiste à accuser le P. le Tellier d'avoir abandonné le Roi mourant, ainsi qu'il l'avait déjà fait dans la grande Addition au *Journal de Dangeau*, tome XVI, p. 89, et qu'il le répétera dans notre prochain volume. Le P. Bliard, dans son ouvrage sur le P. le Tellier, a fait justice de cette calomnie.

4. Ce détail n'est que dans la Relation de Quincy (p. 405). Mlle d'Aumale raconte, pour cette journée, l'anecdote suivante (p. 344-345) : « Dans le commencement de cet assoupissement,... j'étois, ainsi que j'ai presque toujours été pendant toute sa maladie, dans la ruelle de son lit, du côté opposé à celui où étoit Mme de Maintenon. Je cherchois, ainsi qu'elle, à le réveiller un peu, en tâchant de le faire parler. Il avoit une chienne qu'il aimoit beaucoup, et qui, quoiqu'il fût malade, passoit tous les jours plusieurs heures, ou sur le pied de son lit ou dans la ruelle, et il lui donnoit de temps en temps quelques bonbons. Dans un moment où je vis qu'il se donnoit un peu de mouvement, je pris une dragée, et, pour tâcher de le ranimer, je lui pré-

Sur les cinq heures du soir, Mme de Maintenon passa chez elle, distribua ce qu'elle avoit de meubles dans son appartement à son domestique, et s'en alla à Saint-Cyr pour n'en sortir jamais[1].

Le samedi 31 août, la nuit et la journée furent détestables ; il n'y eut que de rares et de courts instants de connoissance[2]. La gangrène avoit gagné le genou et toute la

sentai, en lui disant de la donner à sa chienne; mais il me répondit : « Donnez-lui vous-même », et je ne pus rien en tirer davantage. »

1. Ceci est conforme au récit de Quincy, p. 405, au *Mémoire de Dangeau*, p. 135, et aux lettres de l'abbé Mascara (ci-après, p. 356), qui dit : à trois heures. Le *Journal de Buvat* (p. 44) prétend que le Roi ordonna à Mme de Maintenon de partir et de se retirer à Saint-Cyr ; mais ceci doit se rapporter au premier départ (ci-dessus p. 282). Le récit de Mlle d'Aumale est bon à citer (p. 346-348), quoiqu'elle fasse erreur en mettant le départ au 31 : « Mme de Maintenon s'en aperçut [qu'il perdait connaissance]; alors, voyant qu'il ne la demandoit plus et qu'on n'avoit plus rien à attendre que le moment de sa mort, elle sortit de chez lui et se prépara à partir pour Saint-Cyr. Cependant, avant de partir, elle voulut que M. Briderey, supérieur des Lazaristes missionnaires, qui étoit alors son confesseur, vît le Roi, et l'assurât qu'elle n'avoit plus rien à faire auprès de lui. En conséquence elle me dit de mener M. Briderey dans la ruelle du Roi. Je l'y menai effectivement; il le vit et revint dire à Mme de Maintenon : « Vous pouvez partir; vous ne « lui êtes plus nécessaire. » Sur cette assurance, elle partit, et moi avec elle. Elle quitta Versailles avant que le Roi fût mort, parce qu'elle appréhendoit extrêmement.... de n'être pas maîtresse d'elle dans ce triste moment. Elle avoit encore une autre appréhension : c'étoit d'être insultée en chemin.... C'est ce qui lui avoit fait prendre le parti de me dire en avance d'avoir soin de lui faire venir un autre carrosse que le sien.... Effectivement, je lui fis venir celui du maréchal de Villeroy, dont les gens l'escortèrent aussi; outre cela le maréchal de Villeroy avoit fait placer des gardes de distance en distance tout le long du chemin de Saint-Cyr. » C'est sans doute à cette dernière préoccupation que se réfère un billet du maréchal de Villeroy à Mlle d'Aumale publié par La Beaumelle (*Lettres*, édition 1758, tome VIII, p. 105) et daté de « vendredi à midi ». Madame Palatine, si hostile à Mme de Maintenon, reconnaît que « tout le monde croyoit le Roi mort lorsque Mme de Maintenon s'est retirée » (*Correspondance*, recueil Brunet, tome I, p. 189).

2. On lui donna encore de la gelée et de l'eau avec un biberon;

cuisse. On lui donna du remède du feu abbé Aignan[1], que la duchesse du Maine avoit envoyé proposer, qui étoit un excellent remède pour la petite vérole[2]. Les médecins consentoient à tout, parce qu'il n'y avoit plus d'espérance. Vers onze heures du soir, on le trouva si mal qu'on lui dit les prières des agonisants[3]. L'appareil le rappela à lui. Il récita des prières d'une voix si forte, qu'elle se faisoit entendre à travers celle du grand nombre d'ecclésiastiques et de tout ce qui étoit entré. A la fin des prières, il reconnut le cardinal de Rohan, et lui dit : « Ce sont là les dernières grâces de l'Église[4]. » Ce fut le dernier homme

Dernières paroles du Roi. Sa mort.

mais il fallut lui ouvrir la bouche et lui tenir les mains, parce qu'il ôtoit de sa bouche tout ce qu'on lui donnait (*Mémoire de Dangeau,* p. 135).

1. François Aignan avait d'abord appartenu à l'ordre des Capucins où il avait porté le nom de Père Tranquille. A la suite d'un voyage dans le Levant, il répandit le bruit qu'il en avait rapporté des secrets thérapeutiques précieux. Il s'adjoignit un de ses confrères, le P. Rousseau, et ils gagnèrent la confiance du grand Condé, qui leur fit obtenir du Roi une pension de quinze cents livres et un laboratoire au Louvre, d'où vint qu'on les appela les capucins du Louvre. Pendant deux ans, ils y fabriquèrent une quantité de remèdes, comme l'essence d'émeraudes, l'essence de vipères, l'eau de la reine de Hongrie, et le baume Tranquille, qui a porté jusqu'à nos jours le nom de son inventeur. Aignan quitta ensuite les Capucins, et entra dans l'ordre des Bénédictins, si l'on en croit les *Mémoires de Sourches,* tome XI, p. 266 ; mais cela ne semble pas certain ; car depuis lors on le connut sous le nom d'abbé Aignan. Le Roi le nomma pour un de ses médecins, et le cardinal de Fürstenberg l'attacha à sa personne ; il lui donna un logement dans l'abbatial de Saint-Germain-des-Prés et lui fit obtenir en 1700 le prieuré de Rouvroy. Ses succès lui suscitèrent des ennemis dans le corps médical, et il crut, en 1699, avoir été victime d'une tentative d'empoisonnement (*Gazette d'Amsterdam,* 1699, n° XXXI, et 1700, n° XXXVII). Il mourut en février 1709, d'une colique (*Mémoires de Sourches,* tome XI, p. 266 ; *Mercure* de mars, p. 285). Voyez aussi Franklin, *la Vie privée d'autrefois : les Médecins,* p. 143-144, et *les Médicaments,* p. 210, et ci-après aux Additions et Corrections.

2. *Quincy,* p. 405-406 ; *Mémoire de Dangeau,* p. 135.

3. Ou « Prières de la recommandation de l'âme » ; elles se composent de litanies, d'oraisons et d'invocations adressées à Dieu et aux saints.

4. Ce détail est pris dans la *Relation de Quincy,* p. 406, qui seule

à qui il parla. Il répéta plusieurs fois : *Nunc et in hora mortis*, puis dit : « O mon Dieu, venez à mon aide ; hâtez-vous de me secourir[1]. » Ce furent ses dernières paroles. Toute la nuit fut sans connoissance, et une longue agonie, qui finit le dimanche 1er septembre 1715, à[2] huit heures un quart du matin[3], trois jours avant qu'il eût soixante-dix-sept ans accomplis, dans la soixante-douzième année de son règne[4].

mentionne ces paroles au cardinal de Rohan ; c'est encore une preuve que Saint-Simon s'en est servi. Le *Mémoire de Dangeau* est beaucoup plus bref, et Mlle d'Aumale, qui était retournée à Saint-Cyr avec Mme de Maintenon, ne parle pas de cette dernière journée à laquelle elle n'assista pas.

1. Ceci vient encore de Quincy ; la relation de Languet de Gergy, que Saint-Simon ne connut pas, rapporte ces dernières paroles, en remarquant qu'elles sont la traduction d'un verset d'un psaume : *Deus, in adjutorium meum intende ; Domine, ad adjuvandum me festina* (psaume LXIX, verset 2).

2. La préposition *à* surcharge *tr[ois]*, effacé du doigt, qui va se retrouver quelques mots plus loin.

3. « Le Roi est mort à huit heures un quart et demi, et il a rendu l'âme sans aucun effort, comme une chandelle qui s'éteint » (*Mémoire de Dangeau*, p. 136 ; *Quincy*, p. 406). Dès que la mort fut avérée, « un officier, ayant un plumet noir sur son chapeau », s'avança sur le balcon de la chambre du Roi et dit à haute voix : *Le Roi est mort !* Puis, « s'étant retiré et ayant quitté le plumet noir pour en prendre un blanc, il parut une seconde fois sur le même balcon, et cria à haute voix par trois fois : *Vive le roi Louis XV !* » (*Journal de Buvat*, tome I, p. 47). Peu après, Mareschal et les garçons de la chambre tirèrent le corps du lit pour le changer de linge et le disposer pour qu'il pût être vu par tout le monde, et, comme il était resté la bouche et les yeux ouverts, deux garçons de la chambre les lui fermèrent (*Journal des Anthoine*, p. 75). On trouvera ci-après, à l'Appendice, no IV, des renseignements sur la disposition du lit funéraire et le cérémonial qui fut accompli à cette occasion. Une estampe de Cochin, représentant sa mort et destinée à l'*Histoire du roi Louis XV par médailles*, figura au salon de 1755 ; deux autres, où on le voit exposé sur son lit entre les femmes et la religion, ont été reproduites par M. H. Bourgeois dans le *Grand siècle*, p. 169 et 170.

4. Saint-Simon se trompe ici, et il aurait mieux fait de copier Quincy qui donne des chiffres exacts. Louis XIV étant né le 5 sep-

Il se maria à vingt-deux ans, en signant la fameuse paix des Pyrénées, en 1660. Il en avoit vingt-trois quand la mort délivra la France du cardinal Mazarin ; vingt-sept lorsqu'il perdit la Reine sa mère, en 1666[1]. Il devint veuf à quarante-quatre ans en 1683, perdit Monsieur à soixante-trois ans en 1701[2], et survécut tous ses fils et petits-fils, excepté son successeur, le roi d'Espagne et les enfants de ce prince. L'Europe ne vit jamais un si long règne, ni la France un roi si âgé.

Par l'ouverture de son corps, qui fut faite par Mareschal, son premier chirurgien, avec l'assistance et les cérémonies accoutumées[3], on lui trouva toutes les parties si entières, si saines, et tout si parfaitement conformé, qu'on jugea qu'il auroit vécu plus d'un siècle sans les fautes dont il a été parlé, qui lui mirent la gangrène dans

tembre 1638, il s'en fallait de quatre jours, et non de trois, qu'il eut soixante-dix-sept ans accomplis. Enfin, étant monté sur le trône le 14 mai 1643, il avait accompli la soixante-douzième année de son règne le 14 mai 1715, et était dans la soixante-treizième.

1. Cette date a été ajoutée après coup sur la marge.

2. Saint-Simon, qui se pique d'exactitude, aurait pu la serrer de plus près dans cette rapide revue de la vie de Louis XIV. Étant né le 5 septembre 1638, le Roi avait vingt et un ans et neuf mois lors de son mariage (9 juin 1660) et vingt-deux ans et six mois à la mort de Mazarin (9 mars 1661) ; il avait vingt-sept ans et quatre mois lorsqu'il perdit Anne d'Autriche, sa mère (20 janvier 1666), et presque quarante-cinq ans (exactement quarante-quatre ans dix mois et vingt-cinq jours à la mort de Marie-Thérèse (30 juillet 1683), enfin soixante-deux ans et neuf mois à celle de Monsieur (9 juin 1701).

3. Le procès-verbal d'autopsie a été publié de nos jours par Chéreau dans l'*Union médicale*, 1862, p. 452 ; le docteur Corlieu l'a reproduit en 1873, dans la *Mort des rois de France*, p. 117-118, puis Alfred Franklin, en 1893, dans *la Vie privée d'autrefois : les Chirurgiens*, p. 290-291, enfin le vicomte de Grouchy, en 1899, dans le tome IV du *Carnet historique et littéraire*, p. 156-158 ; un texte un peu différent, mais conforme pour le fond, a été inséré par les Anthoine dans leur *Journal*, p. 77-78. On ne sait pas si l'original existe encore. Comme nous donnerons ci-après, appendice IV, le détail des cérémonies qui se firent immédiatement après la mort du Roi, le procès-verbal d'autopsie s'y trouvera inséré.

le sang. On lui trouva aussi la capacité de l'estomac et des intestins double au moins des hommes de sa taille, ce qui est fort extraordinaire, et ce qui étoit cause qu'il étoit si grand mangeur et si égal[1].

1. Il n'est point parlé de cette particularité dans le procès-verbal, et il semble que, si elle avait été réelle, les chirurgiens n'auraient pas manqué de le remarquer. Il faut donc considérer cela comme une légende, que Saint-Simon est seul à rapporter et qu'il avait déjà mentionnée ci-dessus, p. 188. A cet endroit, il avait parlé du « volume » et de l' « étendue » ; ici il dit seulement « capacité ». Le procès-verbal d'autopsie mentionne que les intestins étaient « extraordinairement dilatés » ; c'est peut-être ce qui a donné naissance à la croyance dont notre auteur s'est fait l'écho.

APPENDICE

PREMIÈRE PARTIE

ADDITIONS DE SAINT-SIMON
AU *JOURNAL DE DANGEAU*

1235. *Le président de Maisons et sa famille.*
(Page 153.)

22 août 1715[1]. —... La grâce[2] fut la charge de président à mortier de Maisons, qui venoit de mourir, donnée à son fils, âgé à peine de dix-sept ans, à la prière du duc du Maine. Ce prince avoit un grand intérêt à se faire des créatures dans le Parlement et à flatter toute cette Compagnie. Rien ne pouvoit lui être plus agréable que cet extraordinaire bienfait, ni plus utile à M. du Maine que de le procurer; c'est ce qui le fit accorder au moment qu'il le demanda; mais il est à propos de dire un mot ici de ces Maisons. Le véritable et court historique a plus de poids que le plus fort sermon, et se présente bien en cadence ici avec l'anéantissement des grandeurs les plus superbes et les plus solidement et longuement éclatantes.

Le président de Maisons étoit petit-fils du surintendant des finances

1. Par suite de la très longue Addition que Saint-Simon a faite sur les derniers jours de Louis XIV et sur tout son règne, et qu'il a placée en regard du 13 août, sur son manuscrit du *Journal de Dangeau*, les Additions qui se rapportent aux dates postérieures du même mois ont été placées, dans le manuscrit, à la suite les unes des autres après le 1er septembre. — La présente Addition, que nous numérotons 1235, n'est que la seconde partie de celle que Saint-Simon avait faite au récit de Dangeau pour la journée du 22 août; elle est placée dans le manuscrit (aujourd'hui *France* 125) à la page 581 ancienne, nouveau folio 298 v°. La première partie se trouvera ci-après sous le n° 1237.

2. Dangeau disait que le Roi avait volontiers accordé au fils de M. de Maisons la grâce que le Chancelier lui demandait pour lui. Voyez aussi le commencement de l'Addition n° 1237, ci-après.

qui bâtit le superbe château de Maisons, à la porte de Saint-Germain, avec toutes les singulières beautés qui l'accompagnent et qui font encore l'admiration des étrangers. Il ne demeura pas longtemps aux finances, et il dit aussi plaisamment qu'insolemment, en parlant de la cour, qu'ils n'avoient jamais plus mal fait que de le chasser lorsqu'il avoit bien fait ses affaires et qu'il s'alloit mettre à bien faire les leurs. Son fils fut président à mortier, très vénal et très décrié pour ses injustices, ses débauches et une Mme Bailly qu'il entretenoit chez lui publiquement, après avoir chassé de chez lui sa femme, qui avoit du mérite et de l'esprit, et qui étoit Fieubet. Les plaideurs alloient à découvert traiter avec la Bailly, qui rendoit d'autant plus dangereusement la justice, que Maisons, comme l'ancien des présidents à mortier, tint longtemps les audiences de l'après-dînée. Son fils, président à mortier, est celui dont il s'agit ici. Leur nom étoit Longueil, qui étoit d'une très ancienne noblesse de Normandie, illustre par ses emplois militaires et restée seule de ces familles militairement nobles de toute ancienneté, qui quittèrent l'épée pour l'écritoire lorsque les parlements devinrent continuels, et qu'on n'en changea plus les membres à chaque fois qu'on le tenoit. Cette curiosité historique mèneroit trop loin à retracer. Cependant il se trouvoit bien des gens qui prétendoient que c'étoient des paysans du lieu de Longueil, qui en avoient pris le nom, et que, n'y ayant plus personne de cette famille, ceux-ci s'en étoient dits depuis leur élévation dans la robe et les finances. Ce qui est vrai, c'est que la terre de Longueil n'étoit point à eux, et que ce n'est que le fils de celui dont on parle qui a trouvé le moyen de l'acheter. Quoi qu'il en soit de l'origine, Maisons dont il s'git ici, étoit un homme bien fait, de beaucoup d'esprit et d'une ambition sans bornes. Sa femme, sœur de la maréchale de Villars, n'avoit pas moins d'ambition que son mari. C'étoit une beauté épaisse, qui, avec une parole pesante, se piquoit de politique et ne manquoit ni de sens ni d'esprit. Elle eut des adorateurs et quelque chose de plus, qui tous furent les meilleurs amis du mari, avec qui cette galanterie ne l'empêcha jamais d'être toujours intimement, et, ce qui est fort extraordinaire, le mari n'en encourut presque point de ridicule. On voyoit assez ce qui en étoit; mais il y avoit une écorce de décence, et, si une femme de la ville, et dans des temps tranquilles, eût pu faire l'amour avec dignité et par politique, c'étoit précisément ce que celle-ci eût fait. Ils étoient de part et d'autre fort riches; ils aimoient à vivre magnifiquement. Le mari aimoit la dépense; la femme, naturellement avare, ne le montroit que dans le fond du domestique; la vanité surmontoit; elle aimoit à tenir une grande maison. La leur à Paris, qui étoit fort belle et magnifiquement meublée, fut d'abord ouverte à ce qu'il y avoit de meilleur à Paris dans la robe, où Maisons se fit un capital de se faire aimer, considérer et compter. Quoique peu formé en savoir, il y réussit par cette conduite, soutenue d'une grande assiduité au Palais et du soin de se rendre superficiellement habile dans son métier. De là s'élargissant dans un meilleur monde, que sa femme attiroit plus que lui, il sut y être de bonne compagnie, sans être déplacé comme le premier président, et le mérite d'une table nombreuse et délicate rassembla chez lui l'élite de Paris en tous genres. Le voisinage de la cour qu'il avoit à Maisons, où il menoit toujours beaucoup de monde de Paris, lui donna la faciltié d'y faire filer la cour, et de là de voir chez lui à Paris les mêmes gens de la cour qu'il avoit vus à Maisons. Il savoit discerner et trier, et il ne vouloit que le bon ou le solide, sans être la dupe du nombre ni des oisifs; d'autre part, les courtisans les plus considérables n'étoient pas indifférents à se lier avec un magistrat supérieur, qui avoit autant de talent et de crédit dans le Parlement que celui-ci, et avec qui de plus ils trouvoient pour les lieux, la chère, la conversation et l'amusement, tout ce qu'ils pouvoient desirer, outre ce qu'ils s'en proposoient de solide. La morgue présidentale y cédoit au bel air, à l'air du monde, dans le mari et dans la femme, et, comme leur but étoit l'ambition, les personnes distinguées par leur qualité ou par leur poids y trouvoient des déférences très marquées et presque des respects. L'union de ce ménage [fut] toujours constante; le maintien de la femme et de ceux qui étoient le mieux avec elle étoit toujours si bon en public, que sa galanterie n'éloigna aucune femme de chez elle. Sa politesse à rechercher celles qui lui faisoient honneur ou qui lui pouvoient être utiles, et à vivre et à se conduire avec elles, lui étoit un autre mérite, qui lui réussit toujours, et tout étoit compassé en telle sorte qu'il ne resta chez eux nulle trace de présidence ni de bourgeoisie, et qu'avec l'air de la maison d'un grand seigneur, il n'y en eut aucun d'insolence, ni de cette rebutante fatuité dont l'opulence et le mélange de la robe avec le grand monde et la cour se sait si difficilement garantir. Mme de Maisons comprit que sa maison [étoit] sa force, son asile, son chemin; ce fut aussi où elle se concentra sans courir les visites et encore moins les parties au dehors, sinon par la plus nécessaire bienséance du commerce. M. de Maisons sentit que la magistrature étoit son essence, et son premier bien d'y être estimé, aimé, considéré; que le reste, quoique très utile, n'étoit qu'un nécessaire éloigné, qui ne pouvoit devenir décisif qu'autant qu'il se trouveroit porté par son propre métier : il se conduisit en conséquence. Il alloit tous les dimanches et quelques fêtes à Versailles, y cultiver sa considération et ses amis, les étendre peu à peu, lier des parties pour Maisons ou pour leur donner à souper à Paris; mais jamais ne couchoit à Versailles ni ne sortoit des bienséances de son état. Il se fit de la sorte beaucoup d'amis considérables; il sut se lier avec les princes du sang et avec les bâtards, sans s'attacher assez aux uns ni aux autres pour ne se pas faire un démérite des uns auprès du Roi, ni des autres auprès des princes du sang, vers qui toutefois il marchoit plus à découvert qu'avec les autres, parce qu'il sentoit le futur, et qu'il ne prévoyoit pas que leur mort et l'âge de ce qu'ils laisseroient donneroit champ libre aux bâtards. Les parties de Maisons et les beautés de ce lieu, mais bien davantage la liaison de M. du Maine, qui paroissoit peu, mais dont le Roi lui savoit gré, lui procuroient toujours quelque mot toutes les fois que le Roi le voyoit; cette distinction le relevoit d'autant plus qu'il se mesuroit fort et ne couroit point après. Le voisinage de Marly lui procura la permission d'y aller de Maisons faire sa cour quelquefois, sans demander, mais sans y coucher, et sa sobriété à en profiter l'y fit toujours bien recevoir. Il avoit su encore s'initier sourdement chez le duc de Beauvillier, et par là dans l'estime de M. le duc de Bourgogne. Il avoit également ménagé les jésuites et leurs ennemis, les premiers en les servant en choses indifférentes aux autres et en leur témoignant de l'ouverture. et les maximes du Parlement lui servirent à être favorable aux autres et à se bien mettre avec eux, en faisant bouclier auprès d'eux de la nécessité de ne pas se déclarer contre les jésuites, et auprès de ceux-ci de ses liens avec le Parlement. Il se contraignoit d'autant moins dans cette politique, que la religion ne l'arrêtoit pas; lui et sa femme n'en avoient aucune. Ils gardèrent pour le monde les foibles dehors que cette même politique exige de ceux qui en ont le moins, et leur aveuglement fut tel, que, n'ayant qu'un fils unique, ils lui cherchèrent avec soin pour précepteur un homme d'esprit, de conduite et de lettres, qui n'eût pas plus de religion qu'eux, qui fût sur cela assez sûr pour qu'ils s'en pussent ouvrir à lui, et pour que, suivant leurs vues communes, il élevât leur fils à n'en avoir pas plus qu'eux; c'est un degré d'impiété bien rare, et dont la consonnance ne l'est pas moins entre mari et femme. Ils furent funestement heureux dans leur projet; ils trouvèrent l'homme qu'ils cherchoient[1], et qui rendit leur fils aussi impie qu'eux, mais sans qu'il y parût que sur les fins, par des imprudences de ce même précepteur, qui à la fin le firent connoître pour ce qu'il étoit, et par lui MM[2]. et Mme de Maisons; mais alors, quant au monde, il n'y avoit plus de conséquences : le Roi étoit mourant et le président bien près de la fin de sa vie.

Les princes morts, Maisons tourna court. Il avoit négligé M. le duc d'Orléans, par la crainte du Roi et de bien d'autres; il vit alors que ce seroit avec lui qu'il faudroit compter. Cette nécessité l'entraîna, mais avec un ménagement qui le couvrit et qui l'avança. Canillac, qui fit depuis une sorte de personnage important et ridicule, et duquel il y aura lieu de parler expressément, tenoit le dé chez Mme de Maisons, où il s'étoit fourré à titre d'esprit et de bonne compagnie. Il étoit extrêmement bien avec M. le duc d'Orléans. Maisons, qui se moquoit de lui fort souvent, le ménagea peu à peu davantage, puis lui parla avec estime des talents de M. le duc d'Orléans, et avec déplaisir de sa situation. Il fit naître à cet esprit orgueilleux et ambitieux le desir de lier à M. le duc d'Orléans un magistrat, de l'esprit, des connoissances

1. Ici un correcteur a écrit en marge : *le sieur de Marsais.*

2. Il y a bien *Mn* dans le manuscrit.

et du crédit duquel il pût tirer des lumières, des conseils et des services; de l'un à l'autre, par des portes de derrière du Palais-Royal, puis plus publiquement [*sic*]. Tous deux se goûtèrent par besoin réciproque, et encore par esprit et par agréments réciproques; la liaison se forma et la confiance s'y mit. Les choses ne furent pas longtemps en cet état, que Maisons voulut et ranger un obstacle et se procurer entre lui et le duc d'Orléans un confident d'une autre trempe, et plus à portée que Canillac, qui ne mettoit jamais le pied à la cour; ce fut le duc de Saint-Simon, dont on sera forcé, quoique vivant encore, de dire un mot dans la suite par la figure qu'il fit dans la Régence, et qui étoit l'ami de toutes les heures et de tous les moments de M. le duc d'Orléans, si on en excepte ceux de débauche. La qualité de président à mortier de Maisons lui étoit suspecte auprès de Saint-Simon, et bien autant encore celle de fils de son père, contre lequel ce duc avoit éclaté sans ménagement, lors du procès de M. de Luxembourg avec les pairs ses anciens. Saint-Simon, toujours à la cour de toute sa vie, et d'ailleurs peu répandu dans ce qui n'étoit pas sien, n'avoit jamais mis le pied chez Maisons. Le président fit comprendre à M. le duc d'Orléans que, dans la mesure où il devoit se tenir extérieurement à son égard, et dans la séparation ordinaire et presque continuelle de lieux de Canillac et de ce prince, il étoit difficile qu'il pût l'avertir à temps de beaucoup de choses, et le persuada aisément de le lier à Saint-Simon. En même temps ce rusé politique dressa auprès du duc une autre batterie. Il étoit fort au fait de la cour, et il ne croyoit pas impossible que le duc ne résistât là-dessus à M. d'Orléans. Il savoit qu'il y avoit un autre homme qui avoit sur lui une telle puissance, que rien ne l'avoit pu émousser, non pas même ce qui étoit le plus opposé au sentiment de Saint-Simon, qui se contentoit à l'égard de cet homme de chercher à le persuader, et qui, s'il n'y réussissoit pas et que l'autre insistât à un certain point, cédoit sans l'être lui-même. La vérité est qu'il n'en a jamais usé ainsi qu'une seule fois, mais en chose bien considérable. Cet homme, cet il [*sic*] étoit le duc de Beauvillier. M. de Maisons apparemment lui parla assez fortement pour le convaincre, et il étoit déjà en possession avec lui de traiter les matières futures, malgré toute la timide réserve de ce seigneur. Le duc de Saint-Simon se trouva donc attaqué tout à la fois sur Maisons par M. de Beauvillier, qui lui vanta ses intentions, sa sûreté, ses lumières, et par M. le duc d'Orléans, qui s'expliqua ouvertement avec lui du besoin qu'il avoit de leur liaison. Le plaisant fut que ce prince lui rappela celles que son père avoit eues en son temps avec le surintendant, et celles de leurs enfants; en effet, Maisons, qui l'en avoit instruit, avoit eu soin de longue main que son fils recherchât fort ceux du duc de Saint-Simon, tellement qu'ils se voyoient souvent et que l'amitié qui en naquit entre eux devint véritable et n'a fini qu'avec ce jeune président. M. de Saint-Simon, qui savoit déjà par M. d'Orléans sa liaison avec Maisons, sentit à ces détails le desir de ce dernier; il comprit aussi que l'usage que M. d'Orléans vouloit tirer de lui étoit effectif. M. de Beauvillier lui avoit fait son impression accoutumée; il céda donc de bonne grâce, et incontinent après il reçut une visite de Maisons, qui pour la première enfonça fort matière. Il fut depuis assidu à le voir en particulier toutes les fois qu'il venoit à Versailles, et il s'avança tellement dans l'esprit du duc d'Orléans, qu'il usurpa sa principale confiance.

Son objet étoit les sceaux. Cet homme habile demeuroit intimement lié avec le duc du Maine; il s'en cachoit au duc d'Orléans, duquel peut-être il se cachoit aussi à l'autre. Il ne faut point avancer ce qu'on ne sait pas certainement : on ne dira donc pas qu'il les trompoit tous deux; mais il est difficile d'ajuster avec la droiture le personnage qu'il faisoit auprès du duc d'Orléans, avec la douleur que M. du Maine eut de sa mort, et l'ardeur avec laquelle il emporta sa charge pour son fils. Il étoit même toujours le premier informé de ses plus importants progrès. Il annonça d'avance la déclaration qui leur accorda le nom de princes du sang et la succession à la couronne; mais, s'il la sut des premiers, il ne voulut pas s'en ouvrir à temps de laisser prendre des mesures, si toutefois le duc d'Orléans étoit en situation avec le Roi d'en pouvoir prendre. Maisons envoya le matin même un billet au duc de Saint-Simon pour le prier de le venir trouver sur-le-champ à Paris pour chose également pressante et importante, et de faire ce voyage le plus promptement et le plus secrètement qu'il le pourroit. Le valet s'amusa, ne sut où prendre M. de Saint-Simon dans Marly, enfin il lui remit le billet comme il s'alloit mettre à table chez le duc de Lauzun, son beau-frère, qui étoit un Argus duquel il falloit se défier. Saint-Simon n'osa donc révoquer ce dîner si à coup près, et cela lui fit perdre du temps. Arrivé chez Maisons à Paris, il lui apprit la déclaration avec une émotion qui tenoit de l'emportement; mais de remède, comme il n'y en avoit point à trouver, il n'en proposa aucun. Peu de moments après qu'ils furent ensemble, arriva le duc de Noailles. Maisons lui répéta la nouvelle ou en fit le semblant; car ces deux hommes étoient fort unis et fort propres aux comédies. Noailles en donna une par la fureur où il entra. Saint-Simon, vif de sa nature et impatient né des bâtards, les regardoit de son fauteuil et demeuroit d'autant plus froid qu'il les voyoit se promener, crier et se débattre comme des forcenés. Sa tranquillité impatienta Noailles; mais l'autre lui demanda le fruit de ces fureurs d'Oreste qu'ils jouoient là tous deux. Il ajouta qu'il ne sentoit pas moins qu'eux une énormité si monstrueuse, mais qu'aux choses où il n'y avoit point de remède, il falloit les savoir souffrir, et attendre du bénéfice du temps; ainsi après les avoir vus pester et se démener outre mesure, il s'en retourna à Marly, où la nouvelle fut déclarée une heure au plus avant le souper du Roi.

Bientôt après Maisons fit une proposition au duc de Saint-Simon tout à fait étrange. Le testament du Roi déposé au Parlement y avoit été mis par le premier président, assisté d'autres officiers du Parlement et des gens du Roi, dans une niche creusée dans la muraille d'une tour, derrière et proche la buvette de la grand chambre, la niche grillée et murée par-dessus, et trois clefs de la chambre dans laquelle étoit cette niche, toutes trois différentes et nécessaires pour l'ouvrir, étoient chacune, une entre les mains du premier président, du doyen du Parlement, et du procureur général. Dans cette position si précautionnée, si enfoncée dans l'intérieur du Palais et si sûre, Maisons proposa au duc de Saint-Simon de faire enlever le testament du Roi au moment de sa mort, et pour cela d'avoir des maçons et des serruriers avec des troupes sous des officiers choisis. Saint-Simon, surpris au dernier point, lui demanda quel fruit il se proposoit d'une si grande violence, et de plus la mécanique pour y parvenir. Il ajouta que, quoi qu'il y eût dans le testament, il ne voyoit aucune comparaison entre l'espérance qu'il n'auroit pas plus de succès que celui de Louis XIII, comme le Roi ne s'étoit pas caché de le penser lui-même, entre essuyer même ses dispositions, quelles qu'elles fussent, et violer à main armée un dépôt public de cette royale qualité, dans le sein du sanctuaire de la justice, au milieu de la capitale, soulever le peuple et les provinces, donner aux ennemis de M. le duc d'Orléans des armes aussi spécieuses contre lui, qui sauroient bien en tirer les plus grands usages, et les autoriser de la juste fureur du Parlement, outragé par cet attentat, et dans le moment critique où l'usage abusif devenu une espèce de loi lui donnoit une autorité avec laquelle il falloit compter dès ce moment-là même, et souvent encore dans le cours de la Régence. Que, si, dans l'exécution, si odieuse par elle-même et que les bâtards et le Parlement, qu'elle réuniroit pour toujours, avoient tant d'intérêt d'empêcher, il arrivoit une sédition, peut-être appuyée par les suisses, et qu'il y eût du sang répandu, personne ne pouvoit prévoir jusqu'où cette action étoit capable de conduire, laquelle, quoi qu'il en succédât, combleroit M. le duc d'Orléans de la plus juste et de la plus grande haine, et d'un mépris égal si, par l'événement, le testament échappoit à l'attaque. Tout cela fut commenté bien plus au long sans que Maisons pût être ébranlé, et sans toutefois qu'il eût rien à répondre que l'importance de soustraire un testament qu'on croyoit bien qui n'étoit fait que contre le duc d'Orléans et en faveur des bâtards. Maisons en parla au duc d'Orléans, qu'il ne persuada pas non plus; mais ce qui est surprenant, il ne se lassa point de revenir à la charge auprès de ce prince et auprès de Saint-Simon, et jusqu'à sa mort, qui prévint celle du Roi de si de peu de jours, il ne put abandonner ce projet ni l'espérance de le leur persuader. Le plus mortel ennemi de M. le duc d'Orléans n'en pouvoit certes imaginer un plus funeste; il est donc bien difficile d'imaginer ce que Maisons s'en proposoit. Étoit-il assez méchant pour vouloir embarquer le duc d'Orléans dans un attentat qui ne pouvoit que le perdre d'honneur et de réputation, et lui mettre toute la France sur les bras? Étoit-il assez peu sage pour n'en pas sentir les suites affreuses et indispensables, qu'on lui faisoit toucher au doigt toutes les fois qu'il en pressoit? Espéroit-il par un si terrible éclat acquérir au Parlement la dictature du royaume, et s'y élever lui-même en négociant entre le Parlement et le duc d'Orléans, et se rendre nécessaire à tous les partis? Enfin, vouloit-il tout risquer, dans la frayeur que, Voysin affermi dans ses places par l'autorité du testament, les sceaux ne lui échappassent, et avec cet échelon le premier crédit dans la Régence, ce qui étoit encore une folie dans un homme d'ailleurs plein d'esprit et de sens, et qui devoit sentir où le duc d'Orléans en seroit après un tel éclat, et par conséquent ceux à qui il donneroit sa principale confiance? Enfin, vouloit-il seulement sonder le duc d'Orléans, reconnoître s'il seroit capable de mordre à un si étrange hameçon, résolu après d'y faire naître des difficultés qui se présentoient évidemment d'elles-mêmes, et de faire avorter son projet après l'avoir fait adopter? Quoi qu'il en soit, il n'a pas assez vécu pour donner le temps d'éclaircir ces ténèbres, mais, pour cet échantillon joint à bien d'autres choses, assez pour consoler de sa mort les gens de bien et les gens sages, et ceux qui aimoient l'État et la paix domestique. Ce trait si curieux méritoit de n'être pas omis, quoique cette curiosité même ne puisse être satisfaite.

Cependant Maisons se comptoit sûr des sceaux. Voysin, créature de Mme de Maintenon, âme damnée des bâtards, acteur et confident unique de la dernière déclaration qui les portoit au trône et des dernières dispositions du Roi, qu'on ne pouvoit se méprendre à croire toutes en leur faveur contre le duc d'Orléans, odieux de plus par sa hauteur, par sa dureté, par son intérêt, qui s'étoit fait donner de grandes sommes comptant du non-complet des troupes, dans le plus grand épuisement de l'État; Voysin, enfin, qui s'étoit piqué de garder si peu de mesures en tout avec M. le duc d'Orléans, devoit être la première victime de sa puissance, sans rien de violent qui n'eût été souvent usité; l'exil et la privation de sa charge de secrétaire d'État de la guerre et celle des sceaux devoit être très naturellement son sort. Il n'y avoit aucun magistrat en état de les balancer avec Maisons auprès du duc d'Orléans, qui même en avoit donné parole, et Maisons, au comble de ses vœux, ne doutoit pas d'arriver incessamment à celui de ses desirs par un comble de crédit et de puissance. C'étoit là où Dieu l'attendoit; peu de jours l'expédièrent, dans la force de l'âge et de la santé, et dans les regrets, l'amertume, la rage d'un ambitieux démesuré parvenu à toucher de la main la plus grande fortune, qui lui échappa avec la vie, et dans la terreur que ces effroyables moments jettent dans l'âme des impies malgré eux. Sa femme, outrée de la plus profonde douleur, vit s'éclipser en un instant et la fortune de son mari, qui n'avoit rien de caché pour elle, et la figure principale qu'elle-même comptoit d'y faire; mais, peu déprise de ses gluets trompeurs, en femme qui n'avoit point d'autre objet, elle ramassa toutes ses forces pour conserver les amis de la maison et la continuer sur le pied où elle l'avoit mise; mais l'âme n'y étoit plus. Restoient les nouvelles, les intrigues, les petites cabales avec le Parlement et certaines gens oisifs et mécontents, une sorte de tribunal en peinture dans lequel elle éleva son fils sur les traces du père autant que sa jeunesse s'y put dresser. Sa vie se passoit de la sorte, en projets, en travaux, dont la chimère et les espérances la flattoient, soutenue de l'opulence et de la considération qu'elle s'attiroit tant qu'il lui étoit possible, pleine de santé et d'autorité sur son fils et sur ses amis, lorsque, surprise d'une apoplexie, elle eut à peine le temps de goûter la mort, et alla paroître devant Celui qu'elle avoit voulu, et par maxime, méconnoître toute sa vie. Son fils, outré de désespoir, fut longtemps à se pouvoir reconnoître ; il chercha à se distinguer dans son métier et à acquérir des amis comme son père. Il en conserva de la considération, ne crut pas plus en Dieu que lui, que sa mère, que son précepteur, et ne sacrifia pas moins à l'ambition et à la fortune, lorsque, dans la première fleur de sa jeunesse et de ses espérances, la petite vérole le saisit et l'épouvanta avec tant d'horreur qu'il en mourut rapidement, et ne laissa qu'un fils unique, qui promettoit une grande santé et qui fut pourtant ravi dans sa première enfance. Telle fut l'affreuse catastrophe de cette famille, si établie, si riche, si ambitieuse, si singulièrement impie, de laquelle il n'est resté quoi que ce soit, et qui vérifia si fort à la lettre ce passage du psaume : *J'ai vu l'impie exalté comme les cèdres du Liban ; je n'ai fait que passer, il n'étoit déjà plus ; je n'en ai pas même trouvé la moindre trace.*

1236. *Commencement de la maladie du Roi.*

(Page 176.)

13 août 1715. — Le Roi revint pour la dernière fois de Marly le samedi au soir, 10 août, et ne revit jamais cet ouvrage de ses mains. Il étoit déjà fort mal, et eut le lendemain une prise d'autant plus forte avec le procureur général [1], et d'autant plus dangereuse pour ce magistrat, que le Roi, outré de sa résistance, ne se sentoit pas en état d'aller tenir le lit de justice qu'il avoit résolu, mais dont il n'abandonna pas l'espérance. Il ne laissa pas de s'aller promener à Trianon pour se dissiper et continuer sa vie ordinaire ; ce fut sa dernière sortie du château de Versailles. Il fut purgé le lendemain et vécut à son ordinaire des jours de médecine ; mais ce fut la dernière fois qu'il marcha. Le lendemain, 13 août, il fit son dernier effort pour donner debout, dans la chambre du trône, audience de congé à ce prétendu ambassadeur de Perse ; sa santé ne lui permit pas les magnificences qu'il s'étoit proposées comme à sa première audience, et il parut remarquable que sa dernière action publique fut celle-ci, où Ponchartrain trompoit sa vanité si grossièrement pour lui faire sa cour. Il n'eut pas honte de terminer cette comédie par la signature d'un traité, dont

1. Ici un correcteur a ajouté en interligne le mot *Daguesseau*.

les suites montrèrent le faux de cette ambassade. Les Mémoires particularisent si bien les derniers jours du Roi, qu'il seroit inutile d'y rien ajouter en ce genre, que des omissions de courtisan ; on tâchera aussi de suppléer une lacune des trois derniers jours de la vie du Roi qui mérite infiniment d'être regrettée [1], que le même esprit de politique a sans doute fait laisser, dont on ne se propose que d'expliquer des choses principales.

Il y avoit près d'un an que la santé du Roi tomboit ; ses valets intérieurs s'en aperçurent d'abord et en remarquèrent tous les progrès, sans que pas un osât en ouvrir la bouche. Les bâtards le voyoient bien aussi, ou plutôt M. du Maine, qui hâta tout ce qui les regardoit, aidé et porté par Mme de Maintenon. Fagon, fort tombé de corps et d'esprit, étoit le seul qui ne s'aperçût de rien. Mareschal, premier chirurgien, lui en parla plusieurs fois et fut toujours durement repoussé ; pressé enfin par son devoir et son attachement, il se hasarda d'aller un matin trouver Mme de Maintenon, vers la Pentecôte, et de lui dire ce qu'il voyoit et combien M. Fagon se trompoit grossièrement ; il l'assura que le Roi, à qui il avoit tâté le pouls souvent, avoit depuis assez longtemps une petite fièvre, lente et interne ; que son tempérament étoit si bon, qu'avec des remèdes et de l'attention tout étoit encore plein de ressources, mais que, si on laissoit gagner le mal, il n'y en auroit plus. Mme de Maintenon se fâcha, et tout ce qu'il remporta de son zèle, fut de la colère, et qu'il n'y avoit que les ennemis personnels de Fagon qui trouvassent ce qu'il lui disoit là de la santé du Roi, sur laquelle la capacité, l'application et l'expérience ne se pouvoient tromper. Le rare est que Mareschal avoit été mis en place par Fagon, et qu'ils avoient toujours vécu depuis dans la plus parfaite intelligence. Mareschal outré n'eut plus de mesures à prendre, et commença dès lors à pleurer la mort de son maître. Fagon en effet étoit en science et en expérience le plus grand et le meilleur médecin de l'Europe ; mais sa santé ne lui permettoit plus depuis longtemps d'entretenir son expérience, et le haut point d'autorité où sa faveur et sa capacité l'avoient porté l'avoient enfin gâté ; il ne vouloit ni raison ni réplique, et continuoit de conduire la santé du Roi comme il avoit fait dans un âge moins avancé, et le tua. La goutte, dont il avoit eu de longues attaques, avoit engagé Fagon à emmailloter pour ainsi dire le Roi tous les soirs dans un tas d'oreillers de plume, qui le faisoient tellement suer toutes les nuits, qu'il le falloit frotter et changer les matins avant que le grand cham-

1. Cette remarque de Saint-Simon vient de ce qu'il écrivait ses Additions sur la copie qu'il possédait du *Journal de Dangeau*, lequel s'arrête en effet au 28 août, et aussi de ce qu'il ne connaissait sans doute pas encore à cette époque le Mémoire spécial que Dangeau avait rédigé depuis le 25 août ; il est probable que la copie de ce Mémoire que Saint-Simon avoit dans ses Papiers ne lui parvint que plus tard, ou qu'il en avoit oublié l'existence. Voyez ci-après l'Appendice, p. 335.

bellan entrât. Il ne buvoit depuis longues années que du vin de Bourgogne, si vieux qu'il étoit entièrement usé, avec la moitié d'eau, et jamais d'autre vin, ni d'aucune sorte de liqueur quelconque, ni thé, ni café, ni chocolat jamais. En se levant seulement deux tasses de sauge et de véronique ; souvent entre ses repas des verres d'eau, avec un peu d'eau de fleurs d'orange, qui tenoient plus de chopine, et toujours à la glace ; et, comme il devenoit de plus en plus resserré, M. Fagon lui faisoit manger beaucoup de fruits à la glace, et surtout des figues pourries d'être mûres, à l'entrée de son repas. Toute l'année, il mangeoit à souper une quantité prodigieuse de salade, et il redoubla ce régime dans cet été ; à la fin, ces fruits, pris en entrant à table, lui noyèrent l'estomac, en émoussèrent les digestifs, lui ôtèrent l'appétit, et tournèrent son sang en gangrène à force d'en diminuer les esprits, ce qui fut la cause de sa mort, comme on le reconnut à l'ouverture de son corps, dont les parties se trouvèrent si belles toutes et si saines, qu'il y a lieu de juger qu'il auroit passé le siècle. Son estomac surprit surtout et ses boyaux par leur volume au double d'un autre homme, d'où lui venoit d'être si grand mangeur et si égal. On ne songea aux remèdes que quand il ne fut plus temps, parce que Fagon ne voulut jamais le croire malade, et que l'aveuglement de Mme de Maintenon fut pareil à cet égard, quoiqu'elle eût bien su prendre toutes les précautions possibles pour Saint-Cyr et pour M. du Maine. Parmi tout cela, le Roi sentit son état avant eux, et le disoit quelquefois à ses valets intérieurs. Fagon le rassuroit toujours, sans lui rien faire, et le Roi se contentoit de ce qu'il disoit, sans en être persuadé ; mais son amitié le retenoit, et Mme de Maintenon encore plus[1]...

1237. *Le duc du Maine passe en revue la gendarmerie.*

(Page 201-202.)

22 août 1715. — Les deux dernières actions du Roi furent pour ses bâtards, ainsi que furent ses dispositions dernières, pour qu'il ne manquât rien à sa consommation pour eux. La première fut un ordre, l'autre une grâce. L'ordre vint à l'occasion de la gendarmerie, que le Roi avoit fait venir des frontières autour de Versailles pour la voir. N'en ayant plus la force et méditant tout pour M. du Maine, il le traita comme David fit Salomon quand il le voulut faire connoître son successeur ; il lui ordonna d'aller tenir sa place, et à ce corps d'élite de le reconnoître comme lui-même. M. du Maine en alla donc faire la revue, y donner tous les ordres, se faire rendre compte de tout, et en rece-

1. Toute la suite de cette très longue Addition contient le résumé du règne, le portrait de Louis XIV et le tableau de sa vie, et a été la première rédaction et le canevas de toute la partie des Mémoires qui formera notre prochain volume : nous l'y renvoyons en conséquence.

voir tous les honneurs. Pour que rien ne manquât à son triomphe, le Roi voulut que le Dauphin vît en cette occasion pour la première fois des troupes, pour l'accoutumer à les voir sous M. du Maine. M. le duc d'Orléans, qui y avoit des compagnies, avoit par cela même un titre particulier pour cette fonction, sans parler de celui de sa naissance et de l'état si menaçant du Roi. Il alla à la revue ; tout y courut à lui ; il renvoya tout à M. du Maine, et déclara qu'il n'étoit là que comme un simple capitaine de gendarmerie pour faire sa cour à M. le Dauphin. M. du Maine pâlit en voyant le duc d'Orléans ; il se trouva confondu. Tous deux y sentirent les prémices de ce qui les attendoit ; les troupes furent frappées du contraste, et le public s'en expliqua avec indignation [1].....

1238. *Le duc de Noailles et le duc de Saint-Simon.*

(Page 215.)

1er septembre 1715 [2]. — L'éclat qui arriva sur les ducs [3], que les Mémoires ne font ici que pincer, mérite d'être rapporté pour la curiosité des causes et des suites, et d'en reprendre les choses de plus haut. Il exige encore de parler de deux hommes qui sont pleins de vie, quoiqu'on ait eu soin de l'éviter dans ces Additions, où on a observé de ne bien faire connoître que les morts ; aussi glisserons-nous sur les vivants dont il sera impossible de se taire, et on tâchera de ne les toucher qu'en ce qui sera indispensablement lié avec les choses qui méritent d'être rapportées, et qui, sans cette légère connoissance, demeureroient estropiées ou ne seroient pas entendues. Avant donc de rapporter cet éclat sur les ducs, il est nécessaire de dire un mot des ducs de Saint-Simon et de Noailles, de leur liaison et de leur rupture. Tous deux de plus ont figuré pendant la Régence, et le duc de Noailles, fait maréchal de France en 1734, commande l'armée d'Italie en 1735 [4].

Il faut se souvenir de ce qui se trouve dans ces Additions sur la situation personnelle du duc de Noailles à son dernier retour d'Espagne en 1711, perdu avec le roi et la reine d'Espagne et Mme des Ursins, et plus perdu, s'il se pouvoit encore, auprès du Roi, de Monsieur le [Dauphin] et de Madame la Dauphine, et de Mme de Maintenon, sa tante et sa grande protectrice, pour avoir voulu donner une maîtresse au roi d'Espagne, et perdre, de concert avec le comte d'Aguilar, la reine d'Espagne et Mme des Ursins de crédit par ce moyen. Il faut en

1. La suite de cette Addition a été placée ci-dessus sous le nº 1235.
2. Pour la raison indiquée ci-dessus, p. 297, note 1, la présente Addition se trouve à l'ancienne page 591 du manuscrit, folio nouveau 303 vº, et non point en regard de la date à laquelle elle se rapporte.
3. A propos de leur prétendu désir d'être présentés au jeune Roi à part du corps de la noblesse.
4. C'est donc en 1735 que Saint-Simon a rédigé cette Addition.

même temps ne pas perdre de vue ce qu'on a vu plus d'une fois dans ces Additions de l'adresse de la princesse des Ursins à persuader Mme de Maintenon que son pouvoir n'étoit que le sien, et que celle-ci gouvernoit l'Espagne par l'autre, moyennant quoi Mme de Maintenon ne se tenoit ni moins attaquée ni moins offensée que Mme des Ursins même, ce qui fit ce comble de puissance de la dernière, par l'excès de domination et d'aveuglement de la première, qui la soutint avec fureur en tout et partout, jusqu'aux époques qui ont été rapportées de sa décadence. Mme des Ursins en étoit encore éloignée en 1711, et Mme de Maintenon, pleinement persuadée qu'elle régnoit en Espagne par Mme des Ursins, étoit infiniment animée contre un neveu qui lui devoit tant, d'avoir osé concevoir le dessein de renverser cet empire, et attenté à travailler à s'en emparer lui-même. Il faut de plus ne pas oublier que, de quelque détachement et de quelque piété que fût le duc de Beauvillier, il n'étoit pas possible qu'il eût effacé de son esprit le péril que les Noailles avoient fait courir à ses places, lors de l'éclat de l'affaire de Monsieur de Cambray; qu'il vivoit en conséquence avec eux autant que la conscience le lui pouvoit permettre, et eux avec lui comme avec un homme qu'ils n'avoient pu renverser, et qui n'ignoroit pas que ses places étoient destinées au maréchal de Noailles, lequel n'avoit pu pardonner à son frère de les avoir sauvées au duc de Beauvillier, et que, malgré un si généreux et important service, ce qui s'étoit passé dans l'affaire de l'archevêque de Cambray, de la part du cardinal de Noailles, étoit demeuré obstacle invincible à plus qu'une très simple bienséance entre le duc de Beauvillier et ce cardinal, dont la décadence commençoit à pointer, tandis que le [duc de] Beauvillier et son pupille, qui n'étoient qu'un, reprenoient un crédit qui fut incontinent porté au plus haut point par la mort de Monseigneur. Telle étoit donc la très triste situation du duc de Noailles à son dernier retour d'Espagne.

Dans cet état il ne cessa de jeter les yeux de tous côtés pour chercher à se raccrocher. Voysin et Mme de Maintenon n'étoient qu'un, M. du Maine encore davantage; nul moyen de ces côtés-là. Pontchartrain le connoissoit, et de plus n'étoit à aucune portée, et son fils, hai de tout le monde, encore moins. Le comte de Toulouse n'entroit dans rien, et Desmaretz en assez peu de chose; faute de mieux, il s'attacha à lui, pour tenir au moins à quelque ministre, à qui les finances donnoient un grand accès auprès du Roi et de Mme de Maintenon, mais qui, timide et d'ailleurs plein d'humeur[1], ne pouvoit bien répondre à ses desirs. D'Antin lui fut plus d'usage; mais il ne fut jamais que souffert par Mme de Maintenon, et il étoit courtisan trop avisé pour se faire un démérite auprès d'elle en hasardant trop auprès du Roi pour le duc de Noailles. Dans cet embarras, il

1. Le copiste avait écrit à tort *d'honneur;* Saint-Simon a biffé, et écrit en interligne *humeur*.

s'avisa de rechercher le duc de Saint-Simon, quoique jusqu'alors sans aucun commerce avec lui, et ce fut son salut, puis sa grandeur, que cette recherche.

Le duc de Saint-Simon passoit à la cour une vie extérieurement oisive, effectivement très occupée. Il étoit, dès son entrée dans le monde, dans la liaison la plus intime avec le duc de Beauvillier, dont il avoit passionnément desiré d'épouser une fille. Il la lui avoit demandée lui-même, sans autre dot ni condition que celle qu'il prescriroit lui-même. L'aînée voulut être religieuse ; la seconde étoit défigurée ; les autres étoient trop jeunes. Il voulut attendre l'âge : enfin tout se traita de telle sorte entre eux, que M. de Beauvillier ne l'oublia jamais, qu'il le regarda et le traita toujours comme son gendre, et que, trouvant en lui des qualités qui réparoient la disproportion entière des âges et des postes, il prit peu à peu confiance en lui, et telle enfin que, jusqu'à sa mort, ils s'ouvroient réciproquement, sur tout, leur cœur et leur âme, et le duc de Chevreuse par une conséquence nécessaire. Saint-Simon s'étoit fait plusieurs amis véritables des principaux personnages de la cour en hommes et en femmes. La sienne, fille du maréchal de Lorge, avec laquelle il vivoit dans la plus tendre et la plus entière confiance, étoit celle de la cour qui étoit la plus respectée pour sa vertu, la plus généralement aimée pour sa douceur, sa droiture et la singulière bonté de son esprit, la moins crainte par la sagesse de son caractère, et par un esprit moins brillant que juste et sensé, et par sa conduite unie. Elle attira de son côté beaucoup d'amis et de considération à son mari, et lui fut infiniment utile par ses conseils ; on l'a vue, dans ces Mémoires et dans ces Additions, mise malgré elle et malgré son mari auprès de Mme la duchesse de Berry, où elle acheva de se faire admirer, et d'où Madame la Dauphine la destinoit à la mettre auprès d'elle, dès auparavant même, quand la duchesse du Lude viendroit à manquer.

Le duc de Noailles comprit qu'en gagnant le duc de Saint-Simon, c'étoit la route de se rapprocher du duc de Beauvillier, et par lui du Dauphin, et de l'un à l'autre de se remettre en selle au moins pour le règne futur ; c'est ce qui, à faute de mieux, le détermina. Il y trouva encore un autre avantage, et cet avantage léger alors devint le principal à force de malheurs. Il avoit donné à M. le duc d'Orléans ce Regnault qui fut arrêté en Espagne avec Flotte ; Regnault avoit commis des imprudences étranges, qui toutes avoient porté à plomb sur M. le duc d'Orléans. Il en avoit été outré, et cela avoit brouillé le duc de Noailles avec lui. Quoique ce prince fût alors dans une situation fâcheuse, celle du duc de Noailles avec lui importunoit fort ce dernier, qui n'avoit besoin d'être mal avec personne, qui craignoit et qui ménageoit tout, encore plus un prince de ce rang. M. de Saint-Simon, qui étoit de même âge que lui, avoit passé son enfance à aller jouer avec lui ; l'amitié s'étoit mise entre eux avec l'âge. Le tourbillon de la jeunesse du prince ralentit le duc de lui faire sa cour ; cette interruption dura plusieurs années. Vint un voyage de Saint-Cloud où ils voulurent avoir des dames un peu trayées, quoiqu'avec un reste de celles de la cour de feu Monsieur, impossibles à éviter ; la duchesse de Saint-Simon en fut conviée et pressée ; elle y alla de la Ferté, où son mari demeura cependant. On se plaignit à elle de son absence. Mme de Fontaine-Martel, belle-sœur du feu marquis d'Arcy, qui avoit été gouverneur du duc d'Orléans, et qui étoit des amies de M. de Saint-Simon, demanda à M. le duc d'Orléans pourquoi il ne le voyoit plus ; le prince répondit avec toutes sortes d'amitié. Au retour à Versailles, le commerce se renoua ; l'ancienne amitié se retrouva tout entière ; elle ne fit que s'augmenter depuis ; la confiance fut pareille. Le prince y trouva des ressources ; il s'accommoda d'un homme qui lui parloit franchement et qui n'entroit dans aucune de ses parties ni de ses plaisirs. Il en reçut un service décisif dans son affaire d'Espagne, qui fit un si grand bruit, et qui éloigna tout le monde de lui, au point que M. de Saint-Simon y demeura seul de toute la cour, et eut le bonheur de n'y laisser rien du sien, pas même le plus léger soupçon. Ce fut lui qui le sépara de Mme d'Argenton, sur le point que le Roi alloit éclater, lui encore qui les raccommoda, Mme la duchesse d'Orléans et lui, desquels il devint le lien, quoique auparavant, M. de Saint-Simon ne la vît jamais. Par cette conduite, M. le duc d'Orléans se raccommoda avec le Roi et se remit un peu avec le monde, toutefois fort retenu par la considération de Monseigneur et par celle de Mme de Maintenon, qui le haïssoient ouvertement. L'étonnant mariage de Mme la duchesse de Berry fut encore principalement l'ouvrage de M. de Saint-Simon, par tout ce qu'il sut mettre en œuvre et ce qu'il y fit du sien, et Monseigneur ne lui pardonna jamais.

Cette liaison si intime et si fortement cimentée fut encore un grand appât au duc de Noailles pour rechercher M. de Saint-Simon, et par lui se rapprocher de M. le duc d'Orléans, dans la situation très déplaisante où il se trouvoit avec lui. M. de Saint-Simon en fut donc recherché avec tout l'art et les grâces rehaussées du voile d'une apparente simplicité, et il fut la dupe de tout ce qui lui fut présenté d'esprit, de raisonnement, de droiture, de desir du bien, de conformité de goût. Noailles rapprocha deux amis intimes de celui qu'il vouloit gagner ; les liaisons crûrent, se serrèrent ; l'amitié, puis la confiance en naquirent de la part de l'assiégé, dont le prix fut celui que Noailles s'étoit proposé à l'égard du duc de Beauvillier et du duc de Chevreuse, et avec plus de peine encore à l'égard du duc d'Orléans. La mort du Dauphin, puis du duc de Berry, fit redoubler de jambes à Noailles auprès de Saint-Simon. Ces malheurs en avoient creusé de nouveaux, et des plus cruels, au duc d'Orléans, déserté par tout le monde jusqu'à la dernière indécence. M. de Saint-Simon fut le seul qui ne l'abandonna point, et qui y courut de grands risques, qui ne furent pas capables de le ralentir un moment de voir ce prince publiquement presque tous les jours, et de se promener seul avec lui et très souvent à Marly, sous les yeux du Roi et de toute la cour. Il en fut souvent averti par le duc de Beauvillier et par d'autres. On avoit commencé à pénétrer quelque chose de la confiance intime du Dauphin pour lui, mais conduite avec les plus grandes précautions pour la dérober au Roi surtout et au monde ; sa douleur d'une si sensible perte avoit éclaté. Sa franchise étoit bien connue ; sa persévérance unique à vivre comme il faisoit avec le duc d'Orléans ne cadroit pas avec ce que ses ennemis vouloient faire croire de ce prince. Ils avoient toujours pu beaucoup, et ils commençoient à tout pouvoir ; ils frémissoient d'une fermeté qui les contredisoit par elle-même. L'intrigue qui avoit fait le mariage de la duchesse de Berry ne leur étoit plus inconnue, sinon en tout, du moins en partie, qui avoit percé avec le temps. D'autres raisons leur faisoient passionnément desirer de séparer le duc d'Orléans du seul ami qui lui restât ; sa conduite en cette longue et périlleuse détresse de M. le duc d'Orléans fut le dernier sceau de son amitié et de sa confiance pour lui, et la matière des réflexions de bien des gens qui, malgré la situation du duc d'Orléans, sentoient le poids de sa naissance, ce qui l'attendoit après le Roi vieux et sur le déclin, ce que le prince devoit de retour à M. de Saint-Simon, et tout l'usage qu'il pouvoit tirer et faire de cet ami, sur qui le monde dès longtemps attentif l'étoit devenu beaucoup davantage. M. de Noailles n'oublia donc rien pour se mettre le plus avant qu'il put dans son intimité et dans sa confiance, et il avoit tout ce qu'il falloit pour y réussir. Ses premiers succès élevèrent ses espérances ; M. de Saint-Simon l'avoit raccommodé avec les ducs de Chevreuse et de Beauvillier, et par eux avec le Dauphin. Il l'avoit encore tout à fait remis avec M. le duc et Mme la duchesse d'Orléans. Ce prince n'avoit plus rien entre lui et le timon nécessaire de l'État, que le Roi, qui menaçoit de ne pas durer longtemps, et un Dauphin dans la première enfance. Noailles se doutoit bien que M. le duc d'Orléans n'étoit pas sans penser au futur, M. de Saint-Simon encore moins ; qu'il étoit le seul avec qui le prince pût s'en ouvrir et se conseiller. Il auroit bien desiré d'y être admis en tiers pour quelque chose, quoique très mesuré à voir M. le duc d'Orléans, pour ne donner, disoit-il, aucun ombrage, mais en effet pour éviter tout inconvénient, et ne laisser pas d'aller à son but. L'affaire de son oncle[1], qui s'aigrissoit tous les jours, lui fut utile pour l'unir de plus en plus avec M. de Saint-Simon ; celui-ci l'avoit vue naître et croître. Le P. Tellier, qui sans le connoître lui avoit voulu être présenté en arrivant à la cour, et qui le ménageoit fort à cause des ducs de Chevreuse et de Beauvillier et surtout du Dauphin, lui avoit parlé de cette affaire dès les commencements ; il l'en entretenoit sans cesse depuis la mort du Dauphin, par rapport à la situation où il le sentoit. Ils en avoient eu souvent des disputes fort

1. Ici un correcteur a ajouté en interligne *le Card*l.

vives et même fort dangereuses, sans que ce rusé jésuite se déprît de ces continuels entretiens, quoiqu'il n'y pût rien gagner. Plus Saint-Simon avoit vu de près le fonds et la conduite de cette affaire, plus il le détestoit. Outre la facilité que cette manière de penser présentoit à Noailles de s'unir de plus en plus avec lui, il comptoit encore s'en faire un moyen pour relever son oncle et pour s'élever et s'accréditer par lui. Le duc de Saint-Simon n'avoit été en aucune mesure avec le cardinal de Noailles jusqu'à sa disgrâce ; il y avoit même eu des choses qui l'avoient sourdement aliéné de lui. L'indignation qu'il conçut de tout ce qu'il voyoit si clairement et si fort de la première main l'engagea à l'aller voir après la défense signifiée au cardinal de se présenter devant le Roi, et de l'avertir de plusieurs piéges. Ce fut lui encore qui proposa au duc de Beauvillier et au Dauphin, quand l'affaire lui eut été envoyée par le Roi, d'y mettre Bezons, archevêque de Bordeaux, pour lui en rendre compte, et l'archevêque instruisoit journellement Saint-Simon de tout. Enfin, la dernière fois que ce duc travailla avec le Dauphin, comme cela arrivoit assez souvent et toujours longuement, mais fort secrètement tête à tête, il lui ordonna de s'instruire à fonds tant de cette matière que de celles des libertés de l'Église gallicane, parce qu'il vouloit les examiner avec lui ; qu'il lui en rendît compte, et finir avec lui l'affaire du cardinal de Noailles, dont il lui fit l'éloge, et ajouta qu'on ne lui persuaderoit jamais qu'il fût janséniste, ni rien contre sa doctrine et la doctrine de ses intentions ; mais ce prince, dont la France n'étoit pas digne, mourut quinze jours au plus après. Depuis ce malheur, le duc de Saint-Simon ne laissa pas de continuer à être toujours fort au fait de cette affaire, et demeura en liaison avec le cardinal de Noailles, dont son habile neveu sut tirer pour la sienne tout le parti qu'il en put.

Un autre lien les unit encore. On se souvient de l'affaire du bonnet, mise en avant par M. du Maine de manière à ne pouvoir reculer. Il est temps de la reprendre assez pour expliquer l'éclat arrivé sur les ducs, qui a donné lieu, pour le bien entendre, à ce qui vient d'être raconté des ducs de Saint-Simon et de Noailles. On a vu le commencement de la perfidie qu'on avoit bien soupçonnée, mais dont il n'y avoit pas eu moyen de se défendre, et les plaintes également amères et sans fondement que le premier président fit du mémoire si court, si sage et si simple, et à lui communiqué six jours durant et par lui envoyé à d'Antin sans y avoir trouvé rien à reprendre, présenté au Roi par d'Antin, avec l'approbation de M. du Maine, loué par le Roi et communiqué par S. M. au premier président ensuite, pour répondre et agir après. Ce magistrat fit des assemblées chez lui ; le Roi voulut que des ducs s'y trouvassent, et la dissimulation fut portée jusqu'à ce point que le Roi, si jaloux de la dignité de son moindre service, voulut que des ducs d'Aumont, premier gentilhomme de la chambre en année, et de la Rochefoucauld, grand maître de la garde-robe, s'y trouvassent, quoique le hasard fît qu'il n'y eût point ce jour-là d'autres premiers gentilshommes de la chambre pour servir à la place de M. d'Aumont ; que M. de Bouillon, grand chambellan, ne fût point non plus à Marly, et que M. de la Rochefoucauld, absent pour même cause, n'y pût suppléer. Ils le représentèrent au Roi : qu'il seroit réduit à être servi, même à son petit couvert, par Souvré, maître de la garde-robe en année, que personne à la cour ne se souvenoit que cela fût jamais arrivé ; le Roi tint bon, et cela arriva trois fois presque de suite. Ces conférences n'aboutirent à rien ; ce n'étoit pas aussi leur destination. Faute de raisons, le premier président substitua des procédés, M. du Maine des désespoirs et des excuses. L'éclat suivit contre le premier président ; les ducs convinrent de vivre désormais avec lui en ennemis déclarés, et se soutinrent longtemps de la sorte. Mesmes fut outré ; il se plaignit au Roi. On a vu dans les Mémoires ce que, appuyé secrètement de M. du Maine, il attira au duc de Tresmes ; mais d'ailleurs le Roi ne se voulut mêler de rien. Enfin, poussé à bout, il s'en prit à M. du Maine, qui, ayant son compte d'avoir brouillé hautement les pairs avec le Parlement, laissoit le premier président seul exposé à leur ressentiment. M. du Maine, qui n'avoit garde de se brouiller avec lui, fut bien en peine, parce qu'il espéroit toujours se présenter aux ducs et se cacher derrière lui ; [il] chercha donc quelque voie de sortir de l'embarras où il commençoit à se trouver lui-même. L'expédient qu'il prit fit voir, avec une étrange évidence, et le degré de sa puissance sur le Roi, et l'excès de ses inquiétudes sur le succès de tout ce qu'il en avoit obtenu. Il proposa aux mêmes ducs à qui il s'étoit adressé d'abord pour le bonnet, une conférence à Sceaux avec Mme du Maine, dans laquelle il espéroit qu'on pourroit trouver de bons expédients. Ils s'en défendirent tant qu'ils purent ; mais, à force d'empressement, la même raison qui les avoit forcés d'entrer avec lui dans l'affaire du bonnet les força enfin d'accepter un rendez-vous dont ils voyoient assez qu'il n'y avoit rien a attendre, qu'un prétexte à faire casser la corde sur eux ; ce fut donc à qui n'iroit point. Enfin, M. de la Force, à qui tout étoit bon pourvu qu'il se mêlât de quelque chose, et M. d'Aumont, qui tôt après ne se cacha plus guères d'avoir été un pigeon privé, se chargèrent de la commission, et bien valut aux autres de ne l'y avoir pas laissé aller seul, comme il le vouloit. Mme du Maine les reçut à Sceaux avec des politesses et des empressements non pareils, et, un moment après leur arrivée, les mena dans son cabinet, où elle fut en tiers avec eux. Là, après tous les jargons de préface, elle leur dit nettement que, puisque c'étoit M. du Maine qui les avoit engagés dans cette affaire, qu'il s'étoit fait fort d'y réussir, qu'ils la regardoient comme si principale, surtout depuis qu'elle avoit été embarquée et qu'elle sembloit avoir mal basté, il étoit raisonnable que M. du Maine mît le tout pour le tout pour les en bien sortir ; mais qu'aussi étoit-il juste qu'il fût assuré d'eux qu'il n'obligeroit pas des ingrats, et qu'ils entrassent avec lui dans des engagements sur lesquels il pût compter. A ce début, ces Messieurs se regardèrent et parurent fort surpris d'une proposition qu'ils entendoient pour la première fois de leur vie, et, si elle fut moins nouvelle au duc d'Aumont qu'à l'autre, au moins joua-t-il bien d'abord. Mme du Maine les cajola l'un après l'autre, puis les ducs en général, et leur dit qu'ils ne devoient point s'étonner de ce qu'elle leur proposoit ; qu'il étoit de leur intérêt d'emporter ce qui étoit entamé ; qu'il étoit de celui de M. du Maine de s'assurer de tant de grands seigneurs, qui n'avoient pas vu sans peine ses diverses élévations ; qu'il en étoit bien informé, il y avoit longtemps ; qu'il ne laissoit pas de desirer leur amitié, et qu'ils le voyoient bien par les démarches qu'il avoit faites sur cette affaire, mais qu'il entendoit aussi que le succès les lui concilieroit de manière à éteindre en eux leurs anciens déplaisirs à son égard et à former un attachement dont il se pût assurer, et que c'étoit sur quoi elle les prioit de lui répondre. Là-dessus, force compliments, force verbiages, dont elle leur déclara qu'elle ne se satisfaisoit point. Eux, de leur part, répondirent qu'ils ne savoient rien dire que les sentiments qu'ils lui exposoient, puisque, ne s'agissant de rien de précis, ils n'avoient aussi rien à refuser ni à accepter. Là-dessus, Mme du Maine, voyant qu'elle ne pouvoit les faire avancer, et que la Force, comme l'ancien, et dont la mission étoit de se défier de l'autre, prenoit toujours la parole et ne la lui laissoit jamais, prit son parti de parler la première. Elle leur dit donc qu'après toutes les grâces dont le Roi venoit de combler M. du Maine, et en particulier celle de l'habilité à succéder à la couronne, il n'avoit plus rien à en desirer ; mais qu'en même temps il n'étoit pas assez peu considéré, pour ne pas voir que cette disposition et d'autres qui avoient précédé celle-là pouvoient, non pas être disputées après le Roi, qui les avoit bien solidement munies de tout ce qui les pouvoit bien assurer, mais donner occasion d'aboyer et de crier, d'exciter des princes du sang jeunes et sans expérience, quoique si liés à eux par des alliances si proches et si redoublées, donner envie aux pairs de se joindre à eux contre M. du Maine, enfin de les tracasser ; que M. du Maine vouloit éviter ces inconvénients, et jouir paisiblement de tout ce qui lui avoit été accordé, et que c'étoit à eux à voir s'ils vouloient s'engager avec lui sur ce pied-là d'une manière non équivoque. M. d'Aumont saisissant la parole, M. de la Force la lui prit, en l'interrompant sur ce qu'il enfiloit plus que des compliments, et, après en avoir fait quelques-uns, il se mit à vanter la solidité de ce que M. du Maine avoit obtenu, et la solennité des formes qui y avoient été gardées, et conclut que c'étoit là une terreur panique sur des choses que personne n'avoit aucun moyen d'attaquer. Mme du Maine répliqua que, s'ils n'en avoient point de moyens, il n'en falloit pas conserver la volonté ; que cela ne se prouvoit point par des propos, mais par des choses, et que c'étoit à eux à voir quelles étoient ces choses dans lesquelles ils se voudroient engager. M. de la Force, de plus en plus surpris de tout ce qu'il entendoit, et qui voyoit déjà où elle en vouloit venir, se défendit sur ce qu'il n'imaginoit rien au delà de ce qu'il lui venoit de dire ; qu'il y ajouteroit de plus toutes les protestations qu'elle estimeroit l'assurer de leurs intentions ; qu'elle avoit vu que pas un d'eux n'avoit opposé quoi que ce fût à toutes les volontés du Roi à l'égard de M. du Maine, et revint encore à leur solidité. Mme du Maine, forcée enfin d'articuler, leur déclara que, si c'étoit sincèrement qu'ils parloient tant pour eux que pour les autres, il ne leur coûteroit rien de lui donner une assurance par écrit de soutenir, après le Roi, ce qu'il avoit réglé de son vivant en faveur de ses fils naturels et de leur postérité, tant pour leurs rangs, honneurs, etc., que pour leur succession à la couronne. M. de la Force, qui l'avoit prévu dès le commencement de cette forte conversation, la supplia de considérer ce qu'elle leur proposoit ; de faire réflexion si des sujets, quels qu'ils fussent, pouvoient sans crime s'arroger l'autorité et le droit de confirmer les dispositions du Roi vivant et régnant ; enfin de jeter les yeux sur la juste jalousie du Roi sur son autorité, et sur les folles calomnies que le premier président avoit osé leur imputer à ce même égard d'autorité et au Roi même, et qu'ils ne pouvoient ignorer, puisque le Roi les avoit rendues au duc d'Antin, lequel lui en avoit démontré la noirceur et la folie. Mme du Maine eut à peine la patience d'entendre cette courte réponse. La Force continuoit pour l'étendre ; elle l'interrompit avec un feu qu'elle ne put plus contenir, et lui dit qu'elle s'en étoit toujours bien doutée, que les ducs ne cherchoient que des échappatoires, mais que pour celle-là elle les tenoit, et qu'elle leur répondoit que le Roi non seulement ne seroit point offensé de l'écrit qu'elle leur demandoit, mais qu'il leur en sauroit même fort bon gré, et que M. du Maine s'en faisoit fort. Dans l'étourdissement où la réflexion à la chose, quoique prévue, et la vivacité de la réplique mirent la Force, Aumont empauma prestement la voie, et, se tournant à la Force : « Monsieur, lui dit-il, comme ne trouvant plus de difficulté, si M. du Maine se fait fort, comme Madame l'assure, que risquons-nous ? et au contraire cette assurance de notre part n'est qu'honorable. » La Force retint l'indignation dont cette apostrophe le saisit, et, avec un souris modeste : « Mais qui nous assurera, Monsieur, répondit-il à Aumont, que ce que le Roi approuvera aujourd'hui par considération pour M. du Maine, ne lui sera pas empoisonné demain contre nous sur son autorité, où nous aurons attenté par la concurrence de la nôtre, et contre M. du Maine, qui non content de toute celle de la majesté royale, aura en sus montré qu'il comptoit ce concours de notre part nécessaire, et qui y aura eu recours ? Qui nous assurera que le premier président, dans la rage qu'il témoigne, que le Parlement dans l'aliénation où il l'a mis de nous, n'aura pas encore plus de jalousie que le Roi même de nous voir confirmer ce que cette Compagnie a solennellement enregistré, et que, dans le temps que Messieurs du Parlement n'épargnent rien pour nous réduire au simple état de membres de leur corps, comme eux-mêmes et sans rien qui nous en distingue, ils ne feront pas tous leurs efforts pour traiter d'attentat cette autorité arrogée par-dessus et en confirmation de la leur ? Madame, ajouta-t-il tout de suite, cela est trop délicat, et il n'est aucun de nous qui en osât tenter le hasard. »

Mme du Maine rageoit, et le montroit bien à son visage ; mais ce coup étoit tellement de partie, soit pour s'assurer une bonne fois des ducs, comme elle le témoignoit, soit pour les perdre sans ressource avec le Roi, avec les princes du sang, sans qui[1] cela se passoit, avec le Parlement, avec le public, par un écrit des ducs qui auroit disposé, autant qu'il étoit en eux, du droit de succéder à la couronne, de leur seule et propre autorité, sans raison, sans occasion, sans nécessité autre que ce desir, et cette convention si réelle de leur part, si frivole, et sur chose si frivole aussi par la mauvaise foi de M. du Maine en compagnie de l'autre, qu'elle se contint avec effort pour répliquer et dupliquer, et l'emporter à force d'esprit et d'autorité sur la Force, à qui seule elle avoit affaire, le pied ayant déjà glissé à Aumont, qui, se voulant mêler une fois ou deux dans la dispute, fut toujours repoussé par l'autre, qui, lui mettant la main sur le bras, ne s'interrompoit point et lui étouffa toujours la parole.

Finalement, Mme du Maine, se voyant à bout, céda à sa colère ; elle dit à ces Messieurs qu'elle voyoit bien qu'eux et leurs confrères ne se pouvoient regagner ; qu'ils mettoient un vain respect pour le Roi, duquel elle leur répondoit, une vaine crainte d'ailleurs, une vaine modestie sur eux-mêmes, et surtout beaucoup d'esprit et de compliments à la place des réalités nécessaires ; qu'ils vouloient avoir leur fait et se réserver entiers pour ce qui leur conviendroit dans l'avenir ; que c'étoit à M. du Maine et à elle à savoir s'en garantir, et qu'elle vouloit bien leur dire, pour qu'ils n'en pussent douter, que, quand on avoit une fois acquis l'habilité à succéder à la couronne, il falloit, plutôt que de se la laisser arracher, mettre le feu au milieu et aux quatre coins du royaume. Aussi tint-elle parole en tant qu'elle le put. Ce furent là ses dernières paroles, après lesquelles elle se leva brusquement, sans toutefois qu'il lui fût rien échappé ni contre eux ni contre les ducs en général. Ils se séparèrent avec beaucoup de compliments forcés d'une part, et de respects qui ne le parurent guères moins de l'autre, la Force ayant toujours l'œil sur son compagnon, qui n'osa rien dire en particulier, ni suivre la duchesse du Maine. Ils partirent de Sceaux, et vinrent rendre compte du succès de leur voyage. Il n'avoit guères plu à M. du Maine plus qu'à eux, qui, de l'état où il les avoit mis, s'étoit flatté de tirer ce bel écrit d'assurance. Cette conclusion, qui de sa part achevoit en plein de montrer la corde, sans débarrasser le premier président, lui fit avoir recours à une autre ruse, qui, en cassant cette corde sur les ducs, ne fit que découvrir avec la plus entière évidence ce qu'ils avoient soupçonné de lui dès le commencement.

M. du Maine, huit ou dix jours après, amena Madame la Princesse sur la scène, qui de sa vie ne s'étoit mêlée de rien et qui étoit une bonne happelourde, et parfaitement connue pour ce qu'elle étoit. Son gendre

1. Un correcteur postérieur a biffé *qui* et mis *lesquels* en interligne.

feignit que jusque-là elle n'avoit pas ouï parler de cette affaire, quoique dès son entrée il eût répondu d'elle nommément et répondu comme d'une bonne bête, à qui il n'avoit qu'à dire un mot. M. le duc d'Orléans, Madame la Duchesse, tous les princes du sang, avoient consenti depuis plus de huit mois ; cette affaire faisoit le plus grand bruit ; comment donc donner dans cette bourde de Madame la Princesse ? Quoi qu'il en fût, faute d'autre issue, M. du Maine dit qu'elle lui avoit bien lavé la tête d'avoir mis le bonnet en avant ; que Monsieur le Prince lui en avoit toujours parlé comme de la plus chère distinction des princes du sang sur les pairs ; qu'elle avoit trop de respect pour sa mémoire, pour ses sentiments, pour ses volontés, pour l'intégrité du rang des princes du sang, pour ne se pas opposer à ce que les pairs demandoient, et pour ne pas supplier le Roi de toutes ses forces de n'y rien innover. Là-dessus, le Roi dit à d'Antin qu'il étoit fâché de cette fantaisie qui avoit pris à Mme la Princesse, mais qu'il ne pouvoit passer par-dessus, ni la persuader, et qu'il ne vouloit pas ouïr parler du bonnet. D'Antin, qui vit bien que c'étoit une chose préparée, ne laissa pas de répondre de son mieux ; mais le Roi étoit convenu avec M. du Maine d'en sortir de cette façon, et rien ne le put ébranler. D'Antin le dit à ceux des ducs par qui cette affaire avoit d'abord passé. On a vu que MM. de Saint-Simon et de Noailles en étoient, le premier comme ayant été mandé avec quelques autres chez le maréchal d'Harcourt, dès la première fois qu'il en fut question. Il faut achever tout de suite un épisode, dont il y aura lieu de se souvenir dans le cours de la Régence. Quoique les ducs se fussent attendus tout d'abord à tout, et que les suites les y eussent de plus en plus confirmés, il ne doit pas paroître étrange qu'aigris de ces mêmes suites, ils le fussent encore plus de cette fin qui les rendoit malgré eux le jouet des artifices de M. du Maine, qui faisoit triompher le Parlement d'eux, et les brouilloit à l'excès, ce qui étoit son but. Il ne s'étoit pas tenu de dire avec son facétieux ordinaire que tout ce qu'il étoit et avoit étoit bel et bon, mais qu'il n'en étoit pas moins comme un pou entre deux ongles, pressé par les princes du sang et par les pairs également, et qu'il ne savoit pas comme il se tireroit d'affaire ; ce fut donc ainsi qu'il en sortit d'un côté. D'Antin avoit rendu compte aux ducs, comme on vient de dire, du discours définitif qui s'étoit tenu entre le Roi et lui ; c'étoit à Versailles, un samedi au soir. Le lendemain matin, le duc de Saint-Simon, à qui sur les fins M. du Maine avoit parlé de cette affaire avec les plus fortes démonstrations de son desir et de sa bonne foi, envoya attendre son retour de la grande messe ; car grandes messes, vêpres, complies et salut, jamais, où que ce fût, il n'y manquoit dès sa jeunesse, fêtes et dimanches, et sermon quand il y en avoit. M. de Saint-Simon alla chez lui, et le trouva seul dans son cabinet, l'air ouvert, qui le reçut de la manière du monde la plus aisée et la plus polie. Saint-Simon n'ouvrit la bouche que lorsqu'il fut dans son fauteuil, et M. du Maine dans le sien. Alors, d'un air sérieux, il lui dit ce qu'il avoit appris. M. du Maine blâma Madame la Princesse, tomba sur elle, s'excusa, s'affligea. M. de Saint-Simon lui dit un mot du premier président, que M. du Maine voulut aussi excuser, et dire même qu'il ne falloit point désespérer de l'affaire ni la regarder comme finie, que pour lui il ne cesseroit d'y travailler et ne seroit jamais content qu'il n'en fût venu à bout. Alors M. de Saint-Simon tomba sur le premier président, lui dit toutes ses calomnies au Roi sur les ducs, qui les savoient du Roi même par d'Antin, qui avoit eu la permission de les leur dire, et eux de ne s'en pas taire. M. de Saint-Simon ne comptoit pas d'apprendre rien à M. du Maine, mais bien qu'il n'ignoroit rien ; puis, le regardant entre deux yeux : « C'est vous, Monsieur, lui dit-il, qui nous avez engagé malgré nous dans cette affaire ; c'est vous qui nous avez répondu du Roi et du premier président et par lui du Parlement ; c'est vous qui nous avez répondu de Madame la Princesse ; c'est vous qui la faites intervenir maintenant après avoir fait jouer au premier président un si indigne personnage ; enfin, Monsieur, c'est vous qui nous avez manqué de parole, qui nous rendez le jouet du Parlement et la risée du monde. » M. du Maine devint pâle et interdit, lui toujours si vermeil et si désinvolte, et voulut s'excuser en balbutiant et témoigner sa considération pour les pairs, et en particulier pour celui qui parloit et qui l'écoutoit toujours en le regardant fixement. Enfin il l'interrompit : « Monsieur, lui dit-il fièrement, vous pouvez tout, et vous nous le montrez bien et à toute la France. Jouissez de votre pouvoir et de tout ce que vous avez obtenu ; mais, en haussant la voix et le regardant jusque dans le fonds de l'âme, il vient quelquefois des temps, ajouta-t-il, où, quelque grand qu'on soit, on se repent trop tard d'en avoir abusé et d'avoir joué et trompé de sang-froid tous les principaux seigneurs du royaume en rang et en établissements, qui ne l'oublieront jamais. » Et brusquement se lève et tourne pour s'en aller. M. du Maine, éperdu de surprise et peut-être de dépit, le suit et l'accompagne, balbutiant encore des excuses et des compliments ; à la porte M. de Saint-Simon se retourne, et d'un air d'indignation : « Oh ! Monsieur, me conduire après ce qui s'est passé, c'est ajouter la dérision à l'insulte, » passe la porte tout de suite et s'en va, et le conte l'après-dînée aux autres ducs.

Le Roi n'en fit pas le moindre semblant en quoi que ce pût être, à personne, ni au duc ni à la duchesse de Saint-Simon, soit qu'il ignorât cette conversation, soit qu'il la voulût ignorer; il vécut encore plusieurs mois sans que M. de Saint-Simon vît M. du Maine, ni qu'il le saluât jamais qu'à demi lorsqu'il le rencontroit, quoique l'autre affectât en le saluant une politesse plus que marquée. Il ne parla jamais de cette conversation, ni ne se plaignit du duc de Saint-Simon. Tel fut la fin de cette affaire du bonnet, dont on verra pourtant des suites, et telle la situation particulière du duc de Saint-Simon avec M. du Maine, qu'il falloit expliquer une fois.

Revenons à celle du même avec le duc de Noailles. Ce dernier, de plus en plus lié avec Desmaretz, et avec Bercy, son gendre, qui avoit toute la confiance de son beau-père pour les finances, tâchoit de s'en instruire sous eux. Le népotisme avoit apprivoisé l'humeur farouche de ces deux hommes, qui croyoient se faire un grand appui d'un seigneur si établi, dont ils ignoraient le fonds du sac, avec une tante qu'ils avoient imparfaitement su seulement un peu fâchée, duquel ils goûtoient l'esprit, l'agrément, la souplesse, la flexibilité, les louanges, et peu à peu s'ouvrirent à lui de tout. Noailles avoit son but; il vouloit les finances, et ne tarda pas de sonder Saint-Simon là-dessus. Il ignoroit entièrement ce qui se passoit entre M. le duc d'Orléans et lui, quelque soin qu'il se fût donné pour être admis en tiers avec eux dans les projets du futur; mais il avoit bien aperçu qu'il étoit résolu de mettre en place des gens de qualité, et de se défaire de la robe et de la plume. Saint-Simon ne vouloit point des finances, et avoit déjà pensé au duc de Noailles pour cet emploi; il n'eut donc aucune peine à voir qu'il le desiroit lui-même, et il lui promit de l'y servir. En effet, raisonnant avec M. le duc d'Orléans, le choix pour les finances fut mis entre eux deux sur le tapis, et le prince les proposa au duc, qui les refusa nettement. M. d'Orléans insista, et entra dans les raisons qui le déterminoient à ce choix, celui-ci dans celles qui le fixoient au refus. L'opiniâtreté fut pareille de part et d'autre, et alla jusqu'à finir par la froideur. Comme elle ne venoit que d'amitié et de confiance, peu de jours la réchauffèrent. Quoique ce refus tînt fort au cœur du duc d'Orléans, qui s'étoit mis ce choix dans la tête et qui se trouvoit embarrassé d'en faire un autre, ils l'agitèrent tous deux. Saint-Simon proposa Noailles; à ce nom le duc d'Orléans fit quatre pas en arrière et s'écria beaucoup. Saint-Simon lui demanda la raison de tant de surprise et d'éloignement. Le prince à son tour lui demanda s'il prétendoit donner les finances à piller aux Noailles, et s'il avoit oublié les affaires immenses que la maréchale de Noailles et toutes ses filles avoient continuellement faites du temps de Pontchartrain, de Chamillart et de Desmaretz, tant directement par eux qu'en sous-ordre. M. de Saint-Simon convint de cette vérité; mais il se souvint aussi qu'il y en avoit eu beaucoup du su du Roi, qui avoit même ordonné aux contrôleurs généraux d'en faire faire tant qu'ils pourroient à la duchesse de Guiche; que de plus la maréchale de Noailles avoit un léger crédit sur son fils; que Noailles, riche et établi au point qu'il l'étoit, ne pouvoit être tenté que d'établir sa réputation, et que, voulant donner les finances à un seigneur, il n'en connoissoit point qui eût plus d'esprit, de volonté et d'application pour s'en bien acquitter.

M. d'Orléans, ébranlé, fut plusieurs jours à se rendre, et enfin se détermina au duc de Noailles pour les finances, non sans reprocher encore vivement au duc de Saint-Simon l'embarras où il le mettoit par son refus. Ce fut encore un autre intervalle pour obtenir la liberté de le dire au duc de Noailles. Saint-Simon représenta que cela l'attacheroit de plus en plus et l'encourageroit à s'instruire et à profiter des lumières qu'il pourroit tirer de Desmaretz. Ce n'étoit pas que cette conduite avec le contrôleur général ne parût à Saint-Simon un peu louche; il ne savoit pourtant pas encore le degré de confiance et d'amitié qui s'étoit établi entre eux. Il croyoit seulement que Noailles, maître passé en insinuation, profitoit par ce talent de celui de l'autre; et, comme en effet il ne voyoit rien de mieux que Noailles pour succéder à un homme que M. le duc d'Orléans avait résolu d'ôter, et que lui-même desiroit de voir déplacé, il passa par-dessus cette considération. Vers ce même temps il proposa au prince le cardinal de Noailles pour être à la tête du conseil de conscience, et, comme alors M. le duc d'Orléans étoit resté dans le sentiment qu'on a vu où il étoit lorsqu'il fut question du lit de justice, cela fut aisément arrêté.

M. de Noailles, content au possible de ce qui se préparoit pour lui et pour son oncle, ne laissoit pas d'être peiné de ne rien savoir sur le reste et de ne pouvoir entrer en tiers sur rien. M. de Saint-Simon, qui s'en aperçut, n'eut garde d'en faire aucun semblant; le secret du prince n'étoit pas le sien, et d'ailleurs Noailles, content pour soi, étoit inutile à admettre. Saint-Simon vouloit des États généraux avant que Noailles entrât en véritable exercice; il les avoit proposés à M. le duc d'Orléans, fondé sur les raisons suivantes. Il lui avoit représenté que les États généraux ne sont dangereux que pour ceux qui ont administré; qu'il étoit de reste de notoriété publique qu'ils n'avoient pas eu en aucun temps la moindre part aux affaires, non pas même la moindre notion; que celles des finances étoient dans le plus violent désordre, et réduites au point de ruiner sans ressource un million de familles, ou en droiture ou en cascade, si on prenoit le parti de faire la banqueroute des dettes immenses que le Roi avoit contractées, ou d'achever d'accabler l'État par la continuation des impôts, et par tout ce qu'on y en pourroit encore ajouter de nouveaux, si on prenoit celui de payer les dettes du Roi; que, si l'on s'arrêtoit à un parti mitoyen de choisir ce qu'on estimeroit mériter d'en être payé, et ce qu'on jugeroit devoir souffrir la banqueroute, ce seroit une source de longueurs, de désespoirs, d'iniquités, de faveurs et d'injustice sans fond et sans fin, et qui soulèveroit plus que l'un des deux autres partis; que toutefois il n'y en avoit pas un quatrième; qu'il étoit donc de la prudence du prince de ne se charger pas d'un travail ni d'un choix qui, quel qu'il fût, seroit toujours très odieux; que, toutes les parties de l'État ayant toutes à en porter le poids et la souffrance, il étoit bien plus naturel qu'elles-mêmes eussent le choix de leurs douleurs, et pour qu'elles les portassent avec moins de peine et pour qu'elles ne se pussent prendre de rien qu'à elles-mêmes; qu'il y avoit plus d'un siècle qu'il n'y avoit eu de ces assemblées; qu'elles étoient également et généralement desirées, en même temps qu'amèrement déplorées à revoir; que ce seroit donc se mettre au comble de la faveur et de l'affection publique que signaler l'entrée de son autorité par donner cette joie et cette marque de modération, de considération et de confiance à tout un royaume qu'il alloit gouverner, et frapper un si grand coup pour soi à grand marché, puisqu'il n'en avoit rien à craindre et tout à attendre, et pour le présent et pour l'avenir, en laissant ce terrible choix aux trois ordres, et n'étant pour les suites que l'exécuteur de ce qu'ils auroient réglé, desquels par conséquent il n'auroit point à répondre ; que de plus il falloit donner à l'opinion ; qu'encore qu'il fût vrai que les États généraux ne fussent qu'une assemblée de sujets complaignants et suppliants destituée de toute autorité, sinon de présenter les griefs de leurs provinces et de dire leurs avis sur ces matières, et encore quand le Roi le leur demandoit, il n'étoit pas moins vrai que les formes des Renonciations ne sembloient suffisantes à personne ; que chacun en faisoit le parallèle avec les États généraux ou les cortès d'Espagne, où les Renonciations avoient passé, et concluoit qu'elles ne vaudroient jamais en France, par ce qui s'étoit passé au Parlement et sous les yeux du Roi vivant, si les États généraux et libres n'y passoient eux-mêmes, et qu'il n'étoit pas douteux que, charmés de leur inespérée convocation, et charmés encore de l'exercice tel quel d'un pouvoir qu'ils n'avoient pas, mais que l'ignorance leur attribuoit aujourd'hui, ils ne concourussent unanimement et par acclamation à approuver et, aux yeux du public, à rendre irrévocables ces mêmes Renonciations, qui seules le pouvoient porter sur le trône, si la mort enlevoit le jeune Roi avant qu'il eût un Dauphin.

Ces raisons persuadèrent le duc d'Orléans si fort, qu'il résolut que, dans le premier instant qu'il se trouveroit en état par la mort du Roi de donner des ordres, il l'emploieroit à la convocation instante des États généraux, et qu'en attendant leur assemblée, il ne feroit que continuer la même gestion des finances par le duc de Noailles, comme faisoit Desmaretz, sans y mettre, ajouter ou diminuer quoi que ce fût, pour qu'il ne parût rien du sien aux yeux de cette assemblée, à qui on découvriroit à nu tout l'état des finances, et de laquelle on attendroit le remède sans s'intéresser à la préférence d'aucune. Tant que le Roi vécut, M. d'Orléans goûta tellement cette idée qu'il s'en conjouissoit continuellement avec le duc de Saint-Simon ; mais, sur la fin du Roi, comme cela regardoit les finances, et que Noailles tournoit toujours autour de lui avec beaucoup d'art, le prince ne put se tenir de lui communiquer cette résolution. Aussitôt Noailles eut l'air de se voir bridé par les États généraux, et, n'osant pas en combattre le projet, en parla au duc de Saint-Simon, auquel, à travers mille louanges de cette salutaire idée, il tâcha de présenter des difficultés et des embarras. Il sentoit combien cela le mettoit loin du but qu'il s'étoit proposé d'atteindre. Il s'échappa à témoigner à Saint-Simon le danger de la multitude avec un prince tel que le duc d'Orléans ; l'avantage d'un seul ; puis s'échauffant intérieurement dans son harnois, mais possédant son âme, ses paroles, ses regards : « Vous n'avez point voulu, lui dit-il, des finances, et je vois bien que vous ne voulez vous charger de rien directement ; vous avez raison. Vous vous réservez pour être de tout et vous attachez uniquement à être avec M. le duc d'Orléans ; au point où vous êtes avec lui, vous ne sauriez mieux faire. En nous entendant bien, vous et moi, nous en ferons ce que nous voudrons ; mais, pour cela, ce n'est pas assez des finances, il me faut les autres parties ; il ne faut point que nous ayons à compter avec personne. Des États généraux, c'est un embrouillement dont vous ne sortirez point. J'aime le travail ; je vous le dirai franchement ; c'est une pensée qui m'est venue ; je la crois la meilleure. Encore une fois, agissons de concert ; entendons-nous bien ; faites-moi faire premier minisire, et nous serons les maîtres. — Pour premier ministre ! répondit Saint-Simon avec une indignation que son discours avoit excitée, mais qu'il avoit contenue pour le bien suivre jusqu'au bout, et que ce bout combla, premier ministre, Monsieur ! Je veux bien que vous sachiez que, s'il y en avoit un à faire et que j'en eusse envie, ce seroit moi qui le serois, et je pense aussi que vous ne présumez pas que vous l'emportassiez sur moi ; mais je vous déclare que, tant que M. le duc d'Orléans m'honorera de quelque sorte de confiance, ni moi, ni vous, ni homme vivant ne sera jamais premier ministre, que je regarde comme le fléau, la perte et la ruine de l'État. » Sur quoi il s'étendit en peu de mots, regardant toujours son homme, sur le visage duquel l'excès de l'embarras, du dépit, du déconcertement étoit peint, et qui pourtant se soutint jusqu'à répondre qu'il n'insistoit point, mais qu'il avouoit que cette pensée lui avoit paru bonne, d'un air le plus détaché et le plus indifférent qu'il put. Tous deux après ne songèrent qu'à séparer un tête-à-tête devenu si embarrassant ; c'étoit dans le cabinet du duc de Noailles. Ni lors, ni depuis il n'y parut point entre eux ; mais Saint-Simon eut de quoi donner carrière à ses réflexions. Toutefois, il ne crut pas devoir rien dire à M. le duc d'Orléans ; il persistoit à croire le duc de Noailles bon aux finances ; il voyoit ce prince engoué et affermi pour les États généraux, et il ne prit aucune peur que M. de Noailles se pût faire premier ministre. Tout ceci n'est que le préparatif à l'éclat sur les ducs, mais préparatif très nécessaire. C'est à quoi maintenant il en faut venir.

L'affaire du bonnet avoit donné lieu à plusieurs ducs de se voir là-dessus, et l'éclat dont elle fut suivie avec le premier président, de se contenir ensemble pour qu'aucun ne le vît. Quelques-uns se démanchèrent, et dans la vérité ces Messieurs ne paroissoient pas propres depuis bien longtemps à se soutenir sur quoi que ce fût. L'esprit d'intérêt et de servitude, une ignorance profonde, nul concert entre eux, l'habitude de leur continuelle décadence, étoient des obstacles à tout pour eux. Chacun étoit intéressé à leur tirer des plumes, et on a vu ci-devant quel fut toujours le Roi à cet égard en général pour tout ce qui n'étoit ni bâtard ni ministre. Ainsi grande facilité contre eux jusque par eux-mêmes. Le nombre sans cesse augmenté, la jeunesse de plusieurs, en faveur de qui les pères se démettoient, augmentoit encore l'inconsidération et la jalousie, et ces Messieurs, qui ne se soutenoient pas eux-mêmes et qui ne faisoient rien pour être soutenus, s'avilissoient tous les jours. Quoique les gens sans titre et de la première qualité fissent sans cesse des alliances fort basses, celles des ducs marquoient davantage par la distinction de leur rang, qui irritoit dans les duchesses de cette sorte, qui rendoient les dames de qualité par elles-mêmes plus libres à ne leur pas tout rendre et plus impatientes des différences, et ces mêmes duchesses plus embarrassées et plus souples à supporter. M. et Mme du Maine souffloient sourdement ce feu depuis lontemps ; mais, depuis l'affaire du bonnet, ils eurent moins de ménagement, et en firent leur principale affaire. Tout à la fin de la vie du feu Roi, on répandit mille faux bruits des prétentions des ducs et de leurs manières; il n'y en avoit pas un mot. La conduite journalière de tous démentoit ces discours ; mais ils étoient poursuivis et semés avec art et méthode.

M. de Noailles, soit que dès lors il eût conçu le dessein qu'il exécuta depuis, soit qu'il eût seulement voulu sonder pour après ce qu'il feroit, et que l'idée de ce qu'il fit ne lui fût venue que depuis avoir senti si nettement qu'il ne conduiroit pas M. de Saint-Simon à le faire premier ministre, lui avoit proposé, et à quelques autres, qu'il faudroit qu'à la mort du Roi, qu'on voyoit prochaine, que ce qui se trouveroit alors de ducs à la cour allassent ensemble saluer le nouveau Roi à la suite de M. le duc d'Orléans et des princes du sang et avant tous autres. Dès la première proposition, M. de Saint-Simon lui témoigna qu'il ne la goûtoit point, et en parla de même au peu de ceux à qui Noailles s'en étoit ouvert. Quelque temps après, celui-ci lui en parla encore ; Saint-Simon lui représenta qu'outre les raisons qu'il lui avoit déjà alléguées, et qui se trouveront mieux en place plus bas, il falloit toujours considérer un but principal, que rien ne devoit faire perdre de vue, et n'y pas mettre des obstacles, si aisés à éviter ; que ce but étoit de tirer la noblesse en général de l'abaissement et du néant où la robe et la plume l'avoient réduite ; de la mettre pour cela dans toutes les places du gouvernement qu'elle pouvoit occuper par son état, au lieu des gens de robe et de plume qui les tenoient, et peu à peu de la rendre capable, de lui donner de l'émulation, d'étendre ses emplois et de la relever de la sorte dans son état naturel ; que pour cela il falloit être unis, s'entendre, s'aider, fraterniser, et ne pas jeter de l'huile sur un feu que M. et Mme du Maine excitoient sans cesse, parce qu'ils comprenoient que leur salut consistoit à brouiller tous les ordres entre eux et surtout celui de la noblesse avec elle-même, comme le salut de la noblesse consistoit en son union entre elle, à laquelle on ne devoit cesser de travailler; que rien n'étoit si ignorant, si glorieux, si prompt à tomber dans toutes sortes de pièges et de panneaux que cette noblesse; que par noblesse il entendoit et ducs et gens de qualité non ducs; que les ducs ne devoient songer qu'à découvrir aux gens de qualité ces pièges et ces panneaux ; que, pour le faire utilement, il falloit en être aimés, et que, puisqu'en effet il s'agissoit de l'intérêt commun dans un moment de crise, dont on pourroit profiter pour la remettre en lustre, et qui, manqué une fois, ne reviendroit plus, il ne falloit pas tenter leur ignorance, leur vanité, leur sottise par une nouveauté, qui à la vérité ne leur nuisoit en rien, puisque jamais en aucune occasion la noblesse non titrée ne pouvoit être comme la titrée, encore moins la précéder, mais qui, étant nouveauté, et dans les circonstances présentes de l'égarement de bouche que M. et Mme du Maine souffloient avec tant d'art et si peu de ménagement, il étoit de la prudence d'éviter toutes sortes de prétextes et d'occasions dont la noblesse non titrée se pouvoit blesser, quelque mal à propos que ce fût, et ne songer qu'à se relever elle et les ducs tous ensemble, et travailler à un rétablissement commun, qui peu à peu rendant à chacun sa considération, remettroit chacun en sa place et ouvriroit les yeux à tous, et feroit sentir à la noblesse non titrée la malignité des panneaux qu'on lui auroit tendus, l'ignorance de son propre intérêt, et combien il en étoit d'être unis aux ducs, et que, tous ne pouvant être ducs, mais le pouvant devenir, abattre leurs distinctions étoit abattre leur ambition, puisque cette dignité en étoit nécessairement le dernier période, et qu'en cette différence la France étoit semblable à tous les royaumes, républiques et États de l'univers, où il y avoit toujours eu des dignités et des charges, et des gens qui n'en avoient pas, quoique d'aussi bonne et meilleure maison que plusieurs de ceux que ces dignités élevoient au-dessus d'eux, sans quoi le Roi et ses sujets seroient sans récompenses plus ou moins grandes à donner et à recevoir, et toute émulation éteinte, sinon petite, passagère et uniquement personnelle. Ces raisons, qui furent bien plus étendues entre eux deux, firent céder en apparence le duc de Noailles. Il parut ne plus penser qu'à ses finances et au but général, lorsqu'il montra enfin, comme on l'a dit, son ambition au duc de Saint-Simon pour le premier ministère, et que, n'y voyant pas jour, il en laissa tomber avec lui les vues et les propos sans en paroître blessé le moins du monde. Mais, désespérant d'être d'abord premier ministre, il songea à le devenir, et pour en ranger le premier obstacle, il s'appliqua à combattre en particulier les États généraux auprès de M. le duc d'Orléans dans les derniers temps de la vie du Roi. Le prince, dans le repentir cuisant de ne les avoir pas assemblées, l'avoua depuis à Saint-Simon, qui en sentit alors la date; mais, ni cette faute ni d'autres du même esprit et du même but qui se retrouveront en leur temps, il n'étoit plus temps de les réparer.

Cependant l'extrémité du Roi fit penser aux ducs de s'aviser sur la conduite qu'ils auroient à tenir au Parlement sur le bonnet, lorsque, après la mort du Roi, il seroit question d'y aller pour la Régence; chose que M. le duc d'Orléans devoit et pouvoit éviter, mais qui, ne se présentant point dans nos Mémoires[1], passe aussi les bornes de ces Additions. Le bonnet donc donna lieu à plusieurs ducs de s'assembler à Versailles peu ensemble en diverses chambres, pour référer par quel-

1. C'est-à-dire, le *Journal de Dangeau*.

ques-uns d'une assemblée en une autre les avis de chacun, qui fut, ne leur en déplaise, une fort sotte conduite, ainsi que presque toute celle qu'ils tinrent depuis. Trois jours avant la mort du Roi, il s'en trouva cinq ou six dans la chambre du duc de Saint-Simon : les évêques de Laon (Clermond) et de Noyon (Rochebonne), l'archevêque de Reims, les ducs de Noailles, de la Force, de Sully, de Charost, d'Humières, etc. On parla du bonnet; puis tout à coup, et fort peu après qu'on eût commencé, le duc de Noailles, interrompant cette matière, proposa la salutation du Roi. M. de Saint-Simon, surpris au dernier point, parce qu'il avoit cru cette idée tombée et avoir persuadé le duc de Noailles, s'éleva contre, et le duc de Noailles à haranguer et à l'emporter de force de voix. M. de Saint-Simon le laissa dire, bien résolu de répondre; mais, quand il le voulut faire, Noailles l'interrompoit sans cesse et crioit tant qu'il pouvoit. A la fin Saint-Simon, impatienté à l'excès et n'ayant pas de poumons bastants à ceux de l'autre, monta sur un gradin qui portoit des armoires dans ses fenêtres, s'assit sur une de ces armoires pour être plus élevé et se faire mieux entendre, et voulut parler. L'autre, qui parloit toujours, et qui, de force de voix, d'autorité et de spécieux, emportoit déjà des signes de consentement et des monosyllabes d'approbation des autres, ne vouloit qu'user le temps et emporter d'emblée, sans laisser le loisir de répliquer; mais à la fin Saint-Simon demanda si fermement audience qu'il se la fit donner. Il représenta donc à ces Messieurs qu'il avoit eu lieu de croire que M. de Noailles avoit abandonné cette pensée, dont il lui avoit parlé plusieurs fois, sur les raisons qu'il lui avoit alléguées pour l'en détourner; qu'il voyoit avec surprise qu'il y persistoit, et qu'il verroit avec grande douleur qu'il la leur pût persuader; que ce qu'il proposoit étoit une nouveauté dont on ne voyoit aucune trace en pas un avénement de nos rois à la couronne; que cette première salutation se faisoit toujours sans ordre, à mesure que chacun étoit plus ou moins pressé, plus ou moins à portée, en cela tout à fait différente de l'hommage qui s'étoit quelquefois rendu au lit de justice, la première fois que les rois l'avoient tenu; qu'on ne croyoit pas même qu'à cette première salutation les princes du sang eussent jamais affecté d'y aller ensemble; que d'entreprendre de la faire comme M. de Noailles le proposoit ne pouvoit rien acquérir aux ducs et pouvoit leur être fort nuisible; qu'au mieux il demeureroit qu'ils avoient salué le Roi de la sorte; que, cette salutation ne s'étant jamais faite en cérémonie, cela ne leur tiendroit lieu de rien; qu'ils paroîtroient avoir été plus diligents; que les princes étrangers, par cette raison, ne le regarderoient ni comme avantage acquis aux uns ni désavantage souffert par les autres; que, n'étant point acte de cérémonie, mais de zèle et d'empressement à saluer le Roi, puisque successeur de droit il n'avoit pas besoin de cet acte pour être reconnu, à la différence de l'hommage, cela ne seroit ni écrit, ni enregistré nulle part, ni même titre d'usage; que ce seroit un avantage donc bien léger, si tant est qu'on pût lui donner le nom d'avantage;

qu'à l'égard des gens de qualité, on n'avoit pas encore vu qu'ils eussent imaginé de précéder nulle part les ducs; que ce ne seroit donc pas un avantage de les avoir gagnés là de la main, mais que, dans l'effervescence où M. et Mme du Maine les avoient mis sur les ducs, ce seroit leur donner occasion de l'augmenter, de se blesser d'une nouveauté qu'on appelleroit bientôt entreprise, de s'offenser de ce que, les ducs ayant été ainsi ensemble et à part dans une occasion où cela ne s'étoit jamais fait, ils auroient voulu faire non-seulement bande à part d'eux, mais corps à part; que ces Messieurs n'ignoroient pas que l'odieux de cette idée de faire corps à part de la noblesse commençoit à y être semée, imputée aux ducs avec une fausseté sans apparence, mais avec une malignité et un art qui y suppléoit; que le meilleur moyen de la confirmer étoit d'y donner cette occasion, qui, tout éloignée qu'elle en étoit, seroit montrée et reçue de ce côté-là; que le Parlement ne demanderoit pas mieux que de fasciner la noblesse avec ses prestiges; que son intérêt étoit le même que celui de M. du Maine de la séparer et de la brouiller avec les ducs, et se la rallier de pique contre eux; que c'étoit à ceux-ci à sentir combien il étoit du leur d'être unis à la noblesse, puisque c'étoit leur ordre commun et leur corps, et que, assez occupés contre le Parlement à l'occasion de l'affaire du bonnet, il étoit de leur intérêt et de leur sagesse d'éviter avec grand soin de se faire des ennemis nouveaux, et des ennemis en si prodigieux nombre; enfin, qu'à comparer le prétendu avantage en question avec les inconvénients infinis et durables qu'il pouvoit entraîner, et qu'il étoit évident qu'il entraîneroit par des dispositions présentes, il ne comprenoit pas qu'on pût balancer un instant.

M. de Noailles eut grand'peine à laisser achever M. de Saint-Simon, et ce ne fut pas sans quelques interruptions, que les autres arrêtèrent; mais, quand il eut fini avec plus d'étendue, et qu'on ne voit ici qu'en raccourci, M. de Noailles répliqua, cria, se débattit, soutint qu'il n'y avoit rien que de sûr dans ce qu'il proposoit, rien que de foible dans ce qui étoit objecté, et, sans articuler aucune véritable raison, ce fut une impétuosité de paroles, soutenue d'une force de voix qui entraîna les autres plutôt qu'elle ne les persuada. Saint-Simon se récria que ce n'étoit pas le temps des entreprises, mais d'une sage et ferme défense sur l'affaire du bonnet, qu'il ne falloit mêler ni embarrasser d'aucune autre, puisqu'on s'y trouvoit nécessairement embarqué, et dans l'usage imminent des séances au Parlement; mais les autres presque tous cédèrent. M. de Saint-Simon, voyant que cela dégénéroit en dispute personnelle, où les autres prenoient peu de part, leur déclara qu'il les attestoit de sa résistance, du refus de son consentement; qu'il ne cédoit qu'à la pluralité; qu'il vouloit espérer que ceux à qui l'on en parleroit seroient peut-être plus heureux que lui à leur faire faire des réflexions utiles, et finit, hors de voix et pouvant à peine se faire entendre, par protester de tous les inconvénients infinis et très suivis qu'il y voyoit et qu'il déploroit par avance.

Tout aussitôt on se sépara de guerre lasse : c'étoit sur les huit heures du soir. Ces Messieurs n'eurent pas le temps d'en parler à aucun autre; dès le soir même, cette idée se répandit en prétention, vola de bouche en bouche. Coëtquen, beau-frère de Noailles et fort lié avec lui, quoique fort peu avec sa sœur qu'il avoit épousée, courut le château, ameutant les gens de qualité. Le lendemain grand bruit, et grand bruit dans le tour que M. de Saint-Simon avoit prévu et annoncé; Paris en fut bientôt informé. Outre l'affluence infinie que l'extrémité du Roi, les divers intérêts et tout ce qui alloit suivre le grand événement, attiroit à Versailles par la curiosité, ce bruit amena encore bien du monde, et les plus petits compagnons s'honorèrent d'augmenter le vacarme pour s'agréger aux gens de qualité. Le tout ensemble s'appela la noblesse, et cette noblesse pénétroit partout par ses cris contre les ducs. La plupart de ceux-ci, qui n'avoient pas ouï dire un mot de ce dessein de salutation du Roi, n'entendirent qu'à peine de quoi il s'agissoit, partie timidité de cette espèce d'ouragan subit, partie piqués de n'avoir point été consultés, se mirent à déclamer contre leurs confrères; mais ces confrères, contre qui l'animosité devenoit si grande et si générale, ne furent pas longtemps en nom collectif. On vint de tous côtés avertir la duchesse de Saint-Simon que tout tomboit sur son mari unique, comme sur le seul auteur de ce projet de salutation, dont l'autorité naissante avoit entraîné un petit nombre de ducs malgré eux à l'insu des autres; on ajouta même qu'il n'étoit pas en sûreté dans une émotion si furieuse et si générale, et on l'exhorta à tâcher d'y prendre garde. Sa surprise en fut d'autant plus grande que son mari lui avoit conté tout ce qui s'étoit passé, outré contre cette acharnée folie de M. de Noailles et contre la mollesse de ce qui s'étoit trouvé de ducs avec; mais l'étonnement de la duchesse monta au comble quand les mêmes personnes qui l'avertissoient par amitié, lui firent entendre le leur[1], et à la fin lui apprirent que c'étoit le duc de Noailles lui-même qui débitoit M. de Saint-Simon pour l'auteur et le promoteur de ce projet, lui-même pour celui qui l'avoit combattu de toutes ses forces, et qu'eux qui lui parloient à elle l'avoient ouï de leurs oreilles de la bouche du duc de Noailles.

Ce dernier avis fut donné à la duchesse de Saint-Simon et ensuite confirmé par plusieurs autres pareils, la surveille de la mort du Roi sur le soir, vingt-quatre heures après ce débat que le duc de Saint-Simon avoit eu si fort avec le duc de Noailles dans sa chambre, et qui vient d'être rapporté. Le hasard fit que, le lendemain matin, elle rencontra le duc de Noailles dans la galerie, qui la passoit avec le chevalier depuis duc de Sully. Elle l'arrêta, et le tira dans une fenêtre; là, elle lui demanda d'abord ce que c'étoit donc que tout ce bruit contre les ducs. Noailles voulut glisser, dit que ce n'étoit rien, et que cela tomberoit de soi-même; elle le pressa, et lui vouloit se dépêtrer; mais, à la fin,

1. Leur étonnement.

après lui avoir déduit en peu de mots l'excès de ces cris et de ces mouvements publics, pour lui faire sentir qu'elle en étoit bien instruite, elle lui témoigna sa surprise de ce qu'ils tomboient tous sur son mari. Noailles là-dessus s'embarrassa, et l'assura qu'il ne l'avoit pas ouï dire ; mais, la duchesse lui répondant qu'il devoit savoir mieux que personne qui étoit l'auteur et le promoteur, et qui le contradicteur de ce projet de salutation du Roi, par ce qui s'étoit passé encore la surveille, là-dessus le duc de Noailles l'avoua comme la chose a été racontée ; qu'il étoit vrai que c'étoit lui qui l'avoit proposé, que M. de Saint-Simon s'y étoit toujours opposé, et que lui avoit persévéré. Alors la duchesse lui demanda donc pourquoi lui-même s'en excusoit-il et donnoit-il M. de Saint-Simon pour l'auteur et le promoteur de ce conseil. Le duc, interdit et accablé, balbutia une foible négative, et il essuya tout de suite de courts mais de cruels reproches de tout ce qu'il devoit au duc de Saint-Simon, et de la noire et perfide calomnie dont il le payoit. Ils se séparèrent de la sorte, elle dans le froid d'une juste indignation, lui dans le désordre d'une foible négative du crime qu'il voyoit découvert, dans les aveux arrachés malgré lui de la reconnoissance qu'il devoit à M. de Saint-Simon, et dans le désespoir qu'il est aisé d'imaginer et qu'il ne put cacher, quoique si grand maître en l'art de feindre.

Une leçon si peu attendue, mais si à bout portant, ne le changea pas. Il eut beau assurer à la duchesse qu'il diroit partout combien le duc de Saint-Simon s'y étoit opposé, la palinodie étoit trop subite pour l'oser chanter, et trop destructive de ses projets particuliers pour les abandonner. Il continua par les siens ce qu'il avoit si bien commencé et par eux et par lui-même, que la persuasion publique avoit suivi ; mais personnellement il regarda mieux devant qui il parloit, et il évita le plus longtemps qu'il put le duc de Saint-Simon, même en public. Lui, occupé de ce qui regardoit les affaires générales, et tout au plus légèrement partagé par celle du bonnet, il ne fut informé que tard de la rumeur publique, et plus tard encore que le duc de Noailles l'excitoit contre lui. Alors les écailles lui tombèrent des yeux. Il commença à comprendre la cause de l'idée étrange de cette salutation entrée dans cette tête, et la raison qui l'y avoit rendu si ferme contre tout ce qui lui en avoit été dit. Il se souvint de ce qui s'étoit passé entre eux sur la place de premier ministre ; il réfléchit sur ce que, depuis deux jours, il avoit inutilement pressé M. le duc d'Orléans de songer promptement et avant tout à la convocation des États généraux, lui qui jusqu'alors ne respiroit autre chose ; enfin, il vit clairement qu'un guet-apens si profond, si pourpensé, si contradictoire à toute vérité, et si subit et si à bout portant, étoit le fruit de mort d'une ambition qui ne voit et ne sent plus qu'elle, et qui, désespérant de la première place, tant qu'il seroit à portée de l'empêcher, risquoit tout pour le perdre et pour s'en débarrasser. Il fit parler les ducs témoins de ce qui s'étoit passé chez lui. Il parla lui-même, et à M. le duc d'Orléans, mais peu par l'accablement de ces moments si importants et si chargés des dernières heures de la vie du Roi. Il s'expliqua aussi à ce qu'il rencontra ; mais il eut affaire au public prévenu avec l'artifice le plus préparé, et soutenu dans cette persuasion par les mêmes artifices. Il trouva des envieux sans nombre de la figure que personne ne doutoit qu'il n'allât faire, et jusque dans les ducs mêmes des ennemis d'une faveur et d'une confiance qu'ils s'étoient eux-mêmes fort éloignés de rechercher, dont moitié avoient mérité tout le contraire, et qui se lièrent au duc de Noailles dans cet esprit, aux dépens de la vérité et d'eux mêmes, pour leur bonnet et leur dignité, et si gratuitement qu'ils n'eurent jamais nulle cause à alléguer de leur haine. Tels sont les hommes, jaloux et envieux jusqu'à ce point. L'éclat que fit le duc de Saint-Simon fut porté à tout ; on le peut aisément comprendre, et de l'énormité de la chose et de la situation de ces deux hommes l'un avec l'autre jusques alors, et du naturel particulier de Saint-Simon, qui cria publiquement à la calomnie, qui donna les ducs qui s'étoient trouvés dans sa chambre pour témoins et qui témoignèrent hautement pour lui contre Noailles, mais qui avoit tout prévenu et emporté avec un art et des secours qui lui rendirent cet affreux succès, lequel ne put être détruit qu'à la longue et quand avec la force de la vérité Noailles se fut fait mieux connoître, même depuis. Noailles souffrit tout, remboursa tout, en coupable écrasé sous le poids de ses remords, et tenta tout pour apaiser l'autre, qui ne cessa de se porter à toute espèce d'extrémité contre lui, et très souvent en public et en face, tant que la Régence dura, quelque grâce que lui en eût demandé le Régent pour Noailles, lequel fut souvent témoin, et chez S. A. R., et en plein Conseil, de ces algarades cruelles, pour peu que les affaires ou que la conversation y pût donner lieu.

Aller plus loin là-dessus seroit faire non plus des Additions, mais des Mémoires. Il suffit d'avoir éclairci la cause de cet éclat sur les ducs que nos Mémoires ne font que marquer, et l'origine de celui de Saint-Simon contre Noailles. On ajoutera seulement pour achever que jamais les affaires n'en souffrirent, quoique les choses subsistèrent de la sorte entre eux, Noailles ne s'étant jamais lassé de tâcher et de faire toutes sortes de démarches directes et indirectes pour se raccommoder, et de se conduire en public en conséquence par ces discours qui pouvoient [sic] et par sa plus que politesse toutes les fois qu'il rencontroit Saint-Simon, ni celui-ci de lui refuser le salut, même devant le Régent, et d'en user en propos, quand l'occasion s'y offroit, et en conduite publique avec toute la hauteur d'un homme sans ménagement aucun, et toute la pesanteur du poids d'une perfidie si atroce et d'une si noire calomnie. Noailles, qui, malgré lui, en étoit accablé, et dont l'embarras très marqué se renouveloit à chaque rencontre, qui vivoit toujours dans la crainte des sorties publiques et souvent dans le désespoir qui les suivoit, étoit de plus outré d'avoir montré ce qu'il savoit faire et de n'y avoir pas réussi. Il ne respiroit donc que d'étouffer la vérité d'une part, et d'émousser de l'autre celui qu'il n'avoit pu perdre ; c'est ce qui le rendit si constant à tout tenter, et ce qui enfin le rendit, lui et tous les siens, si ardents à procurer le mariage de la seconde fille de sa sœur et du dernier maréchal duc de Gramont avec le fils aîné du duc de Saint-Simon, dans l'espérance d'un raccommodement.

En deux mots, M. de Noailles avoit compté d'exciter tant d'éclat contre M. de Saint-Simon qu'il en seroit défait par quelque aventure si naturelle à en naître, ou par la foiblesse de M. le duc d'Orléans, qui, à son entrée dans le gouvernement, n'oseroit préférer un seul homme à toute la noblesse, qui se portoit pour offensée et qui crioit si haut, ou que, ne le soutenant pas au gré de Saint-Simon, celui-ci se dépiteroit contre tant d'injustice et se retireroit. C'est en effet le dernier qui pensa arriver, et que M. le duc d'Orléans eut toutes les peines du monde à empêcher ; mais, Noailles déçu de cette espérance et pressé de son crime, que la conduite continuelle de Saint-Simon retraçoit et à lui et au monde, et craignant un ennemi qui se faisoit un capital de l'être et de le paroître sans aucun ménagement jusqu'en face, il n'est rien qu'il ne mît en usage pour en venir à une réconciliation, et ce qui la lui faisoit souhaiter encore plus ardemment c'étoit le contraste de la liaison du cardinal, son oncle, avec Saint-Simon, qui n'en fut en rien dérangée, et pour lequel ce dernier ne fut que plus constant et plus ardent, laquelle retomboit si à plomb sur le neveu.

M. de Saint-Simon eut même bien de la peine à consentir à faire le mariage de son fils, quelque bon qu'il le trouvât d'ailleurs, et fut très longtemps à s'y résoudre pendant la longue fin du premier mari sans enfants, parce que cette alliance entraînoit nécessairement à rentrer en bienséance avec le duc de Noailles. Mais, encore une fois, en voilà assez et peut-être trop pour ces Additions, dont il sera utile de se souvenir pour celles qui pourront suivre. Les pas sans nombre du duc de Noailles, la manière dont il se présenta au duc de Saint-Simon chez le cardinal de Noailles lors du mariage, celle dont Saint-Simon l'y reçut, et malgré tout la hauteur, le froid, le bref, que Saint-Simon ne fut pas maître de se refuser, ce qu'une telle violence lui coûta, les démarches infinies de Noailles, infatigable à se vouloir rapprocher, et la conduite soutenue de l'autre à se prêter à peine aux plus indispensables bienséances, qu'il ne fit jamais qu'effleurer depuis, tout cela seroit matière à Mémoires et non à ces Additions. Mais cette remarque est nécessaire pour la notion de la manière dont ces deux hommes ont vécu toujours depuis, et continuent de vivre, sans se lasser de part et d'autre de ce très différent personnage.

1239. *Voysin se fait promettre par le duc d'Orléans la conservation de sa charge de chancelier.*

(Page 284.)

14 septembre 1715. — Au personnage qu'avoit fait Voysin pendant

son trop puissant ministère, et surtout dans les derniers temps de la vie du Roi, personne n'avoit douté qu'il ne fût chassé avec ignominie, et à ce qu'il avoit acquis du public personne ne l'auroit plaint. La surprise fut donc extrême, lorsqu'on le vit subsister en son entier, et recueillir encore les fruits de toul le mal qu'on avoit voulu faire à M. le duc d'Orléans, dont il avoit été le dépositaire, l'âme et l'instrument, et les recueillir par les mains de ce même prince. Le comment cela se fit est encore plus étonnant. Trois jours avant la mort du Roi, le maréchal de Villeroy en obtint parole de M. le duc d'Orléans, et qu'il seroit payé de sa charge de secrétaire d'État, dont il se démettroit en conservant tout le reste. Le négociateur ne pouvoit être plus mal choisi, puisqu'il étoit manifestement de tout le secret contre M. le duc d'Orléans, et que lui-même en profitoit si grandement, car on savoit déjà qu'il seroit gouverneur et du Conseil. Il sut imposer au prince par ses grands airs et ses grands mots, lui parler de son attachement pour feu Monsieur, en un mot le paqueter comme un enfant; et ce que la suite a montré n'avoir pas été moins digne d'admiration, c'est qu'il sut, après la mort du Roi, lui faire tenir parole.

APPENDICE

SECONDE PARTIE

I

LA MORT DE LOUIS XIV[1]

On connaît de très nombreuses relations de la dernière maladie et de la mort de Louis XIV. Nous en avons donné ci-dessus, p. 177-178, une liste sommaire, qui n'a pas la prétention d'être complète; car il a pu en échapper à nos recherches, et d'autre part il est probable qu'on en découvrira d'autres dans les archives locales ou dans les papiers de famille non encore inventoriés[2]. Nous allons reprendre article par article cette énumération, en complétant les renseignements bibliographiques déjà donnés, et en examinant brièvement la valeur historique de chacun de ces récits. Nous commençons par ceux émanés de témoins oculaires ou vivant à la cour et pouvant être bien informés.

I. — *Récit de Mme de Maintenon.* — La compagne du grand Roi a raconté elle-même ses derniers moments, dans une lettre écrite à sa parente Mme de Villette, cinq jours après la mort de Louis XIV. Une copie de ce document fut donnée par la destinataire aux Dames de Saint-Cyr et se retrouve dans leurs manuscrits conservés à la bibliothèque municipale de Versailles. Théophile Lavallée l'a publié dans *Madame de Maintenon et la maison royale de Saint-Cyr* (Paris, 1862), p. 271-275. Ce n'est point un journal des derniers jours de la vie du Roi, mais seulement le récit de certains épisodes, qui se rapportaient plus particulièrement à la narratrice, par exemple, les paroles que lui adressa le Roi, celles

1. Ci-dessus, p. 177.

2. M. G. Hanotaux, de l'Académie Française, possède un récit manuscrit et inédit de la mort de Louis XIV, dont il avait bien voulu nous promettre la communication. Malheureusement ce manuscrit doit se trouver dans la bibliothèque de sa propriété du Pressoir, dans le canton de Craonne. Il est à craindre que, pendant la longue occupation de cette région par les troupes allemandes, ce manuscrit n'ait disparu. S'il échappe à l'incendie et au pillage, nous tâcherons d'en donner le texte aux Appendices de notre prochain volume.

qu'il dit au jeune Dauphin, la recommandation qu'il fit pour elle au futur régent, etc. La valeur de ce document est incontestable, et il semble difficile de ne pas lui attribuer la foi la plus entière. Dans le manuscrit n° 72 des archives du château de Mouchy, il existe une autre copie de ce récit de Mme de Maintenon.

II. — *Récit de Mlle d'Aumale.* — La secrétaire confidente de Mme de Maintenon a raconté à deux reprises la maladie et la mort de Louis XIV, et elle était bien placée pour le faire, puisqu'elle resta continuellement avec Mme de Maintenon dans la chambre du Roi pendant les derniers jours, ne la quittant qu'avec sa maîtresse et y revenant en même temps qu'elle[1]. Elle raconte ce qu'elle a vu et entendu, ou su de première main par les médecins, le confesseur, les valets de chambre, par sa maîtresse elle-même. Son témoignage a donc une grande importance

La première rédaction se trouve à la fin de son *Mémoire sur Mme de Maintenon* et occupe, sous un titre spécial, les pages 198 à 202 du tome Ier des *Souvenirs sur Madame de Maintenon* publiés par MM. Hanotaux et d'Haussonville. C'est un très court récit; la secrétaire s'attache surtout aux paroles dites par le Roi à Mme de Maintenon et que celle-ci lui rapporta ou qu'elle entendit elle-même.

La seconde version est plus développée. Elle appartient à ce que les éditeurs ont appelés *les Cahiers de Mlle d'Aumale,* et elle occupe dans le tome II de la publication indiquée ci-dessus les pages 323-351. La narratrice entre dans beaucoup de détails sur les derniers jours de la maladie, sur la réception des sacrements, sur les paroles que le Roi adressa au jeune dauphin, à Mme de Maintenon, aux ecclésiastiques présents dans sa chambre, au duc d'Orléans, aux princes et princesses, aux secrétaires d'État, etc. C'est certainement avec le récit de Dangeau, dont nous parlerons tout à l'heure, la relation la plus précise, la plus sûre et en même temps la plus complète que nous possédions.

II *bis.* — *Récit des Dames de Saint-Cyr.* — On trouve dans les Mémoires des Dames de Saint-Cyr, conservés naguère en manuscrit au grand séminaire de Versailles et maintenant transférés à la bibliothèque municipale de cette ville, une relation qui a une très grande analogie avec la seconde rédaction de Mlle d'Aumale. Évidemment, la rédactrice de ces Mémoires, Mme du Pérou, s'est inspirée de la lettre de Mme de Maintenon dont nous parlons sous le n° I, et de l'œuvre de Mlle d'Aumale, dont elle eut sans doute communication. C'est donc un document de seconde main, mais qui se rattache à ceux qui lui ont servi de source et qui peut les suppléer au besoin.

1. « J'étois toujours avec Mme de Maintenon dans sa chambre, soit dans celle du Roi ; elle passa presque toutes les nuits auprès de lui ; je les passois avec elle. Elle alloit quelquefois le matin se coucher deux ou trois heures, ainsi que moi, et revenoit passer le reste de la journee auprès de lui » (*Souvenirs sur Mme de Maintenon,* tome II, p. 325-326) ; p. 342, elle répète : « J'étois presque toujours dans la chambre avec Mme de Maintenon. »

III. — *Récit de Languet de Gergy, archevêque de Sens.* — Il est inséré dans les *Mémoires* de ce prélat que Théophile Lavallée a publiés en 1863 à la suite de son travail sur *La famille d'Aubigné et l'enfance de Mme de Maintenon* ; il occupe les pages 455 à 464 de cet ouvrage. D'après l'éditeur, ce récit paraît emprunté aux propres souvenirs de l'auteur, aux manuscrits des Dames de Saint-Cyr, aux lettres de Mme de Maintenon et au récit de Mlle d'Aumale ; il a donc une étroite parenté avec les relations dont nous avons parlé précédemment.

IV et V. — *Récits de Dangeau.* — Dangeau a continué son *Journal* habituel de la cour jusqu'au 25 août ; cette dernière journée, dans le manuscrit original de Dampierre, est toute entière de sa main, ainsi que les premières lignes de la journée du 26 août. Il s'interrompit alors au milieu d'une phrase, sans doute ayant pris la résolution de faire le récit plus détaillé dont nous allons parler plus loin. Le *Journal* a été continué, pour la fin de la journée du 26 et pour celles du 27 et du 28, par un secrétaire, qui n'a pas achevé sa rédaction pour les trois derniers jours du mois.

Nous venons de dire que Dangeau avait écrit un mémoire spécial. Ce document est intitulé « Mémoire du marquis de Dangeau sur ce qui s'est passé dans la chambre du Roi pendant sa maladie. » Les éditeurs du *Journal* l'ont publié à la suite de la journée du 28 août, tome XVI, p. 117-136, d'après le manuscrit unique qu'ils connurent et qui, provenant de la collection du baron de Hohendorf, ambassadeur en France en 1716, se trouve conservé à la Bibliothèque impériale de Vienne sous le nº 6861.

L'attribution à Dangeau en fut contestée, dès l'apparition du tome XVI du *Journal*, par M. Lock, qui publiait alors des extraits des Mémoires du baron de Breteuil dans le *Magasin de librairie* et qui, trouvant, à la suite de ces Mémoires, un texte du récit attribué à Dangeau sans que le nom de Dangeau y fût mentionné, pensa que ce document était plutôt l'œuvre du baron de Breteuil. Il fit paraître dans la *Correspondance littéraire*, tome III, 1858, p. 35 et 175, deux lettres pour soutenir cette opinion. Les éditeurs du *Journal de Dangeau* réfutèrent ses arguments dans un mémoire qu'ils insérèrent dans les appendices de leur tome XVIII, p. 387-391. Depuis lors d'autres copies du Mémoire de Dangeau ont été découvertes : d'abord dans le volume 68 des Papiers de Saint-Simon (aujourd'hui *France* 223), fol. 61-70. Le titre en est un peu différent de celui donné par les éditeurs du *Journal*[1] ; mais il lui attribue aussi Dangeau pour auteur. Une autre copie existe dans le manuscrit Clairambault 485 à la Bibliothèque nationale, fol. 95-109 ; le titre est exactement le même que celui des Papiers Saint-Simon. Quant au texte de ces deux copies, il est de tous points conforme à l'imprimé. Enfin on trouve encore le même texte dans le volume *Autriche* 108 du Dépôt

1. « Récit fait par M. le marquis de Dangeau de ce qui s'est passé dans la chambre du Roi pendant les derniers jours de sa vie. »

des Affaires étrangères, où il est inséré parmi la copie de la correspondance du comte du Luc, alors ambassadeur à Vienne, entre les lettres des 7 et 9 novembre 1715, et immédiatement à la suite d'un mémoire sur le conseil aulique de guerre que l'ambassadeur envoyait à Villars avec sa lettre du 13 novembre. Rien dans les lettres du comte du Luc n'indique l'origine de ce morceau, qui ne porte pas de titre et par conséquent pas de désignation d'auteur. Le texte en est conforme au texte connu, si ce n'est que la phrase de début : *Je sors, etc.*, est rejetée après les deux premiers paragraphes, de sorte que le récit commence par *Il y a plus de deux mois*, etc. On observe d'ailleurs la même particularité dans les divers manuscrits des Mémoires du baron de Breteuil [1].

On pourra se demander pourquoi, si ce Mémoire a Dangeau pour auteur, deux des exemplaires qu'on en connaît [2] ne portent pas son nom. L'explication de ce fait peut se trouver en ce que, cette relation ayant été utilisée pour le *Mercure*, ainsi qu'on le verra plus loin, il a dû en être fait au moins une copie, et peut-être plusieurs, sans nom d'auteur, puisque les relations insérées dans le *Mercure* n'en portaient ordinairement pas. Cette copie a pu être l'origine des versions anonymes qui nous sont parvenues.

Quant à la valeur historique de ce document, elle est exactement la même que celle du reste du *Journal*, si ce n'est qu'on peut dire que Dangeau, toujours si exact dans ce qu'il rapporte, a dû encore, dans

1. Il existe trois manuscrits de ces derniers mémoires : un, avec des notes et additions autographes, appartient par héritage à M. le marquis de Breteuil; un autre, qui est la mise au net du précédent, est conservé à la bibliothèque de Rouen ; enfin le troisième, le plus connu et le plus utilisé jusqu'à présent, et qui est une copie, peut-être abrégée, de celui de Rouen, appartient à la bibliothèque de l'Arsenal. Le manuscrit de Rouen, le plus complet des trois, se termine par la relation de l'entrée du comte de Ribeyra, ambassadeur de Portugal (ci-dessus, p. 191), qui est immédiatement suivie par cette citation latine *Hic cœstus artemque repono*, indiquant que l'auteur termine là son œuvre. Or, à la page suivante commence le récit de la maladie du Roi, sous le titre : « Mémoire de ce qui s'est passé depuis le moment où le roi Louis XIV a reçu le viatique jusqu'à sa mort arrivée le 1er septembre 1715. » Il semble donc bien que ce récit n'est point l'œuvre du baron de Breteuil, de son aveu même. — Dans ce même manuscrit de Rouen, il y a en tête du tome Ier un « Sommaire des parties les plus intéressantes » rédigé par un secrétaire ; on lit dans le sommaire du tome VI à propos de ce « Mémoire » la note suivante : « Ce mémoire est certainement l'original sur lequel a été imprimée la Relation de la mort de Louis XIV dans un volume séparé du *Mercure*, qui est fort rare ; il y a dans le manuscrit des détails qui ont été supprimés ou changés à l'impression. C'est donc cet original qu'il faudroit suivre en cas de doute. » Rien ne permet donc de l'attribuer au baron de Breteuil.

2. Ceux des Mémoires de Breteuil et de la correspondance du comte du Luc.

ces circonstances exceptionnelles, exagérer ce souci d'exactitude qui est la caractéristique de son œuvre. Tout ce qu'il dit s'accorde avec les relations de Mme de Maintenon, de Mlle d'Aumale et des Anthoine : si l'on y trouve quelques détails omis par les autres, du moins jamais n'est-il en contradiction avec eux. Les divergences de forme qu'on peut signaler entre lui et les autres relations pour le texte même des paroles prononcées par le Roi s'expliquent naturellement par les défaillances de mémoire de témoins auriculaires qui n'écrivent pas sur l'heure et qui, tout en restant complètement d'accord sur le fond et le sens des paroles, peuvent différer sur les mots employés.

Il y a donc pour la maladie du Roi deux récits de Dangeau : l'un, qui n'est que la suite de son journal quotidien et qui a été rédigé par lui-même jusqu'au 25 août inclus et continué par un secrétaire pour les 26, 27 et 28 ; c'est celui que, dans notre commentaire, nous avons appelé le *Journal de Dangeau* ; l'autre, que nous avons désigné sous le nom de *Mémoire spécial*, va du 25 au 31 août.

VI. — *Journal des Anthoine.* — Ce récit, intitulé « Journal historique ou récit fidèle de ce qui s'est passé de plus considérable pendant la maladie et la mort de Louis XIV, roi de France et de Navarre, fait et dressé par les sieurs Anthoine », existe en original à la bibliothèque de la ville de Caen, ms. n° 350 du *Catalogue* ; un autre exemplaire s'en trouve à la Bibliothèque nationale, ms. Nouv. acquis. franç. 5012. Il a été publié en 1880 par Édouard Drumont, *La mort de Louis XIV ; Journal des Anthoine* ; Paris, un vol. in-12. Les auteurs sont les deux frères Anthoine, Jean et François, tous deux porte-arquebuse du Roi ; le premier joignait à ces fonctions celles de concierge de la Chancellerie et d'inspecteur général de la capitainerie et maîtrise des eaux et forêts de Saint-Germain-en-Laye, et le second était en outre garçon ordinaire de la chambre du Roi ; c'est dire qu'ils étaient de ces « valets intérieurs » dont Saint-Simon parle si souvent comme les confidents par fonction de toutes les actions de Louis XIV. Ils affirment qu'ils racontent ce qu'ils ont vu et entendu ou ce qui leur a été rapporté par les gens de service ou autres personnes qui en avaient été témoins. Leur récit roule principalement sur les soins matériels et les menus événements qui se passèrent dans la chambre ; tout ce que firent ou dirent les médecins, valets, officiers, est minutieusement rapporté ; ils mentionnent les soins donnés, les médicaments pris, les repas du Roi, les changements de lit ou de linge, les pansements de la jambe malade, et à ce point de vue plus spécial leur témoignage est particulièrement intéressant. De même, ils relatent toutes les paroles dites par le Roi aux médecins, chirurgiens et valets, toutes celles encore qu'il prononça lorsqu'il y avait beaucoup de monde dans la chambre, ou que des domestiques s'y trouvaient ; mais, par contre, ils n'ont pas connaissance des paroles intimes adressées par le Roi à Mme de Maintenon, à son confesseur, au futur Régent, etc., c'est-à-dire de celles qui n'avaient guère d'autres auditeurs que les intéressés, et que le « service » ne pouvait pas entendre. Sous cette réserve, leur récit est certainement le plus complet et le plus ordonné de tous ceux que nous possédons, et il a une réelle valeur historique.

VII. — *Relation du marquis de Quincy.* — Dans le tome VII et dernier de son *Histoire militaire du règne de Louis le Grand*, paru en 1726, le marquis de Quincy a inséré (p. 391-407 de la première partie) une « Relation de la maladie et de la mort de Louis XIV », qui est très complète et qui présente à certains points de vue de réelles garanties d'exactitude. Duclos nous apprend en effet, dans ses *Mémoires secrets* (édition Michaud et Poujoulat, p. 482), que l'auteur communiqua son manuscrit au P. le Tellier, que celui-ci y fit un certain nombre d'observations, et que le marquis de Quincy exécuta sur sa rédaction les changements et modifications nécessaires, avant de la livrer à l'impression. Le P. le Tellier étant mort en 1719, le travail de Quincy est antérieur à cette date. On peut donc dire que la relation de l'*Histoire militaire* est l'expression de ce qu'aurait écrit le confesseur de Louis XIV. A ce point de vue, c'est-à-dire pour tout ce qui touche à la religion, elle a un véritable intérêt. Le marquis de Quincy la soumit-il à d'autres témoins des derniers moments du Roi, c'est ce qu'on ignore. En tout cas, elle fut regardée par les contemporains comme très authentique, puisque le P. Griffet l'inséra intégralement dans sa réédition, avec continuation jusqu'en 1715, de l'*Histoire de France* du P. Daniel (1755-1757). De même, l'abbé Oroux la reproduisit dans le tome II, p. 578-590, de son *Histoire ecclésiastique de la cour de France* (1776). On a vu ci-dessus, à maintes reprises, dans le commentaire du texte de nos *Mémoires* que Saint-Simon l'a utilisé presque comme source unique, avec le *Journal de Dangeau*.

VIII. — *Relation du Mercure.* — Le *Mercure galant* donna en supplément à sa livraison d'octobre 1715 un récit de la maladie et de la mort du Roi, de ses obsèques à Saint-Denis et de ce qui se passa à l'avènement du jeune roi. Ce morceau est anonyme ; mais on sait qu'il a pour auteur Le Febvre de Fontenay, qui le réimprima à part à la fin de 1715 en un petit volume in-12 intitulé « Journal historique de tout ce qui s'est passé depuis les premiers jours de la maladie de Louis XIV jusqu'au jour de son service à Saint-Denis, avec une relation exacte de l'avènement de Louis XV à la couronne de France. » Pour ce qui regarde la maladie et la mort, Lefebvre de Fontenay, qui avait eu communication du Mémoire spécial de Dangeau, s'est contenté de l'utiliser en le démarquant, c'est-à-dire en modifiant un peu le style et en changeant quelques tournures ; mais, s'il n'omet aucun des détails donnés par Dangeau, il n'en ajoute non plus aucun. Cette relation peut donc être considérée comme une réplique du Mémoire spécial ; elle a été reproduite par Marmontel dans son *Nouveau choix de pièces tirées des anciens Mercures et d'autres journaux*, tome XXXII, et Danjou l'a réimprimée encore une fois en 1840 dans le tome XII de la deuxième série des *Archives curieuses de l'Histoire de France*, p. 433-451.

IX. — *Lettre anonyme des archives de Dampierre.* — Les éditeurs du *Journal de Dangeau* ont inséré dans les Appendices de leur tome XVIII, p. 371-381, une lettre sans signature, dont ils avaient découvert une copie dans les archives du château de Dampierre. L'auteur n'y décèle en rien sa personnalité ; il écrit à son frère, qui était alors à l'étranger, probablement sept ou huit jours après la mort du Roi, et il semble avoir été assez bien renseigné. Rien ne prouve qu'il ait été témoin oculaire de ce qu'il raconte ; cependant il est certain qu'il devait vivre à la cour et savoir de bonne source les particularités des événements. Il est à remarquer que le texte des paroles qu'il prête au Roi est parfois sensiblement différent comme forme de celui des autres versions.

X. — *Lettre anonyme des archives de la Ciotat.* — Cette lettre, conservée en copie aux archives municipales de la Ciotat, a été insérée dans le *Bulletin du comité de la langue, de l'histoire et des arts de la France,* tome IV, année 1857, p. 913-916. Elle n'est pas signée ; mais elle émane d'un jeune seigneur provençal, qui, arrivé à la cour dans le courant d'août 1715, fut témoin oculaire de certaines des scènes qu'il décrit, et entendit raconter les autres « à des personnes, qui, par le privilège de leurs entrées, en ont été les témoins. » Datée du 28 août, cette lettre donne le récit des événements seulement jusqu'au soir du 27 ; la précision et l'exactitude des détails font regretter qu'on ne possède pas la lettre suivante, qui devait raconter la mort du Roi. A cause de l'intérêt de ce texte, un peu perdu dans le *Bulletin du Comité,* nous le réimprimons ci-après sous le n° I.

XI. — *Relation des papiers Fevret de Fontette.* — Cette relation, dont on ignore l'auteur, est conservée en copie dans le tome II du « Recueil de pièces concernant l'histoire de France » réunies par le président Fevret de Fontette, aujourd'hui à la Bibliothèque de l'Arsenal, ms. 3724, fol. 174 et suivants. Elle commence par diverses précisions au sujet de l'intention du Roi d'aller faire enregistrer au Parlement dans un lit de justice la constitution *Unigenitus,* et il est très facile de constater que son rédacteur anonyme est un anticonstitutionnaire et un partisan zélé du cardinal de Noailles. On y trouve, à ce propos, des renseignements inconnus sur le rôle du procureur général Daguesseau et de l'avocat général Chauvelin.

Le récit des derniers temps du Roi est extrêmement résumé ; il n'y a guère de détails que pour l'incident du cardinal de Noailles et pour les paroles adressées par le Roi aux cardinaux de Rohan et de Bissy à propos de la Constitution. L'auteur affirme que ce sont les propres paroles du Roi et qu'on fit tout le possible pour les cacher ; le sens en est assez conforme au résumé qu'en donne Saint-Simon.

A cause de ces particularités, cette relation a semblé assez curieuse pour qu'on l'insérât ci-après sous le n° II.

XII. — *Lettres inédites de l'abbé Mascara.* — Cette correspondance, qui a été signalée pour la première fois par Mgr Baudrillart dans son

Rapport sur les archives d'Alcala[1], est adressée au marquis de Grimaldo, secrétaire d'État du roi d'Espagne Philippe V; elle est écrite en italien. Mgr Baudrillart a indiqué tout ce qu'on peut savoir de la personnalité de l'auteur de ces lettres, et il a aussi expliqué quelle est leur valeur historique et quelle confiance on peut avoir en leurs assertions. Nous avons fait copier les lettres des derniers jours d'août, et nous en avons extrait tout ce qui a trait à la maladie et à la mort du Roi; on en trouvera ci-après une traduction française sous le n° III. Il convient de dire très loyalement que, n'ayant pu trouver à Madrid de copiste qui connût la langue italienne, cette ignorance, jointe aux difficultés que pouvait présenter l'écriture, a rendu difficile la traduction d'un petit nombre de courts passages, pour lesquels on a dû se guider sur le sens général de la phrase.

XIII. — *Nouvelles de la Gazette de France.* — Contrairement à ce qu'on pourrait croire, les rédacteurs de la *Gazette* ne donnèrent pas de relation complète de la maladie du Roi, et même furent à cet égard très sobres de renseignements. Une courte note insérée dans le numéro du 24 août mit le public au courant du début de la maladie. Puis, dans celui du 31 août, se trouve en quelques lignes le récit des journées du 25 au 30; enfin le numéro du 7 septembre annonça les derniers moments et la mort du souverain. Ces renseignements très sommaires n'ont guère de valeur et n'apprennent rien qu'on ne sache d'ailleurs.

XIV. — *Nouvelles de la Gazette d'Amsterdam.* — Cette gazette hollandaise, généralement bien renseignée, devait l'être également sur les circonstances de la mort du Roi; cependant ce n'est que dans le n° LXVIII (23 août, correspondance de Paris du 16) qu'on commence à parler d'une attaque de goutte, dont il n'est même plus question dans le numéro suivant. Le n° LXX (lettre du 23 août) contient quelques nouvelles sur la santé de Louis XIV; elles sont complétées dans la feuille extraordinaire. Il n'y a qu'un mot dans la correspondance de Paris, datée du 26 août, qui est insérée dans le numéro suivant (LXXI); mais, dans le même numéro, la lettre datée de la Haye du 1er septembre est bien plus complète et donne des renseignements jusqu'au 25 août. Le n° LXXII contient des nouvelles plus détaillées jusqu'au 29 août, et la feuille extraordinaire les complète encore. Puis le n° LXXIII renferme un exposé sommaire de toute la maladie, daté du 2 septembre, et l'annonce de la mort du Roi; enfin dans l'Extraordinaire LXXIII, il y a des extraits de lettres de Paris des 29 août et 1er septembre, qui reviennent sur certaines circonstances particulières.

En somme, les renseignements provenant de cette source d'information sont conformes dans l'ensemble à ceux des autres récits; elle n'est point cependant à négliger; car il y a quelques particularités qui ne se rencontrent que là : par exemple que les médecins firent mettre la

1. *Archives des Missions*, 3e série, t. XV, p. 40-48.

jambe du Roi dans un bain si chaud qu'on n'y pouvait tenir la main, et qu'il ne s'aperçut de cette température que quand la chaleur eût pénétré jusqu'à l'os ; et puis encore la visite d'un vieillard centenaire qui apporta au Roi un bouquet le jour de la Saint-Louis.

I

Lettre anonyme sur la maladie du roi Louis XIV[1].

« Paris, ce 28 août 1715.

« Je suis arrivé ici, mon très cher père, dans une déplorable conjoncture. Le Roi, qui depuis quelques mois s'affoiblissoit considérablement, est tombé depuis quinze jours dans une maigreur si excessive, qu'il n'est pas reconnoissable. Son mal, traité d'érisypèle sur une jambe, a été reconnu depuis deux jours une véritable gangrène, qui étoit montée hier, quand je sortis de Versailles, au plus des deux tiers de la cuisse, et, si S. M. respire encore, ce ne peut être que pour quelques moments. Rien n'est plus héroïque et plus chrétien en même temps que la fermeté avec laquelle il voit venir ce dernier instant. Je vais vous en faire le détail.

« Averti par ses médecins du danger sans ressource où il se trouve, il passa la nuit du 24 au 25[2], jour de la fête saint Louis, avec son confesseur, et, sur le matin, S. M. s'assoupit pendant quelques heures. Il entendit la messe dans sa chambre, et voulut dîner en public, disant à ceux qui lui représentoient son état : « J'ai vécu parmi les gens de ma « cour ; je veux mourir parmi eux. Ils ont suivi tout le cours de ma « vie ; il est juste qu'ils me voient finir. » Il parut en robe de chambre, sa jambe sur des carreaux, mangea d'une panade et d'un potage et parla à son ordinaire. Ensuite, il fit retirer la table de devant lui et causa un quart d'heure avec tout le monde ; après quoi il dit : « Mes« sieurs, il ne seroit pas juste que le plaisir que j'ai de prolonger les « derniers moments que je passerai avec vous, vous empêche de dîner ; « je vous dis adieu et vous prie d'aller manger. » Nous sortîmes tous avec la dernière douleur, fondant en larmes.

« Sur les sept heures du soir, S. M. ayant eu une foiblesse, on lui donna l'extrême-onction, qu'il reçut avec beaucoup de présence d'esprit, ouvrant lui-même son estomac et répondant à tout. Ensuite il reçut le viatique, et toute cette cérémonie étant finie, il fit appeler M. le Chancelier, écrivit en sa présence trois pages de sa main, lui en dicta une quatrième et quelques lignes, envoya montrer le tout à M. le duc d'Orléans, qui étoit dans le cabinet près de la chambre avec tous les princes et princesses. Ils rentrèrent ensemble, et ce papier fut

1. Archives de la Ciotat; voir ci-dessus, p. 339, n° X.

2. Le texte porte *du 25 au 26*; mais c'est une erreur, ainsi que l'indiquent les mots *jour de la fête saint Louis*, qui suivent.

cacheté; on prétend que c'est un codicille. Le reste de la nuit se passa assez tranquillement.

« Le lendemain au matin, le Roi, après avoir parlé à M. le duc d'Orléans pendant fort longtemps, et à chacun des princes et princesses en particulier, il les fit venir tous ensemble, leur représenta paternellement l'union qu'ils devoient conserver entre eux, et, après les avoir embrassés les uns après les autres, il reprit son ton de majesté. Il dit à M. le duc d'Orléans : « Mon neveu, je vous fais régent du royaume. « Vous allez voir un roi dans le tombeau et un autre dans le berceau ; « souvenez-vous toujours de la mémoire de l'un et des intérêts de « l'autre. » Il a déclaré que le nouveau roi seroit conduit à Vincennes dès qu'il seroit mort, et a commandé lui-même, nom par nom, la garde qui doit l'escorter et les personnes qui le conduiront, voulant que les chevaux soient harnachés et les gendarmes, mousquetaires, chevau-légers et gardes du corqs bottés. M. le duc du Maine sera gardien du nouveau roi, et M. le maréchal de Villeroy son gouverneur ; Mme la princesse de Conti et Mme la duchesse de Ventadour auront soin de son éducation jusques à sept ans. Le Roi le fit venir dans sa chambre sur le midi et dit à tous les princes et princesses présents que c'étoit là leur maître et leur roi ; qu'ils ne manquassent jamais au respect qu'ils lui devoient ; qu'ils se souvinssent que ceux qui avoient pris un parti opposé à ses intérêts s'en étoient repentis toute leur vie, et que lui-même, comme roi, n'avoit jamais pu satisfaire l'inclination qu'il avoit eue de leur faire plaisir. Ensuite, il donna sa bénédiction au jeune prince et le baigna de ses larmes, lequel en s'en retournant fit des cris et des pleurs dont tout le monde fut témoin. Le Roi renvoya Mme de Maintenon, sur les deux heures, lui disant : « Madame, il faut nous « séparer. Je vous dis adieu ; peut-être vous renvoierai-je chercher ; « mais, si je ne le fais pas, ne croyez pas que ce soit manque d'amitié. » Il la renvoya chercher quelques heures après, et la pria de rapporter une cassette qu'il lui avoit donnée à garder depuis quinze ans. Les papiers qu'elle renfermoit furent brûlés en présence de M. d'Orléans ou à lui remis. Depuis ce temps, il s'est fait apporter toutes ses cassettes. Il a brûlé ou remis à qui il convenoit tout ses papiers, tenus dans un ordre merveilleux et dont toutes les étiquettes sont présentes à sa mémoire. Il voit croître sans effroi un mal qui doit lui causer la mort. Il demande quelquefois combien d'heures il peut encre respirer. Les médecins lui répondirent le lundi qu'il étoit bien difficile qu'il vît lever le soleil le lendemain. Ils se sont heureusement trompés ; car il est certain qu'à neuf heures du soir d'hier 27 il a pris encore un bouillon.

« Il est à présent quatre heures du matin du 28, et, comme cette lettre ne doit partir qu'à midi, je ne la fermerai qu'en ce temps, pour vous mander ce qu'il y aura de nouveau. Dieu veuille que je n'y ajoute rien ; ce sera une preuve que S. M. est encore vivante, et plût au ciel de nous accorder le miracle dont on auroit besoin pour le tirer de l'état désespéré où il est. Un médecin d'Amiens, possesseur d'un remède immanquable pour la gangrène, est arrivé hier 27 à deux heures après-midi, et a mis de son eau, que l'on assure avoir empêché la gangrène de monter plus haut qu'elle n'étoit. Si elle étoit arrivée à S. M. par quelque accident, on pourroit espérer; mais, par malheur, elle est dans son sang, et son corps est si décharné, que les remèdes extérieurs ne peuvent plus agir.

« Voilà vous dire (*sic*), mon très cher père, tout ce que j'ai vu ou entendu dire à des personnes qui, par le privilège de leurs entrées, en ont été les témoins. J'ai cru que ce dérail douloureux, qui vous aura attendri, pouvoit, dans une autre face, vous donner de la consolation, en réfléchissant que ces dernières prévoyances de S. M. pourront être utiles à l'État, et qu'enfin, puisqu'il n'étoit pas immortel, il est beau de le voir finir avec toutes les vertus d'un chrétien et la grandeur d'âme d'un héros. »

II

Relation de ce qui s'est passé de plus considérable pendant la maladie du roi Louis XIV et depuis sa mort[1].

« Le Roi, irrité de ce que le parlement de Paris avoit refusé d'enregistrer sa déclaration par laquelle il ordonnoit à tous les prélats de signer la Constitution sous peine de désobéissance, manda M. le procureur général Daguesseau, lequel, résolu de tenir ferme au péril de sa vie, fit, avant que d'aller à Versailles, ses derniers adieux à sa chère famille comme ne devant jamais retourner à Paris. Madame son épouse, qui aimoit tendrement son mari, le conjura cependant de ne se point démentir et de tenir bon, quoi qu'il en pût arriver; elle lui dit que les affaires de leur famille étoient en bon état, qu'elle les y maintiendroit si, par la dernière de toutes les disgrâces, elle venoit à le perdre. M. Daguesseau se présenta au Roi, qui lui demanda d'un ton sévère pourquoi le Parlement n'avoit pas exécuté ses ordres; M. le procureur général lui en dit les raisons. « Eh bien! répliqua le Roi, je vous « ordonne de requérir alors l'enregistrement de ma déclaration. » M. Daguesseau répondit à S. M. qu'il le supplioit très humblement de lui pardonner la liberté qu'il prenoit de lui déclarer qu'il ne feroit jamais rien qui pût donner atteinte à son honneur et à sa conscience. Le Roi se mit dans une colère épouvantable; il frappa du pied contre le pavé, et plusieurs coups de sa canne sur une table de marbre qui étoit dans la chambre, et prit M. Daguesseau au collet; on retint le Roi, et M. Daguesseau s'en retourna.

« Le Roi étoit résolu d'aller au Parlement, et on prit pour cela les mesures qui étoient nécessaires. On avoit expédié plusieurs lettres de

1. Papiers Fevret de Fontette; voyez ci-dessus, p. 339, n° XI.

cachet pour écarter ceux qu'on savoit être contraires à la volonté du Roi, et entre autres M. Daguesseau, qu'on devoit exiler pour huit jours et commettre à sa place M. de Chauvelin, à qui le P. le Tellier écrivit une lettre par laquelle il l'avertissoit de toute l'intrigue et lui recommandoit d'employer toute son éloquence pour bien faire valoir les intentions du Roi; que, pour ce qui regardoit la reconnoissance qu'on lui feroit, il ne devoit pas s'en mettre en peine; qu'il en faisoit son affaire. On a trouvé cette lettre dans le cabinet de M. de Chauvelin, qui mourut de mort subite quelque temps après.

« Le jour que le Roi devoit aller au Parlement, M. le maréchal de Villeroy se jeta aux pieds de S. M. et lui remontra qu'il alloit allumer une guerre civile dans son royaume. Le Roi fut frappé d'étonnement, et les jambes lui manquèrent; il ne put plus se soutenir; il fallut le coucher, et le 10e août il tomba malade. Sa maladie augmenta, de manière que, le 25, il demanda de recevoir les sacrements, qui lui furent administrés par le cardinal de Rohan, grand aumônier de France. Le même jour et les trois suivants, il donna plusieurs ordres, témoignant une fermeté et une résignation à la volonté de Dieu au-delà de toute expression. Il donna ses dernières instructions au Dauphin et aux princes du sang; il dit à M. d'Orléans : « Mon neveu, vous « voyez ici deux Rois, l'un qui s'en va mourir et l'autre qui ne fait « presque [que] de naître; je vous recommande sa personne et mon « royaume que je laisse dans un pitoyable état; mais je prends Dieu « à témoin qu'il n'y a que vingt-quatre heures que je le sais. » Le Roi dit à M. le duc de Bourbon et à M. le prince de Conti : « Mes « cousins, je me souviens de vos grands-pères; ils m'ont bien fait de « la peine pendant ma minorité; vous n'en avez pas mieux valu depuis « ce temps-là; soyez plus sages qu'eux. ».

« M. le cardinal de Noailles, ayant appris l'extrémité du Roi, écrivit une lettre à Mme de Maintenon. Cette lettre fut lue au Roi, qui en fut vivement touché; il témoigna qu'il verroit volontiers S. É. Ceux qui étoient auprès de S. M. furent saisis de crainte, et ils lui dirent qu'il alloit renverser en un moment ce qu'on travailloit d'établir depuis deux ans. Il parut alors une lettre comme écrite de la part du Roi, adressée à M. le cardinal de Noailles, signée de M. le Chancelier. On y faisoit dire au Roi qu'il avoit toujours eu de l'amitié pour sa personne, qu'il le verroit avec plaisir, pourvu qu'il se soumît au Pape et qu'il se réunît aux évêques. Cela n'est point venu du Roi, mais de la part de ceux qui l'obsédoient; car, au contraire, ce que le Roi dit dans ces circonstances après la lettre lue de M. de Noailles doit faire trembler les cardinaux de Rohan et de Bissy, étant auprès de S. M. avec le P. le Tellier. Ce sont ici ses propres paroles, et on a fait tous les efforts possibles pour les cacher : « Je meurs, dit-il, dans la foi de l'Église « catholique, apostolique et romaine. Si tout ce que vous m'avez fait « faire y est contraire, j'en demande pardon à Dieu; je vous en charge « devant lui; je ne connois rien dans toutes les disputes que par vos

« lumières. Je vais répondre devant Dieu de toute ma conduite ; vous « m'y serez témoins que je n'ai rien fait que par vos conseils. » Et, levant les yeux au ciel et tirant la main de son lit, il dit : « Messieurs, « c'est à ce tribunal que je vous cite. » Les deux cardinaux et le confesseur assurèrent et jurèrent sur leur conscience qu'ils n'avoient rien fait que pour la vérité. « C'est ce que Dieu jugera, répondit le Roi. » Ce qui fait espérer que Dieu, qui a vu les intentions du monarque agonisant, lui fera miséricorde, et que la punition que méritent les auteurs des conseils pernicieux qu'ils lui ont donnés, tombera sur eux, non sur le Roi. M. le Régent a été présent à ces choses.

« Les 29, 30 et 31 se sont passés dans l'agonie, ayant cependant toujours conservé sa connoissance qu'il ne perdit que la nuit du 31 au 1er septembre, auquel jour il mourut à huit heures..... »

La suite de cette relation se rapporte aux obsèques du Roi.

III

Lettres de l'abbé Mascara (extraits)[1].

Paris, 26 août 1715.

« L'ambassadeur de Sicile est parti ce matin pour Versailles, après avoir reçu à sept heures une lettre de M. le Nonce. Hier soir, on aurait porté le viatique au Roi ; on lui aurait donné l'extrême-onction, et à onze heures il aurait été en agonie. Je pense que la mauvaise nouvelle sera arrivée vers les quatre heures ; toutefois je veux encore espérer, parce que, ce matin, on a envoyé l'ordre à Notre-Dame de prier pour le salut du Roi.... M. Rémond, chef du conseil de M. le duc d'Orléans, m'a dit qu'on lui avait rapporté que les grilles de Versailles étaient fermées ; il suppose que le duc d'Orléans sera ici ce soir, pour aller demain au Parlement.

« M. Ledran, célèbre chirurgien, a été appelé hier à la cour ; il donna deux coups de lancette dans la jambe du Roi, qui ne sentit rien.

« Le cardinal de Noailles n'a pu dire la messe ce matin à l'intention du Roi, parce que, quand l'ordre de prier est arrivé, il l'avait déjà célébrée. On a exposé le Saint-Sacrement, et l'on fait les prières.

« Je ne serai pas le héraut de la mauvaise nouvelle, parce que, si elle est vraie, Votre Excellence aura déjà reçu un courrier extraordinaire....

« L'ambassadeur de Sicile a envoyé, ce matin, un exprès à son maître.... Il n'est pas certain que S. M. soit trépassée; mais il est certain que la gangrène est dans sa jambe. Hier, Il y eut musique dans

1. Voyez ci-dessus la notice, p. 339-340.

son antichambre ; on la renvoya, parce que le Roi se trouva incommodé et fatigué. Ensuite il eut la tête libre, et écrivit de sa main pendant près d'une heure ; on croit qu'il a changé quelques dispositions pour atténuer les difficultés qui pourraient se produire, et calmer la mauvaise humeur du duc d'Orléans ; c'est du moins ce qu'on pense....

27 août.

« ..... Villeroy, examinant sa conscience, a peut-être trouvé qu'il en avait trop fait à l'égard de Mme des Ursins, quand elle vint ici, ayant envoyé à sa rencontre, lui ayant adressé de l'argent et des lettres, enfin s'étant montré ouvertement comme s'il en avait été amoureux. Cela était certainement pour faire sa cour à Mme de Maintenon. Maintenant, il se repent dans son cœur de son antique galanterie. Il pourrait venir un temps et des conjonctures où on lui demanderait compte de cette grande politesse à l'égard de la dame. Aussi a-t-il étudié, préparé, sollicité et demandé une audience du duc d'Orléans, et il l'a eue d'une heure. Votre Excellence peut croire que cet habile courtisan a employé toute son éloquence à faire des réparations et des excuses ; mais cet excès de politesse lui sera retombé sur le nez, comme il le craignait ; car le duc d'Orléans, toujours badinant, folâtrant et riant, sans s'expliquer ni entrer dans le détail, a loué fort la politesse naturelle de Villeroy et l'a laissé dans l'incertitude. Villeroy est retourné à la charge plusieurs fois dans la même conférence, sans en pouvoir tirer autre chose que des paroles générales.... Il me paraît qu'il n'en a pas été trop satisfait en soi-même et qu'il prévoyait ne pas être des mieux venus ni des plus considérés, s'il arrivait un changement, ce qu'à Dieu ne plaise !....

« Les ministres étrangers tiennent des discours sur les événements présents ; mais je les tiens pour oiseux, parce qu'ils n'ont d'autres fondements que leurs imaginations. Ils parlent du testament qui est déposé au Parlement ; ils parlent d'un autre testament qu'on croit nouvellement fait ; ils disent qu'en droit S. M. Catholique devrait être régent, mais qu'ayant renoncé à la couronne, elle a aussi rénoncé aux accessoires ;... Ils disent que, si S. M. Catholique avait du sens, elle ne renverrait pas les trente bataillons français qu'elle a à son service, mais qu'elle les retiendrait et en ferait le noyau d'un corps de troupes à sa dévotion ; ils disent que S. M. Catholique est désignée comme régent dans le testament, et que M. du Maine gardera la personne du Dauphin et agira sous les ordres de S. M. Catholique, et puis ils entrent dans les difficultés très grandes et très graves que ferait naître une telle disposition, étant donné qu'il semble que tout le royaume est favorable au duc d'Orléans. Je vois l'affaire bien embrouillée. Mme de Maintenon sera en mauvais point, si Dieu nous envoie le malheur. Les animosités sont connues, quoique la profonde dissimulation ne les laisse pas paraître. On sait aussi les jalousies, les rivalités de commandement, les antipathies entre qui est pauvre et qui est riche dans la famille royale, et les princes légitimes, qui ont été abaissés, voudront se relever. Toutes ces choses sont sans portée; personne ne sait et personne ne peut savoir, si ce n'est Dieu seul. Malgré celà, tous veulent politiquer et ces discours sans rime, ni raison, ni fondement, me font mal à l'estomac, quand je les entends.

27 août 1715.

« .... On m'a raconté de quelle manière s'est faite la revue de la gendarmerie, d'après des personnes qui y étaient présentes. Le matin, M. le duc d'Orléans alla chez le Dauphin et lui demanda en badinant s'il avait son habit d'uniforme pareil à celui de ses deux compagnies. Mme de Ventadour répondit que l'habit était fait depuis quelque temps. Alors le duc d'Orléans se mit à parler tout bas à Mme de Ventadour. A ce moment arriva le Chancelier pour demander au Dauphin quand il voudrait voir la revue. L'heure fixée étant arrivée, le Dauphin se mit en chemin et fut suivi un quart d'heure après par le duc d'Orléans. Quand il fut arrivé près du Dauphin, il descendit de cheval et alla se placer à la portière de son carrosse. Le Dauphin envoya demander par un de ses officiers si la revue se faisait, et, la réponse étant venue qu'elle allait se faire, le Dauphin et M. d'Orléans restèrent toujours dans la même position. Puis, quand la revue fut terminée, les soldats passèrent par troupes devant le Dauphin, et M. d'Orléans, toujours à la portière, faisait l'apologie de ceux qui passaient et informait le Dauphin de la patrie, de la naissance, de la qualité et du mérite de chacun. Quand apparurent les deux compagnies d'Orléans, M. le duc d'Orléans monta à cheval, se couvrit et passa devant le Dauphin, qu'il salua dans les formes, et le Dauphin lui rendit gracieusement son salut. A vingt pas de là, M. d'Orléans descendit de nouveau et revint à la portière du Dauphin. M. le duc du Maine, qui avait passé en détail la revue, a rendu un compte très élogieux de ce corps à S. M., et, comme on a su cette magnifique recommandation, le corps de la gendarmerie a député au duc du Maine pour lui porter ses remerciements des bons offices qu'il lui a rendus.

« On me confirme toujours que le duc du Maine a donné l'ordre à Marly, un jour que le Roi ne pouvait le donner ; toutefois, beaucoup de gens nient que ce soit vrai.

« Cette revue faite par le duc du Maine d'un corps où il n'a ni part ni intérêt donne des idées terribles, fait naître des jalousies et des soupçons sans fin, soulève la colère, et dit : *Prenez garde à vous.* Le duc du Maine a le commandement des vingt-cinq régiments suisses qui sont dans le royaume ; il a l'artillerie et d'autres corps de troupes qui dépendent de lui ; il a des gouvernements essentiels : la Guyenne et le Languedoc, et le comte de Toulouse a la mer comme grand amiral, et la Bretagne. Tout cela a déjà fait faire de sérieuses réflexions. Le Roi est mal disposé pour le duc d'Orléans, et Mme de Maintenon a toujours fait peu de grâces à la maison d'Orléans. Cette maison est mal satisfaite de tout le ministère, parce que les ministres ont toujours fait peu de cas d'elles, et je le sais avec certitude....

27 août 1715.

« .... Mon théologien m'a dit ce matin qu'il avait entendu dire que le neveu de M. Amelot, arrivé récemment de Rome, a apporté au Roi un bref de remerciement pour avoir fait passer au Parlement l'arrêt contre les évêques et avoir fait recevoir la Bulle par ce tribunal purement et simplement;.... mais il n'est pas vrai qu'un arrêt pareil soit passé au Parlement, ni que le Parlement ait accepté la Bulle....

« J'ai vu hier l'ambassadeur de Sicile à son retour de Versailles, et j'ai su que le Roi était encore vivant, mais qu'il avait peu de jours et même peu d'heures à vivre, et que, si sa vie avait été grande, sa mort était encore plus grande, plus magnanime, plus constante, intrépide et courageuse; il affronte la mort comme un héros, sans attendrissement, sans faiblesse, sans épouvante. Il a déclaré régent du royaume le duc d'Orléans. Il l'a fait appeler deux fois auprès de lui et l'a harangué. Il lui a chaudement recommandé la personne sacrée du Dauphin et les intérêts du royaume. Il a aussi harangué le petit Dauphin; il lui a recommandé surtout la religion, l'amour des peuples, de ne pas lui ressembler dans la guerre, mais de laisser vivre en paix ses sujets; de se souvenir qu'on pouvait être un grand roi, mais qu'il valait mieux être bon que grand, de telle manière que le petit prince était sorti de la chambre en pleurant. S. M. a parlé à tous les princes et princesses de la maison et du sang royal; il a parlé aux courtisans après la messe et il leur a tiré des larmes à tous en général. A la duchesse de Ventadour il a recommandé avec tendresse le petit prince, et la pauvre dame se fondait en pleurs. Le Dauphin fut aussi recommandé à la princesse de Conti veuve, [fille de] La Vallière, laquelle aura la surintendance, la direction et la surveillance de la garde de celui-ci; le maréchal de Villeroy doit être gouverneur du Dauphin; mais tout cela n'est pas encore bien défini ni expliqué; car le duc du Maine sera surintendant principal pour la garde et la conservation du même Dauphin.

« Mme de Maintenon ne quitte pas le lit et la chambre du Roi; mais son carrosse est toujours prêt, pour, dans l'événement qui peut arriver d'un moment à l'autre, s'en aller à Saint-Cyr. Il semble que les choses sont bien préparées et disposées pour la concorde, la paix et la tranquillité, avec la bénédiction de Dieu.

« Je ne vous répète pas les discours oiseux que l'on fait dans la supposition que le duc d'Orléans pourrait être écarté de la régence. La longue écriture de sa propre main que S. M. a faite hier et qu'on m'a dit avoir été signée de toute la maison, aurait été un acte posthume pour apaiser les nouveautés imminentes....

« Enfin il meurt ce grand monarque qui a été la gloire du siècle passé et aussi du présent, et dont la mémoire sera précieuse et glorieuse aux siècles futurs. Votre Excellence sait que je ne parle pas par fiction ni par figure de rhétorique; soyez persuadé que c'est la voix commune de tous les honnêtes gens, sans flatterie. Que Dieu donne le repos à cette grande âme, à laquelle je serais ingrat si, dans mon particulier, je ne professais pour elle une entière vénération et une obligation infinie!

27 août 1715.

« Votre Excellence a dû recevoir trois de mes lettres l'ordinaire passé. En effet, je vous écris, à mon avis, beaucoup de choses superflues; mais il me semble que, dans cette grave circonstance, tous les renseignements, même les moindres, peuvent être agréables..... Aux trois lettres susdites, j'aurais pu en ajouter une quatrième avec les nouvelles que m'apporta de Versailles l'ambassadeur de Sicile; mais je n'avais personne pour porter ma lettre à la poste. Comme je paie mal les deux valets que j'ai, je n'ai pas à me plaindre s'ils ne me servent pas bien....

« Les ministres étrangers allèrent hier à Versailles pour compliment; mais ils n'y vont pas aujourd'hui pour affaire. Hier ils demandèrent à M. de Torcy s'ils devaient revenir, et il les en a dispensés, parce que S. M. pouvait mourir d'un moment à l'autre, et que, dans une si douloureuse conjoncture, il n'était pas convenable de s'occuper d'autre chose que de déplorer cette perte, sans compter la confusion de la cour, qui est toute en mouvement. Demain devait avoir lieu le voyage de Fontainebleau; mais l'homme propose et Dieu dispose ...

« J'opine à croire que maintenant tout ce qui se fait s'accomplit du plein consentement, par l'ordre et avec la participation de M. le duc d'Orléans; cependant je pense que S. M. est toujours en vie. Aujourd'hui il pleut à seaux renversés, et, si l'ambassadeur de Sicile n'était pas venu me chercher pour dîner chez lui, je ne serais pas sorti....

Paris, 28 août 1715.

« ....A huit heures du matin, l'ambassadeur de Sicile m'envoya dire que S. M. était passée de cette vie à l'autre, et il m'envoya son carrosse pour que j'allasse à sa demeure. A deux heures après-midi je revins chez moi, et l'on me dit que le Roi n'était pas encore expiré. A quatre heures du matin, il a pris un bouillon, qu'il n'a pu garder; les courtisans s'étaient retirés ; on le crut à l'agonie, et les ministres étrangers avaient préparé des estafettes pour les expédier, mais aucune n'est partie.

« MM. d'Armagnac et de Villeroy sont ceux qui se désespèrent le plus, et Armagnac, sortant dans l'antichambre, se serait écrié que les médecins n'avaient rien connu à la maladie, et qu'eux et la Constitution avaient tourmenté le Roi. On m'a dit qu'on avait parlé au Roi du cardinal de Noailles, qui était prêt à venir aux pieds de S. M. pour remplir ses obligations, et que le Roi avait répondu : « Qu'il accepte « la bulle purement et simplement et qu'il vienne »....

« On m'a dit ce matin, en plusieurs endroits qu'il était arrivé hier un courrier espagnol avec l'avis que S. M. Catholique était gravement malade et aussi le prince des Asturies, et, parmi ceux qui me l'ont dit, il y avait un évêque....

« Le Dauphin, qu'on peut commencer à dire roi, doit être transféré à Vincennes, selon l'ordre du Roi ; mais on fera ce que Mme de Ventadour jugera à propos, parce qu'il semble qu'étant accoutumé à l'air de Versailles, le changement pourrait lui être nuisible. Mme de Berry aura un appartement au Louvre.

« M. de Cavoye a remis son bâton de grand maréchal des logis de la cour à M. de Cany, fils de Chamillart, à qui il avait vendu sa charge il y a quelque temps déjà ; et, comme Cavoye, à cause de ses infirmités, avait déjà voulu en cesser l'exercice, le Roi lui a dit : « *Cavoye, mourons ensemble* », et Cavoye a obéi ; mais, dès qu'il a vu le Roi à l'agonie, il a cédé le bâton et est arrivé ici à neuf heures ce matin.

« On m'a amplement parlé de la réelle et sincère réconciliation survenue entre S. M. et M. le duc d'Orléans. Le Roi est entièrement revenu de ses mauvaises préventions, et il l'a prié d'oublier le passé. Il lui a reccommandé Mme de Maintenon, à laquelle il avait tant d'obligations. Il lui a recommandé MM. du Maine et de Toulouse « pour les raisons qu'il pouvait savoir ». Il lui a recommandé Desmaretz, l'assurant que ce seul ministre avait sauvé l'État ; qu'il avait voulu quitter sa charge et s'était toujours opposé à toutes les mesures prises pour trouver de l'argent, qu'il n'avait pu le récompenser et qu'il le priait de le faire. Le premier testament révoqué et annulé, qu'il n'en soit pas moins ouvert, mais qu'il soit brûlé. On a brûlé aussi plusieurs papiers de la cassette du Roi, sur son ordre ; d'autres ont été confiés au Chancelier. Dans tous ces discours, j'ai entendu parler de tout le monde, excepté de Vaudémont.

« Le codicille a été dicté par le Roi et écrit par le Chancelier, et après S. M. y a beaucoup ajouté de sa main propre.

« On m'a dit comme une chose sûre que toutes les lettres que j'écris sont ouvertes....

« J'ai toujours eu bonne opinion de M. le duc d'Orléans, et je l'ai encore ; avec ceux qui sauront le prendre, ce sera un prince bienveillant, poli et généreux ; mais on voudra agir méchamment avec lui. Il a du savoir et beaucoup d'intelligence; personne dans cette cour ne sait le tiers de ce qu'il sait. Il a supporté de furieux contretemps, et il a eu une prudence et une conduite inimitables.... Depuis que je suis à Paris, je peux dire que j'ai été tous les jours chez lui, et j'en ai été toujours bien reçu, ainsi que de sa mère et de sa femme. Je l'ai vu de près.... Ce sera un très bon prince avec ceux qui sauront le prendre, et il se piquera d'exactitude, et je serais bien étonné s'il se ressouvenait de ceux qui lui ont rendu de mauvais offices; il est assez généreux pour ne pas s'en venger.

« Paris, 29 août 1715.

« .... Aujourd'hui, tout le monde crie au miracle; tous ceux qui viennent de Versailles et toutes les lettres qui en arrivent crient au miracle, et qu'un ange est venu du ciel et qu'il a sauvé le Roi.... Madame même a envoyé tout exprès un domestique à la marquise d'Alluye; les amis s'envoient des ambassades et se félicitent les uns les autres; mais, à mon avis, ce n'est pas encore le moment de chanter victoire et triomphe. On dit donc qu'un homme inconnu, qu'un homme qu'on n'attendait pas, en l'espèce c'est un chimiste de Marseille, prétend avoir un secret infaillible pour guérir la gangrène et pour arrêter aussitôt ses progrès. Les médecins l'ont questionné pour savoir en quoi consistait son secret, de quoi il était composé, qui l'avait confectionné. Il a répondu très simplement que lui-même l'avait fabriqué et que dans sa composition il entrait tels et tels ingrédients. Ils ont été approuvés, et alors, comme le salut de Sa Majesté était désespéré, on lui a parlé de ce nouveau remède. Le Roi, déjà préparé à la mort et pensant toute tentative inutile, ne voulait pas le croire ni en faire l'expérience. A la fin, comme il n'y avait pas grand mal à le faire entrer, et avec le consentement du Roi, on l'a fait approcher. Il a offert au Roi un petit verre d'*Elixir vitæ*. Le Roi l'a approché de son nez, et l'odeur trop forte l'a d'abord rebuté; puis il l'a bu. C'est une chose extraordinaire; mais il est de fait que le Roi s'est ranimé, qu'il a recouvré l'esprit, le sens, et toute son ancienne vigueur et vivacité. On lui a donné un bouillon, qu'il a gardé, et il a pris et avalé très facilement un biscotin, qu'auparavant il ne pouvait avaler. Le Roi est retombé ensuite dans son ancien mauvais état; on lui a redonné de l'*Elixir vitæ*, et il a produit de nouveau son excellent effet. Le Roi a dormi tranquillement quatre heures la nuit dernière. Le mal de la jambe est stationnaire, et présentement il se trouve en meilleur état que précédemment. Le grand point, c'est que cette amélioration continue. Ce qui est très certain, c'est que tous les médecins de la cour sont honnis; tout le monde en parle avec indignation, honte et mépris. Telle est la grande nouvelle d'aujourd'hui....

« Le cardinal de Noailles a certainement cherché à voir le Roi et ne l'a pas vu. Je croirais volontiers que personne n'en a parlé au Roi et que ceux qui approchent Sa Majesté n'ont pas cru nécessaire qu'il vienne, afin de ne pas lui troubler l'esprit dans cette dernière occasion...

« En résumé, nous sommes aujourd'hui dans une belle parenthèse d'allégresse, et il est indubitable que, si elle a une suite, on pourra dire que ç'aura été un miracle. Mais ceux qui aiment Sa Majesté du fond du cœur n'ont pas le courage de s'abandonner à ce rayon de belle espérance et d'endormir la douleur de sa perte prochaine.

« Paris, 29 août 1715.

« J'arrive de la maison de la duchesse du Lude, où j'ai vu arriver de Versailles le comte et le marquis de Béthune. Il y avait là la duchesse d'Estrées, qui avait ses nouvelles; la duchesse du Lude avait des lettres de la maréchale de Rochefort, de la duchesse de Roquelaure et du maréchal de Tessé, et M. de Cavoye avait aussi ses nouvelles particulières. D'après ces auteurs qui concordent entre eux, je dirai à Votre Excellence que ces nouvelles sont de trois heures après-midi.

« L'habitant de Marseille proteste qu'il n'est pas médecin, ni chirurgien, ni apothicaire, qu'il n'a pas d'enfant, mais qu'il possède sept cents écus de rente et qu'il ne demande rien ; qu'ayant appris que le Roi était malade et ayant un secret dans sa famille, il l'avait apporté, avec les attestations d'un grand nombre de personnes qui étaient plus malades que le Roi et qu'il avait guéries. Les médecins de la cour ne voulaient absolument pas que le Roi prît de son remède ; ils disaient que *c'était un empoisonneur, un misérable qui auroit avancé de six heures la mort du Roi*[1]. Là-dessus, Mme la duchesse d'Orléans, MM. du Maine et de Toulouse ont pris sur eux d'en faire l'expérience, et hier à midi le Roi l'a pris. Il devait être pris de huit en huit heures, et un bouillon dans l'intervalle. Il a produit l'effet que j'ai dit à Votre Excellence ; mais sur les six heures, le Roi retomba plus mal, et il dit alors à Mme de Maintenon : « *Vous n'avez qu'un quart d'heure à « ménager, et vous pouvez vous en aller,* » et sur les sept heures elle s'en alla à Saint-Cyr. Alors les médecins se déchaînèrent contre le donneur de remède ; le pauvre homme s'excusait, et croyait qu'on allait le pendre. Cependant, sur les huit heures, on redonna au Roi le remède qui opéra comme devant, et le Roi a dormi comme je vous ai dit. Ce matin, Mme de Maintenon, rappelée par le Roi, est revenue à Versailles. La plaie va bien, et on la soigne. Si *ce bon temps* se continue jusqu'à demain au lever du soleil, les médecins sont d'avis que le Roi pourra guérir.

« On dit que le duc d'Orléans *fait merveilles*. Les mousquetaires étant

1. Les mots en italiques sont en français dans l'original, comme tous ceux que nous mettons en italiques.

allés par ordre du Roi prendre l'ordre de lui, il n'a pas voulu le donner, et les mousquetaires, avec son consentement, ont conservé celui de la veille. Le duc de Bourbon était piqué de ce que le duc du Maine, et non lui comme grand maître de France, avait eu *la garde de la santé du prince*; M. le duc d'Orléans l'a raisonné et calmé.

« .... Avec ces belles espérances, je suis allé aux Tuileries, et j'ai beaucoup causé avec Mylord Stair, qui convint de l'amélioration du Roi, mais avec un air qui ne me plaisait pas. En revenant chez moi, je suis passé au Palais-Royal, avant de venir écrire à Votre Excellence tous ces détails. J'y ai vu le sergent des suisses de M. le duc d'Orléans qui m'a dit qu'il venait à l'instant d'envoyer l'ordre à tous les suisses et gardes de la maison d'Orléans de se trouver demain matin à huit heures au Palais-Royal; que les cent suisses du Roi avaient eu de même l'ordre de se trouver demain à la maison de M. de Courtenvaux, leur capitaine, pour recevoir ses instructions; qu'il était passé trois pages du Roi courant à toute bride à la foire Saint-Laurent pour faire fermer la foire et les théâtres. Aujourd'hui j'ai appris par un autre que *les gens du Roi* sont allés à Versailles pour recevoir les instructions de M. le duc d'Orléans. Toutes ces choses me paraissent trop positives pour ne pas craindre le grand événement; toutefois.... je veux espérer avec ceux qui espèrent encore, et pour cacher la mort du Roi je ne vois aucun motif.

« Chez la duchesse du Lude, on donnait pour auteur des nouvelles d'Espagne la duchesse de Saint-Aignan, et la duchesse du Lude a dit; « *En vérité, pour être Madame l'Ambassadrice, elle est bien mal* « *informée.* » Mais Dieu sait si la pauvre dame en a parlé le moins du monde....

« Paris, 30 août 1715.

« Ce matin, aussitôt levé, j'ai envoyé voir si le Saint-Sacrement était toujours exposé dans les églises; et c'est là une raison qui devrait en être une que Sa Majesté vit encore; mais je ne puis comprendre pourquoi les cent suisses de la garde du Roi sont à Paris et ne sont pas à Versailles, où ils devraient être.

« Hier la venue de Messieurs du Parlement à Versailles a été au sujet de la nouvelle prétention soulevée par les ducs et pairs, que Sa Majesté n'a pas voulu encore décider, ce qui donne une plus grande présomption aux ducs et pairs pour prétendre avec vigueur ce qu'ils ont réclamé, et c'est là un contretemps très malheureux.... M. le duc d'Orléans, comme nouveau dans les affaires, a voulu savoir en quoi consistait cette contestation. Le premier président lui a dit que, quand les présidents à mortier entraient dans le Parlement, ils faisaient corps avec lui et que tous faisaient un seul corps avec le Roi; que à ceux-ci ils levaient le bonnet, comme faisant partie d'un corps représentant le

Roi, et qu'entre le Roi et les ducs et pairs il devait y avoir quelque différence; d'où la coutume invétérée s'observait toujours de ne pas lever le bonnet pour ces derniers quand ils entraient; qu'il n'était pas juste que trente-six ducs et pairs, comme ils sont et de l'espèce qu'ils sont, allassent rechercher l'antique époque des ducs et pairs, quand ils n'étaient que douze, mais tous souverains et grands potentats, comme les ducs de Normandie, de Bourgogne, de Bretagne, etc.; que, pour lui, il aurait plutôt remis sa charge, que céder sur ce privilège du Parlement, ayant juré sur les évangiles de conserver les droits de la cour, quand il est entré en charge. Le Roi aurait peut-être bien fait d'avoir décidé cet article pendant sa vie, parce qu'il ne laisse pas d'avoir des conséquences et des difficultés, maintenant que le ducs et pairs ont dans la tête depuis quelque temps des idées assez graves à ce sujet, et en voudraient aussi introduire sur l'autre noblesse, qui ne doit rien et ne cède en rien à Messieurs les ducs et pairs.

Paris, 30 août 1715.

« Mon ami m'a envoyé un carrosse pour sortir et aller aux nouvelles. J'ai su d'abord que le duc d'Ossone était arrivé ce matin à trois heures de Versailles à Paris, et qu'il apportait la continuation des bonnes nouvelles sur le salut du Roi, et avec bonne espérance, et que M. Peralta, son médecin, était de la même opinion....

« J'ai vu une lettre de Monasterol qui écrit au milieu de la nuit dernière qu'il n'y a pas de fondement à une espérance positive, mais qu'il y a lieu de se flatter d'espérance....

« Je suis allé chez M. de Cavoye, que j'ai trouvé avec sa femme plongés dans leur douleur et leurs larmes; ils ne recevaient personne; cependant ils m'ont fait la grâce de me recevoir comme leur ami particulier et leur serviteur. Il arrivait à ce moment de Versailles son valet de chambre favori, lequel, avec le nom de M. de Cavoye, est entré dans la chambre du Roi. Il est venu en compagnie d'un célèbre chirurgien de l'hôpital de la Charité, qui est neveu de Mareschal et qui l'aide à soigner Sa Majesté. Toutes les bonnes nouvelles ne pèsent pas une plume. Hier soir à huit heures le Roi a pris une dose du remède de l'inconnu. Cet inconnu a dit que c'était la dernière fois qu'il en donnait; puis il s'est sauvé, et on ne l'a plus revu. Cet inconnu, qui se disait de Marseille, est un homme qui est à Paris depuis trois ans, logé à l'hôpital des Quinze-Vingts. D'abord on l'appelait M. Lamour, et maintenant il se nomme M. le Brun; il a été chassé naguère de la faculté de médecine comme un charlatan, et on n'a expérimenté son secret que parce que tout était désespéré.

« A quatre heures du matin, le Roi était très mal: il avait perdu connaissance et allait à grands pas au dernier moment. Les mousquetaires avaient ordre de monter à cheval au premier son du tambour.

A cinq heures, le Roi a pris un peu de bouillon qu'on lui a donné. A six heures, Mareschal a pansé sa jambe, et celui qui est venu avec le valet de Cavoye lui tenait la cuisse. La jambe est toute noire comme un charbon; le pied et la jambe jusqu'au genou est en partie insensible et perdue; au-dessus du genou la chair est plus sensible; mais le mal gagne du terrain. La tête est très saine, l'œil bon, la poitrine et le ventre en très bon état, comme si le Roi n'avait que trente ans. Il y avait dans la chambre du Roi Mme de Maintenon et Mlle d'Aumale, sa grande favorite, qui a gagné beaucoup d'argent en sollicitant pour autrui des faveurs qu'elle vendait pour ainsi dire, Le valet de Cavoye était dans l'antichambre avec la princesse de Conti, le prince de Rohan, le Chancelier et peu d'autres. Quand est sorti le médecin qui venait de tâter le pouls du Roi, il a fait son rapport, disant qu'il avait trouvé le pouls *abominable*, un peu relevé, mais intermittent, inégal, et compliqué de tous les accidents qui pouvaient concourir à le rendre de la plus mauvaise nature...

« Dans le temps que Mareschal pansait la jambe du Roi, Sa Majesté a demandé si ses souffrances seraient encore longues, parce qu'il souffrait beaucoup, et, comme Mareschal était embarrassé pour répondre, le Roi a ajouté : « Je demande à Dieu de vouloir que je souffre; je « souffrirai et je veux souffrir tant et aussi longtemps qu'il vou-« dra.... »

« On m'a dit que, dans le temps que le Roi recommandait Mme de Maintenon à M. le duc d'Orléans, en l'assurant que cette dame n'avait jamais fait de tort à personne et qu'elle ne lui avait jamais parlé de lui d'une façon qui pût lui faire de la peine, celui-ci, attendri par les expressions affectueuses de Sa Majesté, avait embrassé Mme de Maintenon devant le Roi, et lui avait promis toute son amitié et son assistance; mais c'est là une chose que je ne peux affirmer, parce qu'elle m'a été dite après coup, dans les Tuileries, avant de dîner.,..

« M. de Joffreville et M. de Saumery sont nommés pour sous-gouverneurs du petit futur roi. Saumery l'a déjà été de M. le duc de Bourgogne; c'est un homme très honnête et mon grand ami. Il me semble que Mme de Ventadour aura fait changer Vincennes en Marly pour y conduire le jeune prince, d'abord parce que c'est son air natal, ensuite parce que Vincennes n'a pas été habité depuis très longtemps, enfin parce que, avec l'eau dormante qui est dans les fossés du donjon, ce ne peut être un bon air.

« On m'a dit une chose que j'hésite à croire de M. Albergotti, parce que je le connais comme très sage; mais parfois les plus sages sont ceux qui tombent dans les plus grandes niaiseries pour vouloir raffiner dans l'habileté. Il meurt d'envie d'être maréchal de France; nous le savions déjà. Donc Albergotti était dans l'antichambre du Roi l'autre soir, quand il vit sortir Mme de Maintenon tout en larmes, qui descendit l'escalier, monta en carrosse et s'en alla à Saint-Cyr, comme je vous l'ai dit. Sans s'informer autrement, mais enragé pour vouloir prévenir, il passa à l'appartement du Dauphin, qui était à dîner, et dit : *Voilà notre Roi.* A cette parole, Mme de Ventadour riposta : *Donc le Roi est mort,* et se mit à pleurer très dévotement. Le Dauphin, qui vit *sa chère maman* dans cette consternation, se mit aussi à pleurer. Il se trouva mal et vomit ; ce qui fit un grand vacarme jusqu'à ce qu'on sût que le Roi n'était pas mort. De sorte qu'Albergotti a très mal fait sa cour en cette occasion et a reculé ses affaires avec l'intention de les avancer, comme peut-être il l'espérait.

Paris, 31 août 1715.

« Les nouvelles d'hier soir jusqu'à huit heures étaient, aux Tuileries, que Mme de Maintenon, à trois heures de l'après-midi, était sortie de la chambre du Roi, était montée en carrosse et s'en était allée à Saint-Cyr, avec l'intention de ne plus voir personne au monde ; qu'elle avait donné et distribué son argent, ses meubles et tout ce qu'elle avait, à la réserve de deux petits paquets qu'elle avait emportés avec elle. On disait en outre que Sa Majesté était morte ; mais, MM. de Cellamare et d'Ossone, qui étaient retournés hier à la cour, n'en étant pas encore revenus, cela seul m'empêche de croire à une mort, qui, si elle n'est pas encore arrivée, ne tardera guère.... J'ai remarqué d'ailleurs que, dans cette cour, on ne fait pas de mystère pour laisser connaître la vérité....

« Je suis aussi passé par le Palais-Royal, où il n'y avait rien de nouveau. Il me paraît bien que M. le duc d'Orléans n'a pas consenti à ce que le Dauphin aille à Marly, mais qu'il prétend suivre les intentions du Roi, et qu'il ira à Vincennes, et que, si l'air ne lui convient pas, il sera toujours temps de changer.

« Je vous dirai encore que le Roi a laissé son cœur aux Jésuites et qu'il l'a dit au P. le Tellier, lequel a prié le Roi de le faire savoir lui-même à M. de Pontchartrain, parce qu'autrement il ne voudrait pas le croire, et le Roi a appelé ce ministre et lui a dit ses intentions....

« ....On m'a dit que Mme de Maintenon, dans la distribution qu'elle a faite de ses affaires, a donné tous ses chevaux, ses carrosses et ses équipages à Mme la princesse de Conti.

« Ce matin, j'ai dîné avec la duchesse du Lude, et, à l'heure du repas, est arrivée une lettre de Versailles écrite à dix heures du matin. Le Roi était toujours en vie, mais sans connaissance, et même sans sensibilité ; car il ne se plaignait plus. De temps en temps on lui donnait quelques cuillerées de gelée et un peu de bouillon. Les médecins s'étaient retirés, comme aussi tous les courtisans ; le seul Père le Tellier restait auprès de la personne de Sa Majesté ; il y avait dans la chambre de la mauvaise odeur. La princesse de Conti, fille du Roi, est inconsolable. Il ne reconnaît personne, et c'est un moment très pénible qui confine à la mort; mais il n'est pas vrai qu'il ait expiré, comme à Paris tout le monde le croit comme une chose certaine.

« Chez la duchesse du Lude, j'ai appris qu'il était douteux que les bénéfices fussent donnés; toutefois ils devraient l'être, au moins pour Cambray, parce que le Régent ne pourrait y pourvoir, voulant avoir l'indult de Rome.

« J'ai appris qu'il y a déjà huit jours que M. de Torcy a envoyé à Rome pour faire revenir M. Amelot, et le courrier envoyé n'est pas passé par Paris. Je crois que de cet homme sage on veut en faire quelque ministre.

« Votre Excellence doit savoir déjà que les deux sœurs, la duchesse d'Orléans et la duchesse de Bourbon, ne sont pas, depuis longtemps, bien ensemble et qu'elles sont peu amies; je puis vous assurer qu'elles ont fait la paix et se sont raccommodées.

« Le médecin Fagon, estimé, vénéré, contemplé et redouté jusqu'à présent cemme une indulgence plénière, est tombé dans un si grand mépris et une abomination si générale, qu'il a pris le parti, avec sa vieille, brutale et désagréable figure, de se retirer au Jardin Royal des simples. Quelques-uns pensent que Villeroy pourrait très bien faire placer auprès du nouveau roi M. Falconet comme premier médecin; mais ce serait tomber de la fièvre en chaud mal, parce que le monde n'a pas bonne opinion de son savoir-faire en médecine.

« Le maréchal de Villeroy a eu de Lyon avis du passage et du meilleur salut de Mme des Ursins, de qui je parle par occasion et de qui je ne pense plus avoir à parler.

Paris, 1er septembre 1715.

« On m'a dit hier chez la duchesse du Lude que M. Voysin avait la veille donné sa démission de sa charge de la guerre, et bien des gens étaient d'opinion que M. de la Houssaye en serait revêtu.

« On m'a dit que M. le Régent avait fait trouver deux millions et qu'il les avait envoyés aux armées et aux garnisons. C'est là une chose capitale et bien essentielle dans la conjoncture présente; s'il l'a fait, il a agi excellemment, il a fait une chose digne de lui et de sa prévoyance.

« Il paraît que le petit prince a été un peu incommodé par une dent qui perçait; nous avons envoyé savoir de ses nouvelles auprès de la duchesse de Ventadour, et elle a répondu que, grâces à Dieu, il allait très bien....

« Je me suis laissé dire que les ducs et pairs se mettaient en prétention de ne pas céder le pas dans le Parlement au duc du Maine et au comte de Toulouse, comme naguère ils ont fait au premier duc de Vendôme, en pareille occasion. J'ai répondu : Hier, c'était un cas;

aujourd'hui, c'en est un autre. Mais je ne sais si cela est vrai, bien qu'on le donne pour tel.

« La duchesse de Berry ne va plus au Louvre, comme on avait dit, mais au palais du Luxembourg....

« Je crois que le testament de Sa Majesté sera lu, et certains disent que le premier a été changé. Il me paraît à moi qu'ils disent très mal, et je le conjecture de ce que la princesse de Conti ne sait pas qu'elle est nommée à la garde de la santé du petit roi, et la duchesse du Lude m'a dit que cela devait être spécifié sur le testament....

« Hier à sept heures du soir, il est arrivé chez la duchesse du Lude un exprès de la maréchale de Rochefort avec les mêmes nouvelles que ci-devant, que Sa Majesté vivait encore, mais sans connaissance, et ne se nourrissant que de petites cuillerées de bouillon et de gelée, et que cela pouvait durer tant que Dieu le voudrait....

« Ce matin, Sa Majesté n'a pas encore rendu l'âme à son Créateur. Le duc du Maine fait préparer son logement à l'Arsenal, et en attendant il ira pour quelques jours habiter la maison du duc de Beauvillier, ou celle du premier président du Parlement, M. de Mesmes.... Le comte de Toulouse vient habiter sa maison neuve qu'il a fait aménager richement et abondamment, et qu'il a achetée récemment, près la place des Victoires, de M. de la Vrillière, secrétaire d'État....

« Ce matin, à huit heures ou huit heures et demie selon les horloges, le très auguste Louis XIV, de toujours glorieuse et triomphante mémoire, a rendu sa grande âme à son Créateur. Il y avait déjà quatre jours que le monde ingrat l'avait abandonné; chacun avait pris son parti et s'était retiré ci et là. On l'avait laissé seul pour lutter contre les attaques de la mort ; c'est là un sujet à grandement moraliser. Je dis à Votre Excellence *laissé seul*; car la galerie et l'appartement étaient tout pleins d'un peuple amassé par la curiosité ; mais l'amour s'en était allé, et je ne sais si cette observation sera faite par d'autres. Le pauvre monarque avait pris congé de ses domestiques et de ses courtisans flatteurs avec les marques les plus grandes de tendresse, et aucun ne *sequebatur* au moins *a longe ut respiceret finem*....

Paris, 2 septembre 1715.

« ....Un de mes amis m'a dit avoir vu le Roi défunt hier soir sur son lit avec un bonnet de nuit et un linge blanc sous le menton pour cacher la difformité, parce qu'il avait la bouche ouverte et la langue pendante[1].... »

1. Depuis l'impression de ce volume, nous avons retrouvé une autre relation de la mort du Roi dans le ms. Clairambault 485.

II

LE TESTAMENT DE LOUIS XIV

Ainsi qu'il a déjà été dit dans notre tome XXV, p. 18, note 5, on ignore absolument ce qu'est devenu l'original du testamentde Louis XIV, qui aurait dû rester dans les archives du Parlement, avec les pièces relatives à la séance du 2 septembre 1715, dans laquelle ce testament fut ouvert. On ne peut donc se servir de cet original pour élucider diverses questions qui se posent relativement à l'écriture de la pièce, et aux dates des codicilles. Cette disparition de l'original donne une grande valeur à la copie figurée que le greffier du Parlement Gilbert de Voisins[1] en exécuta aussitôt après l'ouverture et qui se trouve maintenant aux Archives nationales, carton K 137, n° 1[4]. C'est ce qui nous engage, quoique le texte du testament ait été bien des fois publié[2], à reproduire très fidèlement cette copie de Gilbert de Voisins; on va la trouver ci-après. Auparavant il convient d'éclaircir les questions d'écriture et de date, auxquelles nous venons de faire allusion.

On a dit que le testament avait été écrit non pas de la main de Louis XIV, mais de celle du chancelier Voysin sous la dictée du Roi, au moins en partie, ainsi que le premier codicille (notre tome XXV, p. 475; *Parallèle des trois rois Bourbons*, p. 359); cela n'est pas exact. On verra ci-dessous que le testament et les codicilles furent *écrits* et *signés* de la même main et que cette main *paroît* être celle du « feu Roi ». Si l'écriture et la signature sont de la même main, il faut bien que ce soit celle de Louis XIV; car il n'est pas admissible qu'il n'ait pas signé lui-même. D'autre part, on connaît beaucoup de pièces écrites par Voysin de sa propre main[3]; l'écriture n'a pas de ressemblance

1. C'est par erreur que, dans notre tome XXV, p. 18, note 5, trompés par une note trop sommaire prise naguère par M. de Boislisle, nous avons attribué cette copie au greffier en chef Dongois; elle est de la propre main de Gilbert de Voisins, et marquée à toutes les pages de son paraphe.

2. Dès 1715, la *Gazette d'Amsterdam* en donnait le texte dans son Extraordinaire LXXVIII, portant la date du 27 septembre. Du Mont l'inséra dans son *Corps diplomatique*, tome VIII, première partie, p. 434-448.

3. Voyez notamment dans les Papiers du contrôle général des finances des lettres autographes de lui tandis qu'il était intendant en Hainaut (cartons G^7 286-287) et aussi comme secrétaire d'État de la guerre (cartons G^7 536-537), sans compter les innombrables pièces du Dépôt de la guerre.

avec celle du Roi ; donc le greffier ne s'y serait pas trompé. D'autre part, l'orthographe de Voysin est très correcte ; or ce n'est pas ce qu'on peut constater dans la copie figurée ci-après. Jamais Voysin n'aurait écrit *esvennemens, parternels, lesritier presomtif, rejence* ou *regense, attachemant*, etc. Il faut donc en conclure que le testament comme les codicilles étaient de la main de Louis XIV. Dans l'Addition à Dangeau n° 1158 (notre tome XXV, p. 342), Saint-Simon avait dit plus justement : « Le testament fut *minuté* par le Chancelier », c'est-à-dire que ce fut celui-ci qui en écrivit le brouillon sous la dictée du Roi ; mais Louis XIV dut le transcrire de sa main. Voilà certainement la vérité.

Les dates des codicilles ont été aussi contestées[1], ou plutôt on a donné des dates différentes. Pour le premier : la *Gazette d'Amsterdam*, Extraordinaire LXXVIII, imprima *13 avril ;* le *Journal de la Régence* de Jean Buvat (p. 82) le data du 1er ; le général de Grimoard, dans ses *Œuvres de Louis XIV*, tome II, p. 447 et suiv. adopta la date du *13 août*, et fut imité en cela par les éditeurs du *Journal de Dangeau*, tome XVI, p. 284. La copie figurée ci-après dit formellement *13e avril*, et cette date est confirmée par le procès-verbal de la séance du Parlement du 2 septembre, où le testament fut ouvert, et qui confirme *treizième avril* (Archives nationales, X1A 8431, fol. 404 v°, publié dans l'Appendice du tome I du *Journal de Jean Buvat*, p. 485). C'est donc certainement cette date qui est la bonne ; ce premier codicille était donc rédigé depuis quatre mois et demi lors de la mort du Roi. Il ne fut pas joint au testament enfermé depuis le mois de septembre précédent dans le caveau du palais de justice ; mais il resta probablement entre les mains du chancelier Voysin. Le duc d'Orléans l'apporta au Parlement le 2 septembre 1715 dans une enveloppe non cachetée.

Le second codicille fut écrit par Louis XIV à la suite du premier et sur la même feuille double de papier. Il porte la date du 23 août en chiffres et non en lettres, et cette date a été toujours reproduite exactement. Nous croyons cependant qu'il faut penser qu'il a été écrit le 25 ; en voici les raisons. D'abord Dangeau dit formellement que, dans la soirée du 25, lorsque le Roi eût reçu les derniers sacrements, il a « fait apporter sur son lit une petite table et a écrit de sa main quatre ou cinq lignes sur la quatrième page d'un codicille qu'il avoit fait et dont

1. Remarquons en passant qu'il est singulier que, le testament lui-même étant daté du 2 août 1714, le Roi ait attendu jusqu'au 26 du même mois pour en faire le dépôt entre les mains du premier président du Parlement ; nous ne pouvons soupçonner le motif de ce retard. Mais la date du testament est incontestable ; d'après la copie figurée ci-après, il y avait sur l'original *le deuxiesme d'oust*, et comme il est daté de Marly et que la cour revint à Versailles le 11, on ne peut pas faire la supposition que le Roi se serait trompé et aurait mis *deuxiesme* pour *douziesme* ou pour *vingt-deuxiesme*. Il y eut donc près de quatre semaines entre la date de la pièce et sa remise au premier président du Parlement.

les trois premières étoient remplies. » Cela semble tout à fait précis et exact. D'autre part, le greffier remarque ci-après que ce codicille « est écrit d'une main fort tremblante, qui cependant paroît toujours la même », et si l'on examine le texte figuré on est frappé de l'incohérence de la rédaction. Le Roi a écrit *presseur* pour *précepteur*, puis à la suite *preoepter*, sans biffer le mot précédent; avant *evesque*, il avait commencé *deves*; enfin au lieu des mots *le pere le tellier*, il avait d'abord écrit des mots illisibles qu'il a biffés. Tout cela dénote un grand affaiblissement cérébral, qui n'existait pas le 23 août, mais qui s'était produit le 25, puisqu'il avait divagué après un peu d'assoupissement, ce qui avait tellement effrayé son entourage qu'on avait parlé aussitôt des derniers sacrements. Il est possible d'ailleurs que le Roi se soit trompé, soit par inadvertance, soit par suite de l'état cérébral dans lequel il se trouvait; il est possible aussi que, par suite de l'écriture « fort tremblante », le premier président et le greffier aient pris un 5 pour un 3. Toutes ces raisons nous font croire que le dernier codicille, quoique daté du 23, est bien du 25, comme le dit si clairement Dangeau.

Testament de Louis XIV.

(Copie figurée faite d'après l'original par M. Gilbert de Voisins, greffier en chef au Parlement.)

Le greffier fait précéder sa copie des quelques remarques suivantes sur l'état matériel du document :

« Dans le portefeuille se trouve un acte en papier commun[1], compris en quatre feuilles[2], dont le dernier feuillet n'est point écrit, ledit acte finissant au milieu de la quatorzième page, recouvert d'une cinquième feuille de papier blanc, lequel paroît avoir été enfermé de toute sa grandeur, sans être plié, en une feuille de papier cachetée de sept cachets du cachet particulier du feu Roi, sur laquelle se trouvent ces mots qui paroissent de la main du feu Roi : « Ceci est nostre tes- « tament. » Et au-dessous : « Louis. » Duquel acte, écrit aussi et signé de la même main, s'ensuit la teneur :

Page 1.

Cecy est nostre disposition et ordon-
-nance de derniere volonté pour la
tutelle du Dauphin nostre arriere
petit fils et pour le Conseil de regence
que nous voulons estre estably aprez

1. Gilbert de Voisins veut dire en papier ordinaire, non timbré.
2. C'est-à-dire quatre feuilles doubles, formant huit feuillets ou seize pages.

nostre decez pendant la minorité
du Roy.
Comme par la misericorde infinie de dieu la guerre qui a pendant plusieurs années agité nostre royaume avec des esvennemens diferents et qui nous ont laissé de justes inquiestudes est heureusement terminée nous n'avons presentement rien plus à cœur que de procurer à nos peuples le soulagement que le temps de guerre ne nous a pas permis de leur donner les mettre en estat de jouir longtemps des fruits de la paix et esloigner tout ee qui pourroit troubler leur tranquillité nous croyons dans cette veue devoir estendre nos soins parternels a prevoir et prevenir autant qu'il despend de nous les maux dont nostre royaume pourroit estre troublé

Page 2de.

si par l'ordre de la divine providence notre decez arrive avant que le Dauphin nostre arriere petit fils qui est lesritier presomtif de nostre couronne ait atteient sa quatorziesme année qui est laage de sa majorité.
Cest ce qui nous engage a pourvoir a la tutelle a leducation de sa personne et a former pendant sa minorité un conseil de regence capable par sa prudence sa probité et la grande experience de ceux que nous choisisons pour le composer de conserver le bon ordre dans le gouvernement de lestat et maintenir nos sujets dans l'obeissance qu'ils doivent au roy mineur.
Ce conseil de rejence sera composé du duc dorleans chef du conseil du duc de bourbon quand il aura vingt quatre ans accomplis du duc du

maine du comte de toulouse du chance-
-lier de france du chef du Conseil
royal[1] des mareschaux de Villeroy
de villar duxelles de tallart et dharcourt
des quatre secretaires destat et du controleur general des finances.

Page 3e, feuillet marqué 2.

Nous les avons choisis par la connoissance que nous avons de leur
capacité de leurs talens et du
fidelle attachemant quils ont
toujours eu pour nostre personne
et que nous sommes persuadés
qu'ils auront de mesme pour le roy
mineur.
Voulons que la personne du Roy
mineur soit[2] sous la tutelle et garde
du conseil de regense mais comme
il est necessaire que sous l'autorité
de ce conseil quelque personne dun
merite universellement reconnu
et distinguée par son rang soit
particulièrement chargée de
veiller à la sureté conservation
et éducation du roy mineur nous
nommons le duc du maine pour
avoir cette autorité et remplir cette
importante fonction du jour
de notre decez nous nommons
aussy pour gouverneur du roy
mineur sous l'autorité du duc
du maine le mareschal de villeroy
qui par sa bonne conduitte sa
probité et ses tallens nous a paru

Page 4e.

meriter destre honoré de cette
marque de nostre estime et de nostre
confiance. nous sommes persuadés
que pour tout ce qui aura rapport

1. Le « chef du conseil royal » ou conseil des finances était le duc de Beauvillier; mais il était alors fort malade et mourut le 31 août, quatre jours après le dépôt du testament au Parlement; c'est ce qui explique qu'il ne soit désigné que par son titre.

2. Ce mot *soit*, oublié par le Roi, a été ajouté par lui en interligne.

a la personne et a léducation du
roy mineur le duc du maine et le
mareschal de Villeroy gouverneur
animés tous deux par un mesme
esprit agiront avec un parfait
concert et qu'ils nobmettront
rien pour luy inspirer les
sentimens de vertu de religion
et de grandeur dame que nous
souhaittons qu'il conserve toutte
la vie. voulons que tous officiers
de la garde et de la maison du roy
soient tenus de reconnoistre le
duc du maine et de lui obeir en tout
ce quil leur ordonnera pour le fait
de leur charge qui aura raport
à la personne du roy mineur a sa
garde et a sa sureté.
au cas que le duc du maine vienne
à manquer avant nostre decez
ou pendant la minorité du roy
nous nomons à la place le comte
de toulouse pour avoir la mesme
Page 5e, feuillet marqué 3.
auctorité et remplir les mesmes fonc
tions.
pareillement si le mareschal de
villeroy decede avant nous ou
pendant la minorité du roy
nous nommons pour gouverneur
à sa place le mareschal dharcourt.
Voulons que touttes les affaires qui
doivent estre desidées par lauctorité du roy sans aucune exception
ni reserve soit quelles consernent
la guerre ou la paix la disposition
et administration des finances
ou quil s'agisse du choix des
personnes qui doivent remplir
les archeveschés éveschés abbaies
et autres benefices dont la nomination doit appartenir au roy
mineur la nomination aux
charges de la couronne aux
charges de secretaires destat à
celle de controleur general des

finances a touttes celles des officiers
de guerre tant des troupes de terre
que officiers de marine et galleres
aux offices de judicature tant

Page 6e.

des Cours superieures qu'autres a
celles de finances aux charges de gou
verneurs et lieutenants generaux pour
le roy dans les provinces et celles des
estats majors des places fortes tant
des frontieres que des provinces du
dedans du royaume aux charges
de la maison du roy sans distinction
des grandes et petites qui sont à
la nomination du roy et generale
ment pour toutes les charges com-
missions et emplois auxquels le
roy doit nommer soient proposées
et déliberées au conseil de la regence
et que les resolutions y soient
prises à la pluralité des sufrages
sans que le duc dorleans chef du
conseil puisse seul et par son
auctorité particuliere rien determi
ner statuer et ordonner et faire
expedier aucun ordre au nom du
roy mineur autrement que sui
vant l'advis du conseil de la regence.
s'il arrive qu'il y ait sur quelques
affaires diversité de sentimens

Page 7e, feuillet marqué 4.

dans le conseil de la regence ceux qui
y assisteront seront obligés de se reunir
a deux advis et celuy du plus grand
nombre prevaudra toujours mais
sil se trouvoit quil y eust pour
les deux advis nombre esgal de
sufrages en ce cas seulement ladvis
du duc dorleans comme chef du
conseil prevaudra.
Lorsquil sagira de nommer aux benefices
le confesseur du roy entrera au conseil
de regence pour y presenter le memoire
des benefices vacans et proposer les
personnes qu'il verra capables de les

remplir. seront aussi admis au mesme
conseil extraordinairemt lorsquil
sagira de la nomination aux benefices
deux archevesques ou evesques de ceux
qui se trouveront à la cour et qui
seront advertis par lordre du conseil
de regence pour sy trouver et
donner leur advis sur le choix des
sujets qui seront proposés.
le conseil de regence sassemblera
quatre ou cinq jours de la semaine
le matin dans la chambre ou cabinet
de lapartement du roy mineur et
aussitost que le roy aura dix ans accomplis

Page 8e.

il pourra y assister quand il voudra
non pour ordonner et décider mais
pour entendre et pour prendre les premi-
eres connoissances des affaires.
en cas dabsence ou empeschement du
duc dorleans celuy qui se trouvera
estre le premier par son rang tiendra
le conseil afin que le cours des affaires
ne soit pas interrompu et sil y a partage
de voix la sienne prevaudra.
Il sera tenu registre par le plus ancien
des secretaires destat qui se trouveront
presens au conseil de tout ce qui aura
esté déliberé et resolu pour estre
ensuitte les expeditions faittes au
nom du roy mineur par ceux qui
en sont chargés.
Si avant quil plaise à dieu nous appeler
à luy quelquun de ceux que nous avons
nommé pour remplir le conseil de la
regence decede ou se trouve hors destat
dy entrer nous nous reservons de
pouvoir nommer une autre personne
pour remplir la place et nous le ferons
par un escrit qui sera entiérement
de nostre main et qui ne paroistra
pareillement qu'apres nostre deces
et si nous ne nommons personne

Page 9e, feuillet marqué 5.

le nombre de ceux qui devront composer
le conseil de la regence demeurera reduit

à ceux qui se trouveront vivans au jour
de nostre mort.
Il ne sera fait aucun changement au
conseil de la regence tant que durera
la minorité du roy et si pendant le temps
de cette minorité quelquun de ceux que nous
y avons nommé vient à manquer la
place vacquante pourra estre remplacée
par le choix et deliberation du conseil
de la regence sans que le nombre de
ceux qui doivent le composer tel
quil aurra esté au jour de nostre deces
puisse estre augmenté et le cas arrivant
que plusieurs de ceux qui le composent
ne puisse[1] pas y assister par maladie
ou autre empeschement il faudra
toujours quil sy trouvent[2] au moins
le nombre de sept de ceux qui sont
nommés pour le composer afin que
les deliberations qui y auront esté
prises ayent leur entiere force et
autorité et à cet effet dans tous les
edits declarations lettres patentes pro-
visions et actes qui doivent estre
deliberés au conseil de regence et
qui seront expediées pendant la

Page 10e.

minorité il sera fait mention expresse
du nom des personnes qui auront
assisté au conseil dans lequel les
edits declarations lettres patentes et
autres expeditions auront esté resolus
notre principale aplication pendant
la durée de nostre regne a toujours esté
de conserver dans nostre royaume la
pureté de la religion catolique
romaine en esloigner toute sorte
de nouveauté et nous avons fait tous
nos efforts pour reunir a l'église ceux
qui en estoient separés nostre intention
est que le conseil de la regence s'a
tache à mintenir les lois et regle

1. Ainsi dans le manuscrit.
2. Même observation.

mens que nous avons fait à ce
sujet et nous exhortons le dauphin
nostre arriere petit fils lorsqu'il
sera en aage de gouverner par luy
mesme de ne jamais soufrir
qu'il y soit donné atteinte comme
aussy de maintenir avec la mesme
fermeté les edits que nous avons
faits contre les duels regardant
ces loix sur le fait de la religion
et sur le fait des duels comme
les plus necessaires et les plus
Page 11e, feuillet marqué 6.
utilles pour attirer la benediction de
dieu sur nostre posterité et nostre
royaume et pour la conservation
de la noblesse qui en fait la principa
le force.

Notre intention est que les dispo
sitions contenues dans nostre
edict du mois de juillet dernier en
faveur du duc du maine et du comte.
de Toulouse et[1] leurs descendants ait
pour toujours leur entiere execution
sans qu'en aucun temps il puisse
estre donné atteinte à ce que nous
avons declaré estre en cela de nostre
volonté.

Entre les differents establissemens
que nous avons fait dans le
cours de nostre regne il n'y en a
point qui soit plus utille a l'etat
que celuy de l'Hostel royal des
invallides il est bien juste que
les soldats qui par les blessures
quils ont reçus à la guerre ou par
leurs longs services et leur aâge
sont hors destat de travailler et
gaigner leur vie aient une
subsistance assurée pour le reste
Page 12e.
de leurs jours plusieurs officiers
qui sont denués des biens de la
fortune y trouvent aussy une

1. *De* effacé ici (note de la copie).

retraitte honorable touttes
sortes de motifs doivent engager
le dauphin et tous les roys nos
successeurs à soutenir cet establis
sement et luy accorder une protec
tion particuliere nous les y
exhortons autant qu'il est en
nostre pouvoir.

La fondation que nous avons
faitte dune maison a St Cir pour
l'education de deux cent cinquante
demoiselles donnera perpetuelle
ment a ladvenir aux roys nos
successeurs un moyen de faire des
graces a plusieurs familles de la
noblesse du royaume qui se trouvant
chargées d'enfans avec peu de bien
auroient le regret de ne pouvoir
pas fournir a la depense necessaire
pour leur donner une education
convenable a leur naissance nous
voulons que si de nostre vivant
les cinquante mil livres de
Page 13e, feuillet marqué 7.
revenu en fons de terre que nous
avons donné pour la fondation
ne sont pas entierement remplis
il soit fait des acquisitions le plus
promptement quil se pourra apres
nostre deces pour fournir a ce qu'il en
manquera et que les autres sommes
que nous avons assignée a cette
maison sur nos domaines et receptes
generalles tant pour augmentation
de fondation que pour doter les
demoiselles qui sortent a laage de
vingt ans soient regulierement
payées en sorte quen nul cas ny
sous quelque pretexte que ce soit
notre fondation ne puisse estre
diminuée et qu'il ne soit donné
aucune atteinte a lunion qui y a
esté faitte de la manse abbatiale
de labbaie de S[t] denis comme aussi
quil ne soit rien changé aux
reglements que nous avons jugé

a propos de faire pour le gouver
nement de la maison et pour
la qualité des preuves qui
doivent estre faittes par les demoiselles.
qui obtiennent des places dans la
maison.

Nous navons dautre veue dans
touttes les dispositions de nostre
present testament que le bien de
nostre estat et de nos sujets
nous prions dieu quil benisse nos
tre posterité et quil nous fasse
la grace de faire un assez bon
usage du reste de nostre vie pour
effacer nos peschés et obtenir
sa miséricorde.
Fait a marly le deuxiesme d'oust
dix sept cens quatorze.

LOUIS.

« Dans le même portefeuille se trouve aussi un autre acte contenu en une feuille de papier de même grandeur, écrite jusques à la fin de la troisième page, avec une addition de trois lignes et demie à la quatrième, ladite feuille recouverte d'une autre feuille de papier blanc, lequel acte parott avoir été plié en quatre et enveloppé d'une enveloppe non cachetée sur laquelle est écrit, ce semble, de la même main que le testament ci-dessus transcrit et que ledit acte : « Addition à mon testament ». Ensuit la teneur dudit acte, portant en tête le mot « Codicille » :

Codicille.

Par mon testament déposé au
parlement j'ay nommé le
mareschal de Villeroy pour
gouverneur du dauphin et
jay marqué quelle devoit
estre son autorité et ses
fonctions.
Mon intentions est que du
moment de mon deces jusques
a ce que louverture de mon
testament ait esté faitte il
ait toutte lauctorité sur les
officiers de la maison du
jeune roy et sur les troupes

qui la composent il ordonne
ra aux dittes troupes aussy
tost après ma mort de se rendre au
lieu ou sera le jeune roy
pour le mener a vincennes
lair y estant tres bon
le jeune roy allant a vincennes
passera par paris et ira au
parlement pour y estre fait
ouverture de mon testament

Page 2de.

en sa presence et des princes
des pairs et autres qui ont droit
et qui voudront sy trouver
dans la marche et pour la
seance du jeune roy au parle
ment le mareschal de Villeroy
donnera tous les ordres pour
que les gardes du corps les gardes
françoises et suisses prennent
les postes dans les rues et au
palais que lon a accoutumés
de prendre lorsque les rois vont
au parlement en sorte que tout
se face avec la surété et la
dignité convenable.
Apres que mon testament
aura esté ouvert et leu le
mareschal de Villeroy men
nera le jeune roy avec sa
maison à vincennes ou il
demeurera tant que le
conseil de regence le jugera
a propos.

Page 3e, second feuillet non marqué.

Le mareschal de Villeroy aura
le titre de gouverneur suivant
ce qui est porté par mon testa
ment aura l'œil[1]
sur la conduitte du jeune
roi quoyquil neust pas encore
sept ans jusques auquel

1. D'après une note de la copie, avant et après ce mot, il y a un autre mot biffé dans l'original.

aage de sept ans accomplis la
duchesse de vantadour demeu
rera ainsi quil est accoustumé
toujours gouvernante et chargée
des mesmes soins quelle a prise
jusques a present.
Je nomme pour sous gouver
neurs Sommery qui la deja esté
du dauphin mon petit fils
et geofreville lieutenant
general de mes armées au
surplus je confirme tout
ce qui est dans mon testament
que je veux estre executé en
tout ce qu'il contient. Fait a
versailles le 13me avril 1715.

Louis.

« Et au revers de ce second feuillet, page quatrième du codicille est écrit d'une main fort tremblante, qui cependant paroît toujours la même, ce qui suit :

Je nome pour preseur precœpter du dauphin
le sr de fleurry ancien evesque[1] de
fregeous et pour confesseur le pere le tellier[2]
Ce 23 dout 1715

Louis Louis[3]

1. Avant ce mot il y a *deves*, biffé.
2. Ces quatre mots ont été écrits en dessous de la ligne et sous d'autres mots biffés.
3. D'après une note de la copie, cette seconde signature est placée dans l'original sous les mots *le pere le tellier* et paraît avoir été destinée à en faire l'approbation.

(*Voyez ci-après aux Additions et Corrections p. 388*)

III

LETTRE DE LOUIS XIV MOURANT
A LOUIS XV[1]

La lettre qui va suivre n'est connue que par la copie prise sur l'original même par Mlle d'Aumale, dernière secrétaire de Mme de Maintenon, copie qui existe encore aujourd'hui parmi ses papiers conservés dans sa famille. Elle a été publiée par MM. le comte d'Haussonville et G. Hanotaux dans leur édition de ses *Souvenirs sur Madame de Maintenon,* tome II, p. 372-375.

Dans son récit (p. 332 du même volume), Mlle d'Aumale expliqua que cette lettre fut écrite par Louis XIV dans les derniers jours de sa vie, qu'elle fut confiée au maréchal de Villeroy pour être remise à Louis XV, lorsqu'il aurait atteint l'âge de dix-sept ans, et que Mlle d'Aumale, ayant vu l'original entre les mains du maréchal, s'était empressée d'en prendre une copie fidèle. Étant donnée la rareté de ce texte, dont l'original est probablement perdu et qui ne parvint sans doute jamais aux mains de Louis XV, nous croyons utile de le publier à nouveau.

Les expressions employées par le Roi indiquent bien qu'elle date en effet des jours où Louis XIV, déjà gravement malade, se sentait arrivé au terme de sa vie : il fait allusion aux « horreurs du trépas qu'il va bientôt subir. » Elle doit avoir été écrite, très probablement en présence de Mme de Maintenon et du chancelier Voysin, sans doute entre le 20 et le 24 août, plutôt le 24. Dangeau mentionne les 20, 21, 23 et 24, un travail particulier avec le Chancelier, et nous avons vu (ci-dessus, p. 259) que Saint-Simon dit, le 25 août, qu' « il y avait eu la veille du papier et de l'encre pendant son travail tête à tête avec le Chancelier ». Saint-Simon croit que ce fut pour la rédaction du premier codicille ; or nous savons que ce codicille était rédigé depuis le 13 avril ; nous pensons plutôt que ce « papier » et cette « encre » servirent pour écrire cette lettre. Elle fut sans doute remise à Villeroy dans un de ces deux entretiens du 25 et du 26 août, que mentionnent Dangeau (p. 112 et 121) et Quincy (p. 396 et 397).

Il convient de remarquer l'éloge que le Roi fait du duc du Maine et l'estime dans laquelle il semble tenir son caractère et ses capacités, sentiments tout à fait contraires à ceux que Saint-Simon lui prête sur

1. Ci-dessus, p. 276, note 1.

son fils naturel dans notre tome XXVI, p. 34-35. On peut penser que Louis XIV exprime là sa véritable opinion, plutôt que dans les racontars recueillis par notre auteur et que son animosité lui a fait pour le moins très amplifier, sinon inventer.

Lettre de Louis XIV écrite peu de temps avant sa mort et déposée entre les mains du maréchal de Villeroy pour être remise au jeune roi lorsqu'il aurait atteint l'âge de dix-sept ans.

« Mon Fils, si la divine Providence, en qui je me confie, daigne conserver vos jours jusqu'au temps où la raison puisse vous faire agir par vous-même, recevez avec respect cette lettre des mains de ce fidèle sujet à qui je fais jurer qu'il vous la remettra en mains propres ; dans laquelle lettre vous trouverez les dernières volontés de votre père et votre roi, qui, au moment de quitter la vie, sent redoubler sa tendresse pour vous, en qui il voit tous ses enfants revivre et dans un âge si tendre que les troubles qu'il prévoit sous votre minorité lui donnent plus d'inquiétude que les horreurs du trépas qu'il va bientôt subir ne lui causent d'effroi. Si quelque chose peut adoucir ma peine dans cet état, c'est, mon Fils, la promesse des bons sujets, qui ont tous fait serment dans mon sein de veiller sur vos jours et verser leur sang pour votre conservation. Récompensez les, mon Fils, lorsque vous en aurez connoissance, et ne les oubliez jamais, ni les soins que mon fils le duc du Maine, que j'ai jugé digne de mettre auprès de votre personne, prendra de vous. Cette distinction, que j'ai cru nécessaire pour l'amour de vous-même, lui suscitera sans doute pour ennemis ceux qui se trouveront, par cette sage prévoyance, éloignés de la cupidité qu'ils ont de régner, et si, par quelque trouble qui pourroit survenir dans votre royaume, il arrivoit quelque malheur à ce prince, ou quelque changement dans ce que j'ai établi en sa faveur, je desire, mon Fils, si Dieu vous conserve, que vous rétablissiez les choses dans le même état où elles se trouveront à ma mort, tant pour la religion que pour ce qui touche le duc du Maine. Ayez de la confiance en lui ; suivez ses conseils ; il est très capable de vous bien conduire, et, si la mort vous privoit d'un si bon sujet, rendez à ses enfants, en leur conservant le rang que je leur ai donné, toute l'amitié que vous devez à leur père, qui m'a promis, juré, de ne vous abandonner qu'à la mort.

« Que le sang et l'amitié vous unisse toujours avec le roi d'Espagne, sans qu'aucune raison d'intérêt ou de politique mal entendue vous en sépare jamais ; c'est là le seul moyen de conserver la paix et la balance de l'Europe.

« Ayez toujours un attachement inviolable au Père commun des fidèles, et ne vous séparez jamais, pour quelque motif que ce puisse être, du sein et du centre de l'Église. Mettez en Dieu toute votre confiance ; vivez en chrétien plus qu'en roi, et n'attirez jamais sa main sur vous par aucun dérèglement dans vos mœurs. Remerciez sa divine Providence, qui protège si visiblement ce royaume. Donnez à vos sujets le même exemple qu'un père chrétien donne à sa famille; regardez les comme vos enfants; rendez les heureux, si vous le voulez être. Soulagez les le plus tôt que vous pouvez de tous les impôts violents dont la nécessité d'une longue guerre les a surchargés et que leur fidélité leur a fait supporter avec soumission. Faites les jouir d'une longue paix, qui seule peut rétablir les affaires de votre royaume; préférez toujours la paix aux événements douteux de la guerre, et souvenez-vous, mon Fils, que la plus éclatante victoire coûte toujours trop cher, quand il faut la payer du sang de ses sujets. Ne le versez jamais, s'il est possible, que pour la gloire de Dieu; cette conduite attirera sur vous la bénédiction du ciel pendant le cours de votre règne; recevez la mienne dans mes derniers embrassements. »

IV

CÉRÉMONIAL FUNÈBRE ET AUTOPSIE DE LOUIS XIV[1].

Nous donnons ci-après le récit fait par le maître des cérémonies Michel Ancel-Desgranges de ce qui se passa immédiatement après la mort de Louis XIV par rapport à sa toilette funèbre, à l'ouverture de son corps et au cérémonial observé depuis l'instant du décès jusqu'aux obsèques. Cette relation a déjà été publiée par M. le vicomte de Grouchy en 1899 dans le *Carnet historique et littéraire*, tome IV, p. 153 et suivantes, d'après une copie qu'il a appelée « Registre des premiers gentilshommes de la chambre », et qui est conservée aux Archives nationales sous la cote O[1] 821 ; mais, cette copie étant assez mauvaise et l'éditeur n'en ayant point corrigé les fautes et les omissions, nous avons cru utile de reproduire le texte même de Desgranges d'après son registre original conservé à la Bibliothèque Mazarine, ms. 2346.

« Aussitôt que le Roi fut expiré, M. de Dreux, grand maître des cérémonies, et moi, fûmes voir Monsieur le Duc, grand maître de France, pour recevoir ses ordres, étant en droit, à cause de sa charge de grand maître, de nous les donner en cette occasion. Il nous ordonna de faire comme pour Louis XIII, après en avoir conféré avec M. le duc d'Orléans, c'est-à-dire sans faire les grandes cérémonies qu'on a accoutumé de faire pour nos Rois, quand ils meurent à Paris ; il se remit à nous de faire tout ce qui conviendroit.

« Les secrétaires d'État écrivent aux évêques pour faire des services pour le repos de l'âme du Roi, aux gouverneurs des provinces, aux parlements et autres cours, aux maires et échevins des villes, pour leur en donner avis.

« Je me rendis dans la chambre du Roi, et j'avertis M. le duc de Tresmes, premier gentilhomme de la chambre de le faire changer de linge. Les officiers de la chambre et de la garde-robe l'accommodèrent proprement et le mirent dans le même lit où il était mort, en observant de mettre sous le drap un dessus de table pour empêcher la corruption pendant les vingt-quatre heures qu'il avoit à y rester. On lui mit un petit crucifix dans les mains jointes. Le corps étoit assez élevé pour être vu. Je fis mettre aux deux côtés du lit douze chandeliers de

1. Ci-dessus, p. 293, note 3.

la chapelle du château avec des cierges, et aux pieds une crédence sur laquelle je fis mettre une croix et deux chandeliers de vermeil doré, aussi pris dans la chapelle. Cette crédence étoit couverte d'un riche tapis et d'une toilette [1], des plus propres que le Roi ait.

« Au côté droit, en dedans de la balustrade, on mit un ployant au chevet, adossé contre le mur, et une petite forme [2] aussi adossée contre le mur, et des formes très riches autant qu'on y en put mettre. Le cardinal de Rohan, en camail, roche et étole, occupa le ployant ; il prétendoit avoir un siège à dos ; mais, les évêques s'y étant opposés, en disant qu'ils n'y viendroient pas s'il avoit un siège différent du leur, il se contenta du ployant sans conséquence, marquant qu'il avoit trop d'obligation au défunt Roi pour vouloir faire aucun incident sur ce sujet. Les aumôniers du Roi et le P. le Tellier, confesseur, occupèrent la forme à la suite du ployant et celle qui étoit au retour plus proche du corps ; une autre derrière fut occupée par six prêtres de la paroisse et de la chapelle.

« A gauche dans la balustrade, je fis mettre un ployant adossé contre le mur, et quatre autres ployants en retour, puis des formes comme de l'autre côté, le premier siège pour le duc de Tresmes, les quatre autres pour le capitaine des gardes, le grand maître ou le maître de la garde-robe, le grand-maître ou le maître des cérémonies ; les formes de derrière furent occupées par le premier valet de chambre, le premier valet de la garde-robe et autres officiers de la chambre ; six récollets de Versailles se placèrent sur la dernière forme.

« A dix heures, le cardinal de Rohan commença le *De profundis*, et les religieux psalmodièrent le reste du jour jusques à huit heures du soir. Il fut dit des messes, depuis dix heures jusques à midi, sur deux autels que je fis dresser dans la chambre, un contre la cheminée, et l'autre à l'opposite. Les gardes et leurs officiers qui servoient chez le Roi passèrent chez le nouveau Roi ; on laissa seulement pour la garde du Roi défunt six gardes de la manche et cinquante gardes de la compagnie écossoise, commandés par MM. d'Esseville, lieutenant, et La Billarderie, enseigne, et deux exempts, et vingt suisses de la garde commandés par un lieutenant, un exempt et un fourrier...

« Je fis ouvrir les portes afin que chacun pût entrer. Les Suisses sur l'escalier, et les gardes dans leurs salles contenoient le monde ; les huissiers de l'antichambre et de la chambre ne tenoient qu'un battant ouvert, afin qu'il entrât moins de monde à la fois, pour éviter confusion, et plusieurs valets de chambre faisoient passer les gens sans s'arrêter. J'avois observé de faire une barrière de formes riches, en sorte qu'il n'y avoit qu'une largeur convenable pour passer les curieux, qui sortoient par le petit escalier, de manière qu'il n'y eût aucune confusion. A huit heures du soir, je fis fermer les portes.

1. « D'une toilette à dentelle » : O[1] 821.
2. Blanc garni d'étoffes et rembourré.

« Le même jour, il fut envoyé des lettres de cachet au duc d'Elbeuf et au maréchal de Montesquiou pour être présents à l'ouverture du corps; c'est l'usage d'y appeler un prince ou autre grand, et un officier de la couronne. Voici la teneur des lettres :

« Mon cousin, étant nécessaire de faire trouver des personnes de « qualité et de confiance à l'ouverture et embaumement du corps du « feu Roi, mon seigneur et bisaïeul, ainsi qu'il a été observé en pareille « occasion, je vous ai choisi pour y assister, le grand maître ou le « maître des cérémonies étant chargé de vous avertir de l'heure et du « jour. J'aurai bien agréable que, sur son avis, vous vous rendiez en « la chambre où se fera cet office; ce que me promettant de votre « affection, je ne vous ferai la présente plus longue, priant Dieu qu'il « vous ait, mon cousin, en sa sainte et digne garde. Donné à Versailles « le 1er septembre 1715. Signé : LOUIS, et plus bas : PHÉLYPEAUX. »

« Et au dos est écrit : « A mon cousin le duc d'Elbeuf, pair de « France, gouverneur et mon lieutenant général des provinces de « Picardie et d'Artois. »

« C'est aussi l'usage de faire venir à cette ouverture deux médecins de la faculté de Paris et deux chirurgiens de la communauté de Saint-Côme; je leur écrivis les billets ci-après pour leur en donner avis, savoir :

« A Versailles [1], le 1er septembre 1715.

« Messieurs

« Lorsque le Roi meurt, on est dans l'usage d'appeler le doyen et un « ancien de la Faculté de médecine pour être présents à l'ouverture « de son corps. C'est pour cela que j'ai l'honneur de vous avertir, Mes- « sieurs, de vous rendre ici demain matin, 2e de ce mois, à huit heu- « res du matin. M. le marquis de Beringhen, premier écuyer du Roi, « vous fera donner un carrosse, qui se trouvera demain à six heures « du matin à la porte des écoles de médecine, où deux chirurgiens « jurés se rendront pour venir avec vous. Je suis, Messieurs, Votre « très humble et très obéissant serviteur, DESGRANGES. »

« A Messieurs, Messieurs les Doyen et docteurs régents de la

1. Nous donnons le texte de cette lettre d'après les *Commentaria medicinæ facultatis parisiensis*, tome XVIII, fol. 86, manuscrit de la bibliothèque de l'Ecole de médecine, reproduit par A. Franklin, *La vie privée d'autrefois : les Chirurgiens*, p. 204. Le texte que donne Desgranges est plutôt celui d'un brouillon, et la Faculté dut copier dans ses registres la lettre originale qu'elle reçut. Voici le texte de Desgranges :

« L'usage est, Messieurs, qu'on fait venir deux médecins de la Faculté « pour être présents à l'ouverture du corps de nos rois et donner leur « avis. C'est demain matin que l'on doit ouvrir celui du feu Roi. Ainsi « prenez la peine, s'il vous plaît, d'y venir deux. Il y aura demain à « six heures du matin, un carrosse du Roi pour vous amener avec deux « chirurgiens. »

« Faculté de médecine de Paris, aux écoles de médecine, rue de la « Bûcherie. »

« Pareil billet à la communauté des chirurgiens de Saint-Côme.

« Ce carrosse fut en effet envoyé par M. le Premier écuyer sur avis que je lui en donnai par un billet.

Ouverture du corps.

« On mit dans l'antichambre du Roi une grande table, longue de trois toises ou environ, couverte d'une nappe. Le côté de la table du côté de la cheminée fut occupé par le duc de Tresmes, premier gentilhomme de la chambre, le duc d'Elbeuf, le maréchal de Montesquiou, le marquis de Maillebois, maître de la garde robe, le marquis de Dreux, grand maître des cérémonies, moi, maître des cérémonies, Champcenetz, premier valet de chambre, et quelques autres officiers. Le premier médecin [1] au bout de la table, à la tête, et tous les autres médecins et chirurgiens de suite jusques à l'autre bout en retour.

« Le cœur fut embaumé, et mis dans une boîte de plomb par le premier gentilhomme de la chambre, laquelle boîte fut scellée par un plombier, et mise à la garde d'un valet de chambre, avec cette inscription : « Ici est le cœur de Louis XIIII, roi de France et de Navarre, « très chrétien, décédé en son château de Versailles le 1er septembre « 1715. » Cette boîte de plomb fut mise dans une autre boîte d'or avec même inscription.

« Le corps fut de même embaumé et mis dans le cercueil, le premier gentilhomme tenant la tête et le maître de la garde-robe les pieds ; sur lequel cercueil fut posée une plaque avec cette inscription : « Ici « est le corps de Louis XIIII, par la grâce de Dieu roi de France et « de Navarre, décédé en son château de Versailles le 1er septembre « 1715. » Ce même cercueil fut mis dans un autre cercueil de bois couvert de velours noir, croisé de moire d'argent avec pareille inscription.

« Les entrailles furent embaumées dans un baril de plomb couvert d'une boîte de bois de même que le cercueil, avec pareille inscription.

« Après cet embaumement, on signa le procès-verbal de l'ouverture du corps, dicté par Fagon, premier médecin, et écrit par Boudin, médecin ordinaire du Roi, dont la teneur en suit :

« Aujourd'huy [2], deuxième septembre de l'année 1715, nous nous « sommes assemblés à neuf heures du matin dans le château de Ver- « sailles, pour y faire l'ouverture du corps du Roi, où nous avons « trouvé ce qui suit :

1. Avant le commencement de l'opération, il fit un discours de circonstance (*Journal des Anthoine*, p. 77).
2. On a indiqué ci-dessus, p. 294, note 3, les diverses publications qui ont été faites de ce procès-verbal.

« A l'extérieur, tout le côté gauche nous parut gangrené, depuis « l'extrémité du pied jusqu'au sommet de la tête, l'épiderme s'enlevant « généralement par tout le corps des deux côtés. Le côté droit était « gangrené en plusieurs endroits, mais beaucoup moins que le gauche, « et le ventre paroissoit extrêmement bouffi.

« A l'ouverture du bas-ventre, les intestins se sont trouvés altérés « avec quelques marques d'inflammation, principalement ceux qui « étoient à gauche, et les gros prodigieusement dilatés.

« Les reins étoient assez dans l'état naturel. On a trouvé seulement « dans le gauche une petite pierre de pareille grosseur à celle qu'il a « rendue par les urines plusieurs fois pendant la vie, sans aucun sen- « timent de douleur.

« La foie, la rate, l'estomac, la vessie étoient absolument sains et « dans un état naturel, tant en dedans qu'au dehors.

« A l'ouverture de la poitrine, nous avons trouvé les poumons sains, « aussi bien que le cœur, dont les extrémités des vaisseaux et quel- « ques valvules devenoient osseuses ; mais tous les muscles de la « gorge étaient gangrenés.

« A l'ouverture de la tête, toute la dure-mère s'est trouvée adhé- « rente au crâne, et la pie-mère avoit deux ou trois taches purulentes « le long de la faux. Au reste, le cerveau étoit dans l'état naturel, « tant en dedans qu'en dehors.

« La cuisse gauche, dans l'intérieur, s'est trouvée gangrenée, aussi « bien que les muscles du bas-ventre, et cette gangrène montoit jus- « qu'à la gorge.

« Le sang et la lymphe dans tous les vaisseaux se sont trouvés dans « une dissolution totale. »

FAGON.	COUTTARD.	STANDIS.
BOUDIN.	MARESCHAL.	LEGUET.
DODART.	GERVAIS.	PETIT.
DOUTTÉ.	LAFOSSE	LERTÉ.
TERRAY.	LARDY.	COSTE.
DOYE, doyen de la faculté de Paris.	BURGUET.	FALLET.
	CANÉE.	GUÉRIN.
GUÉRIN.	DU MONBLANC.	PAILLET.

« Nous Henri de Lorraine, duc d'Elbeuf, pair de France, lieute- « nant général des provinces de Picardie, Artois, Hainaut, Boulon- « nois, Pays conquis et reconquis ; Bernard Potier, duc de Tresmes, « pair de France, gouverneur de Paris, premier gentilhomme de la « chambre du Roi ; Pierre de Montesquiou, maréchal de France, gou- « verneur d'Arras, lieutenant général en Artois ; Jean-Baptiste Des- « maretz, marquis de Maillebois, lieutenant général de la province de « Languedoc, maître de la garde-robe du Roi ; Thomas Dreux, lieute- « nant général des armées du Roi, grand maître des cérémonies de

« France; Michel Ancel-Desgranges, maître des cérémonies de France, « grand bailli et gouverneur de Sens, avons assisté à l'ouverture du « corps du Roi, qui a été faite ainsi qu'il est dit ci-dessus, lesdits « jours et an.

« Signé : « HENRI DE LORRAINE, DUC D'ELBEUF,
« BERNARD, DUC DE TRESMES,
« PIERRE, MARÉCHAL DE MONTESQUIOU,
« DESMARETZ DE MAILLEBOIS,
« DREUX et DESGRANGES[1]. »

« Le même jour, le corps fut porté par les valets de chambre et autres officiers de la chambre, de l'endroit où il avoit été embaumé à la chambre du grand appartement du Roi qui va de la galerie à la chapelle[2], comme le plus commode pour cette cérémonie. Le cardinal de Rohan, deux aumôniers et douze ecclésiastiques ou religieux le précédoient, le cierge à la main. Il étoit suivi du duc de Tresmes, des officiers des cérémonies et des officiers de la chambre et de la garde-robe.

« Cette chambre étoit tendue d'un des plus riches meubles qui fussent à Versailles. On avoit fait le fond du lit avec quatre ou cinq formes couvertes d'un riche drap d'or; le cercueil fut posé dessus et il

1. Les Anthoine dans leur *Journal*, p. 77-78, donnent de l'autopsie un texte assez différent que nous croyons intéressant de reproduire en faisant ressortir les divergences par des caractères italiques : « Le 2e septembre 1715, *le corps du roi Louis XIV, surnommé le Grand pour ses rares vertus, a été ouvert par M. Mareschal, premier chirurgien du Roi, en présence des médecins et chirurgiens du Roi et autres personnes nommées par M. le duc d'Orléans pour y être présents.* On a trouvé l'extérieur du côté gauche gangrené depuis l'extrémité du pied jusqu'au haut de la tête, l'épiderme se levant de tous côtés, moins le droit que le gauche, le ventre *extrêmement tendu*, très bouffi, les intestins bien altérés avec inflammation, surtout ceux du côté gauche, le gros intestin d'une dilatation extraordinaire; les reins étant assez ordinaires et naturels, mais dans le gauche s'étoit trouvé une petite pierre comme le Roi en avoit jeté plusieurs fois sans douleur étant en santé. Le foie, la rate et l'estomac étoient dans l'état naturel, tant dans les extrémités que l'intérieur; les poumons, ainsi que la poitrine, dans l'état naturel; le cœur *très beau, d'une grosseur ordinaire*; l'extrémité des vaisseaux devenue osseuse; tous les muscles de la gorge tous gangrenés. A l'ouverture de la tête, la dure-mère s'est trouvée adhérente au crâne, et la pie-mère étoit tachée de trois taches *noires* le long de la faux; le cerveau *très bien*, dans son état naturel, tant au dedans qu'au dehors. On s'est aperçu que l'intérieur de la cuisse gauche, *où le mal du Roi a commencé*, étoit tout grangrené dans toutes les parties; tout le sang, dans tous les vaisseaux, a paru d'une dissolution totale *et en très petite quantité*. Fait à Versailles, ce 2 septembre 1715, et tous ont signé. »

2. Celle qu'on appelait la chambre du lit et qui est désignée sous le no 26 dans le plan joint au présent volume, p. 254.

fut couvert de la couverture de ce même lit. Le cœur fut mis sous cette courte pointe sur le même cercueil. De cette manière le Roi étoit censé être dans son lit de trépas, dans lequel on l'auroit effectivement laissé à découvert si c'eût été chose possible de le garder ; car, à l'imitation de ce qui avoit été fait pour Louis XIII, il avoit été réglé qu'on ne feroit pas la grande cérémonie, qui effectivement ne convient que quand le Roi meurt à Paris.

« Dans la balustrade, on mit à droite un siège ployant adossé contre le mur pour le grand aumônier, et de suite une forme pour les aumôniers et le confesseur en retour du siège du grand aumônier, quatre pareils sièges pour les évêques, une forme derrière pour les ecclésiastiques de la chapelle et l'agent du clergé, et deux autres formes pour les religieux psalmodiant.

« Lorsque les évêques vinrent la première fois, M. de Dreux, qui en avoit reçu l'ordre de M. le Grand maître de France, leur déclara qu'ils ne devoient avoir que des formes et point de carreaux, et que, s'il leur en donnoit, c'étoit avec protestation. Ils répondirent qu'ils feroient leurs remontrances. L'abbé de Broglio, agent général, prétendit même qu'ils devoient avoir des sièges à dos, et protesta sur cela.

« A gauche, dans la balustrade, cinq pareils sièges ployants pour le premier gentilhomme de la chambre, le capitaine des gardes, le grand maître ou le maître de la garde-robe, le grand maître et le maître des cérémonies ; sur les deux formes derrière ces sièges, un officier des gardes, le premier valet de chambre, le premier valet de garde-robe, et les autres officiers de la chambre et de la garde-robe. Sur les deux formes plus reculées, les religieux psalmodiant.

« Au pied du lit, une crédence couverte d'un tapis riche et d'une toilette, sur laquelle il y avoit un crucifix et quatre chandeliers ; un tabouret riche couvert d'une toile fine, sur lequel étoit le bénitier ; autour du lit douze chandeliers.

« Hors de la balustrade, deux hérauts d'armes assis chacun sur un siège ; deux gardes de la manche placés la tête contre le mur, qui étoient relevés par d'autres pendant tout le jour. On avoit d'abord mis ces deux gardes de la manche au pied du lit contre la balustrade, parce que cela marquoit mieux ; mais le duc de Noailles, capitaine des gardes, qui croyoit qu'il étoit plus honorable qu'ils fussent au chevet, souhaita qu'on les y mît ; ce qui fut fait, et, de cette manière, ils incommodoient un peu les personnes qui étoient en place.

« Quatre autels richement ornés, savoir : un appliqué à la cheminée, l'autre à l'opposite, et les deux autres dans les embrasures des fenêtres.

« Pendant les huit jours que le Roi fût ainsi en dépôt, on a dit tous les jours une messe basse par le chapelain de l'oratoire, pendant laquelle la musique placée à l'antichambre chantoit le *De profundis*, un *Miserere* ou un autre psaume. A la fin de la messe, il disoit les vêpres des morts et l'oraison ; ensuite il jetoit l'eau bénite sur le corps, comme au commencement de la messe.

« Après cette basse messe, les officiers de la grande chapelle commençoient la messe de *Requiem*. Le célébrant, entrant avec ses officiers, faisoit une inclination au corps, jetoit l'eau bénite, faisoit une inclination ; après quoi, il saluoit le grand aumônier, le clergé à droite, les officiers du Roi à gauche. Le célébrant alloit à l'autel à droite, commençoit la messe en faisant les cérémonies ordinaires, et, à la fin, il quittoit la chasuble et prenoit la chappe pour faire l'absoute, les chappiers commençant le *Libera*, à la suite duquel l'officiant disoit le *Pater noster*, ayant auparavant béni l'encens, donnoit trois coups de goupillon d'eau bénite et autant de coups d'encensoir, et ensuite disoit à haute voix : *Et ne nos inducas in tentationem* et les versets, auxquels le chœur répondoit. Le célébrant disoit l'oraison *Absolve* à la fin du *Requiem æternam* et faisoit le signe de la croix sur le corps en jetant de l'eau bénite. Après quoi, le célébrant et les assistants saluoient le corps ; le clergé et les officiers se retiroient dans la chambre prochaine qui servoit de sacristie.

« Tous les ecclésiastiques et les religieux amenés par le grand aumônier, au nombre de soixante et douze, disoient des messes basses aux quatre autels depuis cinq heures du matin jusqu'à midi.... Tous ces religieux étoient logés par les soins de M. Blouin, gouverneur de Versailles, dans plusieurs salles ou appartements où il leur avoit fait dresser des lits. Les hérauts d'armes, au nombre de sept, y étoient logés de même, et ils étoient nourris à des tables servies à heures différentes par les soins du contrôleur général de la maison du Roi. Comme il y avoit une table de quinze couverts servie aux dépens du Roi pour les officiers des cérémonies et les évêques, nous avions soin de les inviter, de même que les députés du second ordre.... »

ADDITIONS ET CORRECTIONS

Page 163, note 2. D'après l'éloge de M. du Marsais donné en tête du tome VII de la première édition de l'*Encyclopédie méthodique* de Diderot et d'Alembert, il serait né à Marseille le 17 juillet 1676, et entra d'abord dans la congrégation de l'Oratoire ; il en sortit peu après, vint à Paris, s'y maria et fut reçu avocat en 1704. Peu heureux en ménage, il se sépara de sa femme, et c'est alors qu'il entra chez le président de Maisons comme précepteur de son fils. Il fit ensuite l'éducation du fils de Law, puis celle des deux jeunes princes de Bauffremont, à qui il dédia en 1722 son *Exposition d'une méthode raisonnée pour apprendre la langue latine*. Cette éducation finie, du Marsais ouvrit une pension au faubourg Saint-Victor ; mais il dut la fermer peu après, sans doute à cause de l'éducation à peu près athée qu'il y donnait. Il travailla ensuite à l'*Encyclopédie* et inséra dans les six premiers volumes un grand nombre d'articles, notamment sur les questions de grammaire.

Page 166, note 2. Les généalogies ne sont pas d'accord sur les prénoms du jeune fils du dernier marquis de Maisons : *Le Moréri* l'appelle « Nicolas-Prosper », le *Dictionnaire* de la Chenaye des Bois « René ou Nicolas-Prosper ». C'est ce qui explique que, dans notre tome X, p. 21, note 4, lorsqu'il en a été parlé pour la première fois, nous l'ayons appelé René, et Nicolas dans le présent volume. Quoi qu'il en soit, c'est par erreur que, dans le tome X, nous en avons fait le fils de Mlle Charron de Ménars, tandis qu'il est celui du second mariage de son père avec Mlle d'Angervilliers.

Page 188, note 1. Le *Journal de la Santé du Roi* parle constamment du prodigieux appétit de Louis XIV et de l'obligation qui s'imposait de le purger et de le saigner souvent pour combattre les effets de ces excès de nourriture. Le premier médecin note d'abord (p. 210) que l'appétit du Roi est très grand « dans toutes les saisons et à toutes les heures du jour », ce qui est bien en conformité de ce que dit Saint-Simon ; en décembre 1708 (p. 308-309), il remarque que le Roi mangea beaucoup à son dîner, « et, *entre autres choses*, outre les croûtes (c'est-à-dire les tourtes et pâtés chauds), le pain mitonné en potages et les viandes fort solides, il combla la mesure à son dessert avec des vents, faits avec du blanc d'œuf et du sucre, cuits et séchés au four, force confitures et des biscuits bien secs, joint à quatre grands verres en dînant et à trois d'eau sortie de la glace après dîner ». Tous les printemps (voyez particulièrement p. 328 et 345), il se plaint de la quantité prodigieuse de petits pois que le Roi mange ; à d'autres époques c'est le gibier, en carême le poisson (sardines, huîtres, soles, brochets, esturgeon même), et toute l'année les ragoûts très forts et très épicés qu'il regarde comme les pires ennemis de la bonne tenue des intestins royaux. Quand l'excès de nourriture a amené de l'embarras gastrique qui nécessite une diète sévère, le malheureux représentant de la Faculté n'arrive qu'à grand peine à y décider son client, et cette diète n'est jamais que très relative. En 1708, par exemple, il remarque que, ayant recommandé au Roi, « fatigué et abattu, » de manger peu, « S. M. voulut bien qu'on ne lui servît à son dîner que des croûtes, un potage aux pigeons, et trois poulets rôtis. ...dont il mangea (seulement) quatre ailes, les blancs et une cuisse » (p. 304).

Page 191, note 3. Le comte de Ribeyra, ambassadeur de Portugal, avait chargé ses parents Rohan de lui trouver une maison à Paris. C'est à ce sujet que la duchesse de Rohan écrivit à Torcy la lettre suivante (Dépôt des affaires étrangères, vol. *Portugal* 46, fol. 115) : « A Bercy, ce 5e juillet 1714. Monsieur, monsieur le comte de riber mon neveu qui vien icy ambasadeur de portugal ma prie de luy arester une maison, mr de lorge ma cedé le reste de son bail qui est encor de 2 ans et demie d'unne maison qui est proche de lhotel de soubize et de toutte sa famille qui est le cartiers qui ma mandé qui luy convenes le mieu mr le norman a qui est la maison vien de me faire signifier le le (*sic*) conge il l'a loué a un autre, vous voies monsieur que mr de riber demeurera desus le pavé ce qui n'est pas convenable a un enbasadeur, le gentilhomme qui vous randera ma lettre vous dira qui li a des exemples que vous vous este melé de pareille afaire pour des etranger et particulierement pour les domestique de mr de mantoue et que vous donate des ordre pour que la maison leurs demeura, jespere monsieur que vous vouderes bien dans cette occasion faire le mesme plaisir a monsieur de riber en mon particulier je vous enseres tres obligée et vous suplie monsieur destre persuadé que personne nést plus cinserement vostre tres humble et tres obeissante servante que LA DUCHESSE DE ROHAN. » La jeune comtesse de Ribeyra, à son passage à Madrid, avait séduit la princesse des Ursins, qui écrivait à son ami Torcy (recueil Bossange, tome IV, p. 445) : « Cette Portugaise a la plus jolie taille qu'il soit possible de voir et est d'ailleurs très aimable. »

Page 227, note 1. En 1715, le chevalier de Sully, Maximilien-Henri de Béthune (tome XVI, p. 430) ne portait plus ce titre ; il avait pris celui de duc de Sully depuis 1712, lors de la mort de son frère aîné. Par conséquent, en 1715, le duc de Sully dont il a été parlé à la page 219, et le chevalier de Sully que Saint-Simon met en scène ici sont un seul et même personnage. Il est curieux de voir que, écrivant pour le moins vingt ans après les événements (car l'Addition au *Journal de Dangeau* placée ci-dessus, p. 326 et 328, et écrite vers 1735, comporte déjà cette confusion), notre auteur ne se soit pas aperçu qu'il faisait du même individu deux personnes différentes. L'erreur est sans grande conséquence en elle-même ; cependant on ne peut nier qu'elle ne permette de faire planer certains soupçons sur l'exactitude de tout le récit, et ces soupçons sont encore fortifiés par ce fait que, p. 219, il avait d'abord omis le nom du duc de Sully, ainsi que nous l'avons indiqué en note.

Page 248, note 2. Le commissaire Delamarre dans son *Traité de la Police* (tome I, p. 530-542) a donné divers renseignements sur cette maison, auxquels il a joint le texte des lettres royales de 1698 et le Règlement de la communauté pour la réception des filles, l'ordre de leur journée, le travail, l'habit qu'elles portent, le gouvernement de la maison, etc. On trouvera encore des documents relatifs au Bon Pasteur, aux Archives nationales, cartons S 4646 et G⁹651, dans la série H³, et dans les registres O¹44, fol. 642, et O¹362, fol 56 v°, et à la Bibliothèque nationale, mss. Fr. 8122, fol. 271 et 334, et 21612, fol. 138 et suivants.

Page 278, note 5. Piganiol de la Force (*Description de Paris*, édition 1742, tome IV, p. 378-380) a décrit les monuments où étaient conservés, dans l'église des Jésuites de la rue Saint-Antoine, aujourd'hui église Saint-Paul-Saint-Louis, les cœurs des deux souverains. Celui de Louis XIII était placé sous un des arcs de la chapelle voisine du maître-autel, du côté de l'Évangile ; la boîte en vermeil contenant le cœur était soutenue par deux anges d'argent ; la draperie et les attributs étaient de vermeil ; en dessous, des bas-reliefs de marbre représentaient les vertus cardinales. Ce monument était l'œuvre de Jacques Sarrazin, et une inscription rappelait la participation d'Anne d'Autriche. — Le cœur de Louis XIV fut placé de même, dans la chapelle correspondante, du côté de l'épître, et le monument était, dans ses grandes lignes, la reproduction de celui de Louis XIII ; on y retrouvait les anges d'argent, la draperie et les attributs de vermeil. Ce fut le jeune Couston qui en fut chargé, et il ne fut achevé qu'en 1730 ; il coûta plus de six cent mille livres. Ces monuments ont été détruits sous la Révolution ; il ne subsiste aujourd'hui que les inscriptions commémoratives.

Page 292, note 1. D'après une lettre de Louville à Torcy de juin 1702 (note tome X, p. 439), l'abbé Aignan avait surtout deux spécifiques regardés comme presque infaillibles, l'un contre la petite vérole, l'autre pour les vapeurs ou l'apoplexie. Les *Mémoires de Sourches* (tomes VI, p. 278, et VII, p. 25 et 73) lui attribuent la guérison de la marquise de Pomponne de la petite vérole, de l'abbé de Pompadour d'une attaque d'apoplexie, du marquis de Thiange de la dysenterie ; il avait aussi soigné le diplomate Courtin et le lieutenant général Magalotti (*Dangeau*, tome VIII, p. 137, et notre tome XII, p. 452, note 6). Cependant ses remèdes n'étaient pas infaillibles ; Mme de Sévigné (*Lettres*, tome X, p. 501) l'accuse d'avoir avancé la mort du duc de Chaulnes, et en 1702 un certain De la Marre publia un petit volume intitulé *Observations critiques sur un livre du sieur Aignan intitulé* L'Ancienne médecine à la mode, *adressées à Mme de C[haulnes]*. De même, en 1704, le prince d'Espinoy était mort malgré ses soins (notre tome XII, p. 257, note 4). En 1701, le lieutenant de police d'Argenson l'avait fait poursuivre avec d'autres empiriques pour exercice illégal de la médecine (Archives nationales, reg. O[1]362, fol. 274 v°, 280 et 287 v°) ; mais il semble que l'affaire n'eut pas de suite. Si l'on en croit l'annotateur des *Mémoires de Sourches*, tome XI, p. 266-267, « il faisoit un excellent usage de ses remèdes ; car il en distribuoit une grande quantité aux pauvres charitablement ». Quand il mourut, le *Mercure*, qui déjà dans la livraison d'août 1699, p. 106-121, avait longuement parlé de sa médication, signala le titre de son dernier ouvrage : *la Goutte curable* (mars 1709, p. 285). La Bibliothèque nationale ne possède que deux de ses œuvres : *l'Ancienne médecine à la mode ou le Sentiment uniforme d'Hippocrate et de Galien sur les acides et les alkalis* (1693), et *le Prêtre médecin ou Discours sur l'établissement de la médecine, avec un traité du café et du thé de France, selon le système d'Hippocrate* (1696). Ajoutons que, selon le *Livre commode des adresses de Paris* d'Abraham du Pradel, l'abbé Aignan avait pris « ses degrés » à la faculté de Padoue, et qu'on lui reconnaissait « quelque expérience pour les maladies chroniques » ; il demeurait « rue et près les Incurables » en 1692.

Page 372. En 1925, l'original du testament de Louis XIV a été montré aux Archives nationales à MM. Courteault, chef du secrétariat, et Lecestre, archiviste, éditeur des *Mémoires de Saint-Simon*, par un particulier qui en était détenteur et qui venait demander des renseignements sur son authenticité. Ce manuscrit, qu'on n'a pu examiner que très sommairement, semblait écrit de la propre main du Roi. Il formait un cahier grand in-4° de quatre feuilles doubles réunies par un ruban bleu (soit 8 feuillets simples ou 16 pages), et correspondait exactement à la copie figurée faite par Gilbert de Voisins et qui est reproduite ci-dessus dans l'appendice II. Les codicilles étaient écrits sur une feuille de quatre pages jointe au testament. Cette pièce est restée entre les mains de son détenteur, qui n'a pu ou voulu en expliquer la provenance. Son authenticité paraissait incontestable.

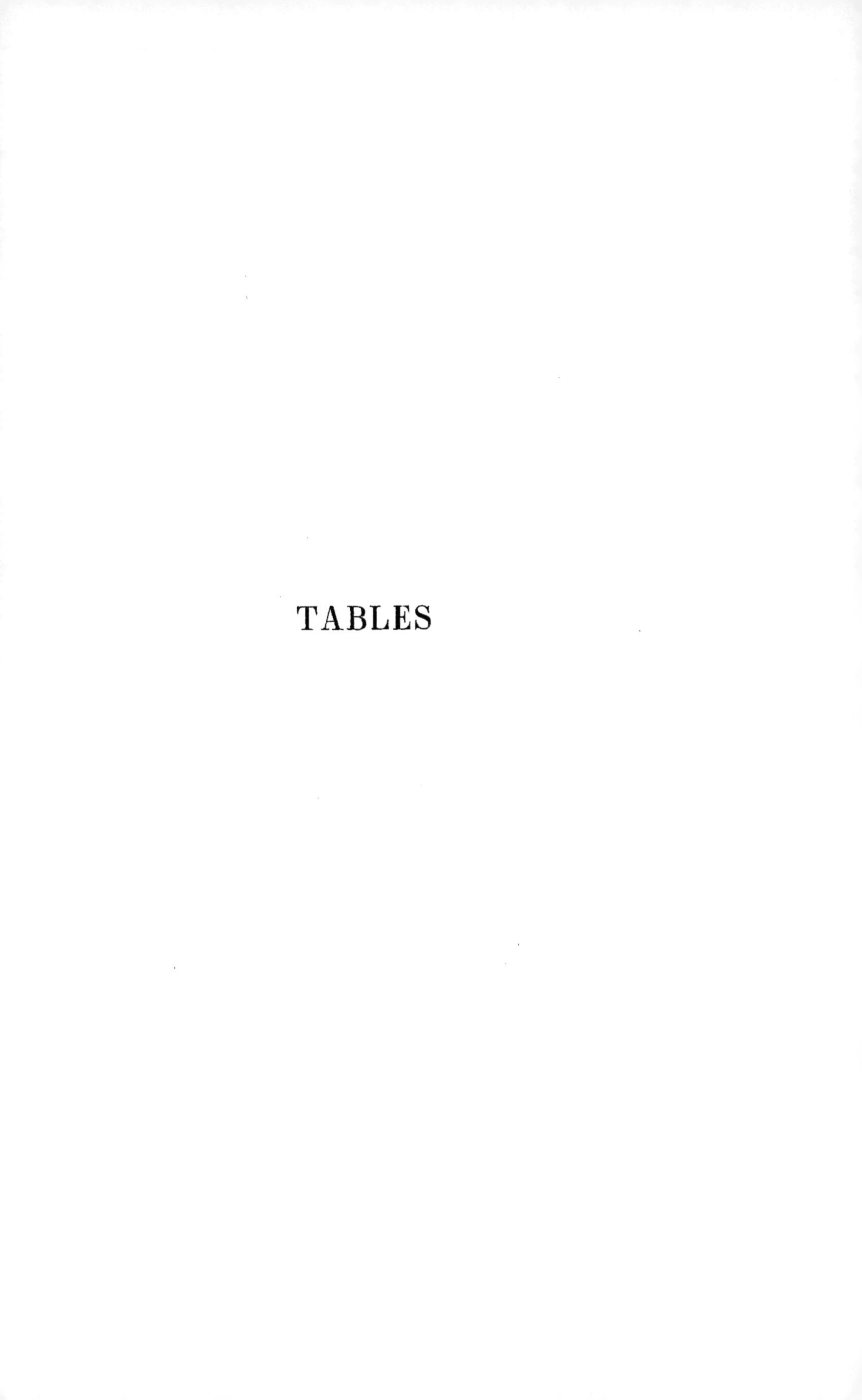

TABLES

I

TABLE DES SOMMAIRES

QUI SONT EN MARGE DU MANUSCRIT AUTOGRAPHE

Suite de 1715.

II

TABLE ALPHABÉTIQUE

DES NOMS PROPRES

ET DES MOTS OU LOCUTIONS ANNOTÉS DANS LES *MÉMOIRES*.

N. B. Nous donnons en italique l'orthographe de Saint-Simon, lorsqu'elle diffère de celle que nous avons adoptée.

Le chiffre de la page où se trouve la note principale relative à chaque mot est marqué d'un astérisque.

L'indication (Add.) renvoie aux Additions et Corrections.

A

D

E

M

N

R

S

T

U

V

W

PLAN DU PRÈMIER ETAGE ET DES APARTEMANS DU CHATEAU ROYAL DE VERSAILLES.

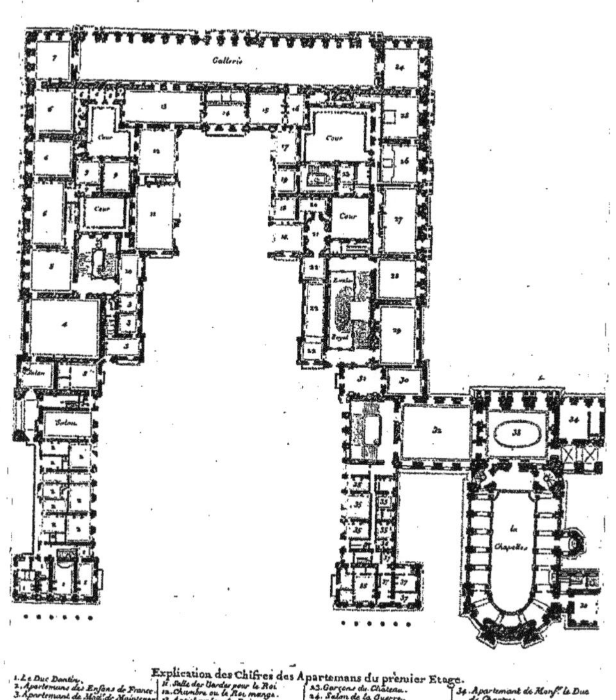

Explication des Chifres des Apartemans du prèmier Etage.

1. Le Duc Dantin.
2. Apartemans des Enfans de France.
3. Apartemant de Mad.[e] de Maintenon
4. Grande Salle des Gardes
5. Salle des Gardes de la Reine.
6. Apartemant de la Reine.
7. Salon de la Paix.
8. Apartemant du prèmier Valet de chambre.
9. Apartemant de Monf.[r] le Dauphin Bourgogne.
10. Salon de l'Escalier de la Reine.
11. Salle des Gardes pour le Roi
12. Chambre ou le Roi mange.
13. Antichambre du Roi.
14. Chambre du Roi.
15. Chambre du Conseil.
16. Cabinet des Perruques.
17. Chambre des Chiens du Roi
18. Cabinets des Agates et Bijoux.
19. Salon du petit Escalier du Roi
20. Cabinets des Livres du Roi.
21. Salon de l'Ovale.
22. Petite Gallerie du Roi.
23. Garçons du Chateau.
24. Salon de la Guerre.
25. Chambre du Trône.
26. Chambre du Lit.
27. Salle du Bal
28. Chambre du Billard.
29. Grande Salle de l'Escalier du Roi
30. Petit Salon du Cabinet
31. Cabinet des Medailles et Bijoux.
32. Grand Salon.
33. Salon de la Chapelle.
34. Apartemant de Monf.[r] le Duc de Chartres
35. Logemant du Gouverneur.
36. Logemant du Concierge.
37. Logem.[t] du Confesseur du Roi.
38. Salle de la Musique du Roi.

A Paris chez De Mortin sur le Pont Notre Dame. Avec Privilege du Roi. 3

EXTRAIT DES PLANS ET PROFILS DE VERSAILLES, GRAVÉS PAR DEMORTIN EN 1714-1715.

III

TABLE DE L'APPENDICE

PREMIÈRE PARTIE

ADDITIONS DE SAINT-SIMON AU *JOURNAL DE DANGEAU.*

(Les chiffres placés entre parenthèses renvoient au passage des *Mémoires* qui correspond à l'Addition.)

SECONDE PARTIE

TABLE DES MATIÈRES

CONTENUES DANS LE VINGT-SEPTIÈME VOLUME.

FIN DU TOME VINGT-SEPTIÈME.

CHARTRES. — IMPRIMERIE DURAND, RUE FULBERT (10-1929).

www.ingramcontent.com/pod-product-compliance
Ingram Content Group UK Ltd.
Pitfield, Milton Keynes, MK11 3LW, UK
UKHW012148240726
13966UKWH00001B/205

9 782011 935984